El libro conciso de los puntos gatillo

Manual profesional y de autoayuda

Segunda edición revisada y aumentada

SIMEON NIEL-ASHER

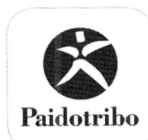
Paidotribo

Copyright de la edición original: © 2005, 2008, 2014 Simeon Niel-Asher

Esta obra se ha publicado según el acuerdo con Lotus Publishing
© Todos los derechos reservados

Título original: *The concise book of trigger points*
Autor: Simeon Niel-Asher

Traducción: Ute Fischbach Sabel
Diseño de cubierta: Rafael Soria
Edición: M.ª Ángeles González Moreno

© 2017, Editorial Paidotribo
   Les Guixeres
   C/ de la Energía, 19-21
   08915 Badalona (España)
   Tel.: 93 323 33 11 – Fax: 93 453 50 33
   http://www.paidotribo.com
   E-mail: paidotribo@paidotribo.com

Segunda edición revisada y aumentada
ISBN: 978-84-9910-603-8
BIC: MFG, VXH

Fotocomposición: Editor Service, S.L.
Diagonal, 299 – 08013 Barcelona
Impreso en España por Sagrafic, S.L.

Índice

Prefacio

Bienvenidos al comienzo de este apasionante viaje. Soy consciente de que se pueden encontrar muchos libros sobre los puntos gatillo y quiero agradeceros que leáis justamente este. En el año 2003 me solicitaron que escribiera la primera edición de *El libro conciso de los puntos gatillo*, y me alegra ver que desde entonces se ha traducido a más de 20 idiomas y se ha convertido en un *best seller* en todo el mundo. Ahora, más de 10 años después, he actualizado y renovado completamente el contenido. Me satisface poder compartir las actuales investigaciones, evidencias y técnicas avanzadas para los fisioterapeutas, así como los protocolos de autoayuda más simples, que se pueden ejecutar en casa.

Muchos de los que leéis este libro sufrís de manera innecesaria dolores e incapacitaciones. Gran parte de ello se puede aliviar de forma rápida y eficiente con un simple tratamiento de los puntos gatillo. Mi máximo deseo es que en las páginas de este libro podáis encontrar alivio.

Simeon Niel-Asher
www.nielasher.com

Lista de abreviaturas

AC	Acetilcolina
ACG	Arteritis de células gigantes (arteritis temporal)
APEI	Acortamiento primario de la extremidad inferior
ATM	Articulación temporomandibular
ATP	Adenosina trifosfato
BC	Bradicinina
CAP	Cadena anterior profunda
CAS	Cadena anterior sagital
CL	Cadena lateral
CPS	Cadena posterior sagital
CRCA	Contracción y relajación/contracción del antagonista
CRMR	Contracción y relajación/mantenimiento y relajación
DLM	Drenaje linfático manual
ECM	Esternocleidomastoideo
EIAI	Espina ilíaca anterior inferior
EIAS	Espina ilíaca anterior superior
EIET	Estimulación intramuscular con electroterapia
EIM	Estimulación intramuscular
EIP	Enfermedad inflamatoria pélvica
EMG	Electromiograma
EPOC	Enfermedad pulmonar obstructiva crónica
FNP	Facilitación neuromuscular propioceptiva
GI	Gastrointestinal
GTO	Órgano tendinoso de Golgi
HIPG	Hipótesis integrada de los puntos gatillo
HLA	*Human leukocyte antigen* (antígeno leucocitario humano)
IR	Inhibición recíproca
IT	Iliotibial
LES	Lupus eritematoso sistémico
LOP	Línea oblicua posterior
LPG	Liberación de los puntos gatillo
LTR	Lesión por tensiones repetidas
MMO	Medicina de manipulación osteopática
MRP	Masaje de roce profundo
MT	Mioterapia
MTC	Medicina tradicional china
NAT	*Niel-Asher technique* (técnica de Niel Asher)
NLP	Programación neurolingüística
NMDA	N-metil-D-aspartato
ORL	Otorrinolaringología
PGM	Punto gatillo miofascial
PMT	Placa motora terminal
PNSC	Programación neurosomática cortical
REL	Respuesta de espasmo local
RPI	Relajación postisométrica
RPM	Receptor polimodal
RS	Retículo sarcoplásmico
RTA	*Road traffic accident* (accidente de tráfico)
SNC	Sistema nervioso central
SNP	Sistema nervioso periférico
SNS	Sistema nervioso simpático
SNV	Sistema nervioso vegetativo o autónomo
SPG	Superpuntos gatillo
TATM	Trastorno de la articulación temporomandibular
TCI	Técnica de compresión isquémica
TCT	Tensión-contratensión
TEM	Técnicas de energía muscular
TFL	Tensor de la fascia lata
TLP	Técnica de liberación posicional
TNM	Técnica neuromuscular

Introducción

Sobre el autor

A los 14 años aprendí osteopatía con mi tío abuelo Sidney Roseneil, que en la década de 1960, una época con grandes cambios en la medicina moderna, trabajaba como osteópata, acupuntor y naturópata. Ya entonces creía firmemente en la capacidad de autocuración del organismo. La medicina de manipulación osteopática (MMO) hace hincapié en la capacidad innata del organismo de curarse a sí mismo y enseña técnicas para desencadenar esta respuesta «semiautomática». El organismo dispone de mecanismos autorreguladores y autocurativos que aventajan y superan a la medicina moderna. A través de mi trabajo como osteópata he aprendido a sentir y a comprender la potencia del «lenguaje preverbal del contacto». Cuando en mi segundo año de facultad conocí los puntos gatillo (PG), supe que había encontrado algo especial. En los siguientes dos años y medio, un grupo de amigos y yo nos pasamos los fines de semana visitando, escuchando y aprendiendo con el doctor en osteopatía David Warren, «el maestro» en acción.

Desde mi licenciatura en 1992, he estado trabajando activamente como osteópata, investigador, estudiante y profesor. Durante más de 22 años he tenido el privilegio de conocer y ayudar a miles de pacientes. Me siento afortunado por tener una familia excepcional, grandes amigos y una maravillosa carrera de proyección internacional. He podido conocer personas muy interesantes y formar parte de su camino a la curación. He viajado por todo el mundo y trabajado con estrellas del pop, actores de Hollywood, gurús, políticos y deportistas olímpicos. En 1999 desarrollé y promocioné la denominada técnica NAT (Niel-Asher technique). Todo ello gracias a que he conocido y aprendido uno de los secretos mejor guardados de la medicina del dolor: el tratamiento de los puntos gatillo.

Sobre nosotros

Los dolores agudos y crónicos son señales muy motivadoras. Cuando sentimos dolor, somos vulnerables, y a menudo intentamos hacer todo lo que nos proponen. Consultamos con un médico que nos hace una resonancia magnética y un análisis de sangre para después darnos un medicamento y enviarnos a casa diciendo que ¡no tenemos nada! O, peor aún, que todo está en nuestra mente. Quizá hayamos probado recurrir a la fisioterapia, nutrición y dietas, acupuntura, quiropráctica, osteopatía, masajes, técnica de Bowen o Pilates, etc., y todo en vano. En la era de la información, nos vemos cada vez más bombardeados por una sorprendente gama de medicamentos nuevos, dietas novedosas, terapias y terapeutas, todos «vendiendo su producto».

El tratamiento de los puntos gatillo es *una propuesta auténtica*: funciona con rapidez, es reproducible, está basado en evidencias y es fácil de controlar. La pregunta es: ¿por qué no lo aprenden y aplican todos los médicos y terapeutas manuales? La verdad es que con el tiempo todos lo harán. De una u otra manera, aun sin saberlo, muchos médicos utilizan los puntos gatillo cada día en su trabajo. Aprender a utilizarlos de manera adecuada aumentará la eficiencia, la rapidez y la eficacia del tratamiento.

Sobre el dolor

El dolor muscular (miogénico) y la disfunción pueden deberse a muchos factores, como los traumatismos, las posturas crónicas, las lesiones deportivas y las enfermedades sistémicas. El dolor muscular es una parte clave de nuestro mecanismo de protección y defensa. El dolor es una alarma valiosa que nos informa de que algo va mal.

Además, los puntos gatillo se han visto implicados en una serie de patologías y a menudo pueden imitar otras. Las patologías que con frecuencia tienen un punto gatillo en su origen van desde la cefalea, la otalgia y la odontalgia hasta el dolor de espalda, el codo de tenista (lateral) e incluso los mareos.

En este libro vamos a aprender a identificar el origen de nuestro dolor y a aplicar un alivio sencillo y eficaz en casa. Espero que los terapeutas que ya están trabajando con los puntos gatillo consideren este manual como una guía concisa, práctica, clínicamente útil y relevante. En los capítulos 4 y 5 he incluido las técnicas avanzadas, como la punción seca, la técnica de rociado y estrechamiento, la facilitación neuromuscular propioceptiva (FNP) y los protocolos NAT básicos.

Sobre este libro

Este libro se ha diseñado con un formato de referencia rápida para ofrecer información útil sobre los puntos gatillo relacionados con los principales músculos esqueléticos, que tienen una importancia central en el masaje, el trabajo corporal y la fisioterapia. La información sobre cada uno de los músculos se presenta en un estilo uniforme a lo largo de toda la obra. Más abajo se pone un ejemplo (figura 1) y se comentan los significados de los títulos en negrita (algunos músculos tendrán una versión abreviada de lo explicado en el ejemplo).

La X que marca el punto

Pese a que se hayan incluido los puntos/marcas en las regiones de los puntos gatillo más comunes, cabe destacar que la localización de los puntos gatillo no es exacta, sino aproximada. Existen una serie de factores que influyen en la localización exacta de un determinado punto gatillo. La miofascia es un continuo, en el que tendrán influencia en la localización y la formación de los puntos gatillo variaciones menores como, por ejemplo, la anatomía, la postura o el cargar peso. En la práctica habitual del «mundo real», vemos que la localización de los puntos gatillo varía ligeramente de los puntos determinados en los capítulos 7 a 12. La variación de dirección, amplitud y fuerza de aplicación tendrá influencia en la localización de los puntos gatillo.

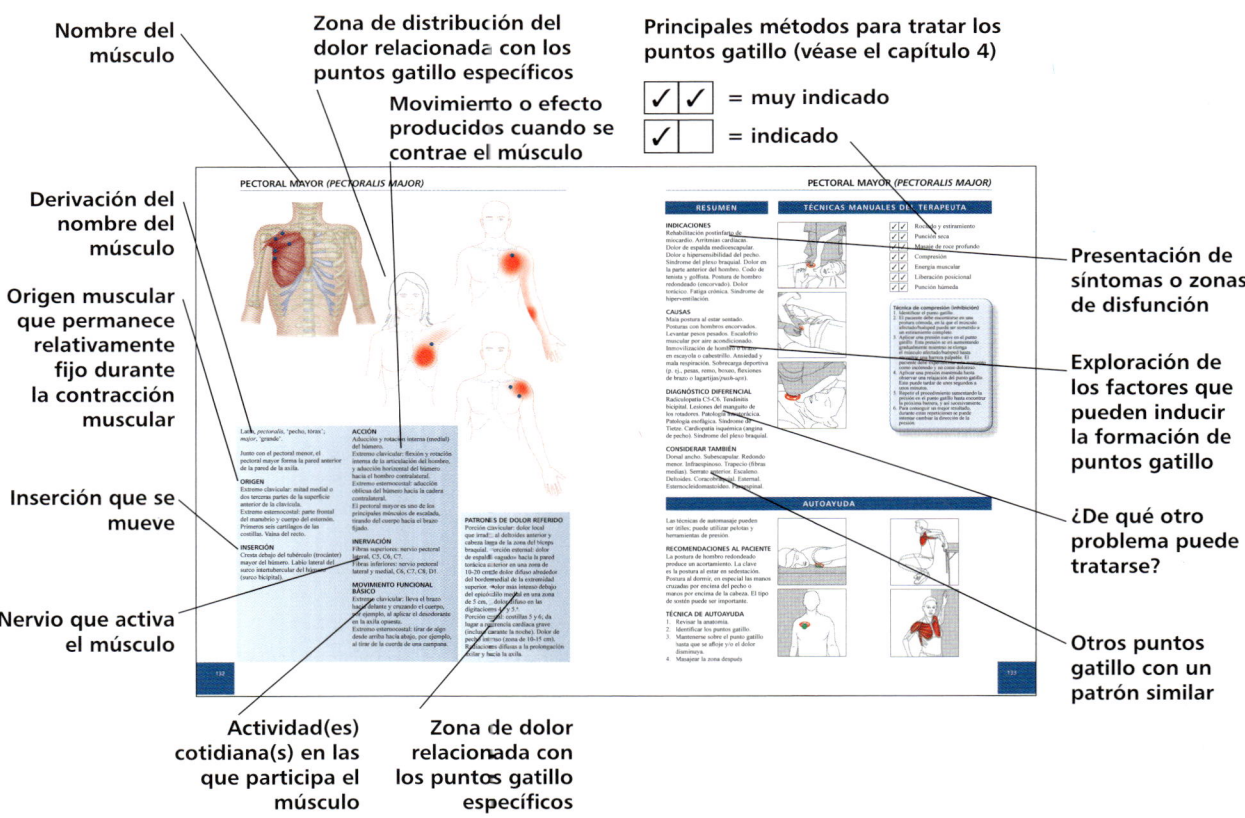

Figura 1: Ejemplo del diseño de una doble página de esta obra, dedicada a los músculos.

Nota sobre la inervación periférica

El sistema nervioso comprende:

- Sistema nervioso central (es decir, encéfalo y médula espinal).
- Sistema nervioso periférico (incluido el sistema nervioso vegetativo o autónomo; es decir, todas las estructuras nerviosas fuera del encéfalo y la médula espinal).

El sistema nervioso periférico consiste en 12 pares de nervios craneales y 31 pares de nervios espinales (con sus correspondientes ramas). Los nervios espinales se enumeran conforme al nivel de la médula espinal del que salen (el nivel se conoce como *segmento espinal*).

Para quienes necesiten conocerla, en este libro se detalla la inervación periférica principal para cada uno de los músculos presentados. A menudo, dependiendo de las fuentes consultadas, los segmentos vertebrales* (figura 2) de los que emanan las fibras nerviosas difieren. Esto se debe a que a los anatomistas les es extremadamente complicado seguir las vías de un nervio individual a través del entramado con otras fibras nerviosas cuando pasa por su plexo (*plexus*, 'trenza' en latín = red de nervios). Por ello, este tipo de información ha derivado principalmente de la observación clínica empírica más que de la disección del cuerpo.

Para dar la información más exacta posible, he replicado el método utilizado por Florence Peterson Kendall y Elizabeth Kendall McCreary. Kendall y McCreary (1983) integran la información de seis textos de referencia de anatomía de renombre, a saber: los escritos por Cunningham, deJong, Foerster y Bumke; Gray, Haymaker y Woodhall, y Spalteholz. Nosotros hemos aplicado el mismo procedimiento y después hemos cruzado nuestros datos con los resultados de Kendall y McCreary, con lo que en este libro hemos adoptado el siguiente sistema para reflejar la relevancia de las raíces nerviosas más importantes de cada músculo.

Para la explicación nos basaremos en el ejemplo del músculo supinador. Está inervado por el ramo profundo del nervio radial, C5, **C6**, C(7). Se indica el segmento vertebral relevante con la letra [C] y los números [5, **6**, (7)]. Las cifras en negrita [p. ej., **C 6**] indican que la mayor parte de las fuentes (al menos cinco) coinciden. Las cifras que no están en negrita [p. ej., C5] reflejan una coincidencia de tres o cuatro fuentes. Las cifras sin negrita y entre paréntesis [C(7)] reflejan coincidencia de sólo dos fuentes o, en caso de más de dos fuentes, éstas lo consideran como de poca importancia. Si un segmento vertebral sólo es mencionado por una fuente, no se considera. En consecuencia, el tipo en negrita indica la inervación principal; si no va en negrita, indica inervación menor, y si va entre paréntesis, sugiere inervación posible o infrecuente.

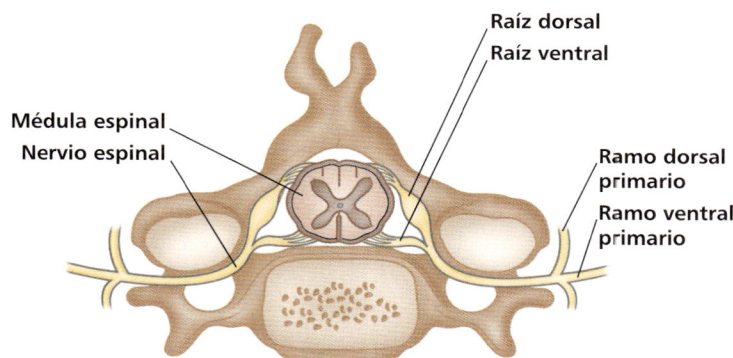

Figura 2: Segmento vertebral que muestra las raíces nerviosas que se combinan para formar el nervio espinal, que posteriormente se divide en un ramo ventral y otro dorsal.

*Un segmento vertebral es la parte de la médula espinal que da su salida a cada par de nervios espinales (un par consiste en un nervio en el lado izquierdo y otro en el lado derecho del cuerpo). Cada nervio espinal contiene fibras motoras y fibras sensitivas. Inmediatamente después de su salida a través de los agujeros (apertura entre vértebras adyacentes), los nervios espinales se dividen en el ramo primario dorsal (dirigido hacia atrás) y el ramo primario ventral (dirigido hacia delante o el lateral). Las fibras de los ramos dorsales inervan la piel y los músculos extensores de nuca y tronco. Los ramos ventrales inervan las extremidades y la superficie lateral y anterior del tronco.

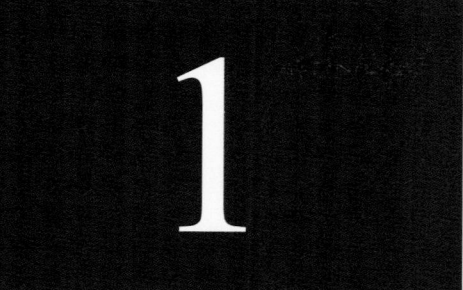

Autocuración mediante técnicas de autoayuda

Una historia real

Vamos a empezar con una historia real. La madre de John F. Kennedy contaba que él había sido un niño muy enfermizo. Estuvo a punto de morir por la escarlatina poco antes de su tercer cumpleaños. A los cinco años tuvo la tosferina y la varicela, que le dejaron con una salud muy precaria. En la adolescencia, pese a practicar mucho deporte e intentar mantenerse sano, John desarrolló problemas digestivos y a los 14 años sólo pesaba 43 kilogramos. Finalmente se le diagnosticó una colitis y una celiaquía. También sufría de dolores de espalda. A los 17 años su padre estaba tan preocupado que le envió a la clínica Mayo en Rochester (Minnesota), donde le diagnosticaron la enfermedad de Addison de las glándulas suprarrenales (hipotiroidismo).

Con el tiempo, John desarrolló dolores musculares. Sus problemas empezaron después de que durante el servicio militar sufriera un accidente en la columna, a consecuencia del cual tuvo que someterse a cirugía mayor. Dado que la intervención fue sólo parcialmente exitosa, tuvo que recibir un tratamiento medico y llevar un corsé ortopédico, pero sus dolores iban de mal en peor; según su hermano, la espalda era «una fuente constante de dificultades». Conforme avanzaba el tiempo, ya no podía tocarse los dedos de los pies y ni siquiera podía atarse los cordones de los zapatos. En ocasiones tenía que utilizar muletas, y debía tomar medicación de manera permanente. Estos medicamentos le ayudaron durante un tiempo, pero dejaron efectos secundarios indeseados, como depresión, osteoporosis, dolor muscular crónico y espasmos musculares.

Janet y John
Cuando ya se encontraba en la treintena, un amigo le presentó a una médica «controvertida, pero brillante», la doctora Janet Travell, pionera en un nuevo tipo de tratamiento denominado *terapia miofascial de los puntos gatillo*. Le trató con regularidad y le recomendó utilizar taloneras y una mecedora para aliviar su dolor. Después de unas pocas semanas, John empezó a encontrarse mejor; por primera vez en su vida podía controlar y reducir el dolor. De hecho, el tratamiento de la doctora tuvo un «éxito tan profundo» que ayudó a John a conseguir y a mantener su maravillosa carrera: ¡una carrera que cambió el mundo!

Finalmente, John logró aliviar su dolor, que se había resistido a los médicos más eminentes; sus problemas eran mecánicos: sus músculos habían desarrollado puntos gatillo. El tratamiento de la doctora Travell era «natural», mecánico y simple; había sabido encontrar la forma de liberar los códigos ocultos del dolor dentro del sistema muscular. John agradeció públicamente el trabajo de la doctora Travell. Poco tiempo después de que se convirtiera en el presidente de Estados Unidos, nombró a Janet su «médica personal», la primera mujer y una de los pocos civiles que han ostentado este puesto. Hasta su muerte en 1987, a la edad de 95 años, la doctora Travell continuó explorando y desarrollando sus teorías y la ciencia en la que se basan los puntos gatillo. A lo largo del tiempo, su legado se ha ido investigando, perfeccionando y validando. Ahora ha llegado el momento de que nosotros podamos beneficiarnos de estas técnicas tan simples, pero tan potentes.

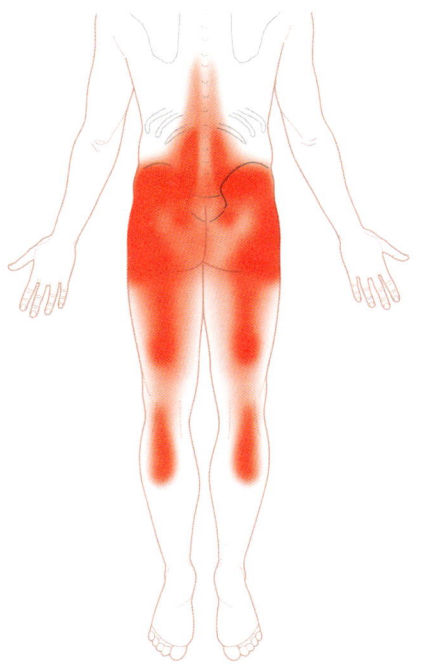

Figura 1.1: Mapa (posible) del dolor de John F. Kennedy. Erector inferior de la columna bilateral, glúteo mayor, menor o mínimo y medio a ambos lados; tensor de la fascia lata a ambos lados; gastrocnemio a ambos lados.

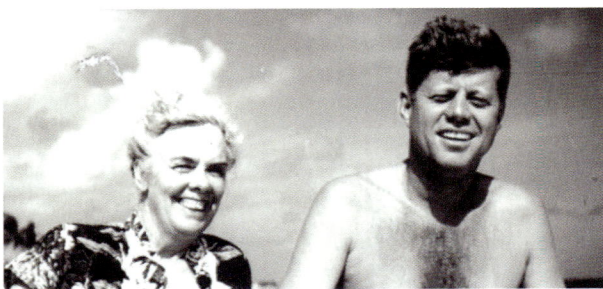

Figura 1.2: Fotografía de Janet Travell y John F. Kennedy; su historia de éxito más famosa. http://www.janettravellmd.org.

Breves comentarios antes de empezar

Puede haber muchos motivos por los cuales tenemos puntos gatillo, por lo que es importante considerar nuestros puntos gatillo en el contexto del resto del organismo. Hay que destacar que las técnicas presentadas en esta obra no sustituyen el tratamiento de un médico cualificado; pese a que las molestias y los dolores de los puntos gatillo son comunes, en ocasiones puede haber una patología subyacente. *Siempre es recomendable que un médico cualificado o un fisioterapeuta con experiencia establezcan un diagnóstico correcto de la patología.*

Dolor agudo y crónico

Los expertos estiman que los puntos gatillo miofasciales son la causa principal ¡en el 75-95 por ciento de los casos de dolor muscular! Por ello, si sabemos lo que significan los puntos gatillo y aprendemos a «apagarlos», es muy probable que podamos superar el dolor.

Los puntos gatillo se presentan por diferentes motivos; algunos de los factores más comunes que hay que tener en cuenta son:

- Postura con la cabeza en anteversión (patrón cruzado superior).
- Hombros redondeados (patrón cruzado superior).
- Ladear la cabeza (postura cuando hablamos por teléfono).
- Estrés por factores ocupacionales/ergonómicos.
- Estar de pie encorvado (patrón cruzado inferior).
- Sentarse encorvado (p. ej., delante de la pantalla del ordenador/ergonomía).
- Sentarse con las piernas cruzadas.
- Postura habitual y/o hábitos.
- Postura al conducir.
- Escoliosis.
- Hipermovilidad articular.
- Levantar/cargar pesos.
- Síndrome de la ATM.
- Síndrome del latigazo cervical.
- Acortamiento primario de la extremidad inferior (APEI).
- Actividad o deporte repetidos.
- Deficiencia crónica de vitaminas y/o minerales.
- Deficiencia de hierro e hipotiroidismo.
- Factores iatrogénicos (inducidos por la medicación).

En caso de dolor crónico o de larga duración se producirán compensaciones y adaptaciones en una serie de músculos de forma local e incluso en zonas alejadas de donde se localiza el dolor.

Los puntos gatillo pueden ser activos (dolorosos) o inactivos (latentes). También se pueden manifestar en músculos secundarios o como satélites en y alrededor de la vecindad del dolor primario. Pueden imitar patologías como angina, bursitis, prostatitis, apendicitis, cistitis, artritis, esofagitis, síndrome del túnel carpiano, enfermedad inflamatoria pélvica, diverticulosis, costocondritis, ciática y dolor por ataque cardíaco o biliar.

Puntos gatillo 101

El término *punto gatillo* fue acuñado en 1942 por la doctora Janet Travell para describir zonas o nódulos dolorosos que se sienten como bandas tensas en el músculo. Todos los puntos gatillo parecen tener las siguientes características:

- Dolor, a menudo especial, presente en un determinado punto.
- Nódulo sumergido en una banda tensa en el músculo.
- La presión reproduce los síntomas de dolor, con irradiaciones en una distribución específica y reproducible (mapa).
- El dolor no puede explicarse con los hallazgos obtenidos en un examen neurológico.

Una de las características más importantes de los puntos gatillo es que pueden encontrarse sumergidos en los músculos alejados de donde se siente el dolor. En parte, éste es el motivo del fracaso de muchos tratamientos. Con mucha frecuencia, en lugar de buscar el origen del dolor, los terapeutas y los médicos consideran el lugar donde duele. El punto gatillo acorta y engrosa el músculo que lo alberga y reduce su eficacia; esto puede dar lugar a una presión sobre nervios y vasos sanguíneos. Conocer los puntos gatillo y sus mapas nos ayudará a encontrar la fuente del dolor.

¿Cuáles son las características físicas de los puntos gatillo?

Nuestro idioma no es suficientemente sofisticado como para describir las sensaciones: lamentablemente, todavía no hemos desarrollado un vocabulario idóneo para clasificar lo que sentimos con nuestras manos. Teniendo en cuenta esta limitación, intentaremos clasificar los puntos gatillo según lo que sentimos:

- Nódulos pequeños del tamaño de una cabeza de alfiler.
- Nódulos del tamaño de un guisante.
- Bultos grandes.
- Varios bultos grandes unos cerca de los otros.
- Puntos sensibles sumergidos en bandas tensas de un músculo semiduro que sentimos como una cuerda.
- Bandas como cuerdas situadas una cerca de la otra como espaguetis parcialmente cocidos.
- La piel por encima de un punto gatillo está ligeramente más caliente que la piel circundante (debido a un aumento de la actividad metabólica/autonómica).

Miofascia

Imaginemos que somos una naranja. Nuestra piel es la fascia (superficial), repleta de pelos y receptores; la parte blanca y dura debajo de la piel es la fascia; las bolsas que rodean cada segmento son fascias (profundas), y si miramos muy detenidamente, el zumo de la naranja se engloba en bolsas de fascias incluso más pequeñas. En cierta medida, algo similar ocurre en nosotros: nuestra fascia está por todas partes. Envuelve y soporta los órganos, los huesos y los tendones. Cuando rodea los músculos, se denomina *miofascia* o *fascia muscular*. La fascia es un tejido vivo y tiene memoria; también contribuye al transporte y desplazamiento de productos químicos y de otras sustancias por el organismo. Cuando hablamos de «puntos gatillo miofasciales», nos referimos a un punto gatillo en un músculo específico y su fascia envolvente. Las miofascias conectan muchas zonas del organismo, por lo que, en ocasiones, se denomina *tejido conectivo*.

¿Qué es el tratamiento de los puntos gatillo?

El tratamiento de los puntos gatillo cubre una serie de técnicas destinadas a desactivar estos nódulos dolorosos. Muchos métodos son manuales y prácticos; pueden realizarse en casa con un compañero, o cuando estamos solos, utilizando «herramientas» para los puntos gatillo. En combinación con algunos cambios sencillos, mediante el tratamiento de los puntos gatillo es posible obtener resultados drásticos, inmediatos y sostenidos. Los objetivos de este tratamiento son simples:

- Identificar el(los) punto(s) gatillo correcto(s).
- Determinar cómo o por qué se manifiestan.
- Utilizar las técnicas apropiadas para desactivar el (los) punto(s).
- Desarrollar estrategias para prevenir que se reproduzcan.

La presión en los puntos gatillo:

- entumece y alivia el dolor en la zona tratada y en la zona del dolor percibido;
- atenúa las vías de retroalimentación del dolor;
- interrumpe el ciclo vicioso de dolor y espasmo;
- estira las estructuras tensas, lo que tendrá un efecto directo en otros tejidos;
- abre la bolsa miofascial que es como una envoltura de plástico que rodea, reviste y soporta los músculos;
- estimula el suministro de sangre y elimina el detritus y las toxinas;
- incrementa la liberación de los potentes agentes analgésicos, las denominadas *endorfinas*;
- afecta el sistema nervioso vegetativo/autónomo.

¿Qué es un mapa de dolor referido?

¡Atención! El dolor referido del punto gatillo no es lo mismo que un dolor referido al hombro por apendicitis o el dolor en maxilar/brazo asociado a un ataque cardíaco. Cuando mantenemos la presión en un punto gatillo doloroso durante 5-6 segundos, debe activarse parte del mapa o todo el mapa: de este modo, se deben reproducir nuestros síntomas (a menudo, en un lugar remoto a la zona presionada).

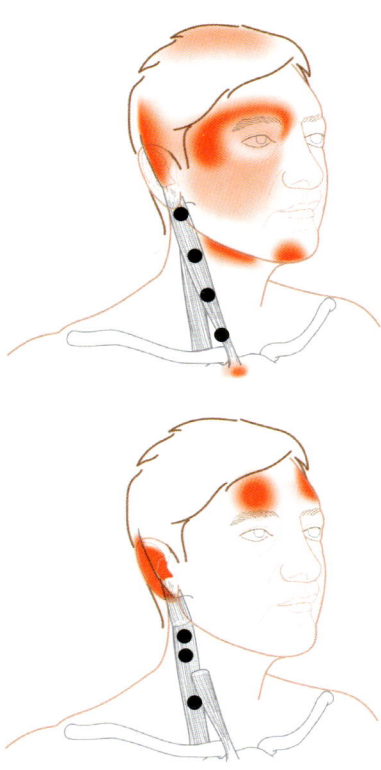

Figura 1.3: Patrones de dolor referido del ECM.

¿Qué es el sistema nervioso vegetativo (SNV)?

Nuestro SNV se ocupa de las funciones vegetativas, como el sudor, la digestión y la respiración. Los puntos gatillo pueden causar o contribuir a muchos síntomas desconcertantes del SNV como sudor, palidez de la piel, frialdad, piel de gallina, enrojecimiento, hipersudoración, mareo, dismenorrea, disfunción de la evacuación, otalgia (dolor de oído), congestión nasal y dificultades respiratorias.

Autotratamiento

El simple hecho de conocer lo que son los puntos gatillo y cómo pueden desencadenar el dolor resulta terapéutico. La reproducción de nuestro dolor en el contexto terapéutico prueba que no estamos «locos» y nos procura una poderosa herramienta de autoayuda. En mi opinión, es esencial reforzar a mis pacientes para que mejoren por sus propios recursos, ya que «el conocimiento es poder». Antes de empezar, debemos estudiar los músculos, conocer el proceso terapéutico y orientarnos.

El autotratamiento nos ayudará a conocer, gestionar y controlar nuestro propio dolor, en casa y sin terapeuta. Una vez que empezamos a familiarizarnos con el trabajo en los puntos gatillo, incluso podemos encontrar amigos, familiares o vecinos que quieran tratarse. ¡Quién sabe, algún día quizá llegamos a convertirnos en terapeutas!

A lo largo de este libro, basándome en mis largos años de experiencia, he ido indicando las técnicas de autoayuda y los estiramientos más eficaces.

¿Qué equipo necesitamos?

Debemos disponer de una cama (o camilla), aunque a veces es suficiente una tabla acolchada. Necesitaremos una crema o loción para la técnica de masaje de roce. También precisaremos algunas «herramientas de presión» para proteger dedos y manos.

¿Cómo sabremos que se trata de un punto gatillo?

Debemos buscar:

- Rigidez en el músculo afectado/huésped.
- Sensibilidad puntual (dolor preciso).
- Nódulo o banda tensa palpable.
- Presencia de dolor referido.
- Reproducción (precisa) de los síntomas.
- Posible pérdida de la elasticidad cutánea en la región del punto gatillo.

La zona afectada puede ser más húmeda o más caliente (o más fría) que los tejidos circundantes y puede asemejarse un poco al papel de lija.

¿Qué procedimiento debemos utilizar para la palpación? (véase la figura 4.1 en el capítulo 4)

- Yema de los dedos: no olvidar tener las uñas cortadas (cuanto más cortas, mejor).
- Dedos planos: utilizar la punta de los dedos para desplazarlas por encima de la piel sobre las fibras musculares.
- Palpación en pinza: pinzado del cuerpo del músculo entre el pulgar y los restantes dedos, haciendo rodar las fibras musculares hacia delante y hacia atrás.
- Palpación con mano plana: útil en la región abdominal (vísceras).
- Codo: permite una palanca más potente y más corta, lo que puede ser una ventaja clara.

¿Cómo debemos presionar/autotratar un punto gatillo?

Aquellos que ya han trabajado antes con los puntos gatillo, conocerán estas técnicas a la perfección. Los demás deben saber que hay dos técnicas muy sencillas, seguras y eficaces: 1) técnica de compresión isquémica (TCI), y 2) masaje de roce profundo (MRP).

¿Cuánta presión debemos aplicar?

Esto es algo que averiguaremos con la experiencia, pero como regla principal, cuanto más doloroso sea el tejido, más lenta y más profunda deberá ser la presión. En cualquier caso, las palabras clave son *trabajar lentamente* y *a fondo*. El masaje de roce profundo debe ser como apretar con suavidad un tubo de dentífrico para extraer la pasta.

Otro factor que determina la cantidad de fuerza que debemos aplicar es el tipo de musculatura (fibras fásicas tipo I/tónicas tipo II) y nuestra morfología. Estos aspectos influirán en la profundidad del tratamiento. Si nuestra constitución es «fuerte», debemos trabajar con bastante vigor, sobre todo en los músculos posturales. Si es más delgada, no necesitaremos aplicar tanta fuerza para provocar cambios en los tejidos (véase el capítulo 2).

¿Cuál es la dirección de la presión o la fuerza?

Es deseable aplicar una presión directa, constante y profunda en el nódulo o el punto gatillo tipo guisante. He intentado representar esto con la idea de una *zona caliente*; el *núcleo* del punto gatillo se encuentra en algún lugar dentro de esta zona. Siempre que sea posible, debemos encontrar la dirección de la presión que reproduzca el dolor exacto del que se queja el paciente. A menudo me sorprendo de que un leve cambio en la dirección de la presión cause un dolor totalmente diferente en otro lugar. Tenemos que indicar al paciente que nos avise cuando hayamos «llegado».

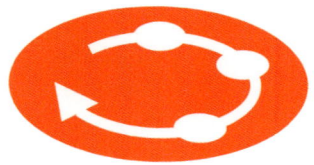

Figura 1.4: Zonas calientes.

¿Cómo podemos saber que hemos aplicado presión suficiente?

Hay que mantener el punto gatillo durante 6 segundos:
- Si el dolor disminuye con rapidez, continuar hasta que el punto gatillo se ablande o se evapore debajo de la presión.
- Si el dolor se mantiene o empeora, retirar la presión durante 15 segundos y volver a intentar.
- Repetir tres veces si es necesario.
- Si tras la tercera repetición no se desactiva el punto gatillo, tomamos nota de ello, dado que puede ser un punto secundario o satélite.

¿Qué debemos hacer después de haber liberado el punto?

Todo trabajo profundo debe seguirse de un masaje de roce superficial generalizado y suave. La zona en la que realizamos el trabajo profundo todavía puede seguir siendo dolorosa, pero no debemos evitarla. Esto ayuda a eliminar las toxinas inductoras del dolor de la zona y a estimular la reparación de la fascia.

¿Los puntos gatillo y los patrones de dolor referido son iguales en todas las personas?

Por lo general, sí. Sin embargo, alguna vez se desplazan en función del tamaño, la forma, el peso, etc. Estos factores modificarán la relación de grasa/músculo y moverán la posición de los puntos gatillo. Asimismo, tendrán un efecto en los planos de la fascia y, en consecuencia, en la localización de los puntos gatillo. De forma similar, los tejidos cicatriciales o queloides pueden provocar una desviación del patrón de tensiones miofasciales y, por ende, de la localización del punto gatillo.

¿Qué ocurre con el tipo de fibra muscular o su orientación?

Dependiendo de cuál es su localización en el cuerpo y cuál es su función, las fibras musculares se disponen en diferentes estructuras (véase la figura 2.4, capítulo 2). Esto permite que el músculo genere más fuerza o una fuerza más específica. Por ello, la localización de un punto gatillo central variará en función de la disposición de las fibras musculares en un determinado músculo. Por ejemplo, en el caso de una disposición multipennada de las fibras musculares, puede haber varios puntos gatillo en el centro de cada uno de los componentes funcionales.

¿Qué cremas o lociones podemos utilizar?

En general, es mejor evitar el uso de aceites que pueden hacernos resbalar una vez que hemos encontrado el punto de presión. Yo utilizo la crema clásica del recipiente azul de Nivea. Alternativamente, es suficiente utilizar crema de árnica o cremas acuosas naturales mezcladas con esencia de vitamina E (con cuchara de madera). También se pueden utilizar geles de *Petroleum*, polvos de talco o esencias para masaje si el paciente tiene alergia a la lanolina.

¿Cuál es la frecuencia del tratamiento?

En mi experiencia, la terapia manual de autoayuda debe efectuarse en tres sesiones suaves no más de una vez al día y preferiblemente con un intervalo de tres a cuatro días. Las pelotas, los rodillos o los ganchos deben utilizarse hasta 10 minutos por sesión y hasta seis veces al día.

Herramientas

Pese a que los dedos, los codos y los pulgares siguen siendo los instrumentos terapéuticos más utilizados, se han desarrollado una serie de herramientas de autoayuda para la manipulación de los puntos gatillo, como:

- Pelotas.
- Bastones o cañas.
- *Knobbles.*
- Sistema TOLA.
- Rodillos (espuma).

Cada una de estas herramientas tiene efectos terapéuticos diferentes. En general, están diseñados para aplicar presión sobre un punto gatillo específico o para el estiramiento de los músculos después del tratamiento. Se comercializan muchas herramientas y cada una de ellas tiene sus ventajas y sus inconvenientes.

En lugar de las manos o los codos, podemos utilizar herramientas como las pelotas y el *knobble* para aumentar la presión y reducir el estrés de los dedos. Otras herramientas, como el Theracane y el sistema TOLA, nos permiten llegar a puntos de difícil acceso.

Las herramientas se pueden utilizar de pie, sentados, acostados o acostados lateralmente. Dado que es fácil sobreestimular un punto gatillo activo, debemos presionar con lentitud y suavidad hasta encontrar la presión correcta. Debemos mantener el punto hasta que se ablande o hasta que el dolor remita. Las herramientas de presión pueden utilizarse hasta seis veces al día, en función de en dónde se localiza el problema crónico.

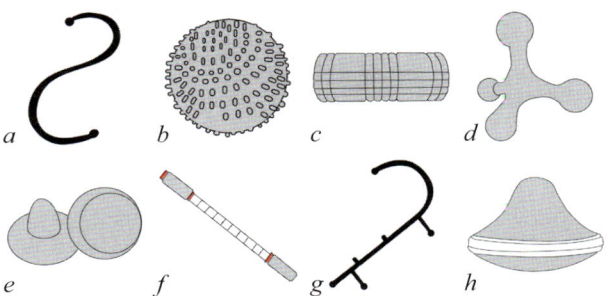

Figura 1.5: Herramientas de autoayuda para la manipulación de los puntos gatillos, a) *backnobber,* b) *pelota,* c) *rodillo de espuma,* d) *araña,* e) *knobble,* f) *rodillo,* g) *theracane,* h) *tola.*

Para más información, visita la página web: www.nielasher.com.

¿Con qué frecuencia debemos tratar un punto gatillo con pelotas o ganchos?

Esto depende de lo agudo o crónico que sea el problema. En un punto gatillo crónico, podemos trabajar hasta seis veces al día: la constancia se verá recompensada. Un problema agudo puede requerir menos trabajo que uno crónico. Si consultamos con un médico experimentado, esto cambia. Sin embargo, quiero destacar que debido a una serie de factores, la frecuencia puede variar de un caso a otro.

¿Nos podemos lesionar?

Si identificamos el punto correcto y lo desactivamos con cuidado, la respuesta es: probablemente no. Puede haber cierto dolorimiento hasta 48 horas tras el tratamiento. Si el dolorimiento se mantiene o empeora, hay que interrumpir de inmediato el tratamiento y consultar con el médico.

¿Pueden producirse hematomas?

Si seguimos las instrucciones, no deben producirse hematomas, aunque si estamos en tratamiento con anticoagulantes, sí pueden presentarse. Con el tiempo y la experiencia, los hematomas son cada vez más raros. En mi experiencia, no es la profundidad (fuerza) del tratamiento lo que provoca hematomas, sino trabajar con demasiada rapidez (velocidad). Debemos intentar sentir los músculos y los nódulos dolorosos debajo de la piel. Las cremas y los comprimidos de árnica pueden reducir la incidencia y gravedad de los hematomas. Lamentablemente, hay personas que tienden más que otras a desarrollar hematomas.

Recomendación
Debemos intentar sentir los músculos y los nódulos dolorosos debajo de la piel e ir aumentando con lentitud la presión; no proceder con demasiada celeridad.

¿Pueden presentarse dolores o efectos secundarios después del tratamiento?

No es raro que durante 24 a 36 horas después del tratamiento sintamos dolores o molestias, aunque no está claro si esto se debe a los efectos del tratamiento o a efectos secundarios. Las reacciones al tratamiento son frecuentes y más fuertes tras la manipulación cervical. Si bien es bastante controvertido, estas reacciones están proporcionalmente relacionadas con la eficacia del tratamiento. Dichas reacciones pueden incluir otros síntomas asociados, como fatiga o sensación de «gripe», aumento de la micción, letargo y aumento de la somnolencia.

Estiramiento
Es recomendable efectuar estiramientos en el momento, cada hora, en el día del tratamiento y después tres veces al día durante varias semanas a varios meses. En donde corresponde, se presentan los diagramas de estiramientos de cada músculo.

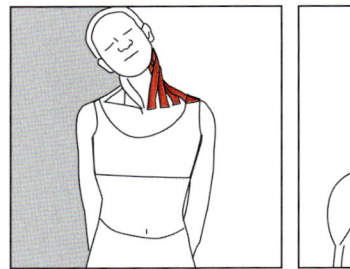
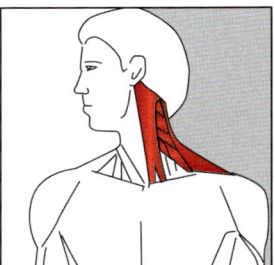

Figura 1.6: Ejercicios de estiramiento del ECM.

Estilo de vida y dieta
Los estudios han demostrado que existen temas de salud subyacentes (como la deficiencia de ácido fólico, hierro, vitaminas y/o minerales) que pueden contribuir y perpetuar la actividad de los puntos gatillo. Cabe destacar que en presencia de nicotina los tendones no se reparan. Además, los estudios recientes han indicado que el estilo de vida moderno tiende a «infracargar» los músculos y los tendones, dando lugar a cambios grasos internos y a un aumento de la vulnerabilidad a lesiones. También hay otros factores, como los alimentos grasos y la exposición a radicales libres, que pueden tener un efecto nocivo en los tejidos blandos. La recuperación puede acelerarse con suplementos como, por ejemplo, omega-3, zinc, magnesio, hierro y las vitaminas K, B_{12} y C, así como el ácido fólico.

Protocolos NAT de autoayuda
Al final de cada sección muscular (capítulos 7-12) he incluido mis protocolos NAT estándar y añadido los «superpuntos gatillo». Si bien no hay un «modelo único» que sirva para todas las zonas del cuerpo, he incorporado los protocolos que han ayudado a miles de pacientes a lo largo de los años. Para más información sobre los superpuntos gatillo y sobre NAT, véase el capítulo 6.

¿Cuál es mi punto?

Al principio de cada una de las secciones musculares con sus correspondientes códigos de colores (capítulos 7 a 12), encontraremos una lista de control de los puntos gatillo regionales. Debemos leer con detenimiento estas páginas musculares (véase el índice en la página 239 para localizar los músculos indicados en la siguiente tabla) para comprobar si alguno de los mapas de dolor resultan familiares. La lista de síntomas de la tabla 1.1 (abajo) debe ayudarnos a delimitar la búsqueda.

Signos y síntomas	Posibles zonas de los puntos gatillo (PG)
Acúfenos	Pterigoideos, maseteros, pterigoideo interno, esplenio de la cabeza, esternocleidomastoideo, temporal
Anorexia	Recto abdominal
Arritmia cardíaca	Pectoral mayor entre las costillas 5.ª y 6.ª, a medio camino entre el pezón y el esternón derechos (inactivar primero los PG esternales); pectoral menor
Atrapamiento de la arteria radial	Pectoral menor
Bruxismo (rechinar de dientes)	Temporal
Calambre del escribano	Braquiorradial, extensores del antebrazo
Calambres en la pantorrilla	Gastrocnemio
Calambres en los dedos del pie	Extensores largos de los dedos de los pies
Calambres en pulgar	Abductor largo del pulgar
Cólico	Transverso del abdomen, recto abdominal
Cólico abdominal	Recto abdominal, borde lateral periumbilical
Congestión nasal y sinusal	Esternocleidomastoideo, pterigoideo externo o lateral
Congestión/presión/obstrucción sinusal	Masetero, pterigoideos, áreas internasal y sinusal
Debilidad de la rodilla	Recto femoral, poplíteo
Debilidad del tobillo	Tibial anterior, peroneo
Debilidad en muslos y pierna	Recto femoral
Dedo en gatillo	Flexores de la mano y los dedos, vaina del tendón del flexor de los dedos
Diarrea	Zona abdominal inferior, recto abdominal derecho inferior, transverso del abdomen

Signos y síntomas	Posibles zonas de los puntos gatillo (PG)
Dificultad para subir escaleras	Erector de la columna, cuadrado lumbar, tibial anterior, sóleo, flexores largos de los dedos de los pies
Dificultad para tragar	Largo de la cabeza, largo del cuello, pterigoideo interno, digástrico
Disfunción de vías respiratorias superiores	Pectoral mayor (bronquios), intercostales
Disfunción sexual femenina	Piriforme y rotadores laterales cortos; suelo de la pelvis
Disfunciones vocales	Pterigoideos, músculos cervicales anteriores, digástrico, músculos laríngeos
Disnea	Elevador de la escápula, escalenos
Dispareunia (dolor en el acto sexual)	Piriforme, aductor mayor superior
Distensión	Transverso abdominal, recto abdominal
Dolor abdominal/ginecológico difuso	Recto abdominal inferior, aductor mayor superior
Dolor con inquietud al estar sentado durante un tiempo prolongado	Glúteo mayor, piriforme, transverso perineal, ligamentos inguinales, ligamento sacrotuberoso
Dolor en miembro fantasma	Tras la amputación, los PG en el músculo alrededor de la pierna, el brazo, el pecho o el órgano ausentes provocan dolor en la zona del tejido extirpado
Dolor genital	Aductor mayor superior, transverso del abdomen
Dolor tipo calambre (posterior)	Flexor largo de los dedos, tibial posterior
Dolor tipo síndrome de la abertura torácica anterior	Escalenos, pectoral mayor, longísimo dorsal, redondo mayor y subescapular, pectoral menor, trapecio, elevador de la escápula, tríceps braquial
Dolor y sensibilidad dental (frío, calor, presión)	Esternocleidomastoideo clavicular, trapecio, masetero, temporal, trapecio superior, digástrico, largo de la cabeza
Dolor y/o dolorimiento al tragar	Pterigoideos, digástrico, largo de la cabeza, esternocleidomastoideo
Dolor tipo calambre (anterior)	Extensor largo de los dedos, tibial anterior

Signos y síntomas	Posibles zonas de los puntos gatillo (PG)
Drenaje del cuello	Pterigoideos, músculos cervicales anteriores, digástrico
Elevación de la primera costilla	Escaleno anterior (puede causar o contribuir al síndrome costoclavicular)
Enuresis nocturna	PG activos en la pared abdominal inferior
Eructos	Abdominales (en especial recto abdominal), paraespinal torácico superior
Estreñimiento	Abdominal, tal vez mesenterio, obturador interno
Falta de atención	Recto de la cabeza anterior y externo
Fascitis plantar	Músculos superficiales/ profundos intrínsecos del pie
Flatulencia	Abdominales
Fotosensibilidad	Frontal, orbicular superior del ojo, esternocleidomastoideo esternal, recto de la cabeza
Goteo postnasal	Pterigoideo, esternocleidomastoideo
Hinchazón de la garganta	PG digástricos (imita la inflamación de los nódulos linfáticos)
Hinchazón de la pierna	Piriforme y otros rotadores cortos externos; aductores largo/corto
Hinchazón de las manos	Escaleno
Hinchazón de pie y tobillo	Piriforme, sóleo
Hiperacusia (hipersensibilidad auditiva)	Temporal, pterigoideo interno o medial
Hipersensibilidad de los pezones/ intolerancia a la ropa	Pectoral mayor (controlar ambos lados)
Hipo	Contracción refleja del diafragma, úvula
Impotencia	Piriforme y otros rotadores laterales cortos, nervio pudendo y atrapamiento vascular
Incapacidad de bipedestación erguida	Psoas
Incapacidad de estar sentado quieto	Glúteo mayor, obturador interno, aductor mayor superior

Signos y síntomas	Posibles zonas de los puntos gatillo (PG)
Incontinencia urinaria y rectal	Obturador interno (ambos)
Indigestión	Recto abdominal
Inestabilidad de la cadera	Extensión del recto femoral y vasto superior intermedio
Inestabilidad de la rodilla	Vasto interno, vasto externo
Inestabilidad de los tobillos	Peroneo
Intolerancia alimentaria	Transverso del abdomen
Lumbago/dolor lumbar	Iliocostal lumbar, longísimo torácico, piriforme y otros rotadores externos cortos, erector de la columna, cuadrado lumbar, glúteo medio, psoas mayor
Mareos en coche/ barco	Esternocleidomastoideo
Náuseas	Abdominales, paraespinales torácicos superiores, transverso del abdomen, temporal
Obstrucción de oídos/ pérdida de audición/ hiperacusia/hipoacusia	Pterigoideos, masetero
Ojo, dolor	Esternocleidomastoideo, occipital; largo de la cabeza
Ojo, dolor detrás del	Temporal, occipital, trapecio
Ojo, dolor profundo	Esternocleidomastoideo esternal
Ojo, enrojecimiento	Frontal, orbicular superior del ojo, esternocleidomastoideo esternal
Ojo, incapacidad o lentitud para levantar el párpado superior	Esternocleidomastoideo esternal con espasmo del orbicular del ojo
Ojo, irritación, enrojecimiento	Esternocleidomastoideo, músculos extrínsecos de los ojos
Ojo, presión explosiva en el	Esplenio de la cabeza
Ojo, producción excesiva de lágrimas	Área frontal del temporal, temporal medio, esternocleidomastoideo esternal, frontal, orbicular superior del ojo
Oscurecimiento de la intensidad de luz percibida	Esternocleidomastoideo
Percepción alterada del peso de objetos sostenidos en la mano	Esternocleidomastoideo

Signos y síntomas	Posibles zonas de los puntos gatillo (PG)
Pérdida de la fuerza de agarre	Infraespinoso, escalenos, extensores de la mano, braquiorradial, abductor corto del pulgar
Peristaltismo intestinal doloroso	Obturador interno
Pie caído	Tibial anterior
Pinchazos en el flanco	Serrato anterior y/u oblicuo externo, diafragma
Pirosis	Oblicuo abdominal externo superior, recto abdominal superior paraxifoideo, transverso del abdomen
Plenitud/distensión abdominal/náuseas	Recto abdominal, en especial recto abdominal superior paraxifoideo
Pulgar en gatillo	Vaina del tendón del flexor largo del pulgar
Pulgar torpe (dificultad al escribir; abotonarse la camisa, etc.)	Aductor del pulgar, oponente del pulgar
Reducción del volumen tidal	Serrato anterior, intercostales
Reflujo	Oblicuo abdominal externo superior
Restricción de la abertura maxilar	Masetero, muchos PG de zona; el cigomático mayor sólo puede causar la restricción de la apertura en 10-20 mm
Retracción testicular	Multífidos
Retracción testicular	Erector de la columna
Rigidez palpable y sensibilidad profunda de la pared abdominal inferior	Nivel D9 del erector de la columna
Rótula clavada	Vasto interno, vasto externo
SATM (síndrome de la articulación temporomandibular)	Pterigoideo externo, masetero profundo
SCI (síndrome de colon irritable)	PG rectales, abdominales (en especial oblicuos), multífidos medio y lumbar, suelo de la pelvis, aductor mayor superior
Sensación de cuerpo extraño en la garganta	Largo del cuello, largo de la cabeza, digástrico
Sensación de hinchazón ganglionar	Digástrico, esternocleidomastoideo, pterigoideos, cuello anterior
Sensación de plenitud en el recto	Obturador interno

Signos y síntomas	Posibles zonas de los puntos gatillo (PG)
Sensibilidad a ruidos y luz	Occipital
Sialorrea (salivación excesiva)	Temporal medio
Síndrome de enclavamiento del hombro	Serrato anterior
Síntomas epilépticos tipo *Petit mal*	Recto de la cabeza mayor/menor
Taquicardia, arritmia (incl. fibrilación auricular)	Pectoral mayor, intercostales, concomitantes vegetativos
Tos seca	Convergencia del esternocleidomastoideo esternal y pectoral
Vejiga, dolor vesical	Aductor mayor superior
Vértigo	Esternocleidomastoideo, trapecio superior, esplenio de la cabeza, semiespinoso del cuello, temporal
Visión borrosa/ trastornos de la vista	Esplenio de la cabeza, músculos oculares; esternocleidomastoideo esternal, trapecio superior, orbicular ocular, masetero (visión cercana)
Vómitos	Abdominales (en especial el recto abdominal)
Vómitos explosivos	PG «botón de arcadas» en cualquiera de los lados, en o justo por debajo del ángulo de la 12.ª costilla
Vulvodinia	Suelo de la pelvis, psoas, recto abdominal y obturador interno

Tabla 1.1: Zonas de puntos gatillo y síntomas asociados (adaptadas de Starlanyl y Sharkey [2013]). Se enumeran en la siguiente bibliografía: Bezerra Rocha y otros (2008); Doggweiler-Wiygul (2004), Funt y Kinnie (1984); Qerama y otros (2008); Sharkey (2008); Simons y otros (1998); Starlanyl y Copeland (2001); Teachey (2004), y Travell y Simons (1992).

Técnicas de autoayuda para la liberación de los puntos gatillo

A efectos de esta sección, nos centraremos en dos técnicas, el masaje de compresión y el masaje de roce profundo. Estas técnicas se describen en el trabajo de Simons y otros (1998). En el capítulo 4 se comentan más técnicas.

Técnica de compresión inhibición

En esta técnica se localiza el núcleo del punto sensible, o punto gatillo. Cuando se comprime puede desencadenar un mapa de dolor referido específico (preferentemente reproduciendo nuestros síntomas). Esta técnica consiste en aplicar una presión directa, suave y sostenida en el punto.

PROCEDIMIENTO

1. Identificar el punto doloroso o punto gatillo en el que se va a trabajar.
2. Colocar el músculo afectado/huésped en una postura cómoda, en la que pueda relajarse y sea sometido a un estiramiento completo.
3. Aplicar una presión suave en el punto gatillo. Esta presión se irá aumentando de manera gradual hasta encontrar resistencia. Este momento se debe experimentar como incómodo y no como doloroso.
4. Aplicar una presión constante hasta observar una relajación o un reblandecimiento del punto gatillo. Esto puede tardar de varios segundos a varios minutos.
5. Repetir los pasos 3 y 4 aumentando gradualmente la presión en el punto gatillo hasta que remita por completo.
6. Para conseguir un mejor resultado, durante estas repeticiones se puede intentar cambiar la dirección de la presión.

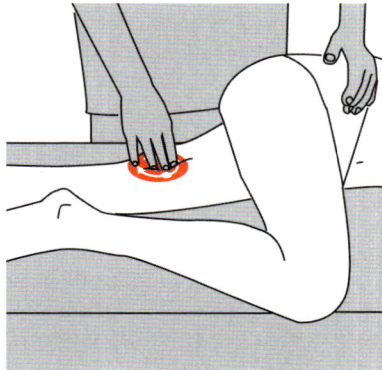

Figura 1.7: Técnica de compresión inhibición.

Técnica de masaje de roce profundo

Este método sigue una técnica planteada por Travell y Simons (Travell y Simons, 1992; Simons y otros, 1998). Se trata de una técnica de lento roce profundo por encima de los puntos gatillo o puntos sensibles, y no de la compresión descrita en la técnica anterior. Esta técnica puede tener un efecto de desactivación, así como un efecto estimulante o tónico en el músculo huésped.

PROCEDIMIENTO

1. Identificar el punto gatillo y palpar la dirección de la fibra muscular.
2. Colocar al paciente en una postura cómoda, en la que el músculo afectado/huésped pueda ser sometido a un estiramiento completo.
3. Si fuera necesario, lubricar la piel (yo utilizo simplemente la crema Nivea del recipiente azul).
4. Identificar y localizar el punto doloroso/punto gatillo o la banda tensa.
5. Trabajar desde la inserción del músculo hacia su origen, realizando un masaje suave de roce con el pulgar/aplicador justo al lado de la banda tensa y reforzando con la otra mano. La sensación debe ser como cuando se aprieta un tubo de pasta de dientes. Este momento debe sentirse como incómodo y no como doloroso.
6. Mantener durante 10-15 segundos y después completar el resto del masaje de roce hacia el final del músculo.

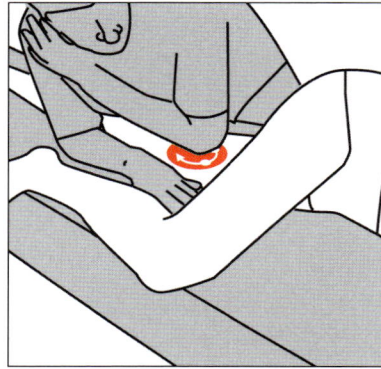

Figura 1.8: Técnica de masaje de roce profundo.

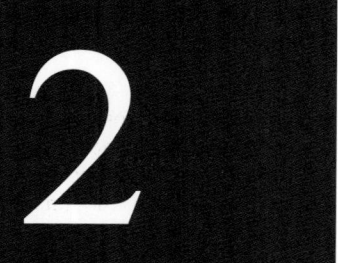

Músculo esquelético, mecánica muscular y flexibilidad

Músculo esquelético

Encontramos los puntos gatillo en los músculos esqueléticos. El cuerpo humano posee 215 pares de músculos esqueléticos que suponen alrededor del 40 por ciento de su peso. Los músculos se denominan *esqueléticos* porque la mayor parte se inserta en y mueve el esqueleto, por lo que son responsables del movimiento del cuerpo.

Los músculos esqueléticos poseen un abundante suministro de vasos sanguíneos y nervios, los cuales están directamente relacionados con la contracción, la función primaria del músculo esquelético. Cada músculo esquelético suele poseer una arteria principal que aporta los nutrientes a través de la sangre y varias venas que se llevan el detritus metabólico. En general, el suministro de sangre y la inervación entran por el centro del músculo, aunque en ocasiones lo hacen a través de uno de los extremos, penetrando por último en el endomisio que rodea cada fibra muscular.

Fibras musculares

El músculo esquelético posee tres tipos de fibras: fibras rojas de contracción lenta, fibras de contracción rápida intermedia y fibras blancas de contracción rápida. La mioglobina es capaz de aumentar la tasa de difusión de oxígeno, de forma que las fibras rojas (de contracción lenta) pueden mantener la contracción durante períodos más largos, por lo que son muy útiles en situaciones de resistencia o de aguante. Las fibras blancas de contracción rápida tienen un menor contenido en mioglobina; se pueden contraer con mayor rapidez, porque se abastecen de las reservas de glucógeno (energía), pero se cansan con mayor rapidez. La proporción de este tipo de fibras es superior en atletas de alta velocidad o en los deportistas que practican modalidades que exigen movimientos breves y rápidos, como el levantamiento de peso. Se ha indicado que los corredores de maratón de primer orden poseen en el músculo gastrocnemio (pantorrilla) un 93-99 por ciento de fibras de contracción lenta, mientras que los velocistas de clase mundial poseen en el mismo músculo sólo alrededor de un 25 por ciento (Wilmore y Costill, 1994).

Cada fibra muscular esquelética es una única célula muscular esquelética cilíndrica (figura 2.1) rodeada por una membrana plasmática denominada *sarcolema*. El sarcolema posee aberturas específicas que llevan a tubos que se conocen como *túbulos transversos* (o T). (El sarcolema mantiene un potencial de membrana que permite que los impulsos, dirigidos específicamente al retículo sarcoplásmico [RS], generen o inhiban las contracciones.)

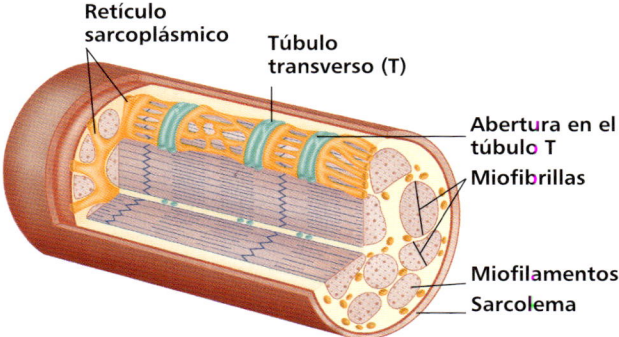

Figura 2.1: Cada fibra de los músculos esqueléticos es una célula muscular cilíndrica única.

Cada fibra muscular está compuesta por pequeñas estructuras denominadas *fibrillas musculares* o *miofibrillas* (*mio-* en latín significa 'músculo'). Dado que están compuestas por miofilamentos alineados con regularidad, estas miofibrillas se sitúan paralelas y procuran el aspecto estriado del músculo. Los miofilamentos son cadenas de moléculas de proteínas que bajo el microscopio forman bandas alternadas claras y oscuras. Las bandas claras isotrópicas (I) están compuestas por la proteína actina, mientras que las bandas oscuras anisotrópicas (A) están compuestas por la proteína miosina (se ha identificado una tercera proteína, la *titina*, que supone alrededor del 11 por ciento del contenido combinado de proteínas musculares). Cuando se contrae un músculo, los filamentos de actina se mueven entre los filamentos de miosina, formando puentes que provocan el acortamiento y engrosamiento de las miofibrillas (véase «Fisiología de la contracción muscular»).

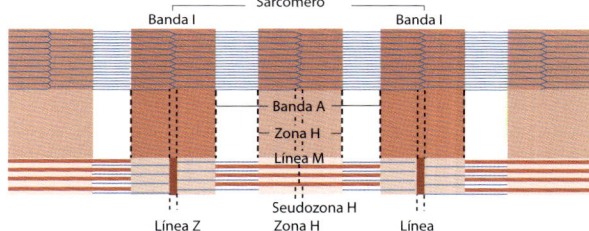

Figura 2.2: Miofilamentos en un sarcómero. Un sarcómero unido en ambos extremos por la línea Z; la línea M es el centro del sarcómero. La banda I está compuesta por actina y la banda A está compuesta por miosina.

Composición del músculo esquelético

Un músculo esquelético individual puede tener cientos o incluso miles de haces de fibras musculares envueltas por una vaina de tejido conectivo, el denominado e*pimisio*. El epimisio da forma al músculo y proporciona una superficie contra la que los músculos circundantes se pueden mover. La fascia, el tejido conectivo externo al epimisio, rodea y separa los músculos.

Las porciones del epimisio se proyectan hacia el interior para dividir el músculo en compartimentos. Cada compartimento contiene un haz de fibras musculares: cada uno de estos haces se denomina *fascículo* (en latín, *fasiculus* = haz pequeño de ramas) y está rodeado por una capa de tejido conectivo denominada *perimisio.* Cada fascículo consiste en una serie de células musculares. Dentro del fascículo, cada célula muscular individual está rodeada por el endomisio, una vaina lineal de tejido conectivo fino.

En general, el epimisio, el perimisio y el endomisio se extienden más allá de la parte carnosa del músculo, el cuerpo, para formar un tendón tipo cuerda gruesa, que es ancho y plano y está formado por tejido conectivo en forma de hoja o sábana, la denominada *aponeurosis.* El tendón y la aponeurosis forman las inserciones indirectas de los músculos en el periostio de los huesos o en el tejido conectivo de otros músculos. Sin embargo, los músculos más complejos pueden presentar múltiples inserciones, como el cuádriceps (cuatro inserciones). Por ello, un músculo suele cubrir una articulación e insertarse en los huesos a través de los tendones en ambos extremos. Uno de los huesos permanece relativamente fijo o estable, mientras que el otro extremo se mueve como resultado de la contracción muscular.

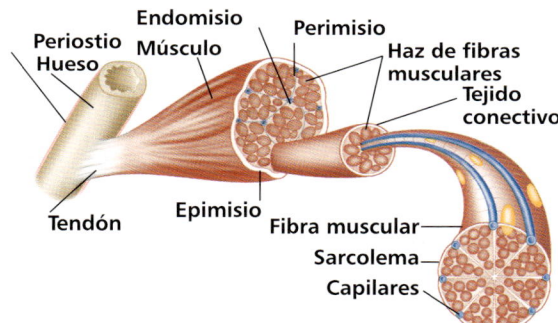

Figura 2.3: Sección transversal del tejido muscular esquelético.

Tipos de músculo esquelético

Debido a la disposición de sus fascículos, los músculos esqueléticos presentan una serie de formas dependiendo de la función del músculo en relación con su posición y acción. Los músculos paralelos tienen fascículos de dirección paralela con respecto al eje largo del músculo como, por ejemplo, el sartorio. Los músculos pennados poseen fascículos cortos que se insertan oblicuamente en el tendón y adoptan forma de pluma, por ejemplo, el recto femoral. Los músculos convergentes (triangulares) tienen un amplio origen, con fascículos que convergen hacia un único tendón, por ejemplo, el pectoral mayor. En los músculos circulares (esfínteres), los fascículos se disponen en anillos concéntricos alrededor de una oquedad, por ejemplo, el orbicular del ojo.

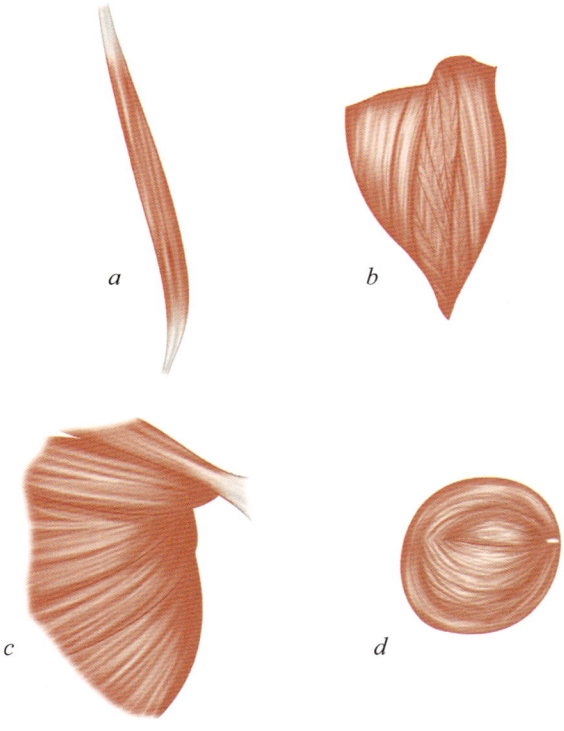

Figura 2.4: Formas musculares: a) *paralela,* b) *pennada,* c) *convergente y* d) *circular.*

Unidades motoras

Cada fibra muscular está inervada por una célula nerviosa motora única que termina cerca de enmedio de la fibra muscular. La *unidad motora* está formada por una fibra nerviosa motora única junto con todas las fibras musculares que inerva. El número de fibras musculares inervadas por una fibra nerviosa única depende del tipo de movimiento requerido.

Cuando se precisan movimientos finamente regulados/calibrados, como los del globo ocular o los de los dedos, el número de fibras musculares suministrado por una única célula nerviosa es reducido. Por otra parte, cuando se precisan movimientos toscos, como en los músculos de la extremidad inferior (p. ej., el glúteo mayor), cada neurona cubre una unidad motora de varios cientos de fibras.

Las fibras individuales de los músculos esqueléticos trabajan según «el principio de todo o nada». En otras palabras, la estimulación de las fibras da lugar a una contracción completa de esta fibra o la no contracción de ninguna; una fibra no puede contraerse «un poquito». La contracción global de un determinado músculo implica la contracción en un determinado momento de una proporción de sus fibras, mientras que las otras se mantienen relajadas.

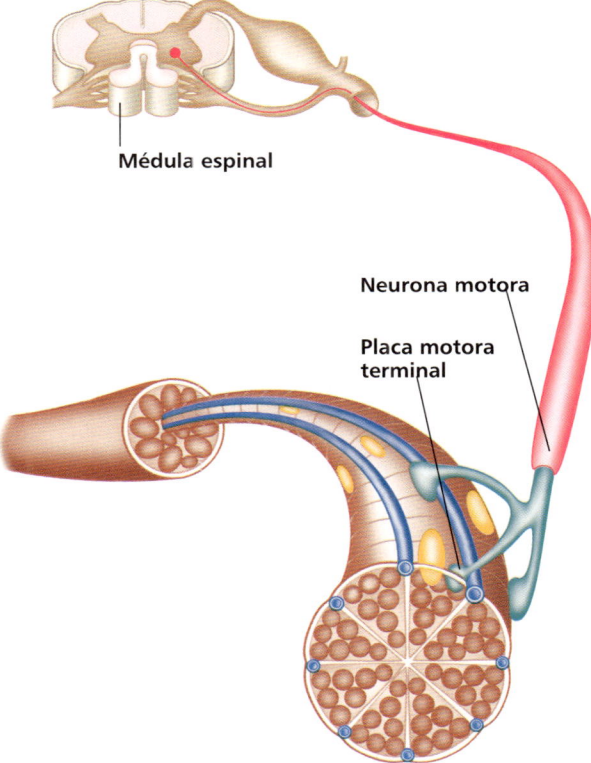

Figura 2.5: Unidad motora de un músculo esquelético.

Fisiología de la contracción muscular

Los impulsos nerviosos provocan la contracción de las fibras del músculo esquelético, en donde terminan. La unión entre la fibra muscular y el nervio motor se conoce como *unión neuromuscular*. A este nivel, se produce la comunicación entre el nervio y el músculo. Un impulso nervioso llega a los extremos del nervio, denominados *terminales sinápticos*, cerca del sarcolema. Estos terminales contienen miles de vesículas repletas con un neurotransmisor denominado *acetilcolina* (ACh). Cuando un impulso nervioso llega al terminal sináptico, cientos de vesículas liberan la ACh. La ACh abre los canales que permiten que entren por difusión los iones de sodio (Na+). Una fibra muscular inactiva tiene un potencial de reposo de alrededor de –95 mV. La entrada de los iones de sodio reduce la carga, creando un potencial de placa terminal. Si el potencial de la placa terminal alcanza el voltaje umbral (aproximadamente de –50 mV), entran los iones de sodio y dentro de la fibra se crea un potencial de acción.

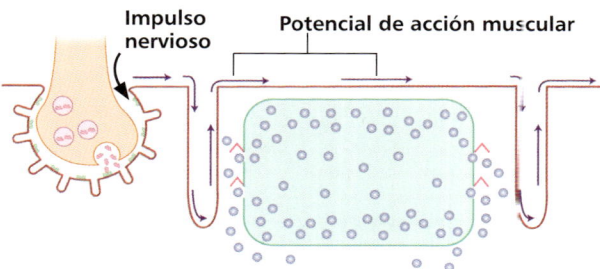

Figura 2.6: El impulso nervioso desencadena un potencial de acción para la contracción muscular.

En la fibra muscular no se produce ningún cambio visible durante (ni inmediatamente después) el potencial de acción. Este período, denominado *período de latencia*, dura de 3 a 10 ms. Antes de que transcurra el período de latencia, la enzima acetilcolinesterasa desdobla la ACh en la unión neuromuscular, se cierran los canales de sodio y el campo está listo para la llegada de otro impulso nervioso. El potencial de reposo de la fibra se restaura por la salida de iones de potasio. El breve tiempo necesario para restaurar el potencial de reposo se denomina *período refractario*.

Acortamiento de la fibra muscular

Este fenómeno ha quedado perfectamente descrito en la teoría del «filamento deslizante» (Huxley y Niedergerke, 1954). Las fibras del músculo reciben un impulso nervioso (véase arriba) que da lugar a la liberación de los iones de calcio almacenados en el retículo sarcoplásmico (RS). Para trabajar con eficacia, los músculos requieren energía, la cual se obtiene por el desdoblamiento de la adenosina trifosfato (ATP). Esta energía permite que los iones de calcio se unan a los filamentos de actina y miosina para formar un enlace magnético. Este enlace provoca el acortamiento de las fibras, dando lugar a su contracción. La acción muscular continúa hasta que se agota el calcio, momento en el cual éste vuelve a bombearse al RS, en donde quedará almacenado hasta que llega un nuevo impulso nervioso.

Reflejos musculares

Los músculos esqueléticos contienen unidades sensoriales especializadas que son sensibles al alargamiento muscular (estiramiento). Estas unidades sensoriales se denominan *husos musculares* y órganos tendinosos de *Golgi* (OTG). Su importancia reside en la detección, respuesta y modulación de los cambios en el alargamiento del músculo.

Los husos musculares están formados por tiras espirales, denominadas *fibras intrafusales*, y por terminales nerviosos, ambos sumergidos en una vaina de tejido conectivo. En conjunto, controlan la velocidad con la que se alarga el músculo. Si un músculo se alarga con velocidad, las señales de las fibras intrafusales enviarán ráfagas de información a través de la médula espinal hacia el sistema nervioso, de forma que se reenvía un impulso nervioso que provoca que el alargamiento muscular se contraiga. Las señales proporcionan una información continuada a y desde el músculo en cuanto a la posición y la fuerza (propiocepción).

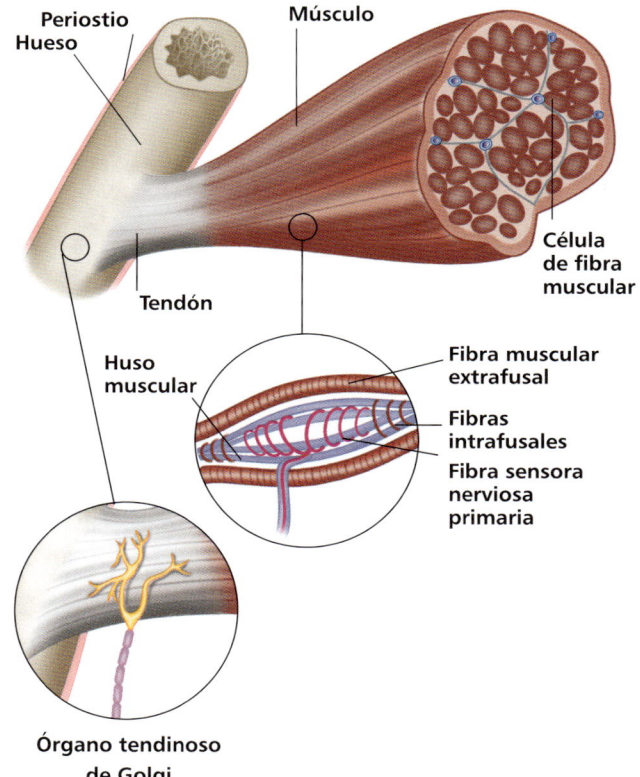

Figura 2.7: Anatomía del huso muscular y del órgano tendinoso de Golgi (OTG).

Además, cuando un músculo se alarga y se mantiene así, continuará con la respuesta contráctil siempre que el músculo se mantenga estirado: esto se conoce como *arco reflejo de estiramiento*. Mientras continúe el estiramiento, los husos musculares se mantendrán estimulados.

El ejemplo clínico clásico de reflejo de estiramiento es la prueba del reflejo rotuliano que implica la activación de los receptores de estiramiento del tendón que, a su vez, causa una contracción refleja del músculo insertado; es decir, del cuádriceps. Mientras que los husos musculares controlan la longitud del músculo, los OTG del tendón muscular son tan sensibles a la tensión en el complejo de músculo que pueden responder a la contracción de una única fibra muscular. Los OTG son inhibidores y realizan una función de protección reduciendo el riesgo de lesiones. Cuando se estimulan, los OTG inhiben los músculos en contracción (agonistas) y estimulan los músculos antagonistas.

Mecánica musculoesquelética

La mayor parte del movimiento coordinado implica que una inserción de un músculo esquelético se mantenga relativamente estable, mientras que la inserción en el otro extremo se mueve. La inserción proximal más fija se conoce como *origen*, mientras que la que se sitúa a un nivel más distal y se mueve se conoce como *inserción* (sin embargo, en la actualidad se utiliza el término *inserción* tanto para el origen como para la «inserción», dado que se sabe que a menudo los músculos trabajan de forma que cualquiera de los extremos se puede mantener fijo mientras el otro se mueve).

Agonistas, antagonistas y sinergistas

La mayoría de los movimientos requieren la aplicación de una fuerza muscular, la cual a menudo deben realizar los agonistas, los antagonistas y los sinergistas. Los *agonistas* (o motores primarios) son los principales responsables del movimiento y aportan la mayor parte de la fuerza necesaria para el movimiento. Los *antagonistas* deben elongarse para permitir que los motores primarios desarrollen el movimiento pretendido; además, desempeñan un papel protector.

Los *sinergistas* ayudan a los motores primarios y a veces participan en el ajuste fino de la dirección del movimiento. También impiden los movimientos indeseados que puedan producirse conforme el motor primario se va contrayendo. En este contexto, los sinergistas actúan como *neutralizadores*. Esto es en especial importante cuando un motor primario cruza dos articulaciones, dado que cuando se contrae, causará el movimiento en ambas articulaciones, a no ser que intervengan otros músculos para estabilizar una de ellas. Por ejemplo, los músculos que flexionan los dedos no sólo cruzan las articulaciones digitales, sino también la muñeca, con lo que, en potencia, provocan el movimiento de ambas articulaciones. Sin embargo, al disponer de otros músculos que actúan sinérgicamente para estabilizar la muñeca, podemos flexionar los dedos para formar un puño sin que se flexione al mismo tiempo la muñeca.

Un ejemplo simple de la función de agonistas, antagonistas y sinergistas es la flexión del codo, que requiere la contracción (acortamiento) del braquial y del bíceps braquial (agonistas), así como la relajación del tríceps braquial (antagonista). Sin embargo, la línea de tracción de los agonistas (motores primarios) también supinará el antebrazo (girar el antebrazo, como al fijar un tornillo). Si queremos que la flexión se produzca sin supinación, otros músculos deben contraerse para impedir esta supinación. El braquiorradial actúa como sinergista, ayudando al braquial y al bíceps braquial.

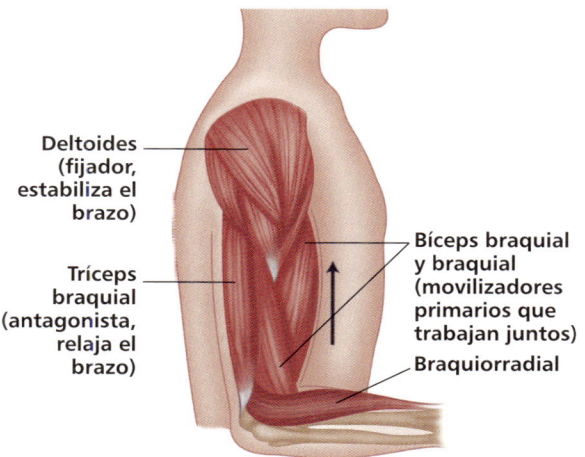

Figura 2.8: Flexión del codo, en la que el braquial y el bíceps actúan como agonistas (movilizadores primarios), el tríceps braquial como antagonista, y el braquiorradial como sinergista.

Fijadores

De forma más específica, se hablará de fijadores o estabilizadores cuando los sinergistas inmovilizan el hueso del origen de un músculo motor primario, con lo que ofrecen una base estable para la acción de dicho músculo. Son buenos ejemplos de ello los músculos que estabilizan (fijan) la escápula durante los movimientos de la extremidad superior. Otro ejemplo es el ejercicio de abdominales, o *sit-ups*. Los músculos abdominales se insertan tanto en la caja torácica como en la pelvis. Cuando estos músculos se contraen para permitirnos hacer el ejercicio de abdominales, los flexores de la cadera se contraerán sinérgicamente como fijadores que impiden la inclinación de la pelvis, posibilitando que la parte superior del cuerpo se flexione hacia delante, mientras que la pelvis se mantiene fija.

Estabilizadores y movilizadores

Los músculos esqueléticos pueden clasificarse generalmente en dos tipos:

1. *Estabilizadores*, que en esencia estabilizan una articulación. Están formados por fibras de contracción lenta para la resistencia y contribuyen al mantenimiento de la postura. Además, pueden subdividirse en *estabilizadores primarios*, que poseen inserciones muy profundas, situadas cerca del eje de rotación de la articulación. Los *estabilizadores secundarios*, que son músculos potentes, tienen la capacidad de absorber una gran cantidad de fuerza. Los estabilizadores trabajan en contra de la fuerza de la gravedad y, con el tiempo, tienden a debilitarse y elongarse (Norris, 1998). Son ejemplos el multífido, el transverso abdominal (primario) y el glúteo mayor y el aductor mayor (secundarios).

2. *Movilizadores*, que son responsables del movimiento. Aunque menos potentes que los estabilizadores, tienden a ser más superficiales, y tienen una mayor amplitud de movimiento. Tienden a cruzar dos articulaciones y están forma-

dos por fibras de contracción rápida que generan potencia, pero no tienen resistencia. Los movilizadores contribuyen a los movimientos rápidos o balísticos y a desarrollar fuerzas potentes. Con el tiempo y el uso, se tensan y acortan. Son ejemplos los músculos isquiotibiales, el piriforme y los romboides.

Cabe destacar que en función del movimiento y de la posición del cuerpo, así como de la manera en que reaccionan simultáneamente estos músculos, todos los músculos esqueléticos son estabilizadores y movilizadores.

Tipos de contracción muscular

El movimiento muscular puede subdividirse en tres tipos de contracción: concéntrica, excéntrica y estática (o isométrica). En muchas actividades (como correr, pilates y yoga), se pueden producir los tres tipos de contracción para generar un movimiento suave y coordinado.

La denominada contracción *concéntrica* es la acción principal del músculo, el acortamiento, en el que las inserciones musculares se acercan. Dado que se produce un movimiento articular, las contracciones concéntricas también se consideran contracciones *dinámicas*. Un ejemplo es el sostener un objeto: el bíceps braquial se contrae concéntricamente, el codo flexiona y la mano se eleva hacia el hombro.

Se considera que un movimiento es una contracción *excéntrica* cuando el músculo puede ejercer una fuerza mientras se alarga. Al igual que en la contracción concéntrica, se produce un movimiento articular, por lo que se habla también de una contracción *dinámica*. Los filamentos de actina se tensan desde el centro del sarcómero, estirándolo con eficacia.

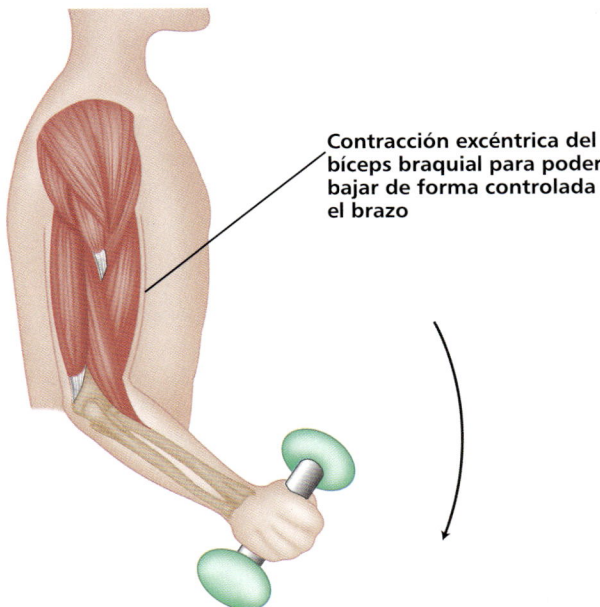

Contracción excéntrica del bíceps braquial para poder bajar de forma controlada el brazo

Figura 2.9: La acción del bíceps braquial es un ejemplo de una contracción excéntrica, cuando el codo se extiende para bajar un peso pesado. En este caso, el bíceps braquial controla el movimiento, alargándose gradualmente para resistir la gravedad.

Cuando un músculo actúa sin moverse, se genera una fuerza, pero la longitud del músculo no se modifica. Este tipo de contracción se conoce como *estática* (o isométrica).

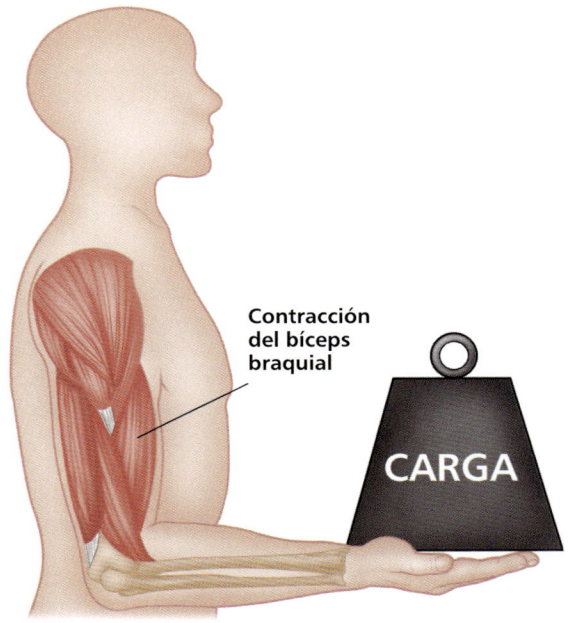

Contracción del bíceps braquial

CARGA

Figura 2.10: Ejemplo de una contracción estática (isométrica), cuando se sostiene un peso pesado, con el codo quieto y flexionado a 90 grados.

Transmisión de la fuerza

Una palanca es un dispositivo para la transmisión (que no generación) de una fuerza y consiste en una barra rígida que se mueve alrededor de un punto fijo (fulcro). En concreto, una palanca consiste en una fuerza de esfuerzo, una fuerza de resistencia, una barra rígida y un fulcro. En conjunto, los huesos, las articulaciones y los músculos forman un sistema de palancas en el cuerpo, en donde las articulaciones actúan como fulcros, mientras que los músculos aplican el esfuerzo y los huesos cargan el peso de la parte del cuerpo que mover.

Las palancas se clasifican en función de las posiciones del fulcro, la resistencia (carga) y el esfuerzo que se relaciona con ellos. En las *palancas de primera clase*, el esfuerzo y la resistencia se localizan en los lados opuestos del fulcro. En las *palancas de segunda clase*, el esfuerzo y la resistencia se localizan en el mismo lado del fulcro y la resistencia se sitúa entre el fulcro y el esfuerzo. Por último, en las *palancas de tercera clase*, el esfuerzo y la resistencia se sitúan en el mismo lado del fulcro, pero el esfuerzo actúa entre el fulcro y la resistencia; éste es el tipo más habitual de palanca en el cuerpo humano.

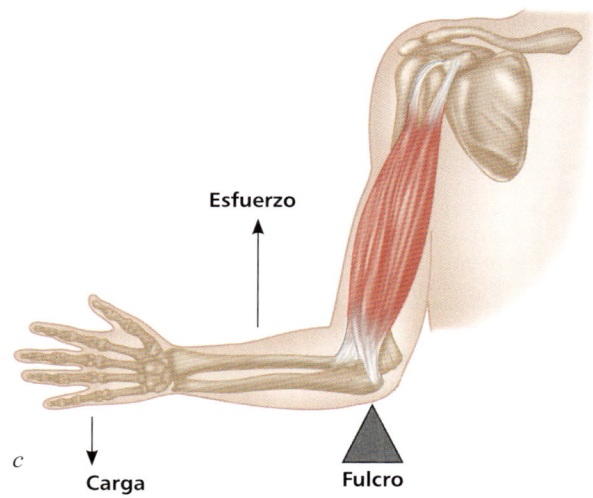

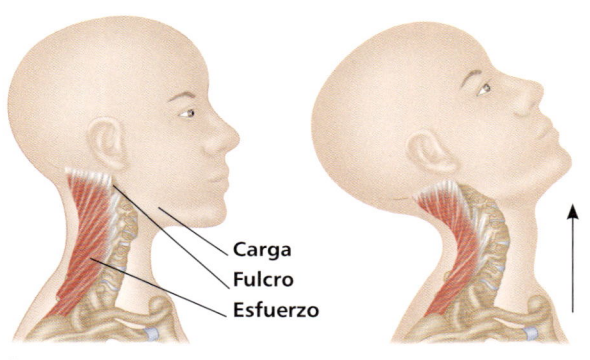

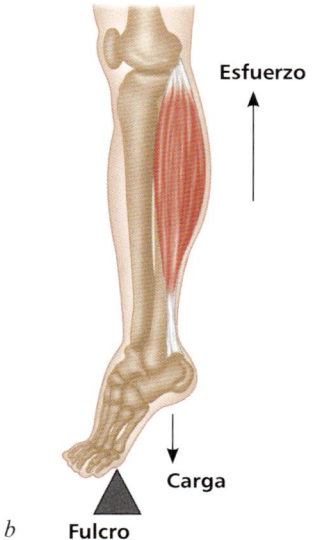

Figura 2.11: Ejemplos de palanca en el cuerpo humano: a) *palanca de primera clase;* b) *palanca de segunda clase,* c) *palanca de tercera clase.*

Generación de una fuerza

La fortaleza del músculo esquelético queda reflejada en su capacidad de generar fuerza. Si un levantador de pesos es capaz de levantar 75 kg, los músculos son capaces de producir una fuerza suficiente para levantar 75 kg. Incluso cuando no intentamos levantar un peso, los músculos han de seguir generando fuerza para movilizar los huesos en los que se insertan. En esta capacidad de generar fuerza, existe una serie de factores implicados como, por ejemplo, el número y el tipo de unidades motoras activadas, el tamaño del músculo y el ángulo de la articulación.

Inhibición recíproca

La mayoría de los movimientos implican un esfuerzo combinado de dos o más músculos, actuando un músculo como motor primario. La mayoría de los motores primarios suelen tener un músculo sinergista que los ayuda. Además, la mayor parte de los músculos esqueléticos posee en uno o más antagonistas que ejercen la acción contraria. Un buen ejemplo podría ser la abducción de la cadera, en la que el glúteo medio actúa como motor primario, el tensor de la fascia lata (TFL) como sinergista y los aductores de la cadera como antagonistas, que se inhibirán recíprocamente por la acción de los agonistas.

La inhibición recíproca (IR) es el fenómeno fisiológico en el que se produce una inhibición automática de un músculo cuando se contrae su antagonista. En condiciones especiales, pueden contraerse al mismo tiempo el agonista y el antagonista. Este fenómeno se conoce como *cocontracción.*

Flexibilidad

Si queremos mejorar la flexibilidad, el principal objetivo de nuestros ejercicios de flexibilidad serán los músculos y su fascia (vaina). Pese a que los huesos, las articulaciones, los ligamentos, los tendones y la piel contribuyen a nuestra flexibilidad, poco podremos hacer para controlar estos factores.

Los huesos y las articulaciones están estructurados de tal modo que permiten una amplitud específica de movimiento. Por ejemplo, la articulación de la rodilla no permitirá que la pierna se doble más allá de la posición recta de la extremidad inferior, con independencia de lo que intentemos hacer.

Los ligamentos conectan un hueso a otro y actúan como estabilizadores de las articulaciones. Deben evitarse los estiramientos de los ligamentos, ya que pueden dar lugar a una reducción permanente de la estabilidad de la articulación, lo que desembocaría en debilidad y lesiones articulares.

Los tendones conectan los músculos con los huesos y consisten en tejido conectivo denso. Aunque son muy flexibles, son extremadamente fuertes. Los tendones también desempeñan un papel en la estabilidad de las articulaciones. Contribuyen en menos de un 10 por ciento a la flexibilidad global de la articulación; por ello, los tendones no son el objetivo principal de los estiramientos.

Estiramientos

Ahora que tenemos un conocimiento general de la flexibilidad, los músculos y la mecánica muscular, procede definir qué es el estiramiento. En relación con la salud y la forma física, el *estiramiento* es el proceso de pasar determinadas partes del cuerpo a una posición en la que se alargarán los músculos y los tejidos blandos asociados (véase también el capítulo 5).

¿Qué ocurre cuando estiramos un músculo?

Cuando nos sometamos a un programa regular de estiramientos, nos daremos cuenta de que se irán produciendo una serie de cambios en el organismo, específicamente en los propios músculos. Otros tejidos empiezan a adaptarse al proceso de estiramiento, como, por ejemplo, los ligamentos, los tendones, las fascias, la piel y el tejido cicatricial.

Como se ha comentado antes en este capítulo, el proceso de alargamiento de los músculos y, en consecuencia, la mayor amplitud de movimiento, se inicia en los sarcómeros dentro del músculo. Cuando se coloca una determinada parte del cuerpo en una posición, en la que se alarga el músculo, empieza a descender la superposición de los miofilamentos gruesos y finos. Una vez que se consigue esto y todos los sarcómeros están completamente estirados, la fibra muscular se encuentra en su longitud máxima de reposo. En este punto, el posterior estiramiento ayudará a elongar los tejidos conectivos y la fascia muscular.

Desarrollo embriológico de la fascia

Un resumen del origen embriológico de los tejidos conectivos puede aportar información sobre la formación y la localización de los puntos gatillo. Éstos tienden a manifestarse dentro del epimisio conforme a los patrones de estrés miofascial que empiezan a desarrollarse muy pronto en el embrión y también pueden estar relacionados con la alineación fetal en el útero. Estos patrones de tensión se desarrollan conforme vamos madurando desde la infancia hacia la madurez, y se ven influenciados, por ejemplo, por la postura, el aumento de peso y las lesiones mecánicas. La fascia soporta los órganos, envuelve los músculos y se condensa para formar los ligamentos, las aponeurosis e incluso los huesos, cuando se infiltran sales de calcio.

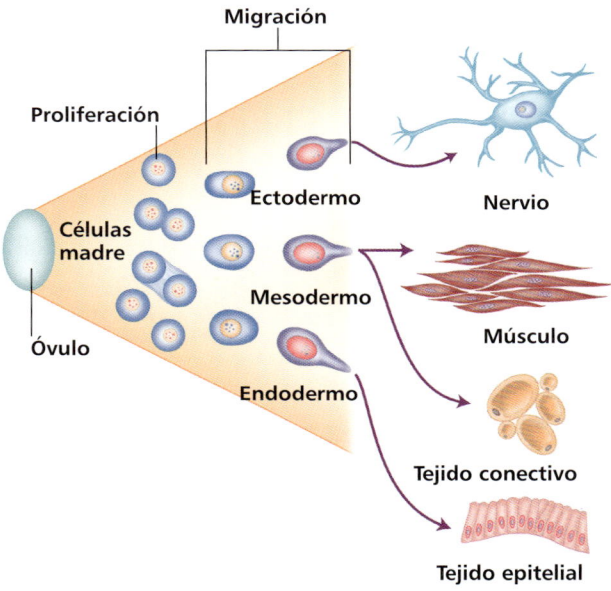

Figura 2.12: Las células proliferan a partir del óvulo general, migran y se diferencian en tejidos funcionalmente especializados.

Al final de la séptima semana de desarrollo, en el embrión ya se encuentran ubicados la mayoría de los órganos, huesos, músculos y estructuras neurovasculares. Alrededor de estas estructuras primitivas empieza a proliferar un grupo de «células de relleno». Estas células de relleno derivan del *tejido mesodérmico*, una fascia primitiva que se construye a partir de células, fibras y la matriz intercelular. Esta matriz posee una consistencia de fibra de vidrio de aislamiento en un sustrato blando gelatinoso. Esta fascia primitiva sigue siendo blanda en la mayor parte de las zonas del organismo hasta el nacimiento. Sin embargo, en algunas áreas se condensa y se convierte en «direccional» en respuesta a las presiones y tensiones internas y externas. En estas zonas empiezan a formarse ligamentos y tendones. En estos tejidos se desarrollan líneas de estrés y tensión, y se depositan las sales de los huesos, dando lugar a una osificación primitiva. Conforme crece el hueso, algunas fibras del tejido conectivo primitivo se transforman en ligamentos «diferenciados». Un ejemplo de ello es el cartílago prevertebral que crece y penetra en los lechos de tejido conectivo mesodérmico. Conforme lo hace, crea líneas de estrés que ayudan a mantener la integridad y aportan un andamiaje para otras direcciones de crecimiento. A medida que empieza a crecer el hueso, la complejidad de las tensiones y las tracciones direccionales dan lugar a los ligamentos vertebrales diferenciados (blanco, longitudinal posterior, etc.).

Además, se ha demostrado con cierta certeza que el órgano de crecimiento primitivo se basa en esta matriz intracelular mesodérmica. Por ejemplo, el páncreas «potencial» sólo se diferenciará en un órgano maduro con la presencia específica de esta fascia «primitiva» potencial. Se ha sugerido que la fascia primitiva o potencial crea un «campo específico de energía», en el que las células del «potencial» órgano maduran y se diferencian (Schultz y Feitis, 1996). Esto puede tener más sentido cuando consideramos que los huesos, músculos, ligamentos y elementos miofasciales de tejido conectivo comparten un patrón de crecimiento característico.

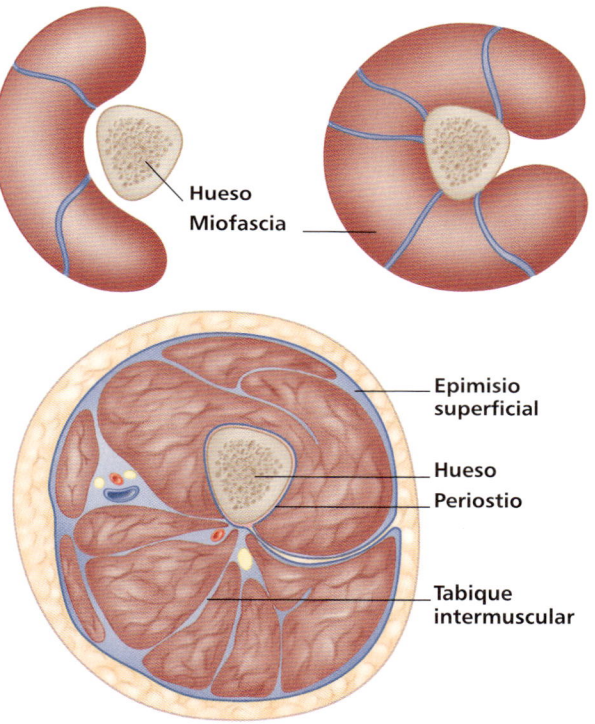

Figura 2.13: Bolsa fascial: relación entre la fascia muscular y el hueso.

La relación entre el desarrollo de un músculo y su tejido conectivo envolvente miofascial es compleja. Las líneas de estrés pueden aportar una clave para la comprensión de esta relación. Se ha sugerido que, durante el segundo mes del desarrollo embriológico, el tejido conectivo se deposita antes que el tejido muscular, y que el aglomerado o bloque de «tejido muscular potencial, atrapado dentro de esta tracción direccional, se diferencia en músculo maduro orientado a lo largo de la línea de tracción» (Schultz y Feitis, 1996). Estos aglomerados de tejido muscular se elongan debido a la presión direccional. A partir de este punto, dichos aglomerados se desarrollan, diferencian, maduran y crecen de tamaño por reproducción celular mitótica para formar los músculos tal como los conocemos.

En otras palabras, el crecimiento de la fascia a lo largo de las líneas de estrés y tensión constituye el centro neurálgico de la orientación y del desarrollo del músculo. Esto también explica por qué la acción muscular no es singular, sino que está interconectada. Por ejemplo, una contracción del bíceps braquial ejercerá una fuerza en la fascia de todo el brazo, hombro y cuello. La fascia no tiene inicio ni final y los anatomistas la describen conforme a su localización. En una inspección más detenida de las bolsas miofasciales alrededor de los músculos, se observa que realmente forman parte de un continuo. En cierta medida esto también puede explicar que los patrones de dolor referido se estimulen al presionar el punto gatillo.

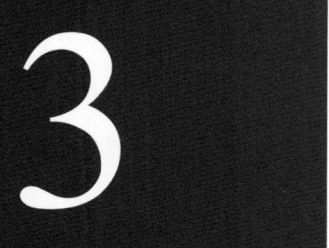

Puntos gatillo y formación de los puntos gatillo

Definición de los puntos gatillo

Los doctores Janet Travell y David Simons (1992) describieron los puntos gatillo como: «Un punto localizado altamente irritable, de dolor muy intenso en un nódulo en una banda tensa palpable del músculo (esquelético)».

Estos «puntos» localizados pueden variar en dimensión desde un «pequeño grumo o guisante» hasta un «bulto grande», y se pueden sentir debajo de la superficie alojados dentro de la fibra muscular. Si son dolorosos o sensibles a la presión, perfectamente pueden ser «puntos gatillo». El tamaño del nódulo de un punto gatillo varía conforme a sus dimensiones, su forma y el tipo de músculo en que se genera. La característica constante de todos ellos es que son dolorosos o sensibles a la presión. De hecho, llegan a ser tan dolorosos (hiperalgesia) que cuando se presionan a menudo el paciente manifiesta dolor; esto se ha denominado *«signo del salto»*.

Los puntos gatillo miofasciales pueden estar implicados en todos los tipos de dolor musculoesquelético o muscular mecánico. Su presencia se ha demostrado incluso en niños y bebés. El dolor o los síntomas pueden deberse directamente a puntos gatillo activos o el dolor puede irse «formando» a lo largo del tiempo a partir de puntos gatillo latentes o inactivos. Los estudios y las investigaciones en poblaciones de pacientes seleccionados se han realizado en varias regiones del cuerpo. Cada vez se dispone de más evidencias de investigación que vinculan directamente el dolor musculoesquelético con los puntos gatillo. Se ha confirmado que la prevalencia del dolor en los puntos gatillo está directamente asociada al dolor miofascial, a la disfunción somática, a trastornos psicológicos y a la restricción del rendimiento cotidiano.

Etiología (Dommerholt y otros, 2006)
Se han planteado diferentes mecanismos posibles de punto gatillo como, por ejemplo:

- Contracciones musculares de bajo nivel.
- Distribución irregular de la presión intramuscular.
- Traumatismo directo.
- Contracciones excéntricas inhabituales.
- Contracciones excéntricas en músculos no ejercitados.
- Contracciones concéntricas máximas o submáximas.

Embriogénesis

Existen algunos indicios de que en niños y bebés puede haber puntos gatillo miofasciales (Davies, 2004). Incluso se han demostrado en tejido muscular después de la muerte.

Los puntos gatillo se desarrollan en la miofascia (por ello se denominan *puntos gatillo miofasciales* o PGM*)*, principalmente en el centro del cuerpo muscular por donde entra la placa motora terminal (primaria o central). Sin embargo, a menudo los puntos gatillo secundarios o satélite se forman en respuesta al punto gatillo primario. Con frecuencia estos puntos satélites se desarrollan a lo largo de las líneas de estrés de la fascia. Como se ha descrito antes, estas líneas de estrés pueden irse «formando» durante el tiempo de la embriogénesis. Los factores externos como envejecimiento, morfología del cuerpo, postura, aumento de peso o malformaciones congénitas también desempeñan un papel crucial en la manifestación y génesis de los puntos gatillo. Se ha indicado que los puntos gatillo miofasciales están entretejidos en la madeja de la fábrica miofascial, como receptores polimodales; esto ya puede producirse incluso en la división de la notocorda o las somitas.

Evidencias de los puntos gatillo

A lo largo de la última década se han realizado estudios en los que se han mostrado los puntos gatillo por imágenes (Sikdar, 2008; Shah, 2005). Mediante las imágenes funcionales por resonancia magnética (Niddam, 2007) se han presentado los efectos de su activación sobre el SNC, demostrando una actividad electrofisiológica en el punto gatillo (Hong, 1998). También se han visto cambios bioquímicos en la zona del punto gatillo (Shah, 2005). Otros estudios han mostrado que la manipulación del punto gatillo modula la función muscular (Lucas, 2010), e induce un dolor local y referido (Wang, 2012).

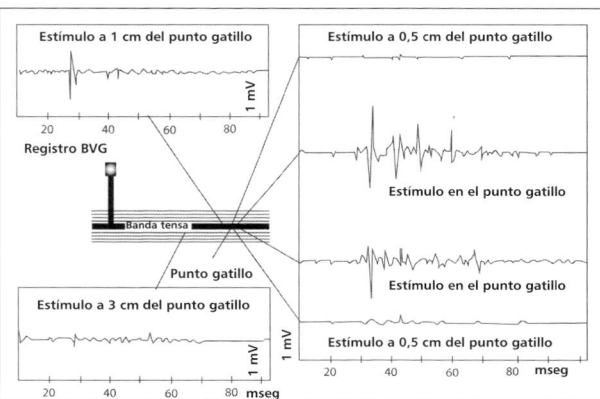

Figura 3.1: Respuestas locales de contracción (RLC) en un punto de dolor de conejo. Las RLC solo se evidencian cuando la aguja se coloca con precisión en el punto gatillo (adaptado de Hong, 1996).

En 1957, la doctora Janet Travell descubrió que los puntos gatillo «generan y reciben» diminutas corrientes eléctricas. Determinó experimentalmente que la actividad de los puntos gatillo puede cuantificarse con exactitud midiendo estas señales en un electromiograma (EMG). Demostró que con la misma técnica un punto gatillo puede localizarse de manera exacta y fiable.

Esto se debe a que en su estado de reposo, la actividad muscular es «silente». Cuando una pequeña parte del músculo pasa a contracción, como ocurre en el caso de un punto gatillo, provoca una pequeña punta localizada en la actividad eléctrica. Se ha demostrado que cuando se punciona con una aguja monopolar de EMG cubierta con teflón, los puntos gatillo presentan una respuesta de espasmo local (REL). Las REL son descargas polifásicas de amplitud ancha en el EMG (Hong, 1994; Wang y Audette, 2000).

Mediante imágenes por resonancia magnética (RM) se ha podido demostrar de forma fiable la presencia de puntos gatillo. Asimismo, hay numerosos estudios que muestran su eficacia. De hecho, sólo quedan unas cuantas preguntas por responder:

- ¿Qué efecto ejerce la aguja para que el músculo se contraiga?
- ¿Por qué es dolorosa la contracción?
- ¿Por qué el dolor desaparece con rapidez?

Otras evidencias

Shah y otros (2003) realizaron un experimento de microdiálisis, en el que se insertaron dos finos microtúbulos (dentro de una aguja de acupuntura hueca) en el punto gatillo del músculo trapecio superior. A través de uno de los túbulos se inyectó solución salina, mientras que el otro aspiraba el exudado del líquido tisular. Estos microtúbulos se posicionaron y manipularon con precisión bajo guía ultrasónica desde la zona exterior del punto gatillo hacia el centro.

Tipo de punto gatillo	Hallazgos
Activo	Umbrales de dolor más bajos, aumento de la irritabilidad, hipoxia moderada, pH más bajo y niveles máximos de sustancia P, bradicinina, noradrenalina e interleucina 1
Latente	Aumento moderado de los niveles de sustancia P, bradicinina, noradrenalina e interleucina 1
Grupo de control	Niveles bajos de sustancia P, bradicinina, noradrenalina e interleucina 1; pH normal

Tabla 3.1: Hallazgos de microdiálisis.

Tres de los nueve individuos seleccionados para el estudio indicaron manifestar puntos gatillo activos, otros tres refirieron puntos gatillo latentes y los últimos tres no presentaron puntos gatillo (grupo de control). Para localizar los puntos gatillo se efectuó primero una palpación manual de los individuos y después se utilizó un algiómetro (medidor de la presión) a fin de medir la cantidad de presión necesaria para generar síntomas. En cada uno de los nueve individuos se aspiró en la misma zona del trapecio superior. Los resultados han ofrecido más información sobre la fisiopatología interna de los puntos gatillo, indicando una hipoxia tisular localizada, un aumento de la cascada inflamatoria aguda y un descenso del pH (acidosis; véase la tabla 3.1).

Dolor radicular referido y mapas de los puntos gatillo

Al igual que el dolor por un nervio lesionado, la estimulación de un punto gatillo causa un dolor referido. Sin embargo, tal como se aprecia en la tabla 3.2, existen diferencias clave. Es recomendable efectuar un examen neurológico para excluir cualquier implicación neural.

Dolor referido neural (radicular)	Dolor referido de los puntos gatillo
Patrón dermatómico específico	El mapa puede extenderse por varios dermatomas
Pérdida de sensibilidad en dermatomas	Ninguna pérdida de sensibilidad
Pérdida de la fuerza motriz, al punto de la parálisis	Debilidad, pero ninguna pérdida de motricidad en las pruebas
No inducido por presión de ningún tejido muscular localizado	Inducido por presión de tejido muscular localizado
Pérdida de reflejo de tendón profundo	Ninguna pérdida de reflejo de tendón profundo

Tabla 3.2: Diferencias entre el dolor referido neural y el de los puntos gatillo.

El dolor referido de los puntos gatillo es diferente al dolor referido en el hombro por una apendicitis o al dolor maxilar/de brazo por un ataque cardíaco. Cuando se sostiene un punto gatillo durante 5-6 segundos, debe activarse parte del mapa o el mapa entero.

Acupuntura o acupresión y puntos gatillo

Si bien puede haber un cierto solapamiento de los puntos gatillo y los puntos de acupuntura, no son equivalentes. Los puntos de acupuntura son considerados concentraciones localizadas de «energía» que se desarrollan a lo largo de las líneas electromagnéticas (meridianos). Por su parte, los puntos gatillo son discretas cadenas nodulares en los tejidos miofasciales que, cuando se estimulan, causan un patrón específico y reproducible de dolor referido.

En acupuntura se conocen perfectamente los puntos dolorosos o puntos «Ashi», que a menudo se sitúan fuera de un meridiano específico. Algunos expertos opinan que se trata de los puntos gatillo. Se ha sugerido que la teoría general de los puntos de acupuntura puede haber sido desarrollada por la medicina china antigua como una «explicación» de la presencia demostrable y palpable de puntos gatillo en los tejidos miofasciales (Simons y otros, 1998). Algunos autores expertos (Chaitow, 1996) van más lejos, declarando que existe una correlación de un 70 por ciento entre los puntos gatillo y los puntos de acupuntura.

Además, existe alguna evidencia que demuestra un aumento de la eficacia en mitigar el dolor cuando el punto gatillo está presente en el lugar de un punto de acupuntura durante el tratamiento.

La teoría planteada del «campo energético específico» ha sido promulgada por los partidarios del *rolfing* (Hunt, 1997; Myers, 2001; Oschman, 2003) como un campo bioenergético generado por la propia fascia. Algunos autores indican que los puntos gatillo se desarrollan a lo largo de líneas de actividad energética alterada o, como mínimo, con un patrón de tensión alterado.

Fibromialgia

«La fibromialgia es un síndrome complejo caracterizado por amplificación del dolor, malestar musculoesquelético y síntomas sistémicos» (Starlanyl y Copeland, 2001). La fibromialgia significa dolor en los tejidos fibrosos, conectivos y tendinosos del organismo, mientras que el síndrome de fibromialgia se caracteriza por dolor musculoesquelético difuso generalizado y fatiga. Se trata de un trastorno cuya causa sigue siendo desconocida.

Al igual que los puntos gatillo miofasciales, el dolor fibromiálgico surge de los tejidos conectivos, los músculos, los tendones y los ligamentos. De forma similar, la fibromialgia tampoco implica a las articulaciones. Ambas patologías se confunden con frecuencia; sin embargo, son entidades diferentes. Y ambas pueden estar vinculadas a una depresión psicológica. A diferencia de la manifestación del punto gatillo, la fibromialgia se considera de origen sistémico (SNC). Starlanyl y Sharkey (2013) revisaron las evidencias actuales y afirmaron que si bien la fibromialgia y los PGM son entidades diferentes, ambos se mantienen por una sensibilización central y/o periférica (véase la página 39).

A diferencia de los puntos gatillo que causan un patrón de referencia específico y reproducible, los pacientes con fibromialgia describen que les «duele todo» (si bien algunos describen determinados puntos de dolor localizado). Los pacientes con fibromialgia describen sus músculos como si se hubieran «traccionado» o sobreesforzado. En ocasiones, los músculos se contraen y, en otras, queman. La fibromialgia afecta más a mujeres que a hombres, pero no hay un perfil de edades. A diferencia de los puntos fibromiálgicos, los puntos gatillo se han fotografiado con éxito utilizando microscopía electrónica. En la tabla 3.3 se enumeran las diferencias básicas.

	Localización del dolor	Tipo de dolor	Calidad muscular a la palpación
Punto gatillo	Específico y discreto Mediado localmente en la región de la placa terminal motora del sistema nervioso periférico (SNP)	Referido según un patrón específico	Tenso y rígido, caliente
Fibromialgia	General Mediado por el sistema nervioso central (SNC)	Vago, dolorido, ardiente, difuso, dise-minado	Pastoso y blando

Tabla 3.3: Algunas diferencias básicas entre la fibromialgia y los puntos gatillo (Juhan, 1987).

Puntos reflejos de Chapman (puntos sensibles) frente a puntos gatillo

Estos puntos fueron descritos por primera vez en 1920 por el doctor en osteopatía Frank Chapman. Chapman definió sus hallazgos de palpación como «pequeñas perlas de tapioca que son firmes, están parcialmente fijos y se localizan debajo de la piel en la fascia profunda». Los puntos pueden ser útiles como ayuda diagnóstica para relacionar el dolor interno con una patología específica. En medicina de manipulación osteopática (MMO), estos puntos se han utilizado para el diagnóstico.

Los puntos reflejos de Chapman son entidades diferentes de los puntos gatillo. A diferencia de estos (que dan lugar a un mapa de referencia específico), los puntos de Chapman siempre son pequeños y discretos, se acompañan de cambios de la textura de los tejidos locales y se sitúan justo en la profundidad de la piel. Los clínicos afirman que se trata de la representación física externa de una disfunción interna o de la patología de un sistema orgánico. La hipótesis actual es que se deben a la sobreestimulación del sistema nervioso simpático (SNS), la cual da lugar a una concentración de fluido ionizado. Sin embargo, todavía es necesario establecer una base histológica para esta hipótesis.

Factores nutricionales y bioquímicos

Simons y otros (1999) indicaron que los cambios en las entradas bioquímicas pueden tener influencia en la formación y/o perpetuación de los puntos gatillo (véase la tabla 3.4).

Gerwin y otros (2004) ampliaron estos conceptos afirmando que los factores nutricionales y bioquímicos pueden precipitar y mantener el dolor miofascial crónico y «deben ser» considerados en el tratamiento.

Factor	Influencia
Alérgico/ hipersen-sibilidad	Puede tener un efecto de potenciación (Brostoff, 1992).
Hormonal	La deficiencia de estrógenos u hormonas tiroideas puede tener influencia en el ambiente citoplásmico, dando lugar a un aumento del desarrollo y/o perpetuación de los puntos gatillo (Lowe y Honeyman-Lowe, 1998).
Infección crónica por virus, hongos y/o parásitos	Puede aumentar la frecuencia de la formación de puntos gatillo (Ferguson y Gerwin, 2004).
Deficiencia de vitamina C	Puede perpetuar la longevidad de los puntos gatillo.
Deficiencia de hierro (ferritina)	El 10-15 % de las personas con síndromes de dolor miofascial crónico pueden tener una deficiencia de hierro (Simons y otros, 1999). Los valores séricos de 15-20 ng/ml indican una deficiencia, aunque los valores por debajo de 50 ng/ml ya pueden ser significativos (Gerwin y otros, 2004).
Deficiencia de vitaminas B_1, B_6, B_{12}	Puede aumentar el cansancio, la fatiga y la formación crónica de puntos gatillo.
Deficiencia de magnesio y zinc	Los valores en la zona inferior de la normalidad pueden ser bajos para algunas personas.
Deficiencia de vitamina D	Está implicada en casi un 90 % de los pacientes con dolores musculoesqueléticos crónicos (Plotnikoff, 2003).
Citocromo oxidasa	El descenso de los valores es habitual en pacientes con mialgias. Se asocia a cansancio, frío, fatiga extrema con ejercicio y dolores musculares.
Ácido fólico	Puede alterar lo suficiente el ambiente citoplásmico interno como para aumentar el desarrollo y/o la perpetuación de los puntos gatillo.

Tabla 3.4: Factores biomecánicos (según Simons y otros [1999] y Gerwin [2004]).

Implicación del sistema nervioso vegetativo (SNV) o autónomo

Otra característica importante de la actividad de los puntos gatillo es un cambio o una modulación del SNV local. Tal como se ha comentado arriba, diferentes productos químicos inflamatorios ejercen un efecto en el SNV. Hubberd (1996) indicó que los efectos vegetativos se deben a cambios disfuncionales en el huso muscular. Gerwin y Dommerholt (2006) plantearon un posible mecanismo que implica a los receptores alfa y beta de la placa motora terminal.

El ambiente químico alterado alrededor de los puntos gatillo activos, mencionado antes (Shah y otros, 2003), también es una fórmula de la facilitación simpática y la sensibilización mecánica. Se sabe que estas sustancias químicas aumentan la vasoconstricción, la liberación simpática de noradrenalina y la sensibilización a la noradrenalina. Además, la presencia de la interleucina IL-8 en el caldo químico local también puede participar en la actividad del SNV. La IL-8 ha demostrado inducir una hipernocicepción mecánica que es inhibida por los antagonistas de los receptores beta-adrenérgicos (Shah y otros, 2005).

Los síntomas conocidos incluyen:

- Hipersalivación (aumento de la producción de saliva).
- Epífora (flujo excesivo anormal de lágrimas).
- Conjuntivitis (enrojecimiento de los ojos).
- Ptosis palpebral (caída de los párpados).
- Visión borrosa.
- Aumento de la secreción nasal.
- Piel de gallina.

Diagnóstico diferencial

Existen muchas otras patologías que se caracterizan por dolor muscular y puntos gatillo como, por ejemplo (Dommerholt e Issa, 2003):

- Hipotiroidismo.
- Lupus eritematoso sistémico (LES).
- Enfermedad de Lyme.
- Ehrliquiosis.
- Infecciones por *Candida albicans.*
- Deficiencia de la mioadenilato desaminasa.
- Hipoglucemia.
- Parasitosis (fascioliasis, giardia, amebiasis).

Puntos gatillo y tipo de fibra muscular

Todos los músculos contienen una mezcla de fibras musculares de tipo 1 y tipo 2 (Janda, 2005; Lewit, 1999). Esto está directamente correlacionado con cómo se desarrollan los síntomas crónicos si no se tratan.

1. Las fibras de tipo 1 son posturales y tienden a responder a la tensión o al uso excesivo bien con un acortamiento, bien pasando a ser hipertónicas. Un punto gatillo en un músculo con un elevado porcentaje de fibras de tipo 1 también puede tardar más en responder al tratamiento.

2. Las fibras de tipo 2 están diseñadas para una actividad explosiva de corto plazo y tienden a debilitarse, atrofiarse y a ser hipertónicas bajo resistencias crónicas o mantenidas. Un punto gatillo en un músculo con un elevado porcentaje de fibras de tipo 2 puede responder con más rapidez al tratamiento.

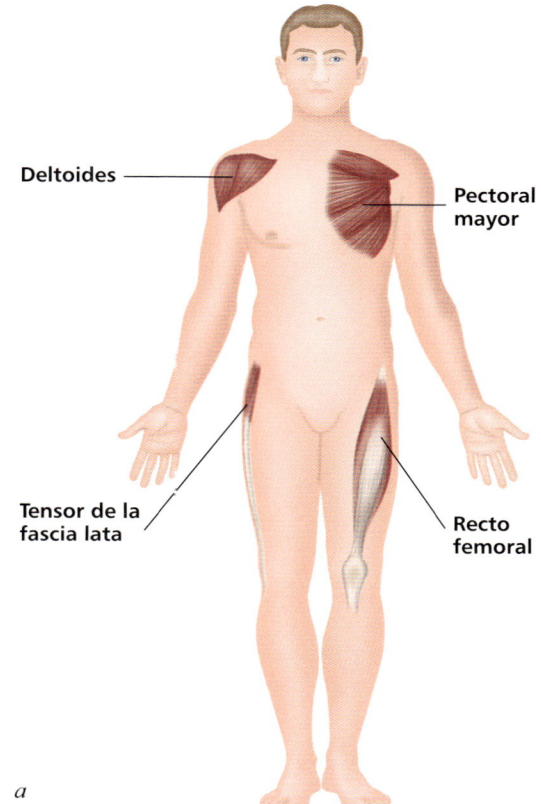

a

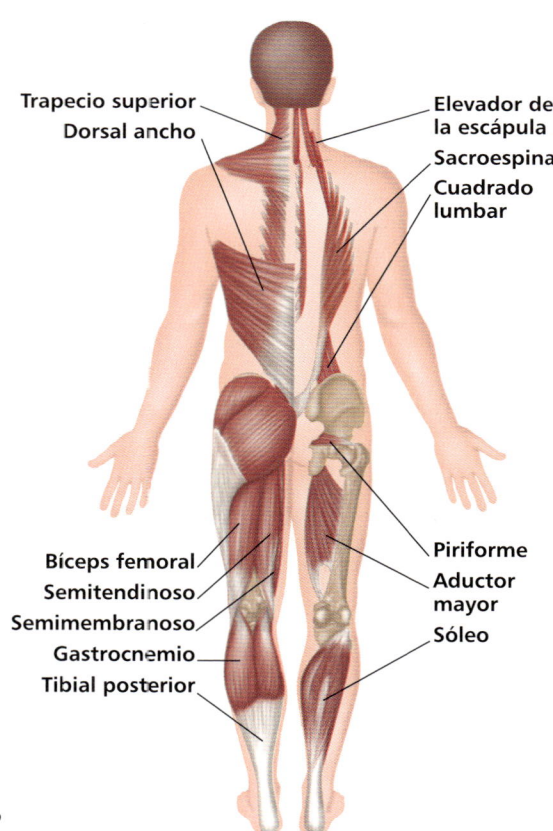

b

Figura 3.2: Principales músculos posturales del cuerpo: a) *vista anterior,* b) *vista posterior.*

Formación de los puntos gatillo y postura

La mala postura es un potente «activador y perpetuador» de los puntos gatillo miofasciales (Simons y otros, 1998) y siempre hay que tenerla en cuenta en los síndromes crónicos de puntos gatillo. Los músculos posturales tienden a presentar un mayor porcentaje de fibras de tipo 1; tal como se ha comentado, esta característica puede dar lugar a un tipo de puntos gatillo más resistentes. Los seres humanos somos animales cuadrúpedos y, al igual que nuestros parientes de especie, estamos diseñados para movernos y salir a cazar la comida. Estoy seguro de que si sentáramos a un gorila en una silla durante todo el día, ¡tendría dolor de espalda!

De hecho, en el mundo industrializado, muchos trabajos implican estar sentados durante un tiempo prolongado, a menudo delante de la pantalla del ordenador. La ergonomía es una industria al alza, ya que se centra en las interacciones de las personas y su entorno laboral; sin embargo, no es posible implementar intervenciones ergonómicas adecuadas en todos los lugares de trabajo. Para muchas personas, pasarse los días largos y monótonos delante del ordenador lleva con frecuencia a posturas crónicas y mal adaptadas. Siempre que sea posible, es imprescindible identificar las anomalías posturales y saber de qué modo influyen en los síntomas del paciente para poder remediar la situación con consejos ergonómicos, tratamiento y/o ejercicio.

Las malas adaptaciones mecánicas más frecuentes son:

- Postura con la cabeza hacia delante (patrón cruzado superior, Janda).
- Hombros redondeados (patrón cruzado superior, Janda).
- Cabeza a un lado, postura al teléfono.
- Estresantes ocupacionales/ergonómicos.
- Estar de pie con postura encorvada (patrón cruzado inferior, Janda).
- Sedestación con postura encorvada (p. ej., delante del ordenador/ergonomía).
- Sedestación con piernas cruzadas.
- Posturas habituales.
- Postura de espalda arqueada hacia atrás, «hiperlordosis lumbar» (patrón cruzado inferior, Janda).
- Postura al conducir.
- Escoliosis.
- Hipermovilidad articular.
- Levantar/llevar peso.
- Acortamiento primario de la extremidad inferior (APEI).

Los puntos gatillo son frecuentes en las siguientes estructuras posturales: trapecio superior, elevador de la escápula, esternocleidomastoideo (ECM), erector de la columna, aparato musculoligamentoso de la columna lumbar, glúteo medio y complejo de gastrocnemio/sóleo.

Puntos gatillo posturales y «patrones cruzados»

La osteopatía, la quiropráctica y otras modalidades fisioterapéuticas han observado las relaciones de «patrón cruzado» en el cuerpo de craneal a caudal y de la izquierda a la derecha. Janda (1996) registró los dos patrones más habituales de tensión postural «cruzada»: superior e inferior. Myers (2001) ha seguido explorando y desarrollando estas observaciones en su libro esencial, *Anatomy Trains*. Estos patrones de tensión miofascial poseen un efecto profundo en la patogénesis y la cronicidad del desarrollo de los puntos gatillo. Los puntos gatillo pueden encontrarse en los músculos enumerados más abajo.

Síndrome del patrón cruzado superior

Este se puede observar en la postura «con hombros redondeados y encorvados y barbilla hacia abajo», y compromete también la respiración normal. A menudo, en estos casos el dolor se manifiesta en la nuca, los hombros, el tórax y la columna dorsal (con frecuencia, estas zonas están restringidas). Se puede trazar una cruz oblicua a través de la articulación glenohumeral, indicando los cambios funcionales «cruzados» en las relaciones musculares. En la figura 3.3 se presentan los principales músculos en el patrón cruzado superior.

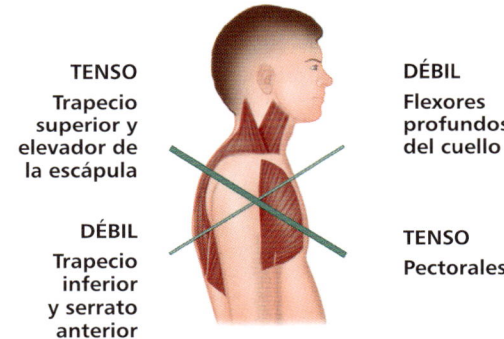

TENSO
Trapecio superior y elevador de la escápula

DÉBIL
Flexores profundos del cuello

DÉBIL
Trapecio inferior y serrato anterior

TENSO
Pectorales

Figura 3.3: Síndrome del patrón cruzado superior.

Síndrome del patrón cruzado inferior

Este se puede observar en la postura de «hiperlordosis lumbar» (espalda arqueada) con debilidad de los músculos abdominales y glúteos, y sobretensión del erector de la columna, cuadrado lumbar, TFL, piriforme y psoas mayor (véase la figura 3.4).

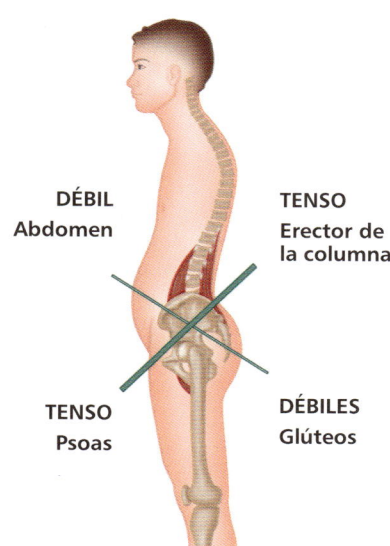

Figura 3.4: Síndrome del patrón cruzado inferior.

DÉBIL
Abdomen

TENSO
Erector de
la columna

TENSO
Psoas

DÉBILES
Glúteos

Puntos gatillo en sarcómeros

La contracción del músculo se produce a nivel de los sarcómeros (véase el capítulo 2). Incluso el más leve de los *movimientos toscos* requiere la contracción coordinada de cientos de sarcómeros. El proceso de deslizamiento requiere: *a)* un estímulo o un impulso inicial de un nervio motor local; *b)* energía y *c)* iones calcio.

Fisiología del movimiento

Cuando el cerebro quiere mover un músculo, manda un mensaje a través de un nervio motor. Los nervios motores terminales locales traducen este impulso químicamente produciendo la acetilcolina (ACh). La ACh desencadena un aumento de la actividad del sarcómero. Las mitocondrias (centros energéticos) en las células liberan la energía necesaria para este proceso. Los iones calcio se encuentran en el retículo sarcoplásmico, que se sitúa en el sarcoplasma del músculo esquelético.

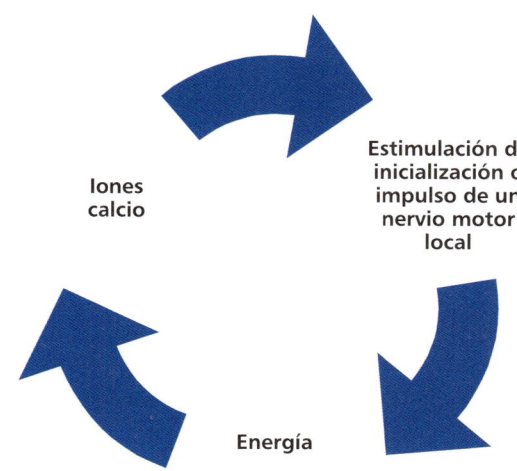

**Iones
calcio**

**Estimulación de
inicialización o
impulso de un
nervio motor
local**

Energía

Figura 3.5: Organigrama del impulso nervioso que causa la contracción del músculo.

Fisiopatología de los puntos gatillo

Hipótesis de los puntos gatillo integrados (HPGI)

La HPGI es la teoría actual/hipótesis de trabajo; explica la mayoría de los fenómenos de los puntos gatillo y se basa en las mejores evidencias electrodiagnósticas e histopatológicas obtenidas hasta la fecha. Fue introducida por primera vez por Travell y Simons en 1981 como la «teoría de la crisis de energía» (Simons y otros, 1998). La HPGI ha sido ampliada a lo largo de los años por muchos otros expertos en la materia.

Los puntos gatillo se manifiestan en la región en la que se hiperactivan los sarcómeros y las placas motoras terminales extrafusales. Por microscopía, se ha demostrado que los miofilamentos de actina y miosina (incorporados en una banda tensa) dejan de deslizarse uno sobre otro y se atascan. Reitinger y otros (1996) documentaron «alteraciones patológicas» en las mitocondrias de estos miofilamentos, así como un aumento de la anchura de las bandas A y un descenso de la anchura de las bandas I. El(los) sarcómero(s) afectado(s) pasan a un modo *on* permanente, lo que provoca una contracción y un *windup* (hiperexcitación). De hecho, debido a las moléculas de titina tipo gel que frenan las fibras en el lugar e impiden la separación, los miofilamentos de actina y miosina contraídos e hinchados pueden atascarse en la banda Z (Dommerholt y otros, 2006).

Las investigaciones electrofisiológicas recientes han revelado que la actividad eléctrica de los «puntos gatillo activos» surge más bien de las zonas de placa motora terminal extrahusal disfuncional y no de los husos musculares (tal como se creía antes). En caballos, conejos y seres humanos, se han demostrado frecuencias de descargas eléctricas de 10-1000 veces lo normal en la «zona de la placa terminal» (Simons y otros, 2002; Dommerholt y otros, 2006).

Las investigaciones histológicas indican niveles anormales de calcio y ACh, y un acortamiento del ATP en la vecindad del punto gatillo. Cabe destacar que Grinnel y otros (2003) demostraron que el estiramiento y/o la hipertonicidad de los músculos causan un tirón de las glucoproteínas integrinas en el terminal de la motoneurona, desencadenando una liberación excesiva de ACh sin la necesidad de calcio. Otras sustancias químicas anómalas presentes en el ambiente de los puntos gatillo «activos» son (Shah y otros, 2003):

- Prostaglandinas.
- Sustancia P.
- Citocinas.
- Bradicinina (BC).
- Hidrógeno (H+).
- Péptido relacionado con el gen de la calcitonina (CGRP, *calcitonin gene related peptide*).
- Factor de necrosis tumoral (TNF-α).
- Interleucinas IL-1 beta, IL-6 e IL-8.
- Serotonina.
- Noradrenalina.

Estas sustancias químicas poseen muchas interacciones y forman parte de diversas asas de *feedback* (retroalimentación). Por ejemplo, se sabe que la bradicinina activa y sensibiliza las fibras del dolor muscular (nociceptores). Esto puede ayudar a explicar parte de la hiperalgesia inflamatoria, la sensibilidad, el dolor y el descenso del umbral de dolor que se observan en pacientes con puntos gatillo crónicos.

Ciclo vicioso de la crisis de energía

La disfunción sostenida y la contracción de los sarcómeros dan lugar a cambios químicos locales intracelulares y extracelulares, incluyendo:

- Isquemia/hipoxia localizadas.
- Aumento de las necesidades metabólicas.
- Aumento de la energía (necesaria para mantener la contracción).
- Fracaso de la reabsorción de iones calcio en el retículo sarcoplásmico.
- Inflamación localizada (para facilitar la reparación).
- Efecto de compresión o inflexión de los vasos locales.
- Crisis de energía.
- Producción de agentes inflamatorios (que sensibilizan las fibras [álgicas] locales autonómicas y nociceptivas).

Si esta situación continúa durante un período significativo, los cambios mencionados dan lugar a un ciclo vicioso. El calcio es incapaz de entrar en los miofilamentos de actina y miosina, con lo que «falla» el sarcómero.

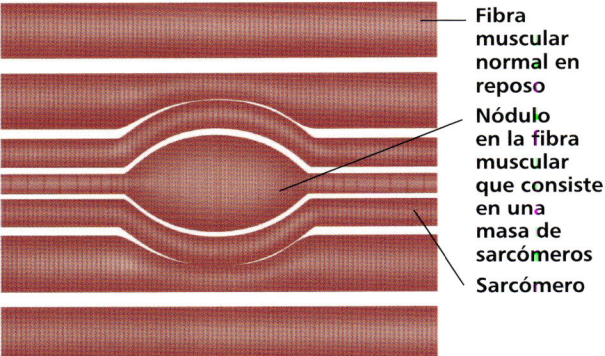

Fibra muscular normal en reposo

Nódulo en la fibra muscular que consiste en una masa de sarcómeros

Sarcómero

Figura 3.6: Un punto gatillo que presenta 100 sarcómeros acortados sin estímulo nervioso ni banda tensa asociada.

Bengtsson y otros (1986), Hong (1996) y Simons y otros (1998) han propuesto variaciones de la teoría de la crisis de energía. Esta teoría indica que el cuerpo intenta resolver la insuficiencia de los sarcómeros y la placa terminal (descrita antes) mediante modificaciones del suministro de sangre a los sarcómeros (vasodilatación). Otro resultado de esta situación anómala es la migración de las células inflamatorias localizadas *agudas* y *crónicas*. La inflamación es una cascada: este mecanismo de cascada se inicia alrededor del sarcómero disfuncional. La inflamación se acompaña de sustancias sensibilizadoras como la bradicinina y la sustancia P, un péptido presente en las células nerviosas, que no sólo aumenta las contracciones del músculo liso gastrointestinal,

sino también causa la vasodilatación. Tiene el efecto de estimular las fibras álgicas (pequeñas) locales, así como las fibras vegetativas locales, lo que, a su vez, incrementa la producción de ACh y da lugar a la formación de un ciclo vicioso.

Por último, el cerebro envía una señal al músculo en que se manifiesta el punto gatillo, para que se relaje. Esto da lugar a hipertonía, debilidad, acortamiento y fibrosis (rigidez) del músculo junto con una inhibición refleja de los otros grupos musculares. Bajo el microscopio, estas fibras se han descrito como fibras «rojas desiguales». Por lo tanto, el objetivo del tratamiento es interferir en este ciclo vicioso y atenuarlo.

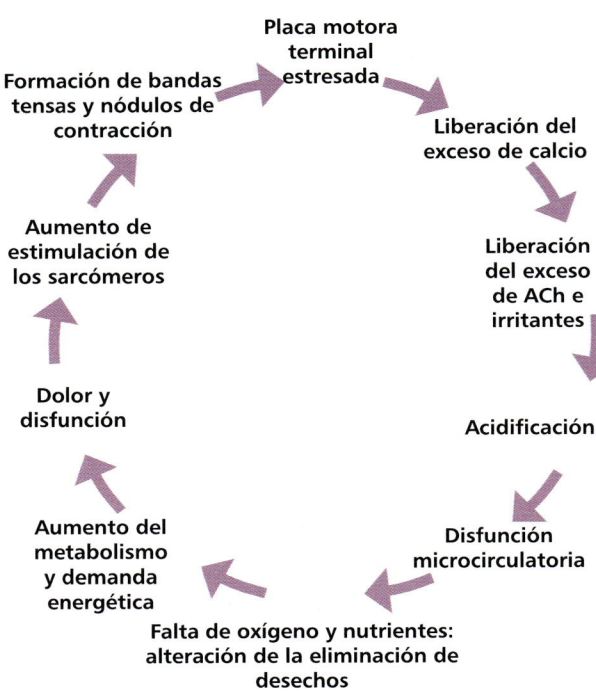

Figura 3.7: Ciclo de problemas: hipótesis de la formación de los puntos gatillo; los diferentes eslabones de la cadena no siempre se producen en este orden. (Fuente: Starlanyl y Sharkey, 2013.)

Otras teorías incluyen la teoría de la *radiculopatía* y la teoría *polimodal*.

Teoría radiculopática

Gunn (1997) y Quintner y Cohen (1994) han indicado un mecanismo alternativo de la formación de puntos gatillo. Este modelo indica una relación causal con la discopatía intervertebral, el atrapamiento de la raíz nerviosa y el espasmo de la musculatura paraespinal. Se ha propuesto que la irritación de estas raíces nerviosas (radicales) causa un compromiso de las señales neurovasculares, el espasmo muscular distal y la patogénesis de los puntos gatillo.

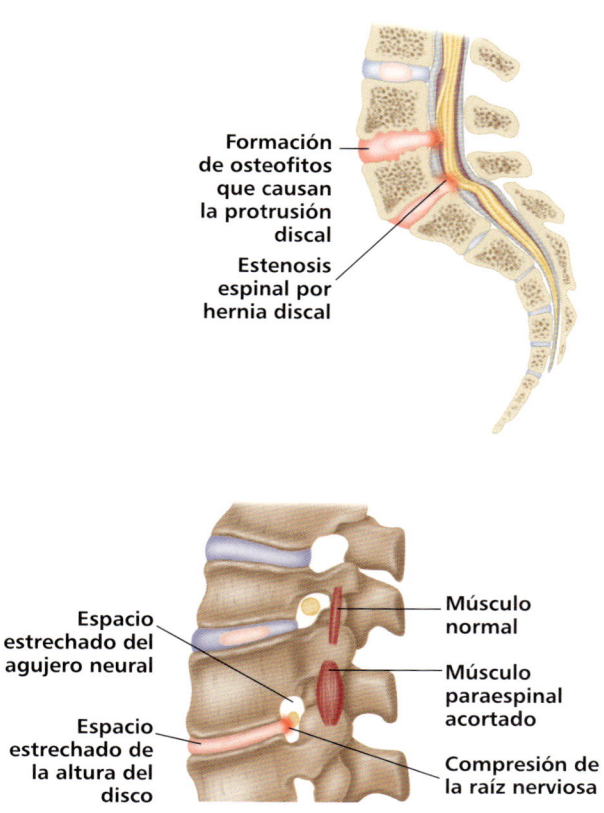

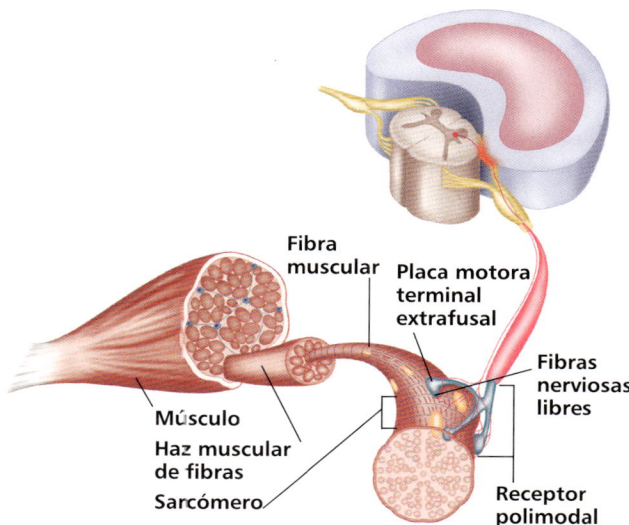

Figura 3.9: Acumulación de fibras nociceptivas (árbol/dendritas).

Figura 3.8: Irritación de la raíz nerviosa.

Teoría polimodal

Esta hipótesis alternativa, propuesta por Kawakita y otros (2002), describe los propios puntos gatillo como «estructuras neurales sensibilizadas», los denominados *receptores polimodales* (RPM).

Se indica que estos RPM son un tipo de nociceptores que responden a los estímulos mecánicos, térmicos y/o químicos. Estos «terminales sensoriales» RPM existen posiblemente en diferentes tejidos del organismo como «terminales nerviosos libres». La teoría es que los RPM latentes se «encienden» por determinados estímulos fisiológicos, pasan a ser dolorosos y se transforman en lo que denominamos *puntos gatillo*. Pese a ser algo radical, esta teoría explica una parte de los hallazgos de los puntos gatillo. Kawakita planteó además que los RPM pueden explicar el vínculo entre la acupuntura y los puntos gatillo.

Sensibilización periférica y central

El dolor es un área compleja de la medicina, y las investigaciones actuales ofrecen algunos descubrimientos relevantes en cuanto a la manifestación y la perpetuación de los puntos gatillo. Los sistemas álgicos deben ser lo suficientemente sensibles como para detectar posibles estímulos nocivos. No obstante, en el caso de los puntos gatillo, estos sistemas pasan al final a ser *demasiado sensibles,* causándonos un dolor que no ofrece beneficios. La hipersensibilidad se genera porque, de hecho, la *sensibilidad de nuestras vías de dolor aumenta* cuando emiten señales de dolor y, en lo que se refiere a los PGM, ahora se están elucidando los mecanismos de esta sensibilización.

Sensibilización periférica

Cuando no se efectúa un tratamiento en las 48 horas siguientes a su desarrollo, los PGM causan inflamación, facilitación crónica y cambios en el *feedback* del músculo huésped. A nivel fisiológico, hay una caída del umbral de excitación de los nociceptores polimodales (comentados antes), de forma que incluso los estímulos leves, por lo general inocuos, los activan. Tras la sensibilización de las «fibras del dolor», los estímulos que suelen ser no dolorosos pueden causar dolor (Schaible, 2006); además, las fibras mecanoinsensibles pueden pasar a ser mecanosensibles. «Este reclutamiento de nociceptores silentes se añade significativamente a las entradas nociceptivas en la médula espinal. Puede haber una inducción o un aumento de las descargas de reposo en los nociceptores» (Schaible, 2006). Esto se produce debido a que los puntos gatillo activos suministran una avalancha aferente continua a la médula espinal.

Se sospecha el siguiente mecanismo:

- La sustancia P, liberada por los terminales nociceptores, lleva las señales nociceptivas para su procesamiento central, y altera la microcirculación local y la permeabilidad vascular, dando lugar a un edema local y a la activación de los mecanorreceptores y los nociceptores, con lo que aumenta la sensibilidad y el dolor.
- La activación persistente de estas sustancias algogénicas da lugar a cambios en la capacidad de respuesta de los nociceptores, tanto a nivel periférico como central.

También se ha visto que hasta un 50 por ciento de los nervios musculares están formados por nociceptores y que dichos nociceptores también inervan el tejido conectivo que rodea el músculo. Esto podría ser el origen de la gravedad del dolor y la sensibilidad específica observadas durante la palpación de los músculos. La activación persistente de los nociceptores da lugar a la sensibilización periférica, mientras que los nociceptores aferentes primarios muestran una capacidad de respuesta mayor a los estímulos naturales.

Sensibilización central (hiperexcitabilidad espinal)

A lo largo del tiempo, los cambios periféricos se van profundizando en el sistema nervioso y el patrón se establece a nivel central. Se producen alteraciones en las propiedades de respuesta de la médula espinal superficial, profunda y ventral (Schaible, 2006). Se trata de una forma de neuroplasticidad: después de la sensibilización, aumenta el porcentaje de neuronas que en un segmento responden a la estimulación de un tejido inflamado. La sensibilidad de las neuronas de la médula espinal se incrementa de tal modo que una entrada que antes era subumbral ahora puede ser suficiente para activar las neuronas. Este efecto se extiende hacia arriba y abajo por varios niveles segmentales caudales y craneales de la médula espinal, lo que puede llevar a un descenso de los umbrales de activación de otros PGM.

La implicación de ello es fundamental: es posible que un punto gatillo crónico en una zona pueda sensibilizar niveles de la médula espinal por encima o por debajo del nivel de entrada. Con el tiempo, esto puede dar lugar a un tipo de cambios neuroplásticos en el SNC. De este modo, se reducirá el umbral del dolor en otras regiones remotas a la fuente original y es posible que descienda el potencial umbral de otros puntos gatillo dentro del mapa de dolor. En función de la cronicidad del estímulo, la sensibilización central puede persistir durante semanas, meses e incluso años.

Se sospecha el siguiente mecanismo:

- Activación continuada de los nociceptores musculares: induce cambios neuroplásticos y la sensibilización de las neuronas del asta dorsal.
- Entrada nociceptiva del musculo esquelético: es mucho más eficaz que la entrada nociva a través de la piel para inducir un cambio neuroplástico en la médula espinal.
- Estimulación repetitiva de los nociceptores aferentes primarios: da lugar a un aumento progresivo de la descarga del potencial de acción, un fenómeno denominado *hiperexcitación (windup)*, que puede aumentar 20 veces la sensibilidad neuronal.
- Resultado: sensibilización central por aumento de la intensidad del dolor y de la sensibilización de las neuronas en el asta dorsal de la médula espinal debido a la activación de los receptores N-metil-D-aspartato (NMDA).
- Hiperalgesia mecánica: las neuronas de los ganglios radiculares dorsales se sensibilizan a estímulos mecánicos, de forma que los estímulos levemente dolorosos se hacen más dolorosos.
- Entrada nociceptiva mantenida desde los puntos gatillo activos: no solo puede provocar una sensibilización de las neuronas del asta dorsal con la consiguiente hiperalgesia y alodinia, sino que también puede generar regiones ampliadas de dolor referido.

Los mecanismos potenciales de este fenómeno son la activación de sinapsis previamente redundantes en el asta dorsal y la generación de nuevos terminales espinales que amplían los contactos sinápticos del asta dorsal, lo que explicaría el dolor referido observado con los puntos gatillo activos.

La sensibilización periférica y central puede tener efectos indeseables graves. Por ello es recomendable interferir lo antes posible en este proceso. La buena noticia es que los puntos gatillo miofasciales se relajan y que se ha podido demostrar de forma fiable que las técnicas de punción seca reducen estos efectos.

Clasificación de los puntos gatillo

Los puntos gatillo se describen de diversas formas según su localización, sensibilidad y cronicidad: *central* (o primario), *satélite* (o secundario), *insercional ligamentoso, difuso, inactivo* (o latente) y *activo*.

Puntos gatillo centrales (o primarios)

Se trata de los puntos mejor establecidos y más «floridos» cuando se *activan*. A estos puntos se refiere la gente cuando habla de los puntos gatillo. Los puntos gatillo centrales siempre se encuentran en el centro del cuerpo muscular, el punto por el que la placa motora terminal entra en el músculo.

NOTA: A este respecto es importante la forma del músculo y la disposición de las fibras. Por ejemplo, en los músculos multipennados puede haber varios puntos centrales. Asimismo, si las fibras musculares tienen un recorrido diagonal, pueden darse variaciones en la localización del punto gatillo.

Puntos gatillo satélites (o secundarios)

Los puntos gatillo pueden «formarse» como respuesta a un punto gatillo central en los músculos vecinos que se sitúan en la *zona de dolor referido*. En estos casos, el punto gatillo primario sigue siendo la diana de la intervención terapéutica, y a menudo los puntos gatillo satélites se resuelven una vez *inactivado* con eficacia el punto primario. También se indica que los puntos satélites pueden ser resistentes al tratamiento hasta no haberse debilitado el foco *central* primario; con frecuencia esto ocurre en los músculos paravertebrales y/o abdominales.

Puntos gatillo insercionales

Tal como ya se ha expuesto en el capítulo 1, la miofascia es un *continuum*. Se ha observado que a menudo la zona en donde se inserta el tendón en el hueso (tendino-ósea) es «sumamente» sensible (Simons y otros, 1998; Davies, 2004). Perfectamente esto puede deberse a las fuerzas existentes que actúan a través de esta zona. Los mismos autores también han sugerido que esto puede derivar de un punto gatillo miofascial crónico, activo. Se debe a que se ha demostrado que la sensibilidad disminuye una vez tratado el punto gatillo central primario; en estos casos, el punto se describe como punto gatillo *insercional*. Se ha sugerido además que en una situación crónica en la que siguen sin recibir tratamiento los puntos gatillo primarios e insercionales pueden precipitarse y acelerarse «cambios degenerativos» en la articulación (Simons y otros, 1998).

Puntos gatillo ligamentosos

Se dispone de ciertas evidencias de que los ligamentos pueden desarrollar puntos gatillo, aunque estas relaciones no se han esclarecido todavía. Los ligamentos sacrotuberosos y sacroespinales pueden extender el dolor al tobillo, y el ligamento iliolumbar puede referir el dolor hacia las nalgas e incluso a los testículos o la vagina (Hacket, 1991). Los puntos gatillo en los ligamentos sacrotuberosos pueden presentar efectos profundos a nivel lumbar y en el erector de la columna, así como causar dolor pélvico (Starlanyl y Sharkey, 2013); también puede asociarse al dolor de espalda y nuca, así como incluso a una distonía vocal (Lewit y Kolar, 1999). Los ligamentos, además de ser estructuras de estabilización, también poseen funciones propioceptivas potentes (Varga y otros, 2008). El tratamiento de los puntos gatillo ligamentosos puede ser clínicamente útil como parte del modelo neuroplástico (analizado más adelante). Los puntos gatillo pueden manifestarse en el ligamento longitudinal anterior (LLA) de la columna (p. ej., tras un traumatismo cervical), lo que puede dar lugar a una inestabilidad de la nuca (Stemper, 2006). El ligamento peroneo colateral posee un patrón de dolor referido similar al del vasto lateral, y los puntos gatillo en el ligamento rotuliano son sumamente útiles para el tratamiento de los síndromes de dolor en la rodilla.

Puntos gatillo difusos

A veces se presentan puntos gatillo satélites múltiples secundarios a puntos gatillo centrales múltiples. Con frecuencia esto sucede cuando hay una deformación postural grave, como una escoliosis, y está implicado todo un cuadrante del cuerpo. En esta situación, los puntos secundarios se denominarían *difusos*. Estos puntos gatillo difusos se desarrollan a menudo a lo largo de las líneas de los patrones alterados de *estrés* y/o *tensión*.

Puntos gatillo inactivos (o latentes)

Son bultos y nódulos que se palpan como puntos gatillo. Se pueden desarrollar en cualquier lugar del cuerpo y a menudo son secundarios. Sin embargo, estos puntos gatillo no son dolorosos y no evidencian una vía de dolor referido. La presencia de los puntos gatillo inactivos dentro de los músculos

puede dar lugar a un aumento de las *rigideces* musculares. Se ha sugerido que estos puntos son más habituales en personas con un estilo de vida sedentario (Starlanyl y Copeland, 2001). Cabe destacar que pueden reactivarse si el punto gatillo central o primario es (re)estimulado o después de un traumatismo o una lesión.

Puntos gatillo activos

Esto es aplicable a los puntos gatillo centrales o satélites. Diversos estimulantes pueden activar un punto gatillo inactivo, como forzar la actividad muscular con dolor. Esta situación es común al aumentar la actividad después de un accidente de tráfico (AT), debido al cual se han desarrollado puntos gatillo múltiples y difusos. El término denota que el punto gatillo es sensible a la palpación y muestra un patrón de dolor referido.

Síntomas de los puntos gatillo

Patrones de dolor referido

El dolor es un síntoma complejo que se siente de forma diferente e individual. Sin embargo, el dolor *referido* es el síntoma por definición de un punto gatillo miofascial.

Podemos estar acostumbrados a la idea del dolor referido de origen visceral; un ejemplo sería el dolor cardíaco. A menudo, el infarto de miocardio (ataque de corazón) no se experimenta como un dolor de pecho de opresión, sino como un dolor que se refiere al brazo y la mano izquierda, así como a la mandíbula izquierda. Este tipo de dolor está bien documentado y es sabido que se origina en el dermomiotoma embriológico; en este caso se sabe que el tejido cardíaco, el tejido mandibular y los tejidos del brazo se originan en el mismo dermomiotoma.

El dolor referido de un punto gatillo miofascial es algo diferente. Corresponde a un patrón o un mapa de dolor distinto y determinado. Este mapa es constante y no tiene ninguna diferencia racial ni de sexo. El dolor lo causa la estimulación de un punto gatillo activo.

Los pacientes describen el dolor referido en este mapa como de calidad *profunda, dolorosa*; a veces el movimiento puede exacerbar los síntomas, haciendo que el dolor sea *más agudo*. Un ejemplo puede ser el dolor de cabeza. A menudo el paciente describe un patrón de dolor que se puede agravar o agudizar al mover cabeza y cuello. La intensidad del dolor variará según los siguientes factores (esta lista no es exhaustiva):

- Localización (los puntos de inserción son más sensibles).
- Grado de irritabilidad del punto gatillo.
- Puntos gatillo activos o latentes.
- Puntos gatillo primarios o satélites.
- Sitio del punto gatillo (algunas áreas son más sensibles).
- Lesiones tisulares asociadas.
- Rigidez o flexibilidad del tejido de localización/huésped.
- Edad avanzada.
- Cronicidad del punto gatillo.

Hallazgos físicos

Nuestro vocabulario no dispone de términos muy sofisticados para describir las sensaciones. Lamentablemente, todavía no hemos desarrollado expresiones adecuadas para clasificar lo que sentimos con nuestras manos. Teniendo esto en cuenta, vamos a intentar clasificar cómo se palparán/sentirán los puntos gatillo.

- Nódulos pequeños del tamaño de la cabeza de un alfiler.
- Nódulos del tamaño de un guisante.
- Bultos grandes.
- Varios bultos grandes uno al lado del otro.
- Puntos blandos sumergidos en bandas tensas de músculo semiduro, que se palpan como una cuerda.
- Bandas tipo cuerda dispuestas una al lado de la otra como espaguetis «al dente».
- La piel por encima de un punto gatillo a menudo es ligeramente más caliente que la piel circundante (debido al aumento de la actividad metabólica/autónoma).

Exploración

La exploración puede realizarse con el paciente en bipedestación, sedestación o en decúbito. La elección depende del área que haya que explorar y del tipo de fibra muscular sospechada. También podemos examinar el músculo *bajo carga* si sospechamos que es un factor de agravamiento. Para una mayor simplicidad, *en adelante* describiré la exploración del músculo pectoral mayor y sus puntos gatillo.

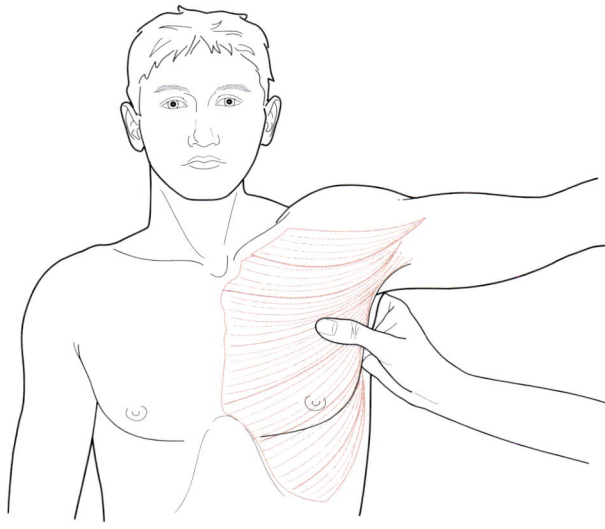

Figura 3.10: Examen del pectoral mayor.

Los principales puntos gatillo del pectoral mayor se encuentran en la porción *clavicular* del músculo. La mejor manera de examinar un punto gatillo en esta región es con una *presa en pinza*. Los puntos gatillo en la región *paraesternal* del músculo se palpan mejor con un contacto de *presa plana*. El procedimiento es:

- Indicar al paciente (sentado o de pie) que abduzca el brazo 90 grados para poner el músculo en una tensión moderada.
- Palpar en busca de nódulos o bandas tensas.
- *Sentir la respuesta del signo de salto o contracción.*
- La presión debe reproducir los síntomas experimentados por el paciente.
- La presión debe evidenciar un patrón de dolor referido.

Factores de mantenimiento (o perpetuación)

A continuación se describen los factores de mantenimiento de los puntos gatillo. La presencia de uno o varios de estos factores puede suponer dificultades para eliminar los puntos gatillo a largo plazo.

- Edad avanzada.
- Postura (inclusive en el trabajo).
- Obesidad.
- Anorexia.
- Tejido cicatricial (posquirúrgico).
- Deportes, ocio, hábitos.
- Patrones de estrés y tensión.
- Trastornos metabólicos.
- Enfermedad o trastorno.
- Trastornos del sueño (inclusive la apnea).
- Deficiencias de vitaminas y minerales (ácido fólico, C, D, B_1, B_6, B_{12}, hierro, magnesio y zinc).
- Anomalías (óseas) congénitas.
- Tipo de fibra muscular.
- Dirección/orientación de las fibras musculares.
- Forma/morfología del músculo (fusiforme, etc.).
- Factores psicológicos: depresión, ansiedad, cólera y sensación de desesperanza.
- Cronicidad del punto gatillo.

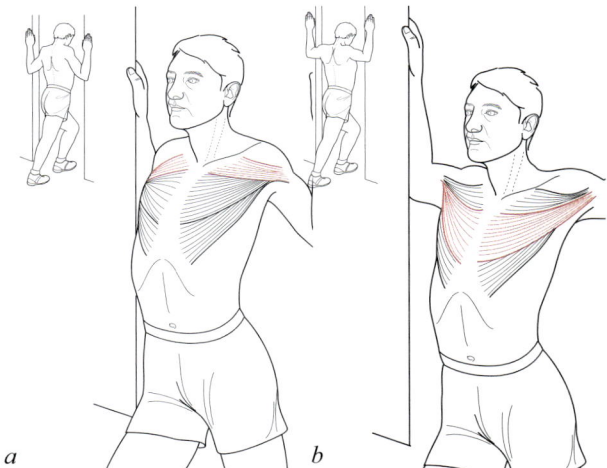

a   *b*

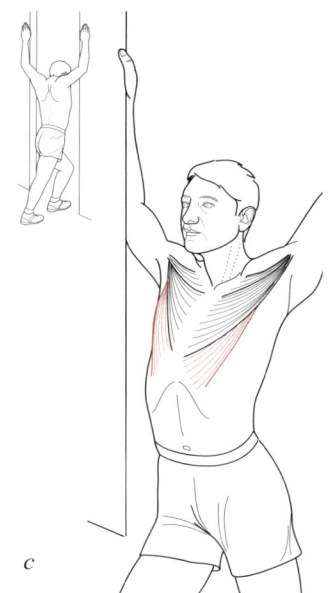

Figura 3.11: Técnica de estiramiento del pectoral mayor:
a) *fibras superiores,* b) *fibras medias y* c) *fibras inferiores.*

Recomendaciones al paciente

Una vez que se haya realizado una intervención terapéutica, es recomendable animar al paciente a implicarse en el control de sus propios síntomas. Bajo el título «Recomendaciones al paciente», en este libro presento algunos consejos específicos. A modo de resúmenes generales, utilizando los siguientes elementos podemos incluir recomendaciones, trucos e indicaciones. Como ejemplo, volveré a hablar del músculo pectoral mayor.

Fortalecimiento

Cuando un músculo está debilitado, es más susceptible de sufrir lesiones, fatiga y daños. Con frecuencia la debilidad es un factor que contribuye a la patogénesis de los puntos gatillo miofasciales. Esto se debe a que el organismo sobrecompensa la debilidad y las tensiones del músculo sobrecargando y sobreestimulando la placa terminal motora. En los correspondientes músculos he presentado algunos diagramas simples de fortalecimiento.

Nunca se debe fortalecer de forma aislada un músculo. Si se ha decidido plantear ejercicios de fortalecimiento, es recomendable situarlos en un contexto. Debe indicarse un programa de estiramientos global, quizá utilizando una pauta basada en el yoga.

Estiramientos

El estiramiento debe realizarse con lentitud y *sin* rebotes. En la medida de lo posible, hay que focalizar el estiramiento en el músculo específico. Como regla, el estiramiento debe efectuarse tres veces, intensificándolo levemente con una espiración en cada ocasión. Esta secuencia debe efectuarse varias veces al día durante aproximadamente 15-20 minutos. Véase el capítulo 5.

Consejos

La mayor parte de los consejos que podemos dar son de sentido común. Hay que examinar y eliminar cualquier déficit químico o nutricional, y ayudar al paciente a analizar las diferentes situaciones, por ejemplo: «Vigile la postura al conducir», «Fíjese en cómo se sienta en el trabajo». En el ejemplo del pectoral mayor, podemos preguntar al paciente por sus niveles de estrés o ansiedad (mecánica de la respiración torácica). Si el paciente hace inspiraciones largas y pesadas, podemos indicarle un sostén más adecuado. En esta obra he intentado dar algún consejo al respecto para cada músculo.

Postura

La postura puede tener un papel crucial en mantener la actividad del punto gatillo. Los errores en la forma de sentarse y/o estar de pie constituyen tanto un factor patogénico como de mantenimiento de la actividad del punto gatillo. Con frecuencia, las recomendaciones y los ejercicios posturales son la clave para desactivar los puntos *centrales* y *satélites.*

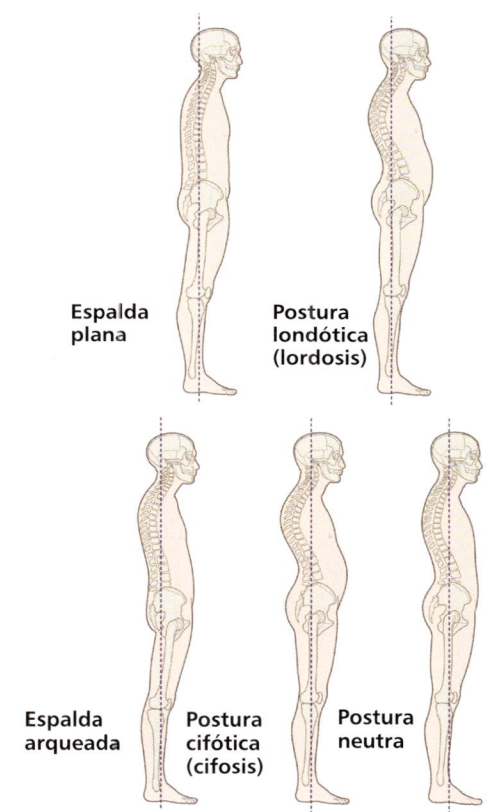

Figura 3.12: Postura.

Postura durante el sueño

¡Muchos pacientes duermen en las posturas más extrañas! A veces lo hacen para reducir el dolor de puntos gatillo activos o latentes rígidos; en estos casos, el paciente opta por una postura al dormir que acorte el músculo afectado. Por ejemplo, dormir con las manos sobre la cabeza (supraespinoso) o con los brazos doblados encima del pecho (pectoral mayor). En otros casos, la postura durante el sueño puede ser un factor patógeno o de mantenimiento.

Postura en el trabajo

La actividad laboral de algunos pacientes es manual o repetitiva, lo cual también desempeña un papel patógeno o de mantenimiento del punto gatillo. Muchos pacientes trabajan sentados. La figura 3.13 ilustra la postura sentada ideal durante el trabajo.

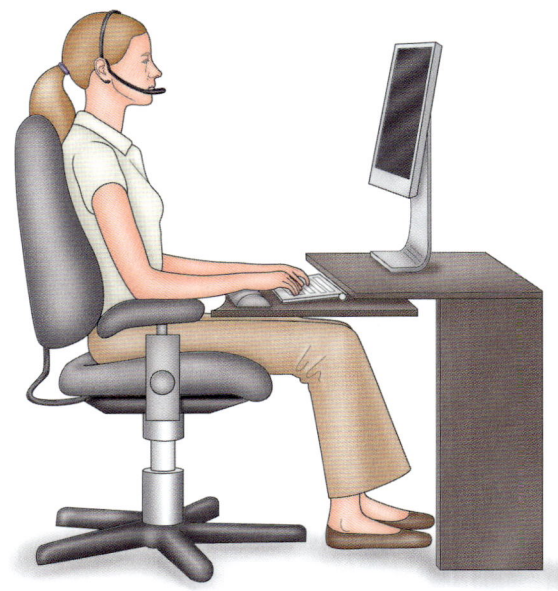

Figura 3.13: Postura de trabajo ideal para estar sentado.

Actividad habitual, ocio y deportes

De forma similar, es importante preguntar al paciente si realiza algún tipo de actividad repetitiva o habitual. Por ejemplo, estar todo el día apoyado en una pierna puede suponer una sobrecarga del tensor de la fascia lata (TFL). Estar sentado con las piernas cruzadas puede afectar una serie de músculos, como los flexores de la cadera (psoasilíaco), los músculos de las nalgas (glúteos y piriforme) y los músculos del muslo (cuádriceps). Los grandes fumadores pueden desarrollar puntos gatillo en los músculos del hombro (deltoides) y del brazo (bíceps braquial).

Asimismo, algunas actividades de ocio y algunos deportes presentan una mayor incidencia de la patogénesis del punto gatillo. Es importante informarse detalladamente sobre este tipo de actividades. ¿Cuál es el nivel de capacidades? ¿El paciente incorpora un precalentamiento antes de los ejercicios y un enfriamiento progresivo después? ¿Son competitivos? ¿El nivel de actividad corresponde a su edad? ¿Postura? ¿Tipo de constitución? ¿Salud física? Quizá queramos profundizar en estos campos. A menudo es útil repasar cada una de estas actividades y plantear al paciente determinados *objetivos de actividad* que debe conseguir entre las sesiones del tratamiento.

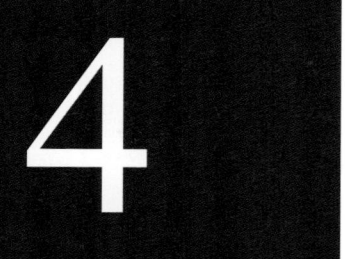

Protocolos de técnicas terapéuticas

Palpación

La palpación es en parte un arte y en parte una ciencia. Al principio debemos relajar al paciente lo suficiente como para que acceda a que realicemos un tratamiento potencialmente doloroso. Es esencial conocer toda la historia del paciente mediante preguntas específicas y bien planteadas. Hay que acercarse al paciente respetuosamente, hablar con él y explicarle los procedimientos. De este modo se reduce su nivel de ansiedad y se logra que participe en el proceso de tratamiento. La implicación del paciente es un paso clave, ya que debemos basarnos en su *feedback* para localizar el centro exacto del punto gatillo.

¿Cómo reconocer un punto gatillo?
Debemos buscar:

- Rigidez en el músculo afectado/músculo huésped.
- Sensibilidad del punto (dolor localizado).
- Nódulo o banda tensa palpable.
- Presencia de dolor referido.
- Reproducción (exacta) de los síntomas del paciente.
- Región más pálida (o fría) que los tejidos adyacentes.
- Región más húmeda que los tejidos adyacentes.
- Área que da la sensación como de papel de lija.
- Posible pérdida de la elasticidad cutánea en la región del punto gatillo.

STAR/TART
En medicina osteopática se ha reconocido desde hace mucho la presencia y la relevancia clínica de los PGM. En 1998, Dowling propuso el acrónimo STAR o TART para describir las disfunciones somáticas asociadas a los PGM:

- Sensibilidad.
- Cambios en la textura tisular.
- Asimetría.
- Reducción de la amplitud de movimiento.

¿Qué procedimiento debemos utilizar para la palpación?
- Palpación con la yema de los dedos: no olvidar tener las uñas cortadas (cuanto más cortas, mejor).
- Palpación plana: utilización de la punta de los dedos para desplazarla sobre la piel del paciente por encima de las fibras musculares.
- Palpación en pinza: pinzado del cuerpo del músculo entre el pulgar y los restantes dedos, haciendo rodar las fibras musculares hacia delante y hacia atrás.

- Palpación con mano plana: útil en la región abdominal (vísceras).
- Codo: permite una palanca más potente, lo que puede ser una ventaja.

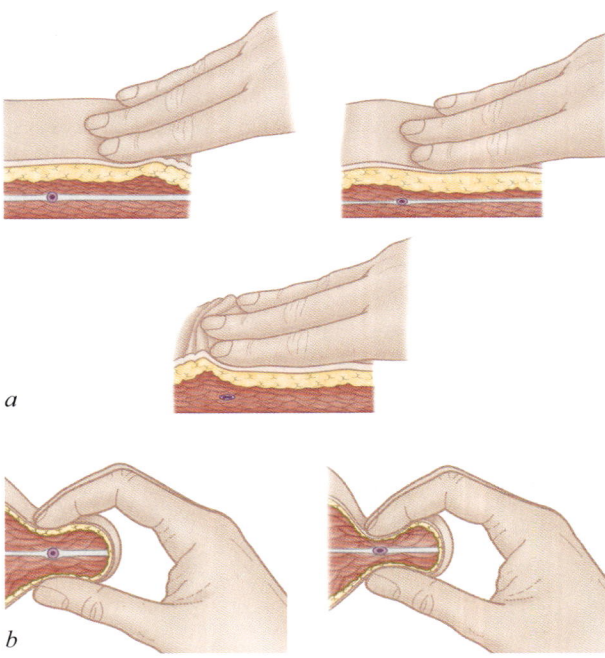

a

b

Figura 4.1: a) Palpación de presa plana, b) palpación de presa en pinza.

Precisaremos un *dermómetro* para medir exactamente la reducción de la resistencia cutánea (debe ser calibrado), así como un *algiómetro* para medir la sensibilidad del punto y el dolor generado por presión.

Signos de espasmo local (jump and twitch)

Estas reacciones se describieron por primera vez en 1949 (Good, 1949; Kraft y otros, 1968). En primer lugar, debemos darnos cuenta de que así resulta más sencillo localizar un punto gatillo *central*. La presión firme genera un *dolor intenso* que a menudo provoca que el paciente realice *maniobras de retirada*. Si utilizamos una palpación de pinzado *brusco* rápido o insertamos una aguja (más fuerte) en el punto gatillo, lo habitual es que se produzca una *respuesta de espasmo* local en el músculo (Simons y otros, 1998). Este espasmo puede deberse a un aumento de la irritabilidad de las fibras dolorosas (véase el capítulo 3). El dolor en un punto gatillo *central* activo suele causar un patrón de dolor referido específico. Se trata de un patrón diferente alejado del punto de presión. En el contexto terapéutico, es frecuente que este patrón reproduzca el dolor sentido por el paciente.

En los capítulos 7 a 12 se describirán los patrones de dolor referido.

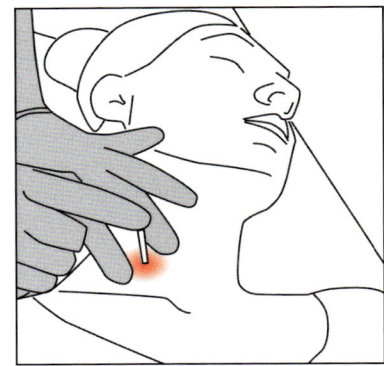

Figura 4.2: Técnicas terapéuticas.

Inyecciones y punción seca

Cuando se trata de mitigar los síntomas del punto gatillo, la punción seca es igual de eficaz que la inyección, pero puede dejar un período de dolor postinyección más prolongado. La tabla 4.1 presenta posibilidades de cuándo puede considerarse la inyección y cuándo los métodos manuales.

	Inyección	Métodos manuales
Terapeuta sin experiencia	No recomendado	No recomendado
Invasivo	Sí	No
Respuesta rápida al tratamiento	Sí	No
Permite autotratamiento	No	Sí
Punto siempre accesible	No	Sí
Paciente con umbral de dolor bajo	Sí	No
Paciente con miedo a agujas	No	Sí
Contexto crónico	Sí	Puede requerir varias sesiones

Tabla 4.1: Inyección/punción frente a métodos manuales.

Existen tres diferentes procedimientos de inyección (Simons y otros, 1998):

1. Inyección de un anestésico local (solo).
2. Inyección de la toxina botulínica A.
3. Punción seca con una aguja de acupuntura.

En general se precisarán varias inyecciones, si bien en ocasiones una es suficiente. Se recomienda administrar pequeñas cantidades (<1 ml) de anestésico no miotóxico. La respuesta de *espasmo* local es un indicador fiable de la posición correcta de la punción. El control por EMG permite una mayor exactitud y especificidad.

Se ha sugerido lo siguiente para utilizar en la inyección:

- Solución de hidrocloruro de procaína al 1 %.
- Hidrocloruro de lidocaína al 0,5 %.
- Anestésicos locales de acción prolongada.
- Suero salino isotónico.
- Adrenalina.
- Corticosteroides.
- Toxina botulínica A.

Punción seca

La punción seca (Simons y otros, 1998) también se conoce como *estimulación intramuscular* (EIM) y «técnica de Gunn», por el doctor Chan Gunn, médico canadiense pionero. La técnica de punción se basa en la acupuntura tradicional china, aunque se actualice con la anatomía y la neurofisiología.

En estudios comparativos se ha demostrado que en la desactivación de los puntos gatillo la punción seca es tan eficaz como la inyección de una solución anestésica (hidrocloruro de procaína o hidrocloruro de lidocaína). Sin embargo, en estos estudios la punción seca ha causado un dolor localizado en las 2 a 8 horas siguientes a la inyección. Este dolor puede tener una intensidad y/o duración significativamente superior que la del tratamiento mediante una inyección con líquido.

Para una realización óptima en la práctica clínica, se han desarrollado una serie de protocolos que deben cumplirse antes de efectuar la punción de los puntos gatillo. Estos incluyen:

- La formación apropiada.
- Un seguro de riesgos adecuado.
- La higiene.
- El conocimiento de los riesgos anatómicos o mecánicos en los puntos.
- El consentimiento de los pacientes.

Complicaciones de la punción seca
(según Simons y otros, 1998)

Neumotórax
El neumotórax es una de las posibles complicaciones más graves de la punción seca. Se produce cuando entra aire en el espacio pleural entre la pleura visceral y la pleura parietal. El neumotórax puede ser parcial o completo. Los síntomas de un neumotórax incluyen dolor torácico agudo durante la respiración y la tos, disnea, opresión torácica y alguna vez tos. La gravedad de los síntomas puede variar enormemente de un individuo a otro. Otros posibles síntomas son la fatiga, el aumento de la frecuencia respiratoria (taquipnea) y la taquicardia. El diagnóstico definitivo se establece por radiografía torácica. Cualquier sospecha de neumotórax exige la derivación a un hospital o, como mínimo, una exploración exhaustiva, en especial si en la auscultación se detecta una disminución del ruido respiratorio.

Incidencia de neumotórax
Pese al sesgo de selección, en un estudio de Japón se constató que el 9 por ciento de los 255 neumotórax secundarios se debía a la acupuntura (Nakamura y otros, 1986). En otro estudio se documentaron dos casos (Gee, 1984). Mientras que el neumotórax unilateral puede constituir una complicación grave, el neumotórax bilateral conlleva riesgo de muerte. Por ello está contraindicado efectuar una punción seca torácica bilateral en una misma sesión.

Infecciones
Las infecciones pueden dar lugar a otras complicaciones graves, como erisipelas (un tipo de infección cutánea bacteriana generalmente causada por estreptococos del grupo A) o infecciones víricas. Es necesario tener especial cuidado en pacientes con alteraciones del sistema inmunitario (VIH/SIDA, diabetes avanzada o drogadicción). Debe evitarse penetrar con la aguja en el espacio o la cápsula de la articulación. Cuando se efectúa la punción, debe evitarse el linfedema, dado que hay un aumento del riesgo de infecciones.

Lesiones de órganos internos, nervios, venas y arterias
Las lesiones graves por punción seca son raras. Sin embargo, las hemorragias venosas y arteriales superficiales son bastante frecuentes: en general, son inocuas, aunque pueden dar lugar a un hematoma. Para evitar un sangrado posterior se debe aplicar compresión, en especial en aquellos pacientes que toman anticoagulantes. En ocasiones se puede puncionar un nervio, lo que provocará un dolor agudo lancinante a lo largo de la extremidad o hacia la ingle. El puncionar un nervio no suele causar ninguna lesión. Sin embargo, existen zonas en las que hay que aplicar una atención especial, como la región suboccipital ente C0 y C2 (agujero magno) y el esternón.

Síntomas vegetativos o autonómicos

En ocasiones se pueden dar síncopes, vértigo o sudoración súbita y excesiva, aunque suelen ser transitorios. Para reducir este riesgo, los pacientes deben recibir el tratamiento en decúbito supino, decúbito prono o decúbito lateral.

Agujas fracturadas/perdidas

En raras ocasiones puede romperse el mango metálico enrollado de la aguja, con lo que la aguja puede ser «absorbida» por la cavidad corporal (le ha pasado a uno de mis compañeros). Esto puede tener repercusiones potencialmente graves, por lo que hay que evitar introducir la aguja hasta el mango y siempre disponer de unas pinzas a mano, por si fuera necesario. Si se deben utilizar varias agujas en una determinada sesión, hay que asegurarse de que al final de la sesión se han recuperado todas las agujas.

Arritmia cardíaca

La estimulación intramuscular con electroterapia (EIET) no debe utilizarse en pacientes con marcapasos cardíaco o desfibrilador.

Embarazo

En acupuntura tradicional, hay determinados puntos que durante el embarazo se evitan. Sin embargo, desde el punto de vista basado en evidencias, no hay estudios que apoyen esta precaución.

Higiene

La higiene se refiere a la adopción de las *medidas salubres*. En la punción seca, las medidas higiénicas relevantes incluyen la limpieza (como tener las uñas cortas y limpias), lavarse las manos (durante al menos 10 segundos con jabón), la desinfección y la protección (guantes para prevenir infecciones). En algunas legislaciones, los códigos higiénicos locales pueden incluir directrices específicas para la higiene clínica.

Contraindicaciones de la punción seca

Contraindicaciones generales

- Infecciones agudas.
- Anticoagulación.
- Falta de consentimiento del paciente.
- Fiebre.
- Urgencias agudas.
- Linfedema.
- Hematomas.
- Osteosíntesis.

Contraindicaciones relativas

- Embarazo.
- Niños.
- Enfermedades psiquiátricas.
- Aumento del riesgo de infecciones, p. ej., VIH o diabetes.
- Enfermedades contagiosas.

Complicaciones

Una vez que se han tenido en cuenta y cumplido las contraindicaciones, no debería haber complicaciones graves durante la aplicación profesional de la punción de los puntos gatillo. Una reacción desagradable frecuente puede ser un *hematoma* más o menos grave. Los pacientes también pueden experimentar dolor muscular/dolorimiento local alrededor de la zona muscular tratada *hasta cuatro días* después del tratamiento. Es necesario informar al paciente antes del tratamiento sobre estas posibles reacciones.

Consentimiento informado

Para una mejor práctica, es recomendable que el paciente dé su consentimiento verbal o por escrito.

Equipo

Agujas

La punción seca se realiza con agujas de acupuntura estériles. Existen varios tipos de agujas de acupuntura, en particular, las chinas y las japonesas. Las agujas chinas tienen una forma cónica con la punta más fina que el resto de la aguja. Las agujas japonesas tienen un diámetro uniforme. Independientemente de las agujas que se elijan, la recomendación es utilizarlas una sola vez, ya que se despuntan con rapidez; *nunca* hay que compartir las agujas entre pacientes. Según la experiencia del autor, la mayoría de los puntos se alcanzan utilizando una aguja de 50 mm x 0,3 mm, aunque algunos músculos más profundos pueden necesitar de agujas más largas (de hasta 10 cm).

Desinfectantes

En la punción seca, el riesgo de infección es mínimo, aunque se recomienda desinfectar la piel con geles antisépticos, ya sea con alcohol o con isopropanol, antes de efectuar la punción. Hay que esperar alrededor de 30 segundos antes de empezar con la punción para permitir que actúe el antiséptico.

Contenedor para agujas/objetos cortantes

Se recomienda desechar las agujas utilizadas en un recipiente especial. Las normativas pueden variar entre los diferentes países, estados y ciudades; es posible que tenga que registrarse en una o varias instancias oficiales.

Guantes

El objetivo de llevar guantes (de látex) es principalmente para la protección del médico, en caso de una punción accidental con la aguja. Los guantes crean una barrera frente a los fluidos corporales y reducen el riesgo de infecciones. Para una mejor práctica, se recomienda utilizar guantes, al menos en la mano que palpa.

Torundas y tiritas

En ocasiones se producen sangrados venosos o arteriales menores tras retirar la aguja de la piel. Si se producen, debe aplicarse compresión al menos durante 1 minuto y después aplicar una tirita si fuera necesario. Tener a mano torundas empapadas en alcohol también ayuda a frenar el sangrado.

Algo a que abrazarse

Algunos autores utilizan una almohada o un peluche para que el paciente pueda abrazarse a ellos. Afirman que reduce el nivel de estrés del paciente y aumenta el cumplimiento.

Técnica de punción seca

Pese a que hay algunas variantes, la punción seca es una técnica relativamente sencilla. La punción puede realizarse con el paciente sentado o acostado (boca abajo, boca arriba o de lado). En general, es recomendable realizar la punción con el paciente acostado, ya que en esta posición se reducen los efectos secundarios del síncope (desmayo) y suele ser más cómodo para él.

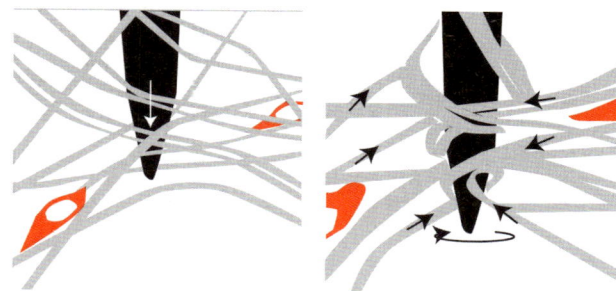

Figura 4.3: Efecto de winding-up *de una aguja en movimiento.*

PROCEDIMIENTO

1. Localizar el punto gatillo central; identificar el músculo y la dirección de las fibras.
2. Conocer cualquier anomalía, los nervios, el plexo nervioso o los vasos sanguíneos que pueden encontrarse en la zona.
3. Elegir la maniobra en función de la morfología muscular y la técnica:
   a) Presa en pinza: del trapecio, pectoral mayor, etc.
   b) Estiramiento con dedos planos: estirar la presa cutánea alejando entre sí el pulgar y el índice de la mano que palpa en cualquiera de los lados de la aguja (en dirección de las fibras musculares). Esto ayudará a la palpación y permitirá evaluar la respuesta de contracción o espasmo.
4. Insertar la aguja perpendicular a la fibra hasta notar la respuesta de espasmo (verificar siempre la anatomía).
   - A partir de este punto, las técnicas varían desde retirar de inmediato la aguja a dejarla en el punto hasta 26 minutos. Hay algunas evidencias de que el dejar la aguja *in situ* durante unos minutos reduce la actividad de las pequeñas fibras *c*, con lo que hay menor dolorimiento postratamiento.
   - La manipulación de la aguja (una vez insertada) en diferentes direcciones es como efectuar la punción en diferentes zonas del mismo punto gatillo; sin embargo, los estudios han demostrado que, una vez dentro, la aguja forma un canal o una cavidad y se moverá dentro y fuera de esta cavidad.
5. Algunos autores (Gerwin y otros) hablan de *clusters* (acumulaciones) de puntos, y proponen una técnica de mover suave y rítmicamente la aguja fuera y dentro de un punto, retirando la aguja del músculo y después puncionando otro punto del mismo *cluster*.
6. En general, no se recomienda mover/girar la aguja, dado que tiene un efecto de *winding up* del delicado huso muscular y lo lesiona.

PROCEDIMIENTO

1. No exige la misma precisión de localización de los puntos gatillo que una inyección.
2. Se aplican dos o tres rociados con el espray en el músculo afectado/huésped mientras se extiende con suavidad el músculo en toda su longitud.
3. Con el frasco invertido, se dirige la válvula de rociado en un ángulo de 30 grados sobre la piel, repartiendo el contenido sobre un recorrido a una distancia de 30 a 50 cm (no enfocar un solo punto).

Figura 4.4: Protocolo de punción seca.

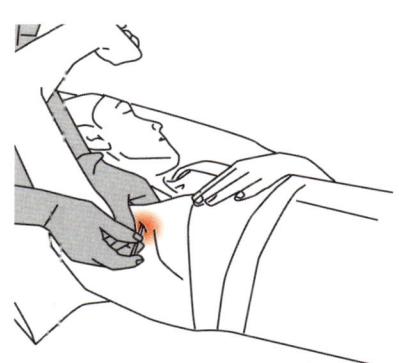

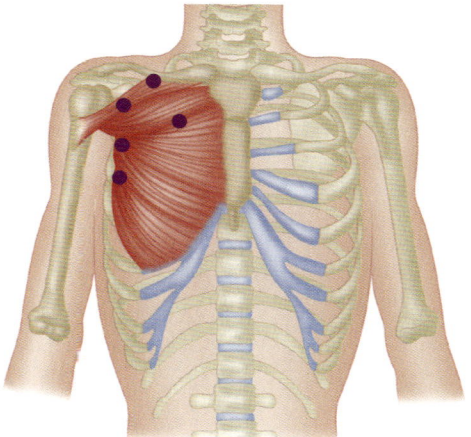

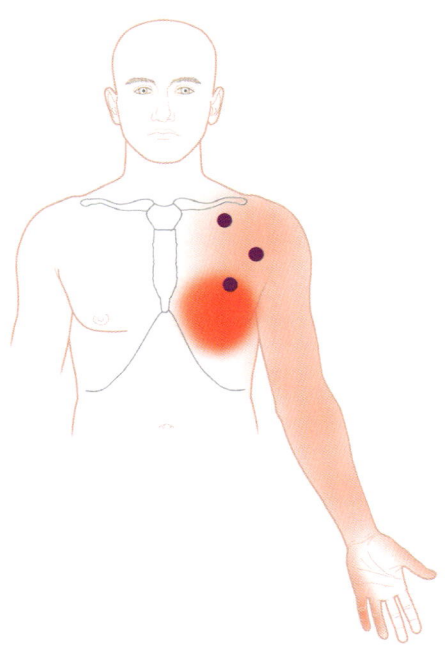

Figura 4.5: Punción del músculo pectoral.

Modificaciones de la punción seca

Las siguientes modificaciones son útiles en un contexto crónico, en el que puede haber *clusters* de puntos gatillo:

- Activación del plano miofascial.
- Punción o picadura del periostio (para los puntos gatillo insercionales).
- Técnica de dos agujas.
- Técnica de punción para la activación de la raíz nerviosa.
- Técnicas de los ganglios basales.

Síndrome de compresión miogénica del nervio

Cuando se desarrolla un punto gatillo, el músculo afectado se acorta, se engrosa y reduce su eficacia. El músculo está compuesto en un 75 por ciento de agua. Dado que es difícil que el agua se comprima, estos músculos se hinchan funcionalmente, lo que a menudo da lugar a una banda tensa que puede ejercer más presión sobre los tejidos locales. Esto es muy importante en determinadas partes del cuerpo, como en el opérculo torácico, en donde de por sí el espacio para el haz neurovascular es muy reducido. Las siguientes patologías han demostrado no solo poseer un componente de punto gatillo, sino también responder bien a las intervenciones de punción húmeda y seca:

- Neuralgia occipital mayor:
  - Semiespinoso de la cabeza
  - Trapecio superior
  - Multífido

- Síndrome del opérculo torácico o plexo braquial:
  - Escalenos anterior y medio
  - Supraespinoso
  - Infraespinoso
  - Elevador de la escápula
  - Dorsal ancho
  - Pectoral mayor
  - Subescapular (dolor de muñeca)

- Antebrazo, atrapamiento de los nervios cubital, radial y mediano por:
  - Pronador redondo
  - Supinador
  - Extensor cubital del carpo
  - Flexor de los dedos
  - Braquiorradial

- Meralgia parestésica:
  - Sartorio (principalmente)
  - TFL (levemente)

- (Pseudo)ciática:
  - Piriforme

Proloterapia

La proloterapia, propuesta originariamente en la década de 1950 por el médico norteamericano George S. Hackett, también se conoce como «terapia de proliferación» o «terapia de inyecciones proliferativas». Se refiere a la inyección de una solución irritante en la región de los puntos gatillo, los tendones y/o los ligamentos. Se afirma que es un tratamiento eficaz para reforzar el tejido conectivo debilitado y aliviar el dolor musculoesquelético crónico o resistente. Por lo general son los médicos los que realizan la proloterapia. El efecto terapéutico principal es estabilizar las articulaciones y los tejidos blandos alrededor de estas. Pueden ejercer efectos profundos en los puntos gatillo que se desarrollan como resultado de una disfunción articular.

Los siguientes compuestos son los que más habitualmente se utilizan:

- Solución utilizada: dextrosa hiperosmolar (un azúcar).
- Glicerina.
- Lidocaína (un anestésico local comúnmente aplicado).
- Fenol.
- Morruato de sodio, un derivado de extracto de aceite de bacalao.

La inyección se administra en las articulaciones o en los tendones, en donde conectan con el hueso y/o en los puntos gatillo.

Generalmente, las sesiones de proloterapia se realizan cada 2 a 6 semanas durante varios meses, en una serie de 3 a 6 o más tratamientos.

Rociado y estiramiento

Hans Kraus (1941) fue el primero en describir la técnica de rociado y estiramiento utilizando un *espray de cloruro de etilo*. Empleó esta técnica para tratar dolores y torceduras en luchadores. Desde entonces se han desarrollado técnicas de refrigeración para tratar casi todos los puntos gatillo. Tienen un efecto miorrelajante a los pocos segundos de su aplicación.

Estas técnicas constituyen los «métodos no invasivos exclusivos más eficaces» para la desactivación de los puntos gatillo (Simons y otros, 1998). El espray de cloruro de etilo es altamente inflamable y tóxico y es mucho más frío de lo necesario. Es volátil y por accidente ha matado a varios pacientes y médicos. Los refrigerantes por vapor, como el fluorometano, son una alternativa más segura, aunque como se trata de fluorocarbonos pueden influir en la capa de ozono. El producto recomendado es el *Gebauer's spray and stretch* (rociador de flujo fino), ya que no es tóxico ni inflamable. También se están utilizando cada vez con mayor frecuencia productos mecanizados, como CryonicsCRYO+, que son muchos más previsibles y controlables.

La base fisiológica de estos productos es un tipo de «shock térmico». Las investigaciones han indicado que estas técnicas trabajan parcialmente sobre el hipotálamo. El enfriamiento rápido de la piel estimula las vías de los reflejos vegetativos y provoca una respuesta homeostática local que puede tener una acción terapéutica. El enfriamiento cutáneo de 2-5 grados es suficiente para desencadenar esta reacción. Se han indicado los siguientes efectos beneficiosos:

- Analgésico.
- Antiinflamatorio.
- Vasomotor.
- Miorrelajante.

Contraindicaciones del rociado y estiramiento
- Alergia al frío.
- Síndrome de Raynaud.
- Trastornos de la sensibilidad cutánea.
- Crioglobulinemia.

Técnica de rociado y estiramiento
La técnica básica de rociado y estiramiento es bastante sencilla, pues no requiere de la localización precisa de los puntos gatillo como ocurre con la inyección; en lugar de ello, solo es necesario localizar e identificar el músculo afectado/huésped para liberar sus fibras. Sin embargo, es recomendable localizar los puntos gatillo por palpación, ya que da confianza al paciente en cuanto a la eficacia.

PROCEDIMIENTO
1. No exige la misma precisión de localización de los puntos gatillo que una inyección.
2. Se aplican dos o tres rociados del espray en el músculo afectado/huésped mientras se extiende con suavidad el músculo en toda su longitud.
3. Con el frasco invertido, se dirige la válvula de rociado en un ángulo de 30 grados sobre la piel, repartiendo el contenido sobre un recorrido a una distancia de 30 a 50 cm (no enfocar un solo punto).

Cuándo utilizar la técnica de rociado y estiramiento
- Niños pequeños.
- Pacientes con miedo a las agujas.
- Inmediatamente después de la inyección en el punto gatillo.
- Rehabilitación posthemiplejia/apoplejía.
- Inmediatamente después de un traumatismo importante (p. ej., fractura, dislocación).
- Tras una lesión de latigazo cervical.
- En pacientes con puntos gatillo miofasciales e hiperuricemia (exceso de ácido úrico).
- Puntos gatillo crónicos o resistentes a la inhibición.
- Puntos gatillo insercionales.
- Tras esguinces o quemaduras.

Consejos y recomendaciones
- Se recomienda localizar el punto gatillo central que causa un patrón de dolor referido preciso, ya que proporciona al paciente la base racional para aceptar el tratamiento.
- Comprobar que el paciente haya comido recientemente, ya que la hipoglucemia agrava los puntos gatillo.
- El ambiente de la consulta debe estar caldeado.
- Utilizar una manta para cubrir el cuerpo y que no se enfríen las zonas, ya que el calor muscular propicia una mayor relajación.
- No olvidar tapar los ojos si fuera necesario.
- No dirigir el rociado a un solo punto, ya que puede quemar o provocar urticaria.
- No forzar el estiramiento.
- Si el paciente es aprensivo, hay que centrar su atención en la respiración.
- Examinar la amplitud del movimiento antes y después de aplicar la técnica de rociado y estiramiento.
- Asegurarse de que el músculo a tratar está completamente relajado y si es posible apoyado; el tratamiento puede realizarse con el paciente en sedestación o en decúbito lateral, supino o prono.
- Para conseguir un estiramiento completo, fijar un lado del músculo y mover el otro (pasivamente).

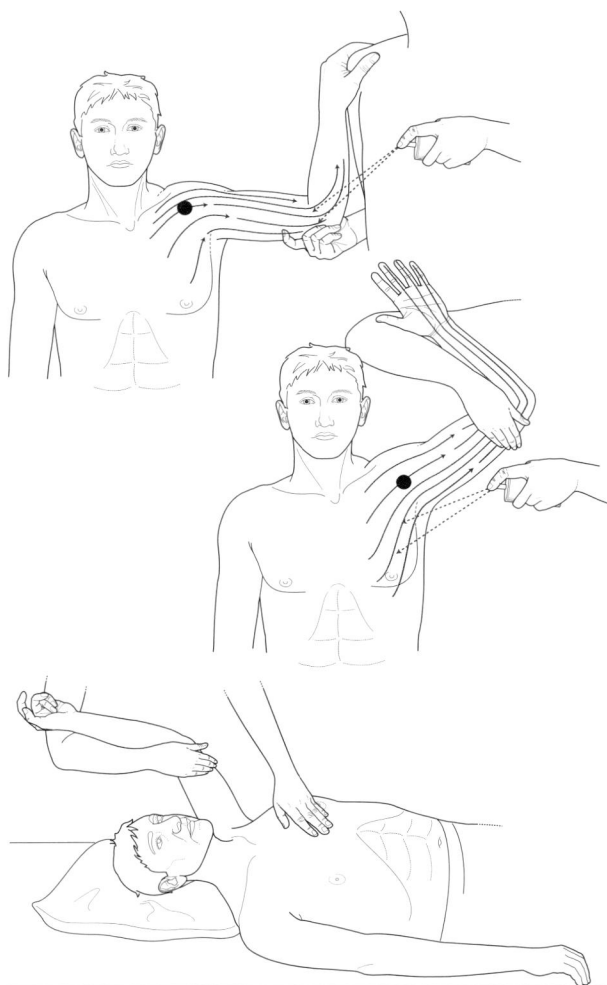

El objetivo es reducir el número de estas entradas neurales a un mínimo estructurado. La NAT utiliza deliberadamente los reflejos automáticos, incluyendo:

- Cocoordinación.
- Inhibición recíproca.
- Relajación postisométrica.
- Depresión postactivación.
- Facilitación pura.
- Cofacilitación.
- Respuestas vegetativas (SNV).
- «Puerta de dolor» *(pain gate)*.
- Respuestas reflejas de la médula espinal.
- Neuroplasticidad.

La NAT es rápida y eficaz, y se ha sometido con éxito a exámenes aleatorizados en el Hospital Addenbrooke (Cambridge, Reino Unido) controlados con placebo (Weis y otros, 2003). En la actualidad, miles de terapeutas utilizan con regularidad esta técnica en el tratamiento de una serie de patologías musculoesqueléticas comunes (véase el capítulo 6). Para más información, consulte la página web: <www.nielasher.com>.

Técnica neuromuscular (TNM)

El osteópata Stanley Leif fue el primero en desarrollar y adaptar esta técnica neuromuscular en Europa en la década de 1930. En Estados Unidos fue un quiropráctico, el doctor Raymond Nimmo, quien desarrolló en la década de 1920 esta técnica, que se conoció como *método del tono receptor*. La TNM ofrece una serie de técnicas que modulan o desactivan los puntos gatillo tanto a nivel local como a través de la actividad refleja.

La TNM incluye el tratamiento de los puntos gatillo como parte de un enfoque multidimensional. El alivio del dolor se consigue mediante el tratamiento de los siguientes seis factores fisiológicos (Chaitow y DeLany, 2000):

- Isquemia.
- Puntos gatillo.
- Compresión/atrapamiento nervioso.
- Distorsión postural (biomecánica).
- Bienestar nutricional.
- Bienestar emocional.

Mioterapia (MT)

Bonnie Pruddent, entrenadora física, desarrolló la mioterapia en Estados Unidos. Creó un sistema de terapia manual basada en el trabajo y las investigaciones de Travell y Simons, Gunn y Nimmo.

La MT se define como el conjunto completo de evaluación, tratamiento y manejo de los trastornos y las patologías del sistema musculoesquelético causados por un funcionamiento biomecánico inadecuado.

Cuando tratan a sus pacientes, los mioterapeutas consideran muchos aspectos de la salud y del bienestar; es decir, tienen en cuenta los aspectos físicos, psicológicos y laborales del individuo. La MT puede utilizarse como tratamiento único o en combinación con otras terapias médicas o alternativas.

Figura 4.6: Técnica de rociado y estiramiento del pectoral mayor.

Protocolos de liberación de los puntos gatillo (LPG) con terapia manual

Técnica de Niel-Asher (NAT)

Desarrollada en 1999 por el autor de este libro, Simeon Niel-Asher, osteópata, la NAT es una técnica avanzada para tratar los puntos gatillo. Inicialmente se desarrolló para el tratamiento de los problemas complejos del hombro, como la disfunción del manguito de los rotadores y el síndrome del hombro congelado/capsulitis adhesiva.

En la NAT se utilizan algoritmos específicos, reproducibles y deliberados, de masaje y compresión neuromuscular y de puntos gatillo. La idea es que la estimulación de un punto gatillo también puede considerarse como una entrada neural, que da lugar a cambios en el *feedback* hacia y desde el cerebro. Con la NAT, estas entradas se administran en una secuencia específica y reproducible en los puntos gatillo de los agonistas y antagonistas, así como en los superpuntos gatillo (véase la página 70) alrededor de las articulaciones.

Técnicas manuales: detalles

Técnica de compresión (inhibición)

Es la mejor técnica para utilizar en un punto gatillo central activo. En primer lugar, implica la localización del punto gatillo que causa un patrón de dolor referido específico (que preferentemente reproduce los síntomas del paciente) y la aplicación de una presión inhibitoria directa en el punto. Si bien se denomina *compresión isquémica*, en la actualidad suele aceptarse que no es necesario que oprimamos el punto gatillo hasta el punto isquémico (pese a que, en algunas ocasiones, queramos llegar hasta ese punto). Esta técnica es eficaz, aunque es mejor utilizarla en combinación con otras técnicas de estiramiento y liberación. He incluido un protocolo que incorpora el planteamiento actual.

En mi opinión, es más sencillo no empujar ni presionar en el punto gatillo, sino apoyarse en él. Esto significa literalmente encontrar el punto y apoyar el peso en la aplicación, más que empujarlo o presionarlo. Resulta mucho más cómodo para el paciente y para nosotros mismos.

PROCEDIMIENTO

1. Identificar y localizar el punto gatillo.
2. El paciente debe encontrarse en una postura cómoda, en la que el músculo afectado/huésped pueda ser sometido a un estiramiento completo.
3. Aplicar una presión suave en el punto gatillo. Esta presión se irá aumentando gradualmente mientras se elonga el músculo afectado/huésped hasta encontrar una barrera palpable. El paciente debe experimentar este momento como incómodo y no como doloroso.
4. Aplicar una presión constante hasta observar una relajación del punto gatillo. Esto puede tardar de varios segundos a varios minutos.
5. Repetir el procedimiento aumentando la presión en el punto gatillo hasta encontrar la próxima barrera, y así sucesivamente.
6. Para conseguir un mejor resultado, durante estas repeticiones se puede intentar cambiar la dirección de la presión.

Recomendación

No avanzar con demasiada rapidez, ya que podemos irritar el punto gatillo y empeorar los síntomas. ¡Debemos sentir, a la par que pensar!

Técnica de masaje de roce profundo

Es una técnica más específica por ser más directa que la técnica del rociado y estiramiento. La mayor parte de los expertos también consideran que es la técnica más segura y el método de tratamiento manual más eficaz (Simons y otros, 1998).

PROCEDIMIENTO

1. El paciente debe encontrarse en una postura cómoda, en la que el músculo afectado/huésped pueda ser sometido a un estiramiento completo.
2. Lubricar la piel si fuera necesario.
3. Identificar y localizar el punto gatillo o la banda tensa.
4. Posicionar el pulgar/aplicador justo más allá de la banda tensa y reforzar con la otra mano.
5. Aplicar una presión constante hasta observar una relajación del punto gatillo y continuar con el roce en la misma dirección hacia la inserción de la banda tensa. El paciente debe experimentar este momento como incómodo y no como doloroso.
6. Repetir este roce en la dirección opuesta.

Recomendación

No avanzar con demasiada rapidez, ya que podemos irritar el punto gatillo y romper el sarcómero, con lo que empeoran los síntomas.

Una modificación del masaje de roce profundo es el *rasgueo*, en el que el aplicador es arrastrado de forma perpendicular a través de la banda tensa de las fibras musculares. Esto se realiza lenta y rítmicamente utilizando un contacto leve y parando en el punto gatillo cuando se palpa. Es en especial útil en el tratamiento de los músculos pterigoideo medial y masetero.

Drenaje linfático manual (DLM)

Cada vez se dispone de más evidencias anecdóticas de que las técnicas de DLM son muy eficaces para relajar los puntos gatillo. Esta técnica requiere un abordaje más suave y un amplio conocimiento de la morfología del sistema linfático. Se aplica una presión muy leve para favorecer el flujo linfático en lugar de forzar la sangre a través del sistema. El DLM es en especial útil para relajar los puntos gatillo en los escalenos, la musculatura cervical anterior y la fascia clavipectoral en la fase aguda de las lesiones cervicales.

Se ha demostrado que la actividad de los puntos gatillo atenúa el flujo linfático del siguiente modo (Simons y otros, 1998):

- Los puntos gatillo de los escalenos (en especial, el anterior) causan una tensión que interfiere con el drenaje del conducto torácico.
- Se complica por las restricciones en la mecánica de la primera costilla (a menudo secundarias a los puntos gatillo en los escalenos medio y posterior).
- El movimiento peristáltico de la linfa se interrumpe por los puntos gatillo en los escalenos.
- Interrupción del flujo linfático en brazos y pecho por los puntos gatillo en el subescapular, el redondo mayor y el dorsal ancho.
- Interrupción del flujo linfático hacia el pecho por los puntos gatillo en el pliegue axilar anterior (en especial en el pectoral menor). Esto suele deberse a

una postura de anteversión, con los hombros crónicamente redondeados (Zinc, 1981).

Se indica aplicar el DLM antes o después de un trabajo más profundo para ayudar a eliminar las toxinas excesivas y/o los productos de desecho de los tejidos (Chaitow y DeLany, 2000).

> **PROCEDIMIENTO (Harris y Piller [2004])**
> 1. Administrar con cada roce una presión leve, rítmica alternada.
> 2. Aplicar el estiramiento y torque cutáneo tanto en dirección longitudinal como diagonal.
> 3. Aplicar presión y estiramiento en la dirección deseada del flujo (que no siempre es en la dirección del flujo linfático).
> 4. Aplicar presión leve sobre las zonas esponjosas, edematosas y presión algo más firme sobre el tejido fibrótico.
> 5. No superar una presión de 32 mmHg.

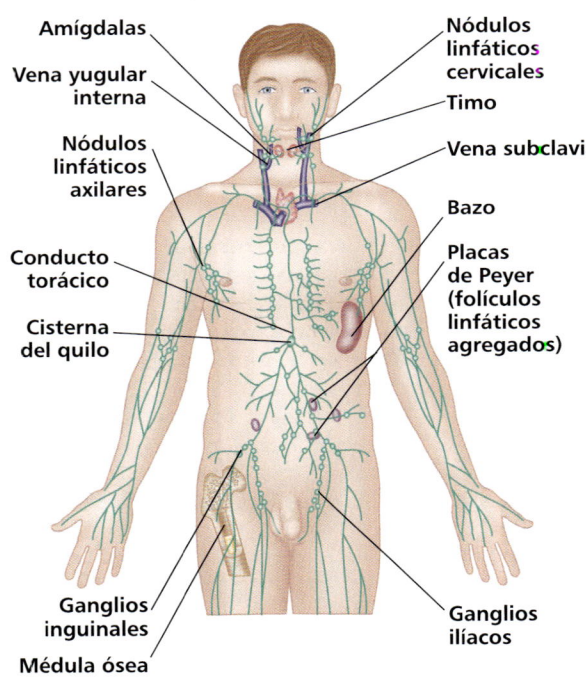

Figura 4.7: Sistema linfático.

Amígdalas
Vena yugular interna
Nódulos linfáticos axilares
Conducto torácico
Cisterna del quilo
Ganglios inguinales
Médula ósea

Nódulos linfáticos cervicales
Timo
Vena subclavia
Bazo
Placas de Peyer (folículos linfáticos agregados)
Ganglios ilíacos

Técnicas de estiramiento y relajación

Estos métodos implican directamente al paciente, solicitándole que contraiga de forma activa el músculo afectado/huésped y después lo relaje. Esta secuencia constituye la base de varias técnicas de inhibición muy eficaces:

- Relajación postisométrica (RPI).
- Inhibición recíproca (IR).
- Contracción y relajación/mantenimiento y relajación (CRMR).
- Contracción y relajación/contracción del antagonista (CRCA).
- Técnica de energía muscular (TEM).
- Técnica de liberación posicional (TLP).
- *Taping* (vendaje).

Estas técnicas son eficaces si consideramos el concepto de una placa terminal motora sobreestimulada, que ya se ha comentado en el capítulo 2. Mediante la contracción y relajación mientras se fija con el punto gatillo, puede «normalizarse» la longitud del sarcómero. Esto da lugar a una cascada en la que se liberan la actina y la miosina afectadas y se reducen las crisis de energía. En este caso puede ser en especial útil mantener el estiramiento mientras se inhibe el punto gatillo (igual que en las TLP).

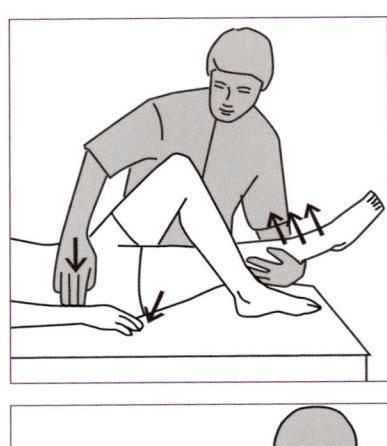

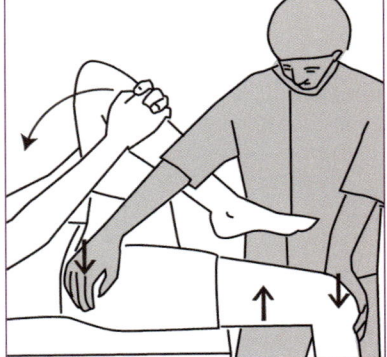

Figura 4.8: Técnicas de estiramiento y relajación..

Técnica de relajación postisométrica (RPI)

Esta técnica la introdujo Karel Lewit (1981). La técnica completa propuesta incorpora el uso de movimientos oculares y respiratorios coordinados (reflejo de facilitación).

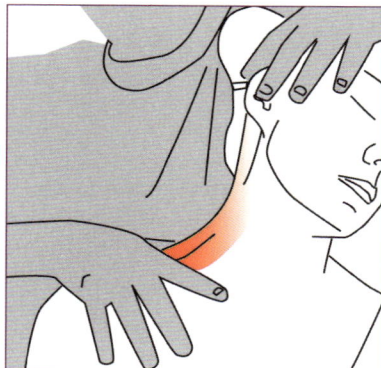

Figura 4.9: Técnica de relajación postisométrica para el trapecio superior.

PROCEDIMIENTO
1. Identificar el punto gatillo.
2. El paciente debe encontrarse en una postura cómoda en la que el músculo afectado/huésped pueda ser sometido a un estiramiento completo.
3. Mientras se le aplica una resistencia isométrica durante 3-10 segundos, el paciente debe contraer el músculo afectado/huésped utilizando un 10-25% de su fuerza y dentro de la longitud máxima indolora. Hay que estabilizar la parte del cuerpo para evitar un acortamiento muscular.
4. El paciente debe relajar el músculo («dejarlo ir»).
5. Durante esta fase de relajación, elongar con suavidad el músculo tensándolo (pasivamente) hasta el punto de resistencia; debe registrarse cualquier cambio en la longitud.
6. Repetir varias veces (habitualmente 3 veces).

Técnica de inhibición recíproca (IR)

Es una técnica indirecta que se basa en el reflejo neurológico agonista-antagonista. Con frecuencia se utiliza para complementar otras técnicas, dando el «toque final».

PROCEDIMIENTO
1. Identificar y relajar el músculo afectado/huésped.
2. Indicar al paciente que contraiga el músculo antagonista contra un 35-45 % de resistencia isométrica.
3. La terapia manual del antagonista tendrá un efecto de inhibición recíproca.

Técnicas de contracción y relajación/ mantenimiento y relajación

Estas técnicas fueron enseñadas originalmente por Knott y Voss (1968) y estaban destinadas a aumentar la amplitud del movimiento pasivo de articulaciones marcadamente rígidas. Los principios en los que se basan estas técnicas tienen una relevancia directa en el tratamiento de puntos gatillo miofasciales, ya que, como se indicó con anterioridad, la tensión muscular a menudo es signo de puntos gatillo *activos o latentes.*

PROCEDIMIENTO
1. Identificar el punto gatillo.
2. El paciente debe estar en una postura cómoda, en la que el músculo afectado/huésped pueda ser sometido a un estiramiento completo.
3. La articulación rígida debe estar en una posición cómoda cercana al punto de limitación y el paciente debe contraer activamente el músculo afectado/ huésped.
4. Resistir suavemente esta contracción voluntaria.
5. Dejar que el paciente se relaje.
6. Durante esta fase, estirar pasivamente la articulación a una nueva posición de limitación (incrementada).

Técnica de contracción relajación/contracción del antagonista (CRCA)

La técnica CRCA es una combinación de las entradas neuromoduladoras de la relajación postisométrica y la inhibición recíproca. Es una técnica excelente para patologías de restricción articular moderadas o crónicas y puntos gatillo resistentes. Se puede utilizar con facilidad en regiones dolorosas complicadas.

> **PROCEDIMIENTO**
> 1. Encontrar la restricción de la articulación o del tejido blando, el «punto justo».
> 2. Contraer el agonista. Relajar (agonista).
> 3. Contraer el antagonista. Estirar el agonista.
> 4. Mantener el estiramiento 15-30 segundos.
> 5. Repetir 3 veces.

Técnica de energía muscular (TEM)

La TEM es una clasificación amplia de los métodos de terapia manual dirigidos a mejorar la función musculoesquelética y reducir el dolor.

Históricamente, el concepto emergió como una forma de diagnóstico y tratamiento de manipulación osteopática. A partir de una posición controlada con precisión, en una dirección específica y en contra de una fuerza oponente aplicada de manera específica por el médico, los músculos del paciente se utilizan de forma activa a demanda. Esta técnica fue descrita por primera vez en 1948 por el osteópata Fred Mitchell. Las TEM se utilizan para tratar disfunciones somáticas, en especial disminuciones de la amplitud de movimiento, hipertonía muscular y dolores.

Estas técnicas son más apropiadas para los siguientes patrones de lesión:

- Disminución de la amplitud de movimiento secundario a la espasticidad muscular.
- Rigidez.
- Hipertonía o hipotonía.

A menudo, la hipertonía sigue al uso excesivo y puede dar lugar a una posición articular alterada, a un aumento de la irritabilidad y a un descenso de la elasticidad. Este patrón de lesiones se acompaña con frecuencia de un dolor muscular no específico en la zona de la lesión.

En el caso de una lesión interneuronal, cuando la disfunción se produce en una articulación o en un segmento, también se ven afectados los músculos agonistas relacionados. Si no se corrige, los músculos antagonistas acaban implicados, con lo que se produce una disfunción en ambos grupos musculares. Esto se presenta como reducción de la amplitud de movimiento, con dolor y/o sensibilidad en la zona.

La técnica de la energía muscular es un método *directo* y *activo*, lo que significa que implica una barrera restrictiva y exige la participación del paciente para obtener un efecto máximo. Cuando el paciente realiza una contracción isométrica, se producen los siguientes cambios fisiológicos:

- La activación del órgano tendinoso de Golgi da lugar a la inhibición directa de los músculos agonistas.
- En los músculos antagonistas, se produce una inhibición recíproca reflexiva.
- Cuando el paciente se relaja, los músculos agonistas y antagonistas se inhiben, permitiendo que la articulación avance más hacia la amplitud restringida del movimiento.

Pese a que haya muchas afirmaciones en cuanto a la eficacia de estas técnicas, sólo se dispone de dos estudios revisados por pares que han mostrado que la TEM puede reducir significativamente la discapacidad y mejorar la funcionalidad en pacientes con trastornos como el dolor lumbar.

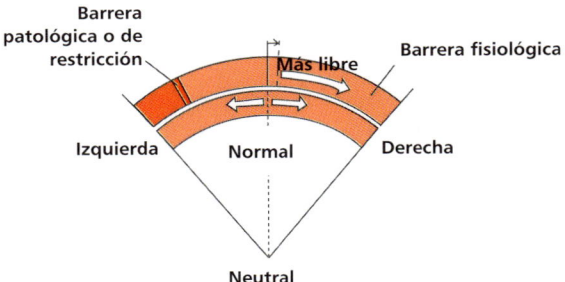

Figura 4.10: Cuando evaluamos un músculo tenso o una articulación «atascada», nos encontramos con una barrera de restricción que puede ser fisiológica o de protección. En este diagrama, se explora la sensación final de las barreras.

La TEM puede aplicarse en la mayoría de las zonas corporales. Cada técnica exige ocho pasos esenciales:

1. Realizar y establecer un diagnóstico estructural preciso.
2. Implicar la barrera restrictiva en el mayor número posible de planos.
3. El médico y el paciente aplican una fuerza opuesta, y la fuerza del paciente es igual a la que aplica el médico.
4. La contracción del paciente posee la medida correcta de fuerza, la dirección correcta del esfuerzo (alejada de la barrera restrictiva) y la duración correcta (3-5 segundos).
5. La relajación completa se produce tras el esfuerzo muscular.
6. El paciente se reposiciona a la nueva barrera restrictiva en el mayor número posible de planos.
7. Los pasos 3 a 6 se repiten de 3 a 5 veces o hasta que ya no se observe ninguna mejora en la amplitud de movimiento.
8. El diagnóstico estructural se repite para evaluar si la disfunción se ha resuelto o mejorado.

Estas técnicas pueden subdividirse en tres diferentes métodos (Kuchera y Kuchera, 1994).

Técnica de contracción isométrica

> **PROCEDIMIENTO**
> 1. Sostener o fijar a través del punto gatillo el músculo afectado/huésped.
> 2. Indicar al paciente que contraiga activamente el músculo sin ninguna resistencia.
> 3. Sostener hasta palpar una relajación/ reblandecimiento en el punto gatillo.
> 4. Estirar activa y pasivamente el músculo.

Técnica de contracción isotónica

> **PROCEDIMIENTO**
> 1. Posicionar el músculo en una posición confortable de amplitud media.
> 2. Mientras ofrecemos una menor resistencia, con lo que se permite una contracción concéntrica, indicar al paciente que contraiga activamente el músculo alrededor del 35-45 % durante 7-15 segundos.
> 3. Dejar relajar 5 segundos y después, durante la espiración, llevar el músculo a una nueva barrera de restricción a lo largo de 30 segundos.
> 4. Repetir 3 veces.

Técnica de contracción isolítica

> **PROCEDIMIENTO**
> • Posicionar el músculo en la barrera de restricción.
> • Mientras ofrecemos resistencia, indicar al paciente que contraiga activamente el músculo alrededor del 10-25 % durante 2-4 segundos.
> • Superar esta resistencia, empujando activamente contra el músculo en contracción excéntrica hacia la barrera fisiológica durante 15-30 segundos.
> • Repetir 3-5 veces.

Técnica de liberación posicional (TLP)

Las TLP fueron creadas por los osteópatas Harold Hoover, Charles H. Bowle, y William L. Johnston. Se trata de una serie de métodos que ayudan al cambio, más que a forzarlo: intentan encontrar una manera de ofrecer una «oportunidad para cambiar». Estas técnicas tienen muchos aspectos en común con otras técnicas.

Los tres métodos principales de liberación posicional son:

- Técnica de tensión-contratensión.
- Técnica funcional.
- Liberación posicional facilitada.

Técnica de tensión-contratensión (TCT)

La TCT fue creada a principios de la década de 1960 por Lawrence Jones. En esta técnica se aplican posiciones terapéuticas muy específicas que se mantienen durante 90 segundos (aunque también pueden mantenerse hasta 3 minutos en pacientes neurológicos). Durante el procedimiento, los tejidos implicados se «aflojan», dando lugar a una relajación del «espasmo», con lo que se disipan las zonas locales de inflamación atrapadas dentro del tejido doloroso. Después de esta «liberación», se reducen de inmediato el dolor y la tensión del tejido implicado.

En un estudio controlado (Lewis y otros, 2010), se investigaron los efectos inmediatos y a corto plazo de las intervenciones de tensión-contratensión en el umbral del dolor presivo en los puntos dolorosos de la región lumbar. Se constató que el tratamiento de tensión-contratensión da lugar a una reducción inmediata cuantificable de la sensibilidad en los puntos dolorosos. Sin embargo, se observó que parte de esta reducción se debía al componente de contacto manual del tratamiento. Para reducir los niveles de dolor lumbar y la discapacidad, la adición del procedimiento de tensión-contratensión a un protocolo de ejercicios no fue más eficaz que el ejercicio solo (Lewis y otros, 2011).

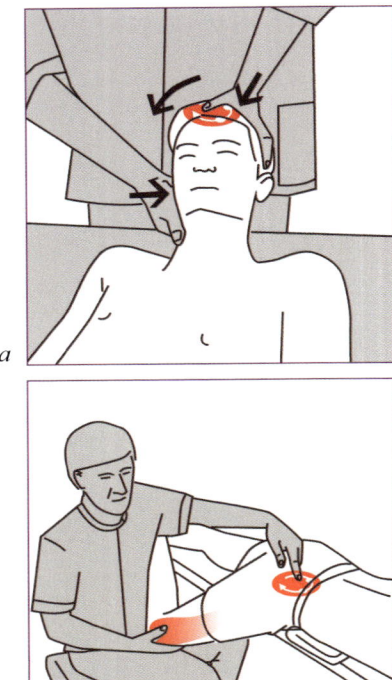

a

b

Figura 4.11: a) *Técnica de liberación posicional,*
b) *Técnica de liberación posicional facilitada.*

Técnica funcional y técnica de liberación posicional facilitada

PROCEDIMIENTO

1. Monitorizar (escuchar) con una mano e introducir el movimiento con la otra. Tomar el tejido en una posición de alivio máximo en todas las direcciones de movimiento disponibles, punto del neutro dinámico, en donde una posición de alivio se «sobrepone» a otra.
2. Reevaluar el alivio en las diferentes direcciones del movimiento, empezando en el punto de alivio determinado en la evaluación anterior. Si es necesario, repetir estos pasos.
3. Mantener la posición del neutro dinámico hasta sentir calor o pulsación o hasta que se aprecie un mayor alivio (se recomienda un mínimo de 90 segundos).
4. Repetir toda la secuencia al menos una vez más (se verán variaciones en las posiciones de alivio como consecuencia de los cambios ocasionados por el «tratamiento» previo).

Taping (vendaje)

El uso de vendajes o cintas adhesivas se está empleando cada vez más en el tratamiento manual. La terapia de los puntos gatillo ofrece oportunidades excelentes para aprovechar el *taping*. En la revista *Journal of Sports Medicine* (febrero de 2013), se revisan las evidencias de 10 artículos de investigación sobre la eficacia del *kinesio taping* en cuanto a la prevención de lesiones deportivas:

- No se han encontrado resultados clínicamente importantes que apoyen el uso de vendajes para aliviar el dolor.
- Se encontraron resultados heterogéneos sobre la amplitud de movimiento.
- Siete resultados en relación con la fuerza fueron favorables.
- El vendaje tuvo algunos efectos considerables en la actividad muscular, pero no se pudo esclarecer si estos cambios fueron beneficiosos o negativos.
- En la revisión se llegó a la conclusión de que hay muy pocas evidencias de calidad que apoyen el uso del *kinesio taping* frente a otros tipos de vendajes elásticos para controlar o prevenir las lesiones deportivas.

Las técnicas de *taping* se aplican con frecuencia después de una sesión de manipulación o punción para «descargar» el músculo tratado o para mejorar el drenaje linfático. Si bien cada vez se está aplicando más ampliamente el *kinesio taping*, se puede utilizar cualquier venda (óxido de zinc, etc.). Hay algunas evidencias que apoyan el uso de vendajes para ayudar a reducir el dolor (Thelen y otros, 2008).

Técnica de taping de descarga

PROCEDIMIENTO

1. Colocar cintas adhesivas en el músculo afectado/ huésped en una posición de descanso.
2. Dejar el vendaje o la cinta adhesiva durante unas horas a varios días.
3. El *taping* puede reducir la actividad de los nociceptores.
4. El *taping* también puede mejorar la oxigenación y reducir los problemas relacionados con la isquemia.

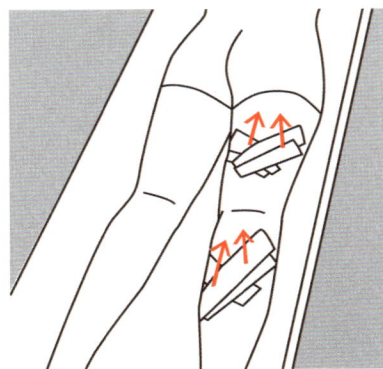

Figura 4.12: Técnica de taping *de descarga.*

Técnica de estrella

PROCEDIMIENTO

1. Cortar previamente seis tiras finas de cintas adhesivas.
2. Las tiras deben tener hasta 15 cm de longitud, en función del músculo.
3. Colocar las cintas en un patrón de estrella con el centro localizado encima del punto gatillo.
4. El *taping* debe tener una elasticidad mínima en cada extremo, pero un 30 % de elasticidad en el centro.
5. Se deben hacer pequeños cortes en la venda para favorecer el drenaje de la contusión o el hematoma.

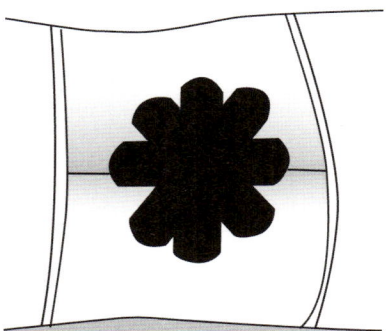

Figura 4.13: Técnica de estrella.

Taping de múltiples puntos gatillo

Puede ser muy útil en el postratamiento de una región amplia. Las tiras de cintas adhesivas se colocan sobre el área tratada y/o el área de actividad máxima de los puntos gatillo. La cinta adhesiva puede dejarse hasta tres días. Varios estudios han mostrado que esto aumenta la velocidad de reducción de los hematomas y la hinchazón de los tejidos blandos, y también puede ayudar a desactivar amplias zonas de puntos gatillo.

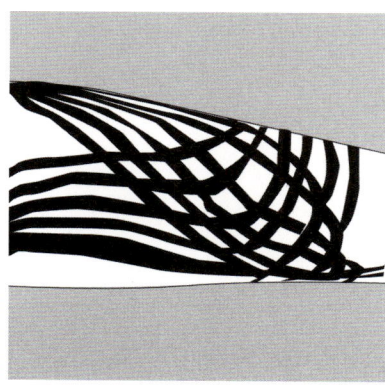

Figura 4.14: Taping *de múltiples puntos gatillo.*

Preguntas frecuentes (PF) de los profesionales

¿Cuánta presión debemos utilizar?

Esto es algo que averiguaremos con la experiencia, pero como regla principal, cuanto más doloroso sea el tejido, más suave y menos profunda deberá ser la presión. En cualquier caso, las palabras clave son *trabajar lentamente* y *a fondo*.

Otro factor que determina la cantidad de fuerza que debemos aplicar es el tipo de musculatura (fibras rojas/blancas) y la morfología del paciente. Esto influirá en la profundidad del tratamiento. Si el paciente es de constitución fuerte, me imagino que tengo que trabajar con bastante vigor. Si es más delgado, no necesitaremos aplicar tanta fuerza para provocar cambios en los tejidos.

¿Cuál es la dirección de la presión/fuerza aplicada?

Aquellos que ya han trabajado antes con los puntos gatillo, conocerán a la perfección estas técnicas. Para los demás vamos a comentar la técnica de compresión de los puntos gatillo miofasciales. En esta técnica vamos a aplicar una presión constante, profunda y directa en el nódulo o en el punto gatillo pequeño. He intentado representar esto con la idea de una zona caliente; el punto gatillo se encuentra en algún lugar dentro de esa zona. Siempre que sea posible, el objetivo debe ser encontrar la dirección de la presión que reproduzca el dolor exacto del que se queja el paciente. A menudo me sorprendo de que un leve cambio en la dirección de la presión cause un dolor totalmente diferente en otro lugar. Por lo tanto, tenemos que reproducir el dolor del paciente en esta zona en particular: hay que indicar al paciente que nos avise cuando hayamos «llegado al punto exacto».

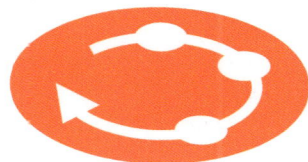

Figura 4.15: Zonas calientes.

¿Cómo podemos saber que hemos hecho suficiente?

Hay que mantener el punto gatillo hasta que: *a)* disminuya notablemente el dolor del paciente, o *b)* se ablande o evapore el punto gatillo bajo nuestra presión. En la TNM se recomienda que si el punto gatillo no remite en 6-10 segundos, hay que dejarlo, realizar un masaje y luego repetir hasta tres veces.

Después del trabajo profundo debemos realizar un masaje de roce superficial generalizado y suave. La zona en que hemos realizado el trabajo profundo todavía puede seguir siendo dolorosa, pero no debemos evitarla. Esto ayuda a eliminar las toxinas inductoras del dolor de la zona y a estimular la reparación de la fascia

¿Los puntos gatillo y los patrones de dolor referido son iguales en todas las personas?

Generalmente, sí. Sin embargo los siguientes puntos pueden influir en los patrones:

- Edad avanzada.
- Postura.
- Obesidad.
- Anorexia.
- Tejido cicatricial .
- Patrones de tensión miofascial.
- Anomalías congénitas.
- Tipo de fibra muscular.
- Dirección/orientación de la fibra muscular.
- Tipo de morfología del músculo (fusiforme, etc.).
- Cronicidad del punto gatillo.

¿Qué efecto tienen la obesidad, la anorexia y el tejido cicatricial?

Estos factores modificarán la relación grasa/músculo y desplazarán la posición de los puntos gatillo. También tendrán influencia en los planos de la fascia y, por lo tanto, en la localización de los puntos gatillo. De forma similar, el tejido cicatricial o los queloides pueden causar una desviación del patrón de tensión miofascial y, en consecuencia, de la localización del punto gatillo.

¿Qué ocurre con el tipo de fibra muscular o la orientación del músculo?

Dependiendo de cuál es su localización en el cuerpo y cuál es su función, las fibras musculares se disponen en diferentes estructuras. Esto permite que el músculo genere más fuerza o una fuerza más específica. Por ello, la localización de un punto gatillo central variará en función de la disposición de las fibras musculares en un determinado músculo. Por ejemplo, en el caso de una disposición multipennada de las fibras musculares, puede haber varios puntos gatillo en el centro de cada uno de los componentes funcionales.

¿Pueden producirse hematomas?

Pueden producirse hematomas si el paciente está en tratamiento con anticoagulantes. Con el tiempo y la experiencia, cada vez son más raros los hematomas. En mi experiencia, no es la profundidad (fuerza) del tratamiento lo que provoca hematomas, sino trabajar con demasiada rapidez (velocidad). A este respecto, es útil visualizar los tejidos en los que vamos a realizar el tratamiento.

Recomendación
Debemos intentar sentir los músculos y los nódulos dolorosos debajo de la piel e ir aumentando con lentitud la presión; no proceder con demasiada rapidez. Las cremas y los comprimidos de árnica pueden reducir la incidencia y gravedad de los hematomas.

¿Qué cremas o lociones podemos utilizar?

En general, es mejor evitar el uso de aceites, que pueden hacernos resbalar una vez que hemos encontrado el punto de presión. Se dispone de una serie de lubricantes dérmicos. Personalmente utilizo la crema clásica de Nivea del recipiente azul. De forma alternativa, es suficiente utilizar crema de árnica o cremas acuosas naturales mezcladas con esencia de vitamina E. También se puede utilizar gel de *Pe-troleum*, polvos de talco o esencias para masaje, aunque hay que tener cuidado si el paciente tiene alergias cutáneas o a la lanolina.

¿Cuál es la frecuencia del tratamiento?

Según mi experiencia, la terapia manual debe efectuarse en tres sesiones de tratamiento con un intervalo de una semana, otra sesión cuatro semanas más tarde y una última sesión doce semanas después. Esto coincide con la reparación mecánica de la fascia. Es posible que queramos volver a revisar al paciente con posterioridad. Las inyecciones y las punciones secas tienen una acción más rápida.

¿Cuál es la mejor posición para la punción?

La punción puede realizarse con el paciente sentado, o bien en decúbito prono, supino o lateral. A no ser que tenga mucha experiencia, en general es recomendable efectuar la punción con el paciente en una de las posiciones de decúbito. De este modo se reduce el efecto secundario de síncope (desmayo) y suele ser más cómodo.

¿Qué ocurre si una aguja se queda atascada

Hay que dejarla hasta un minuto, si el paciente lo aguanta. En caso contrario, a menudo se podrá liberar insertando otra aguja al lado y después retirarlas según el orden de punción: la primera aguja se extrae en primer lugar.

¿Qué ocurre si puncionamos una arteria o un nervio?

¡La seguridad es lo primero! Hay que estudiar con detenimiento la anatomía y las referencias anatómicas superficiales, y palpar con cuidado la zona antes de la punción. No hay que olvidar que estamos buscando una banda tensa. Las arterias poseen paredes redondas gruesas, por lo que, en la mayoría de los casos, simplemente rebota. Sin embargo, si puncionamos el punto muerto de una arteria, notaremos una pulsación fuerte que indica que no debemos continuar. En el caso improbable de una hemorragia arterial, debemos aplicar presión en la zona hasta dos minutos. De forma similar, en el raro caso de puncionar un nervio, el dolor agudo lacerante deberá ceder en el momento en que retiramos la aguja. Si utilizamos agujas de acupuntura, la probabilidad de causar lesiones permanentes es remota.

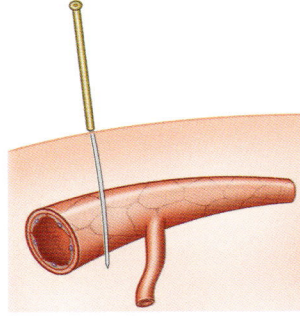

Figura 4.16: Estructura de una arteria que muestra paredes redondas gruesas.

5

Estiramiento y ejercicio

Fitness y flexibilidad

La buena forma física, o *fitnes,* de un individuo depende de un gran número de factores, y la flexibilidad es sólo uno de ellos. Pese a que la flexibilidad es una parte vital de la buena forma física, debe considerarse únicamente como un eslabón de la «cadena del *fitness*». Otros componentes son la fortaleza, la potencia, la velocidad, la resistencia, el equilibrio, la coordinación, la agilidad y la habilidad.

Si bien determinados deportes requieren niveles diferentes de cada componente del *fitness*, es esencial planificar un ejercicio regular o un programa de entrenamiento que cubra todos los componentes de la buena forma física. Por ejemplo, el rugby y el fútbol americano se basan sobre todo en la potencia y la fuerza; sin embargo, si se excluye el entrenamiento de la habilidad y la flexibilidad, puede llevar a graves lesiones y a falta de rendimiento. La fortaleza y la flexibilidad son aspectos primordiales para los gimnastas, aunque un programa de entrenamiento sólido también mejorará la fuerza, la velocidad y la resistencia.

Esto mismo es aplicable a cualquier individuo: si bien algunas personas son por naturaleza fuertes o flexibles, sería desacertado que dichas personas ignorasen completamente los otros componentes del *fitness* físico. Asimismo, porque un individuo tenga una excelente flexibilidad en una articulación o un grupo muscular, esto no significa que todo él vaya a ser flexible. Por ello, la flexibilidad debe considerarse como específica de un grupo articular o muscular en particular.

Riesgos y limitaciones de la falta de flexibilidad

Los músculos tensos y rígidos limitan nuestra amplitud normal de movimiento. En algunos casos, la falta de flexibilidad puede ser un factor principal para el dolor muscular y articular. En extremo, puede significar dificultad, por ejemplo, para agacharse o mirar por encima del hombro.

Los músculos tensos, rígidos, también interfieren en la acción muscular adecuada. Si los músculos no pueden contraerse y relajarse con eficacia, el resultado será una disminución del rendimiento y una falta de control del movimiento muscular. Además, durante la actividad física, los músculos tensos y acortados causan una pérdida drástica de la fortaleza, potencia y eficiencia.

En un porcentaje muy reducido de los casos, los músculos tensos y rígidos incluso llegan a restringir la circulación sanguínea. La correcta función de la circulación sanguínea es crucial para que los músculos reciban una cantidad adecuada de oxígeno y nutrientes. La mala circulación puede dar lugar a un aumento de la fatiga muscular y, en definitiva, impedirá los procesos de reparación y la capacidad de recuperarse de un ejercicio extenuante.

Cualquiera de estos factores puede aumentar enormemente la probabilidad de lesiones. En conjunto, presentan un paquete que incluye las molestias musculares, la pérdida de rendimiento, el aumento del riesgo de lesiones y la mayor frecuencia de lesiones repetidas.

Causas de restricción de la flexibilidad

Para conseguir un rendimiento máximo, el sistema muscular debe ser flexible. Los estiramientos son la forma más eficaz de desarrollar y mantener la flexibilidad de los músculos y tendones. Sin embargo, hay otra serie de factores que también contribuyen a reducir la flexibilidad.

La restricción de la flexibilidad o de la amplitud de movimiento puede deberse a factores internos y externos. Los factores internos, como los huesos, los ligamentos, el volumen muscular, la longitud muscular, los tendones y la piel, pueden limitar el movimiento de cualquier articulación en particular. Como ejemplo, la pierna humana no puede doblarse hacia delante más allá de la posición recta, porque lo impiden las estructuras óseas y ligamentosas de la rodilla.

Los factores externos, como la edad, el sexo, la temperatura, la ropa estrecha y, sobre todo, cualquier lesión o discapacidad también pueden tener una influencia en la flexibilidad de una persona.

Flexibilidad y proceso de envejecimiento

No es un secreto que, conforme van pasando los años, los músculos y las articulaciones parecen ser más rígidos y más tensos. Esto forma parte del proceso de envejecimiento y está causado por una combinación de degeneración física e inactividad. Si bien no podemos evitar envejecer, no por ello debemos dejar de intentar mejorar nuestra flexibilidad.

Aunque debemos tomar determinadas precauciones conforme vamos envejeciendo, la edad no tiene que ser una barrera para llevar un estilo de vida activo y saludable. Los participantes mayores sólo deben trabajar más tiempo, tener un poco más de paciencia y tener bastante más cuidado.

Ejercicios de estiramiento y fortalecimiento

El ejercicio puede considerarse como una receta médica: debe tener la dosis apropiada y, para conseguir una eficacia máxima, estar dirigido hacia donde hace falta (cantidad y tipo de ejercicio). En los capítulos 7 a 12, se indican algunos ejercicios específicos. Sin embargo, para obtener unos resultados óptimos, nuestro terapeuta será el más idóneo para prescribirlos.

Estiramiento

El estiramiento tiene muchos beneficios, como:

- Mayor amplitud de movimiento.
- Aumento de la fuerza.
- Reducción del dolor postratamiento.
- Reducción de la fatiga.

Es importante someter los músculos con puntos gatillo o los músculos que queramos fortalecer a estiramientos para romper los antiguos patrones de espera, para restaurar la amplitud de movimiento y para prevenir lesiones. Los estiramientos suaves después de las sesiones de tratamiento de los puntos gatillo o después de los ejercicios de fortalecimiento pueden contribuir a reducir el dolorimiento de los músculos manteniéndolos largos y flexibles.

Tipos de estiramiento

Existen formas muy diferentes de efectuar los estiramientos, cada una con sus ventajas y sus inconvenientes. Las dos técnicas más recomendadas son: 1) el *estiramiento pasivo/estático*, ideal para utilizar en casa o después del tratamiento, así como 2) la *facilitación neuromuscular propioceptiva* (FNP), ideal para practicar con un compañero. No se puede hablar de estiramientos «buenos» o «malos», ya que el efecto de las diferentes técnicas varía de una persona a otra. Es recomendable calentar durante 10 minutos antes de los estiramientos, ya sea con algunos ejercicios cardiovasculares o con una ducha de agua caliente.

Técnica de estiramiento pasivo/estático

Esta técnica es segura y eficaz para los neófitos.

PROCEDIMIENTO

1. Colocar el cuerpo en una posición en la que el músculo que va a estirarse pueda entrar en tensión.
2. Avanzar lenta y cuidadosamente hacia el estiramiento.
3. No estirar en el punto de dolor, ya que forzar el estiramiento le puede causar molestias.
4. Mantener durante un mínimo de 20 segundos (45-60 es mejor) y hacer que el músculo se elongue.
5. Respirar y relajar.
6. Salir lentamente y descansar durante 45-60 segundos.
7. Repetir el estiramiento 2-3 veces.
8. Repetir 2-3 veces al día.
9. Para hacer que esto sea más eficaz, estirar después el antagonista (músculo opuesto).

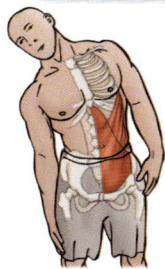

Figura 5.1: Ejercicio de estiramiento pasivo/estático: estiramiento lateral.

Estiramiento sobre rodillo de espuma

Desde la década de 1950 se utilizan los rodillos de espuma para estirar y «reequilibrar» la tensión muscular. El doctor Moshe Feldenkrais fue el primero en utilizar estos rodillos a efectos terapéuticos. Los rodillos se presentan en diferentes formas; son baratos y fáciles de utilizar. Cada uno debe elegir el rodillo que mejor se adapte a él. A menudo depende de la estatura, el peso y la zona que se quiera estirar.

Los rodillos son muy eficaces para desactivar los puntos gatillo, ya sea como ejercicio exclusivo, después de una técnica manual o tras la punción seca. El uso de los rodillos de espuma es sencillo; si se aplican correctamente, son muy eficaces para mejorar:

- Equilibrio.
- Flexibilidad.
- Coordinación.
- Relajación.
- Amplitud de movimiento.

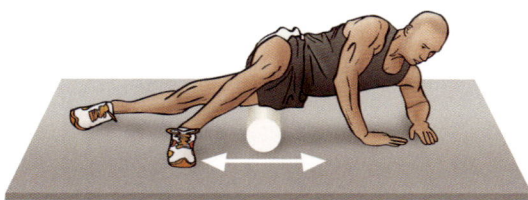

Figura 5.2: Deslizarse con la cara externa del muslo sobre un rodillo de espuma.

Automasaje

Cuando utilizamos el rodillo de espuma como autoayuda, podemos determinar la cantidad de presión que ejercemos en una determinada zona y el tiempo durante el que la mantenemos. Si bien son elementos relativamente seguros y fáciles de utilizar, es recomendable consultar con un médico o con un terapeuta informado sobre la mejor manera de utilizarlos. A continuación se presentan algunas consideraciones que tener en cuenta para el masaje de los puntos gatillo. Se recomienda:

- Utilizar un rodillo cilíndrico duro.
- Examinar siempre la anatomía muscular antes de iniciar los ejercicios con el rodillo.
- Al aplicar la presión, intentar apoyarse en los músculos/tejidos blandos y no en los huesos o las articulaciones.
- Empezar cerca del cuerpo e ir alejando el rodillo.
- Ir deslizándose arriba y abajo por la banda tensa hasta encontrar el punto gatillo/punto óptimo.
- Parar sobre el punto de dolor/punto gatillo hasta 5 minutos, o hasta sentir que se relaja. Repetir si fuera necesario.
- Ser consciente de la postura del resto del cuerpo cuando se realizan los ejercicios con el rodillo.
- Ir bajando y subiendo lenta y cuidadosamente desde el punto gatillo.
- El rodillo de espuma puede utilizarse hasta 6 veces al día.

Advertencia

No olvidar que el dolor es un signo de aviso. Por lo tanto, cuando sintamos un dolor exagerado, ¡hay que parar! Proceder suave y respetuosamente con los puntos.

Facilitación neuromuscular propioceptiva (FNP)

La FNP es una técnica más avanzada que puede utilizarse para obtener resultados más permanentes; también mejora la fortaleza muscular. Hay varias formas de estiramientos por FNP que incluyen «mantener, relajar, estirar» o «contraer, relajar, estirar». La relajación postisométrica (RPI) es otra variante (véase la página 55).

> **PROCEDIMIENTO**
> 1. Posicionar el grupo muscular de forma que pase a tensión, y mantener.
> 2. Mientras el compañero ofrece resistencia al movimiento de las articulaciones, contraer el músculo estirado durante 5-6 segundos.
> 3. Estirar de nuevo el músculo durante aproximadamente 30 segundos.
> 4. Descansar/recuperarse durante 30 segundos.
> 5. Repetir el procedimiento 2-4 veces (hasta 10 minutos).
> 6. Repetir 2-3 veces al día.

Protocolo para el estiramiento

Por regla general, cualquier programa de estiramiento debe continuarse entre cuatro y seis semanas, a no ser que el médico o fisioterapeuta indique lo contrario. Después de la recuperación hay que continuar siempre con un programa de mantenimiento para la protección y la salud. Realizar los ejercicios 2 a 3 días a la semana conservará la fortaleza y la amplitud de movimiento. Un objetivo debe ser establecer un determinado momento para realizar en casa los estiramientos diarios de los músculos afectados a fin de recuperar su amplitud completa de movimiento. También es recomendable llevar un diario sobre aquellos estiramientos que agraven los síntomas de los puntos gatillo.

No olvidar calentar antes de efectuar los estiramientos: realizar un precalentamiento de 5 a 10 minutos de actividad de bajo impacto, como caminar o bicicleta estática.

NOTA: NO debemos ignorar el dolor. Recordemos que los estiramientos excesivos pueden reactivar los puntos gatillo latentes. Se recomienda ir avanzando de manera gradual de un estiramiento a otro y escuchar los avisos que nos da el cuerpo; los diferentes estiramientos influyen en distintos tipos de fibras, con lo que el cerebro adquiere una mayor autopercepción. No debemos sentir un dolor fuerte durante o después del ejercicio; en general, si un ejercicio activa el dolor en los puntos gatillo, debemos interrumpirlo.

El dolor en reposo puede indicar que los puntos gatillo están muy activos. En este caso, la recomendación es mover rítmicamente la zona afectada sumergida en agua caliente o aplicar calor húmedo y el masaje más suave.

Hable con su médico o fisioterapeuta si siente algún dolor durante los estiramientos.

Fortalecimiento

El fortalecimiento de los músculos mejora su tolerancia y su ímpetu para realizar ejercicios. Mantenerlos fuertes alivia el dolor, mejora la función de aquellos músculos que presentan puntos gatillo y previene posteriores lesiones. Como norma, para fortalecer un músculo hay que mantener la contracción durante 5-10 segundos.

Tipos de fortalecimiento
En este capítulo se hablará de dos de los tipos de ejercicios de fortalecimiento: *isométrico e isotónico*.

Fortalecimiento isométrico (FIm)
Los ejercicios isométricos mantienen las articulaciones en la misma posición y son atraumáticos. Son sencillos de realizar, requieren muy poco equipo y no precisan de ninguna experiencia previa en *fitness*. Son ideales para empezar con el programa de fortalecimiento. El FIm se produce cuando se ejercen fuerzas variables en una posición fija: por ejemplo, el yoga y el pilates se basan en gran medida en cargas isométricas. Un ejemplo simple de un ejercicio isométrico es el denominado *plank* (plancha o tabla):

- Acostarse boca abajo en el suelo o sobre una esterilla de yoga con los codos directamente debajo de los hombros.
- Presionar con las manos para separar el torso del suelo.
- Flexionar los músculos abdominales para mantener la espalda recta.
- El cuerpo debe formar una línea recta larga.

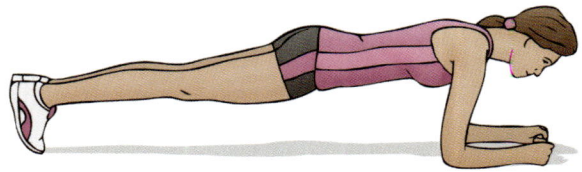

Figura 5.3: Ejercicio de reforzamiento isométrico: plank *(tabla o plancha).*

Recomendaciones
- Los ejercicios isométricos son específicos del ángulo articular: a mayor ángulo, mayor palanca y mayor fuerza para mantener la posición.
- Para incrementar la dificultad, puede repetir las posiciones isométricas cada 15-20 grados a lo largo del movimiento.

- Mantener la mayoría de las contracciones durante 6-30 segundos y repetir si se quiere incrementar los efectos.
- No olvidar respirar.
- En caso de que se sienta mareado, hay que interrumpir el ejercicio.

Fortalecimiento isotónico (FIs)
El FIs se produce por la resistencia frente a una fuerza uniforme. Puede ser a través de:

- Pesos: pesas, mancuernas o máquinas de resistencia.
- Resistencia del cuerpo, p. ej., flexiones.
- Cintas de resistencia.
- Pesas rusas.

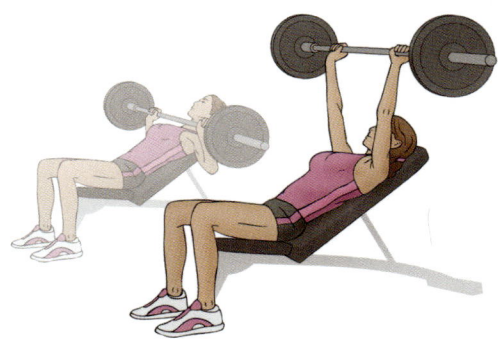

Figura 5.4: Ejercicio de fortalecimiento isotónico: incline barbell press *(prensa de barra inclinada).*

Recomendaciones
- Ejercitar cada grupo muscular al menos dos veces a la semana.
- Es importante descansar adecuadamente entre la sesiones de ejercicios, al menos 48 horas. Los ejercicios isotónicos fortalecen los músculos causando pequeños desgarros que después se reparan. Si se descansa después del trabajo, los músculos se curan y se hacen más fuertes.
- Efectuar siempre un precalentamiento antes del trabajo y ejercicios de enfriamiento al final.
- Efectuar estiramientos al final de cada sesión de ejercicios.

Protocolo de fortalecimiento
Antes de efectuar los ejercicios de fortalecimiento, realice un precalentamiento de 5 a 10 minutos de actividad de bajo impacto, como caminar o remar.

NOTA: NO debemos ignorar el dolor. No debemos sentir un dolor fuerte durante o después del ejercicio; en general, si un ejercicio activa el dolor en los puntos gatillo, debe interrumpirlo.

Si siente algún dolor durante el ejercicio, hable con su médico o fisioterapeuta.

Más allá de los puntos gatillo

«La fascia es el lugar en donde hay que buscar la causa de la enfermedad y el lugar en el que debe incidir la acción de los remedios en todas las enfermedades.»

«Mi mayor deseo es que todo osteópata siga buscando los datos científicos relacionados con los mecanismos y la salud del ser humano, y que siempre siga ampliando y descubriendo las verdades y las leyes de la naturaleza.»

Doctor Andrew Taylor Still, fundador de la medicina osteopática (Kirksville, Misuri, Estados Unidos)

Combinación de todos los elementos

La identificación y el tratamiento de los puntos gatillo miofasciales pueden ser muy eficaces a nivel terapéutico; sin embargo, los puntos gatillo rara vez se desarrollan de forma aislada, y si no se identifica y resuelve la causa subyacente, pueden volver. Tal como hemos podido ver, los puntos gatillo de larga duración pueden provocar cambios secundarios (e incluso terciarios) en el sistema nervioso (sensibilización) y la formación de un punto gatillo en otro lugar alejado del problema original. Si bien los puntos gatillo pueden desarrollarse como resultado de un traumatismo, una lesión o el uso excesivo, también es posible que intervengan otros mecanismos.

Es necesario estudiar el hecho de que se encuentran puntos gatillo en la toda la población (desde los lactantes hasta las personas de edad avanzada). Hasta ahora, los modelos se han centrado en el dónde y el cómo, pero no en el porqué. Nuestros sistemas mecánicos están imbuidos de autoconciencia, autocuración y autorregulación. Por lo tanto, ¿qué es lo que nuestro organismo quiere conseguir y por qué? Pienso que será útil retroceder por un momento, meditar sobre el *porqué* explorando algunos otros modelos relevantes.

Protección
Nacemos con una serie de mecanismos protectores predeterminados en nuestro sistema nervioso. Cuando tocamos algo caliente, retiramos con rapidez la mano; cuando olemos algo desagradable, nos damos la vuelta o nos vamos. Por regla general, el cuerpo reacciona a los estímulos nocivos «apagando» el factor estresante o alejándonos de él. El dolor me-

cánico se transmite al cerebro a través de una serie de mecanorreceptores; a continuación, el cerebro responde iniciando movimientos para conseguir una eficacia máxima. Entonces, los grupos musculares se disponen jerárquicamente en unidades funcionales de agonista, antagonista, fijador y sinergista.

En la disfunción miofascial, los mecanismos de «apagado» trabajan para evitar los estímulos nocivos. Para realizar nuestras tareas cotidianas, nos vemos forzados a reclutar los sinergistas, los fijadores y los agonistas, con frecuencia de forma menos eficiente. Esto funciona a corto plazo, pero con el tiempo puede llevar a cambios neuroplásticos en la médula espinal y en el cerebro (sensibilización). Estos mecanismos a menudo incluyen reflejos mantenidos localmente en la médula espinal y centralmente en el cerebro.

Como resultado de estos mecanismos protectores, pueden palparse conflictos musculares alrededor de la región de dolor. Cabe destacar que, como humanos, a menudo nos «sobreponemos» a estas barreras para poder continuar con nuestras vidas complejas.

Este mecanismo de «apagado» es universal en todo el organismo. A nivel celular, el fenómeno de «apagado» se ha podido observar en una serie de enfermedades y patologías. Por ejemplo, en el cáncer, algunas de las últimas ideas se centran en los campos de la «corteza inmunoneural» y la «inmunooncología». En estos campos se ha observado que las células de cáncer suprimen o «apagan» los mecanismos de control inmunitario creando un microambiente inmunosupresor a su alrededor: engañan a nuestros «puntos de control inmunitario» y sistemas de autotolerancia. Las infecciones víricas crónicas, como la hepatitis, poseen un efecto similar en el sistema inmunitario. Por ejemplo, la investigación reciente en VIH indica que el virus actúa como un estímulo nocivo crónico: esto no solo engaña a los mecanismos de control inmunitario «apagándolos», sino que, a la larga, provoca que las células T sean simultáneamente hiperreactivas y silentes (sin respuesta). Los sistemas inmunitarios y nerviosos operan como un continuo. En el sistema musculoesquelético podemos observar tanto el «apagado» como la hiperactividad en la periferia (médula espinal) y en las cortezas somatosensoriales y motoras.

El dolor es un estímulo potente

En cuanto a los puntos gatillo miofasciales, el factor estresante es el dolor agudo o crónico en una articulación o en la matriz miofascial. En ambos casos, el cuerpo alrededor del estímulo «se apaga»; este cambio se mantiene tanto a nivel local como central. El fenómeno se observa en los músculos alrededor de una fractura, una hernia discal o, por ejemplo, en el hombro congelado. Con frecuencia, los estímulos álgicos son mediados por una inflamación y sus exudados nocivos como parte de una cascada bien conocida. Cuando se alteran nuestros mecanismos de *feedback*, el cerebro se ve forzado a adaptarse y a compensar. El dolor es un síntoma altamente motivador para el sistema nervioso: es nuestra alarma de que algo va mal.

La investigación sobre la sensibilización central ha introducido el concepto de *receptores polimodales*. Kawakita y otros (2002) indicaron que estas «estructuras neurales sensibilizadas» pueden ser protopuntos gatillo, o «puntos gatillo *in situ*». En este escenario, el cerebro conecta los «puntos gatillo a demanda» en donde se precisan como parte del mecanismo de protección miofascial.

Puntos gatillo a demanda (PGD)
¿Alguna vez habéis oído hablar de «vídeo a demanda o a la carta»? Dado que los puntos gatillo debilitan los músculos huésped, constituyen un mecanismo útil para «apagar» con rapidez la fuerza muscular alrededor de una lesión. Esto es esencial, por ejemplo, cuando hay una fractura. Se trata de una parte importante de nuestros mecanismos de defensa, protección y reparación. Para conseguirlo, el sistema nervioso utiliza los puntos gatillo miofasciales como parte de su vocabulario de *feedback*. Esto ayuda a explicar la rápida respuesta neurogénica local en los músculos a una lesión o fractura aguda.

Inhibición recíproca
La inhibición recíproca es un reflejo importante dentro de nuestro sistema nervioso y tiene un papel principal en el control del movimiento voluntario. Describe el proceso «automático» que se produce cuando los músculos de un lado de la articulación se relajan para permitir la contracción del otro lado de esa articulación.

Tal como se ha comentado en el capítulo 2, las articulaciones son controladas principalmente por conjuntos musculares opuestos, extensores y flexores, que deben trabajar en sincronía para un movimiento suave. Cuando se estira un huso muscular y se activa el reflejo muscular, debe inhibirse el grupo muscular opuesto para prevenir que trabaje contra la contracción resultante del músculo homónimo. Esta inhibición se consigue gracias a la acción de una interneurona inhibidora en la médula espinal.

La fibra aferente (Ia) primaria del huso muscular se bifurca en la médula espinal. Una rama inerva la motoneurona alfa, que provoca que el músculo homónimo se contraiga, produciendo el reflejo. La otra rama inerva la interneurona inhibidora que, por su parte, inerva la motoneurona alfa que establece sinapsis con el músculo oponente. Debido a que la interneurona es inhibidora, impide que la motoneurona alfa contraria se active, con lo que se reduciría la contracción del músculo opuesto. Esto es una parte de nuestro mecanismo protector; sin esta inhibición recíproca, ambos grupos musculares se podrían contraer simultáneamente y trabajar uno contra el otro.

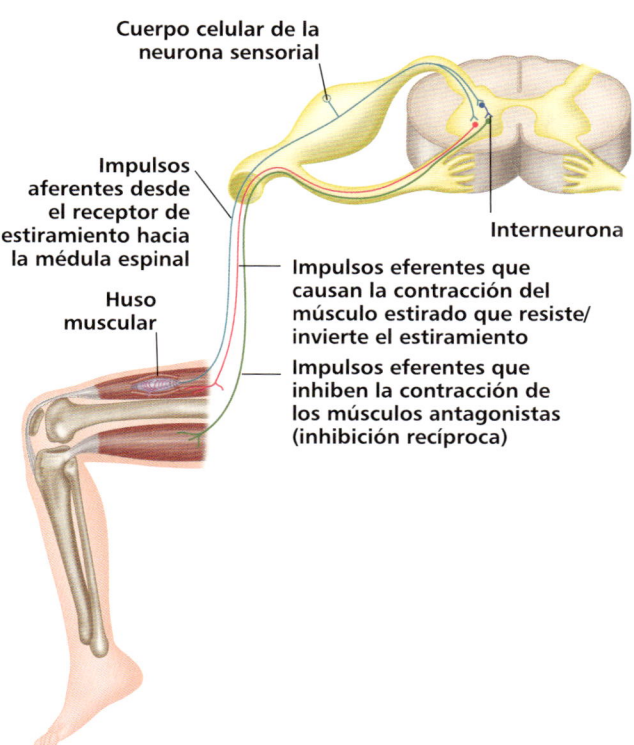

Figura 6.1: Arco reflejo de estiramiento e inhibición recíproca (IR).

Las implicaciones de este mecanismo son evidentes: los puntos gatillo no solo interfieren en la eficacia del músculo huésped, sino que también ejercen un efecto recíproco en el músculo antagonista. Este efecto aumenta con la cronicidad de la patología y debe ser reconocido y resuelto durante el tratamiento. Este reflejo también ofrece la oportunidad de que el terapeuta trate los puntos gatillo miofasciales agudos a través de su antagonista.

Modo o patrones de espera

Hace unos años, me encontraba en un avión que durante una hora estuvo dando vueltas por encima del aeropuerto de Heathrow, a la espera de una «ventana de aterrizaje». El capitán nos informó de que estábamos en «modo de espera» y que aterrizaríamos en breve.

Desde entonces he pensado muchas veces en esta expresión. En mi opinión, define claramente la forma en que veo a un paciente cuando se presenta en el contexto terapéutico. Los pacientes pueden venir con síntomas agudos o crónicos, pero, con independencia del origen, el entramado miofascial del organismo se adapta y cambia pasando a un «modo o patrón de espera» protector. Con el tiempo, el funcionamiento muscular «normal» falla, y a menudo se forman múltiples puntos gatillo. Cuanto más tiempo persiste un problema, más rígidos se harán estos modos o patrones. Las cadenas de sarcómeros fallan y se forman puntos gatillo recalcitrantes crónicos. La sensibilización periférica y central desempeña un papel en el mantenimiento de este patrón de espera, igual que la infraestructura miofascial adaptada.

Por ello es importante considerar los puntos gatillo en su contexto: ¿qué intenta conseguir el organismo? ¿Por qué se ha deteriorado su tolerancia/compensación? ¿Cuál es el problema nuclear y dónde se sitúa? Animo a mis estudiantes a pensar como detectives: encontrar los «tejidos que causan estos síntomas» y después reflexionar y observar cómo, con el tiempo, el organismo se ha ido adaptando para compensar. Esto requiere una visión holística del cuerpo, los órganos, los huesos y los tejidos de soporte, así como de su postura, nutrición, ocupación, estado fisiológico y bienestar general.

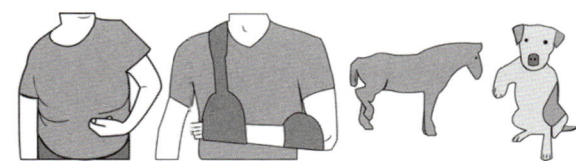

Figura 6.2: Patrones de sostén del hombro.

Complejidad

En la historia de los puntos gatillo también interviene la «teoría de la complejidad». La teoría del caos y su rama, la teoría de la complejidad, representan un nuevo paradigma en el pensamiento científico. La teoría de la complejidad es pandisciplinaria, y está relacionada de igual modo con las ciencias de la economía, la medicina, la antropología, la historia, la política, la informática, etc. Ofrece un marco para abordar muchas preguntas filosóficas antiguas y fundamentales que plantean los sistemas complejos.

En el intento de responder a algunas preguntas fundamentales, la teoría de la complejidad examina la conectividad, que es más que la «suma de las partes». También nos puede ayudar a conceptualizar un modelo del porqué de los puntos gatillo. La complejidad es *determinista*, en otras palabras, se basa en matemáticas, cálculos, teoremas y pruebas reales y medibles.

Algunos de los aspectos relevantes para la teoría de la complejidad en este tema son:

1. Idea de los *diferentes tipos de atractores* en los sistemas complejos.
2. Concepto del *feedback positivo* en los sistemas complejos.
3. Concepto de *emergencia*.
4. Idea del orden existente en el «borde del caos», la *zona de creación* y la autosimilitud (fractales).

La teoría del caos surgió del trabajo previo de científicos como Henri Poincaré en la década de 1880, mientas estaba estudiando el problema de tres cuerpos en órbitas no periódicas. No fue hasta la década de 1980 cuando se utilizó para explicar y modelar sistemas no lineales como el tiempo. Sus implicaciones han sido profundas, mostrando cómo reglas dinámicas muy simples pueden dar lugar a un comportamiento extraordinariamente intrincado y complejo: prueba de ello es la infinita y detallada belleza de los fractales o las turbulencias espumeantes de un río. El caos no es lo mismo que la aleatoriedad. Por ejemplo, cuando miramos a una ciudad ajetreada desde un edificio de 30 pisos, los coches, los autobuses y la gente parecen moverse aleatoriamente. La verdad es que cada uno se dirige a un sitio, cada persona tiene su vector. Lo que puede parecer aleatoriedad, en realidad es un fenómeno matemáticamente predecible.

La llegada de ordenadores cada vez más potentes ha procurado modelos para profundizar en la teoría del caos en situaciones reales. Como resultado, muchos investigadores de diferentes disciplinas han explorado esta frontera científica. Cada una de las modalidades ha tropezado independientemente con un principio misterioso, aunque importante: el orden, la complejidad y la estructura existen en una franja estrecha en el borde del caos. Los temas resultantes de esta investigación han dado lugar a la teoría de la complejidad. Esta teoría explora las reglas simples que construyen los sistemas complejos, como la bolsa, la red social y el sistema musculoesquelético.

Atractores caóticos

La vida en nuestro planeta existe en el «filo de un cuchillo» que algunos denominan *zona Goldilocks o de habitabilidad*. Si la órbita de la Tierra fuera más cercana a la del sol, el agua se evaporaría y no podría haber vida. Si la Tierra estuviera más lejos, como Marte, se habría helado y estancado. Si la valencia del hidrógeno no permitiera formar una unión estable con el oxígeno, no estaríamos aquí. Miremos el sistema que miremos, emerge este patrón. En un extremo de la banda está el caos, esta dimensión no lineal en constante agitación, turbulencia y cambio; en el otro extremo, encontramos la rigidez, la estructura y el orden. Con el uso de modelos de ordenadores, como autómatas celulares, este principio se ha explorado más.

En 1984, Stephen Wolfram, físico y niño prodigio (a los 12 años escribió un diccionario de física), realizó un experimento revolucionario. Estaba estudiando en su ordenador una población simulada de células, los denominados *autómatas celulares*. Se dio cuenta de que alterando las variables (como comida y luz solar) determinados patrones en la pantalla de su ordenador volvían a aparecer una y otra vez. Para su sorpresa, este comportamiento parecía muy semejante a la vida real.

Este comportamiento apuntaba a un tipo de organización subyacente. La genialidad de Wolfram fue reconocer que había determinados principios básicos en el trabajo. Observó determinados tipos de atractores que aparecían, desaparecían y a veces se mantenían en el lugar:

- **Clase 1:** Atractor de punto fijo.
- **Clase 2:** Atractor periódico.
- **Clase 3:** Atractor caótico.

En sus autómatas, los atractores de clase 1 llevaban a un estancamiento y estasis, como cuando se hace rodar una canica en un cuenco, en donde las células empiezan a dar vuel-

tas, pero al final coalescen en el fondo formando una masa. Los atractores de clase 2 parecían mostrar dos polos entre los que los autómatas coalescían y en ocasiones revoloteaban hacia el otro lado (como en una estrella binaria). Únicamente en los atractores de clase 3 se producen resultados como «la vida real»: las reglas de los sistemas complejos solo funcionan debido a la emergencia de estos atractores, en especial los *atractores caóticos* (véase *Complexity*, de Mitchell Waldrop [1992]).

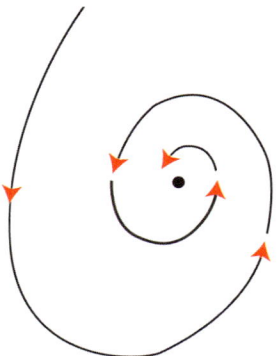

Figura 6.3: Atractor puntual.

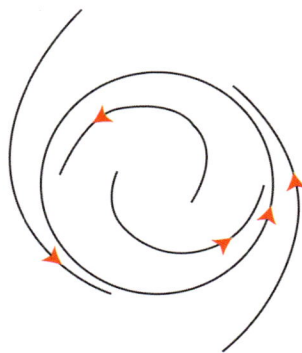

Figura 6.4: Atractor periódico.

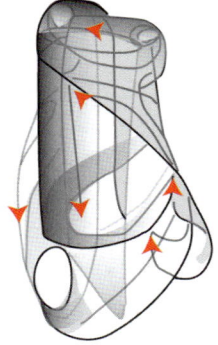

Figura 6.5: Atractor caótico.

Cabe pensar que los atractores caóticos actúan como «catalizadores organizados» que parecen emerger espontáneamente en todos los sistemas dinámicos complejos. Los experimentos de Wolfram con los autómatas celulares se han extrapolado de manera universal. Parece que una y otra vez emergen atractores en todos los tipos de sistemas dinámicos complejos. Surgen espontáneamente como una necesidad absoluta del propio sistema. Son como ejes que organizan y estructuran, algo así como el eje en el centro de un tornado.

Atractores dentro de los sistemas humanos complejos

El cuerpo humano como sistema dinámico complejo presenta una serie de atractores que actúan a diferentes niveles y funcionan tanto en las partes como en la totalidad. En cierta medida, los siguientes sistemas parecen demostrar este principio (esta lista es sólo orientativa):

- Corazón con funcionamiento de atractores de punto fijo, periódicos y caóticos (Mills, 2005).
- Funciones homeostáticas (dinámicas), como la temperatura corporal o el ciclo menstrual.
- Formación del huso en embriología.
- Hígado, macro y microfunciones.
- Sistema reticulolinfático.
- Osteogénesis y diseminación fascial.

El sistema musculoesquelético es complejo, por lo que debe disponer de atractores de punto fijo, periódicos y caóticos. Estos atractores podrían ser los «receptores polimodales» que en determinadas circunstancias pasan a ser puntos gatillo miofasciales.

Los superpuntos gatillo (SPG) son atractores caóticos

Kawakita y otros (2002) propusieron la hipótesis de que los puntos gatillo pueden proceder de «estructuras neurales sensibilizadas» denominadas *receptores polimodales* (RPM). Se ha indicado que los RPM son un tipo de nociceptores que responden a los estímulos mecánicos, térmicos y/o químicos. Los «terminales sensoriales» PMR existen potencialmente en diferentes tejidos del organismo como «terminales nerviosos libres». La teoría es que bajo determinados estímulos fisiológicos, los RPM latentes se «encienden» y pasan a ser dolorosos, transformándose en la forma que denominamos *puntos gatillo*. Esta teoría se ve corroborada por algunos de los hallazgos en la sensibilización periférica y central.

Me gustaría ir más allá y afirmar que dentro de la red miofascial compleja, determinados RPM son *atractores de clase 3 o atractores caóticos*; emergen y se activan a demanda. Están porque han de estar; surgen de la complejidad, y bajo determinadas circunstancias fisiológicas y ambientales, se «encienden» como puntos gatillo. Constituyen una respuesta organizativa y forman parte de la respuesta de *feedback* negativo del sistema nervioso frente a estímulos nocivos.

Determinados puntos gatillo parecen estar constantemente «encendidos»: sugerí que estos puntos gatillo son atractores caóticos y les di el nombre de *superpuntos gatillo* (SPG).

Superpuntos gatillo (SPG)

Los SPG parecen estar activos todo el tiempo en todo el mundo: es como si «tuvieran que estar ahí». Son los atractores caóticos miofasciales. La liberación de los puntos gatillo en estos músculos tiene efectos sistémicos superiores a los esperados y, a menudo, incluyen efectos fisiológicos profundos (como cambios vegetativos). Estos efectos van más allá de las reacciones normales de los puntos gatillo, por lo que se los denomina *superpuntos gatillo*.

He observado que al incorporar estos superpuntos gatillo en el protocolo de tratamiento actúan como una especie de atajo, liberando con rapidez los síndromes álgicos crónicos profundamente arraigados. Al final de cada capítulo muscular, he propuesto algunos protocolos NAT básicos que incorporan los SPG. Se pueden encontrar ejemplos de estos «superpuntos gatillo» fisiológicos en:

- Esternocleidomastoideo: cefaleas.
- Escalenos: dolor en la mano y la muñeca y problemas neurovasculares como el CRPS I (síndrome de dolor regional complejo).
- Infraespinoso cerca de la escápula interna, subescapular y cabeza larga del bíceps braquial: dolor de hombro.
- Glúteo medio: dolor lumbar.
- Ligamento rotuliano, inserción en la rótula: dolor de rodilla.
- Poplíteo: dolor de rodilla.
- Extensor largo de los dedos (en la unión de la articulación talocrural): equilibrio del tobillo (rehabilitación posfractura) y dolor de tobillo.

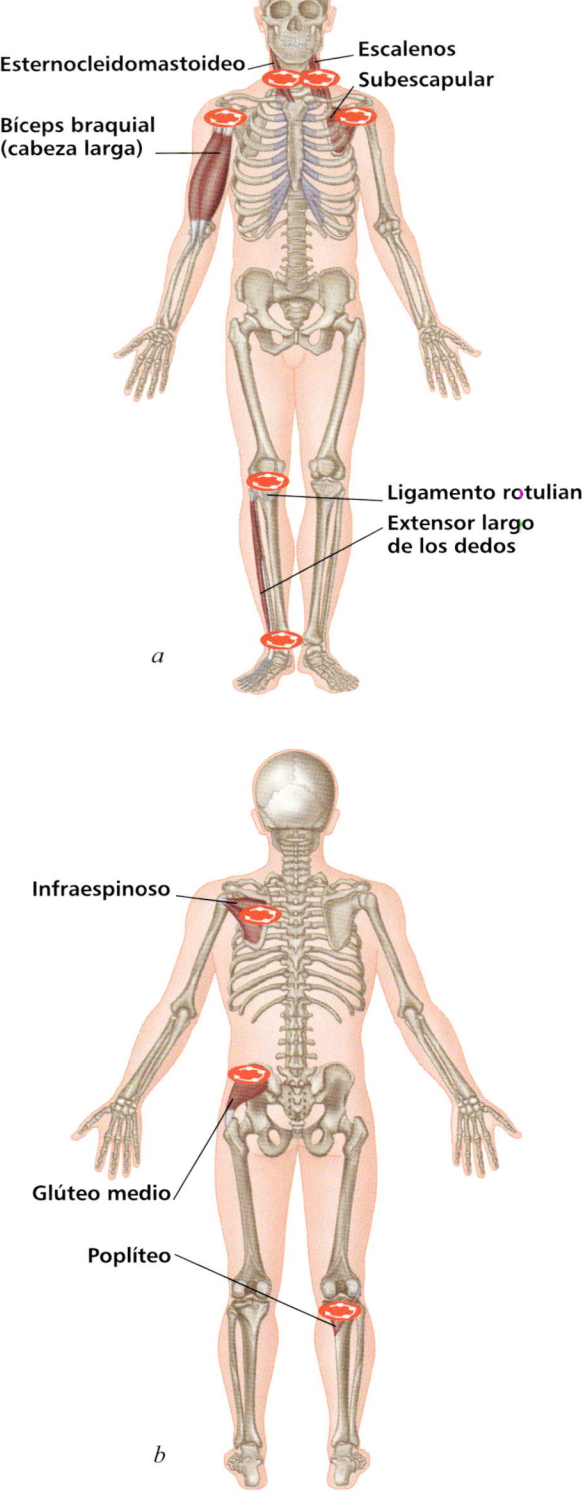

Esternocleidomastoideo

Escalenos

Subescapular

Bíceps braquial
(cabeza larga)

Ligamento rotuliano

Extensor largo
de los dedos

a

Infraespinoso

Glúteo medio

Poplíteo

b

Figura 6.6: Superpuntos gatillo: a) *vista anterior,* b) *vista posterior.*

Meridianos miofasciales

Los puntos gatillo tienden a desarrollarse a lo largo de «meridianos miofasciales «

A nivel clínico, los puntos gatillo (y los superpuntos gatillo) tienden a emerger en el entramado de la miofascia a lo largo de líneas de fuerza predeterminadas o meridianos. Basándose en un trabajo anterior de Ida Rolf, Thomas Myers (2001) explicó los motivos de ello. El concepto de «conductos miofasciales» o cadenas explica la forma en que el cuerpo disipa y distribuye las fuerzas de derecha a izquierda, de arriba abajo y desde la profundidad hacia la superficie. Por lo tanto, es útil comprender y visualizar estas líneas meridianas miofasciales.

Los músculos no actúan de forma aislada, sino que deben considerarse como elementos contráctiles dentro de un continuo miofascial que recorre todo el organismo. Estos mapas meridianos pueden ayudar a explicar la manera y la causa de que el desarrollo de los puntos gatillo primarios centrales en una zona del cuerpo pueda llevar a que se formen puntos gatillo secundarios o satélite a nivel distal. Los mapas también pueden explicar los patrones «cruzados» comentados en el capítulo 3. El término meridiano se deriva de la acupuntura y la medicina tradicional china (MTC): describe las líneas o los conductos bioenergéticos que se dice fluyen a lo largo del organismo.

Cadenas miocinéticas y sublíneas

El cerebro/cuerpo emplea una serie de estrategias neuromusculares para coordinar la contracción muscular y así facilitar la estabilidad y la orientación espacial. Todos los sistemas y las estructuras de nuestro organismo trabajan conjuntamente de forma interdependiente y conectada. En su trabajo fundamental *Anatomy Trains*, Myers (2001) presentó varias ideas para el componente miofascial de estas conexiones, denominándolas «meridianos miofasciales». Sharkey (2008) continuó desarrollando este concepto al presentar estos meridianos como series de «cadenas cinéticas funcionales». Sharkey indicó que el cuerpo disipa las fuerzas cinéticas (energía) a través de la «cadena espiral/oblicua, la cadena lateral, la cadena posterior sagital y la cadena anterior sagital». También coexisten varias cadenas secundarias y/o conexiones, tanto superficiales como profundas.

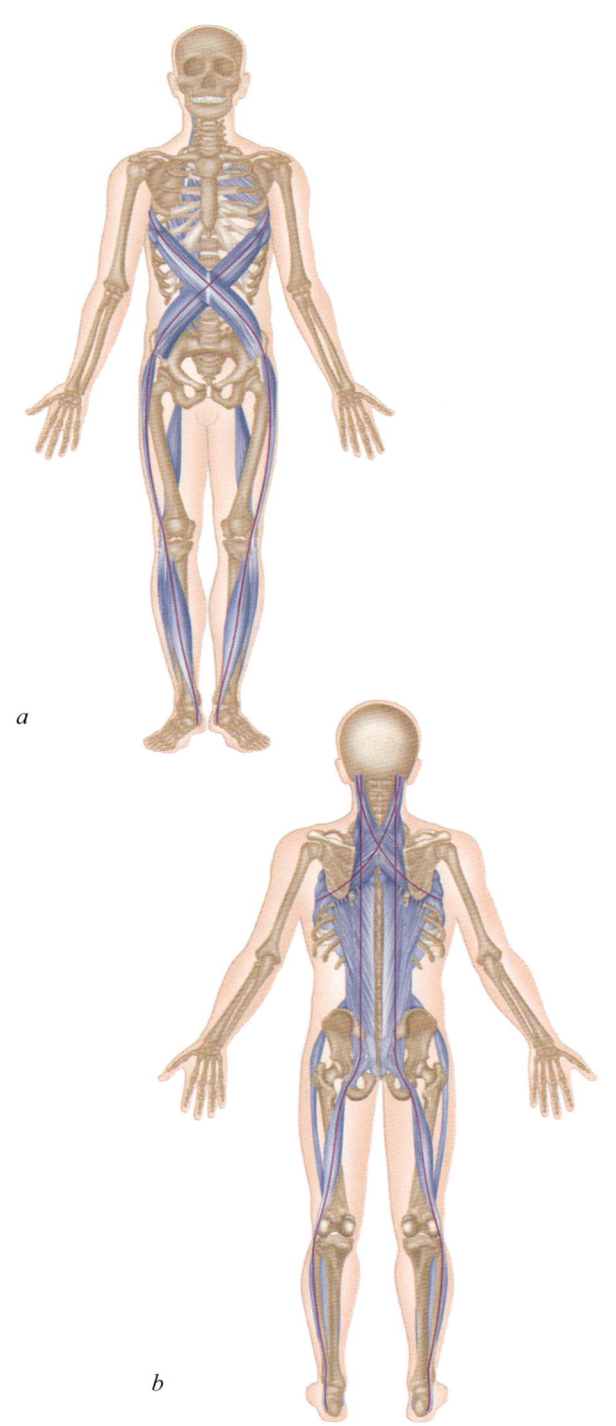

a

b

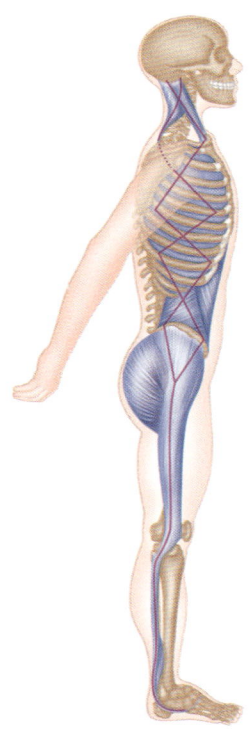

Figura 6.8: Cadena lateral (CL).

Cadena lateral (CL)

La cadena lateral incluye los peroneos, la banda IT, el TFL, los glúteos, los oblicuos interno y externo, los aductores ipsolaterales y el cuadrado lumbar (contralateral). Esta cadena también puede incluir las siguientes líneas: intercostales, esternocleidomastoideo, esplenio de la cabeza y del cuello y los escalenos.

Figura 6.7: Cadena espiral (oblicua [CE/O]): a) *vista anterior,* b) *vista posterior.*

Cadena espiral (oblicua [CE/O])

La cadena espiral (oblicua) incluye el oblicuo externo, el oblicuo interno (contralateral), los aductores, la banda iliotibial (IT), el tibial anterior y el peroneo largo/corto. También puede incluir las siguientes líneas: serrato anterior, romboides ipsolaterales y el esplenio de la cabeza contralateral.

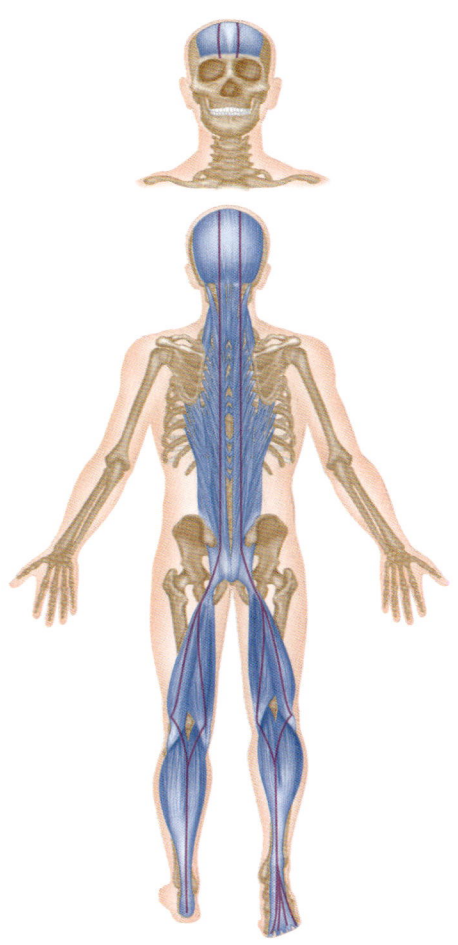

Figura 6.9: Cadena posterior sagital (CPS).

Cadena posterior sagital (CPS)

La cadena posterior sagital incluye la fascia toracolumbar y las líneas musculares por encima y por debajo, y ofrece movimiento y soporte a las articulaciones de la periferia, así como a las articulaciones de la columna. En la sección media, las sublíneas incluyen el transverso abdominal y las fibras posteriores del oblicuo interno. Los músculos del suelo de la pelvis incluyen el piramidal, los multífidos y las porciones lumbares del longísimo, iliocostal y diafragma, que suelen conocerse por el nombre colectivo *músculos nucleares*. Evidentemente este sistema de soporte articular también existe en los complejos glenohumeral y lumbopélvico-cadera.

La cadena posterior profunda o sagital incluye los músculos profundos segmentalmente relacionados, que ofrecen un apoyo localizado del movimiento en los segmentos o las articulaciones (fibras tónicas o de tipo II).

La cadena oblicua superficial implica a los principales movilizadores o los músculos más globales que, como su nombre indica, son más superficiales. Estos músculos son principalmente fásicos y constan sobre todo de fibras de tipo I con una gran resistencia a la fatiga.

La cadena posterior sagital incluye el occipitofrontal, el erector de la columna, la fascia toracolumbar, el multífido, el ligamento sacrotuberoso y el bíceps femoral (cabeza corta). La línea oblicua posterior (LOP) incluye el dorsal ancho, el glúteo mayor contralateral y la fascia toracolumbar. Esta cadena puede continuar para incluir las siguientes líneas: banda IT, tibial anterior y peroneos.

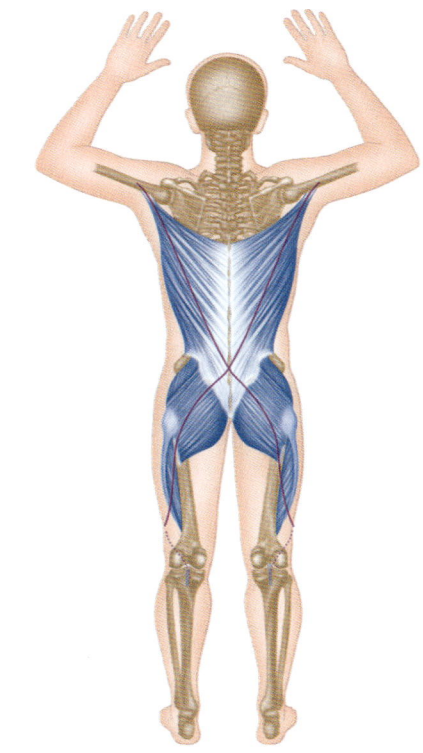

Figura 6.10: Línea oblicua posterior (LOP).

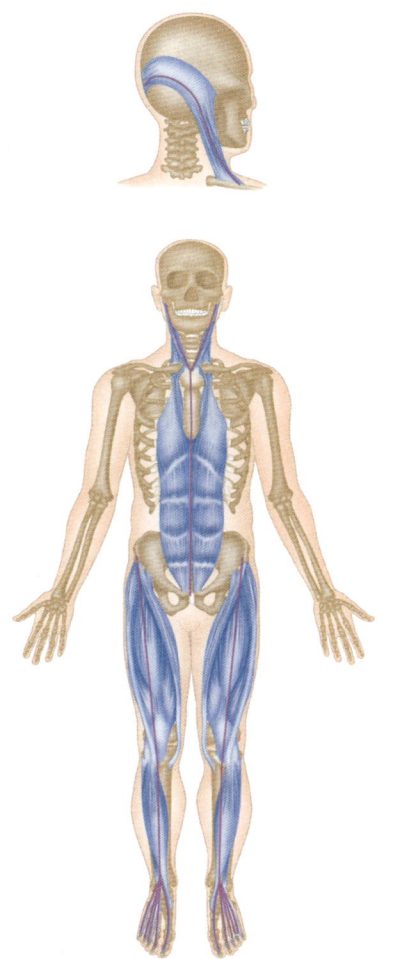

Figura 6.11: Cadena anterior sagital (CAS).

Cadena anterior sagital (CAS)

La cadena anterior sagital incluye el dorso del pie, el periostio tibial, el recto femoral (incluyendo la rodilla), la espina ilíaca anterior inferior (EIAI), la tuberosidad púbica, el recto abdominal, el periostio esternal, el esternocleidomastoideo y el periostio de la apófisis mastoides.

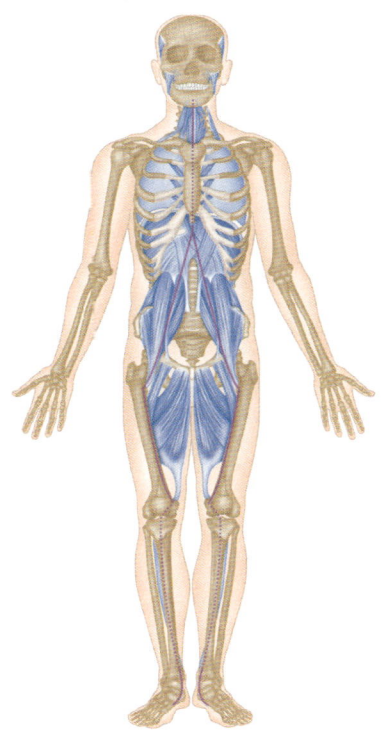

Figura 6.12: Cadena anterior profunda (CAP).

Cadena anterior profunda (CAP)

La cadena anterior profunda incluye el arco interno de la superficie plantar (primer cuneiforme), el tibial posterior, el periostio tibial medial, los aductores, la línea áspera, la rama del isquion y el pubis, el trocánter menor, el ilíaco, el ligamento longitudinal anterior, el psoas mayor, el tendón central del diafragma, el mediastino y el pericardio, la fascia pleural, la fascia prevertebral, la fascia de los escalenos, la cabeza larga, el hioides y la fascia asociada, la mandíbula, el occipucio y la galea aponeurótica (aponeurosis epicraneal).

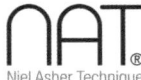

Técnica de Niel Asher (NAT)

La NAT es una técnica de punto gatillo avanzada —avanzada porque utiliza la neurofisiología subyacente a los puntos gatillo miofasciales de forma nueva y deliberada—. La técnica aplica el masaje de roce profundo y las técnicas de compresión/inhibición combinados en un algoritmo coreográfico. En la NAT, los puntos gatillo no se consideran como nódulos familiares de disfunción muscular, sino como «entradas» a la médula espinal y al sistema nervioso central. Esto se debe a que los puntos gatillo son en especial dolorosos y, como se ha comentado antes, la estimulación de las vías del dolor da lugar a muchos efectos profundos en el sistema nervioso, incluyendo la atenuación de la sensibilización periférica y central.

Durante la mayoría de los tratamientos manuales se estimula una corriente aleatoria de diferentes mecanorreceptores. En la NAT, el número de entradas se reduce a un mínimo absoluto y objetivo. Las entradas se realizan a través de los puntos gatillo en secuencias repetibles que siempre incluyen la manipulación de los SPG, así como los puntos gatillo en los agonistas y los antagonistas (véase el apartado siguiente, «Liberación tridimensional [3D]»). Parte de la secuencia de entrada de la NAT se realiza tres veces; la repetición de 3 veces algo (ya sea verbal o somáticamente) parece ayudar al sistema nervioso a «llegar al grano». El masaje de roce se realiza únicamente en «una dirección» y las técnicas de compresión se ejecutan hacia el punto de *dolor* (que a veces se mantiene hasta 10 minutos). La mejor forma de efectuar la NAT es con el codo.

Para algunos terapeutas, el concepto de que hay una vía para tratar la disfunción somática es un anatema; a todos nosotros nos han enseñado a tratar a los pacientes en contexto y que cada caso y, por lo tanto, cada protocolo de tratamiento, es diferente. Todo lo que puedo decir es que debemos comprobar la NAT en nosotros mismos y ver lo que pasa; siempre funciona.

En 1999, inicialmente desarrollé la NAT para tratar el síndrome del hombro congelado (capsulitis adhesiva). El hombro es una de las regiones más complejas del cuerpo, ya que implica cuatro articulaciones y dieciocho músculos. Muchos autores consideran que el hombro congelado es la manifestación de los peores componentes de todos los restantes problemas del hombro juntos. En muchos sentidos es un enigma y, como en todos los enigmas, resolver el puzle nos ayuda a averiguar muchas circunstancias e informaciones sobre el funcionamiento interno del sistema nervioso. He podido observar que los puntos dolorosos/gatillo específicos parecen adoptar una distribución idéntica en *cada uno de los pacientes*. Para mi gran sorpresa, al manipular estos puntos en una secuencia, he podido descubrir que el hombro congelado que mis pacientes habían sufrido durante mucho tiempo se disolvía en una o dos sesiones de tratamiento. Esta «descongelación» rápida sólo puede explicarse a través de un proceso neurológico, el cual ha llevado al modelo teórico actual.

En la actualidad hay muchos miles de hombros congelados tratados con éxito mediante la NAT. Esta técnica está basada en evidencias y ahora se utiliza para tratar una amplia variedad de patologías musculoesqueléticas.

Para más información, véase <www.nielasher.com>.

Teoría de la NAT

La estimulación intencionada de los mecanorreceptores situados en y alrededor de los puntos gatillo (y las articulaciones) genera una nueva «firma neural» que afecta la médula espinal y las cortezas somáticas. La NAT utiliza deliberadamente algunos de los reflejos automáticos asociados a los puntos gatillo, incluyendo:

- Cocoordinación.
- Inhibición recíproca.
- Relajación postisométrica.
- Depresión postactivación.
- Facilitación pura.
- Cofacilitación.
- Respuestas vegetativas (SNV).
- «*Pain gate*» (puerta del dolor).
- Respuestas reflejas de la médula espinal.
- Neuroplasticidad.

El sistema nervioso responde a estas secuencias entrantes liberando el «patrón de espera», normalizando las salidas de la unidad motora y mejorando la cocoordinación. A nivel clínico, tras cada sesión de NAT, los pacientes describen una sensación de «lubricación interna de las articulaciones» o una sensación de haber recuperado el control muscular «normal». En cuanto a la disfunción somática, la NAT se utiliza con facilidad para revitalizar y liberar las posturas protectoras (como en la espondilolistesis) y/o tratar el espasmo protector alrededor de los problemas articulares (como en la cadera artrítica).

Además, las secuencias NAT parecen *tonificar* o reactivar los músculos alrededor de la articulación; como respuesta automática, también hay un aumento de la fortaleza y la fuerza. Este es uno de los motivos por los que los fisioterapeutas pudieron utilizar con éxito la NAT en los miembros de los equipos canadienses y australianos de los Juegos Olímpicos del 2012 en Londres. En el Hospital Addenbrooke en Cambridge (Reino Unido) se llevó a cabo una investigación en la que se obtuvieron evidencias sobre este fenómeno (Weis y otros, 2003). Los pacientes con dolor y debilidad prolongados en el hombro tratados con NAT han mostrado una mejora significativa de la amplitud de movimiento activo (P<0,002) y una fortaleza y una fuerza (P<0,046) superiores a la fisioterapia estándar y a una terapia manual placebo, pese a que, en el grupo NAT, no se realizaran ejercicios.

Liberación tridimensional (3D)

El cerebro posee mapas sensoriales y motores 3D programados en la corteza. Nuestro cerebro (corteza motora) responde a nuestras demandas de movimiento coordinando secuencias complejas de unidades motoras. Dichas unidades pueden contraerse de forma aislada o colectiva, y cuando se requiere más fuerza, se combinan grupos de unidades (reclutamiento). Una de las vías clave del sistema motor para conseguir un movimiento coordinado suave es utilizar la triangulación conocida como *antagonismo*. El triángulo está formado por agonistas, antagonistas y fijadores (estos últimos mantienen quietas las articulaciones para que agonista y antagonista puedan trabajar con eficacia; véase el capítulo 2). Cuando se desarrolla un punto gatillo en uno de estos tres grupos, los otros se ven forzados a compensar. Por este motivo es importante tratar los puntos gatillo en el antagonista, así como en el agonista; en otras palabras, se trata de una liberación 3D. Una serie de factores entran en juego y con el tiempo pueden magnificar estos efectos. Estos factores son: inhibición recíproca (un antagonista es inhibido completa o parcialmente), la facilitación pura (un antagonista se refuerza) y la cofacilitación (se dirige mayor fuerza a los equipos de músculos secundarios).

Una gran parte de los datos experimentales que demuestran el antagonismo se han obtenido en voluntarios sanos. Me gustaría indicar que en situaciones patológicas (como el hombro congelado), a menudo el cerebro se ve forzado a comprometer este antagonismo y, al final, presenta un grado de neuroplasticidad. Dicho de otro modo, la relación de agonista/antagonista puede no funcionar de la manera clásicamente descrita.

Por ejemplo, el hombro congelado puede considerarse como una de las respuestas protectoras inherente a nuestro sistema nervioso para evitar los estímulos nocivos (como la tendinopatía reactiva y el dolor). Cada vez que intentamos empujar el hombro congelado en una dirección, este se resiste y empuja en dirección contraria. El cerebro está constantemente trabajando para proteger contra todo aquello que percibe como una amenaza. Esto se manifiesta como un hombro rígido y doloroso (congelado) con muchos puntos gatillo en muchos músculos (en cierta medida, podemos ver este patrón protector en todas las molestias dolorosas del hombro). Es como si el cerebro tuviera que colocar el hombro (neurológicamente) doloroso en una posición «con cabestrillo» y mantenerlo así durante meses o incluso años, después de que el estímulo doloroso haya remitido. En parte, esto es posible por sensibilización periférica y central.

Secuencias NAT 3D

Como ejemplos al final de cada una de las secciones musculares (diferenciadas por el color; capítulos 7-12), he incluido algunas técnicas de liberación NAT 3D. Para más información sobre la NAT, visite la página web <www.nielasher.com>.

A continuación se expone un ejemplo de un tratamiento NAT básico de la cadera osteoartrítica leve a moderada:

1. Evaluar la amplitud de movimiento.
2. Examinar los músculos y palpar los puntos gatillo.
3. Tratar los puntos gatillo en los *aductores* (con el paciente en decúbito lateral sobre el lado afectado) utilizando el masaje de roce profundo en una única dirección, desde la rodilla hacia la nalga.
4. Utilizar la técnica de inhibición compresión, parando en el punto gatillo en la inserción del aductor.
5. Girar al paciente sobre el lado opuesto para tratar los puntos gatillo en el TFL (masaje de roce profundo sólo en la dirección de cadera a tobillo) y parar sobre los puntos gatillo de *glúteo menor o mínimo/medio* utilizando la técnica de inhibición compresión.
6. Articular la cadera en circunducción pasiva.
7. Repetir tres veces los pasos 4 y 5.
8. Girar al paciente a decúbito supino y tratar los puntos gatillo en el *pectíneo* y los pequeños *rotadores internos de la cadera.*
9. Reevaluar la amplitud de movimiento.

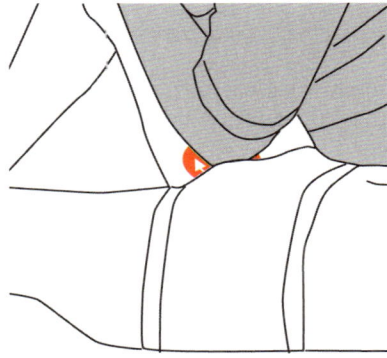

Figura 6.13: Inhibición supina del pectíneo utilizando el codo.

Antagonismo alterado

He tratado más de mil hombros congelados y he podido observar que, en personas con un dolor de hombro agudo, la asociación de bíceps braquial y tríceps braquial deja de funcionar correctamente. En lugar de ello, se emparejan el bíceps braquial y el infraespinoso; de forma similar, el tríceps braquial y el pectoral menor parecen cambiar su relación funcional. Durante las secuencias terapéuticas, la NAT tiene en cuenta estos cambios antagonistas funcionales.

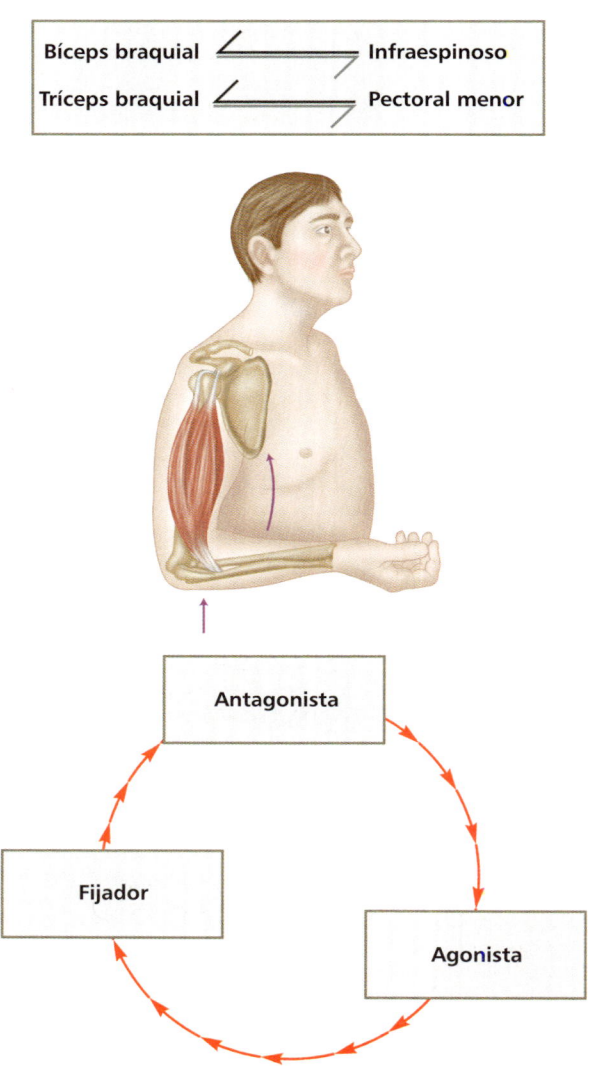

Figura 6.14: Patrón reflejo observacional funcional antagonista para el «patrón capsular» del hombro congelado.

Podemos observar este fenómeno en nosotros mismos. Si en un paciente con hombro congelado, cuando se encuentra en decúbito supino se estimula el punto gatillo en el infraespinoso, en algún punto cerca del borde escapular lateral, casi siempre explicará que siente un dolor referido en la región anterior del deltoides y (de la cabeza larga) del bíceps braquial en el hombro. En otras palabras, el tratamiento de un punto gatillo en el antagonista funcional puede reflejar el dolor y reproducir los puntos gatillo en el agonista.

Tratamiento inverso de los puntos gatillo

Los tipos de relación funcional descritos antes se evidencian en especial en músculos con puntos gatillo crónicos. En estos casos, es útil establecer los tejidos primarios que causan los síntomas y después buscar el «patrón de espera» antagonista. He comprobado que tratar primero los satélites secundarios o los puntos gatillo latentes y después los puntos gatillo miofasciales centrales hace que el tratamiento sea más eficaz y duradero. La estimulación de una secuencia de tres puntos tres veces (uno de estos puntos debe ser un SPG) permite que el cerebro triangule las entradas sensoriales. La corteza motora responde liberando automáticamente los patrones de espera que se han establecido en el mapa 3D. Un antiguo dicho de osteópata dice: «Trata el patrón secundario (de espera) y el problema primario se resolverá solo».

7

Músculos de la cara, cabeza y cuello

Puntos gatillo regionales del dolor de cabeza y cuello

Dolor de cabeza en sienes
Trapecio
Esternocleidomastoideo
Semiespinoso de la cabeza
Esplenio del cuello
Temporal

Dolor de cabeza (ventral)
Frontal
Semiespinoso de la cabeza
Esternocleidomastoideo
Orbicular de los ojos

Dolor de cabeza (dorsal)
Esternocleidomastoideo
Digástrico
Trapecio
Semiespinoso de la cabeza
Semiespinoso del cuello
Occipital
Temporal
Esplenio del cuello

Dolor de cabeza (vértex)
Esplenio de la cabeza
Esternocleidomastoideo

Dolor en zona sinusal
Pterigoideo lateral
Orbicular de los ojos
Epicráneo (frontal)
Masetero
Temporal
Esternocleidomastoideo

Dolor de muelas
Masetero
Digástrico
Temporal

Dolor en la región ocular
Orbicular de los ojos
Masetero
Suboccipital
Trapecio
Temporal
Occipital
Esplenio del cuello

Dolor en mejillas y maxilar
Esternocleidomastoideo
Masetero
Pterigoideo lateral
Pterigoideo medial
Trapecio
Digástrico
Buccinador
Orbicular de los ojos

Dolor en ATM y oído
Masetero
Pterigoideo lateral
Pterigoideo medial
Esternocleidomastoideo

Dolor en cuello (ventral)
Esternocleidomastoideo
Digástrico
Pterigoideo medial

Dolor de cuello (dorsal)
Trapecio
Elevador de la escápula
Multífido
Esplenio del cuello
Infraespinoso

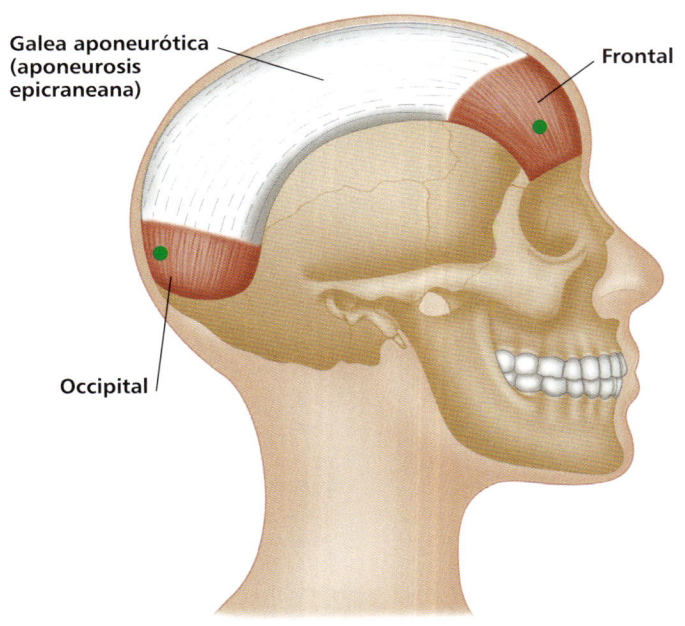

Galea aponeurótica (aponeurosis epicraneana)

Frontal

Occipital

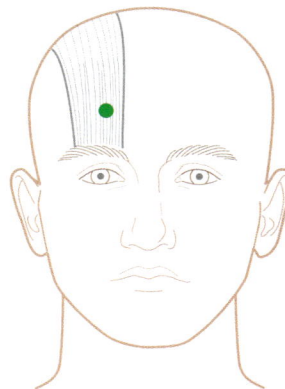

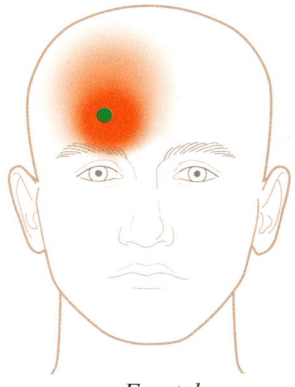

Frontal

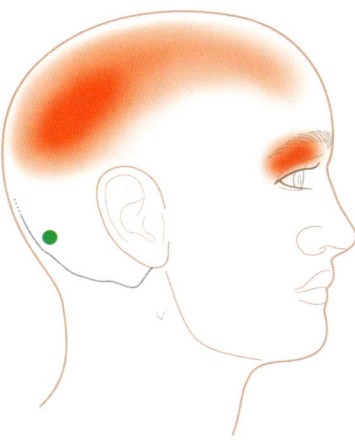

Occipital

Griego, *epi-*, 'sobre'; latín, *cranium*, 'cráneo'.

En realidad, se trata de dos músculos, occipital y frontal, unidos por una aponeurosis denominada *galea aponeurótica*, que recibe su nombre por su forma, que recuerda un casco encima del cráneo.

ORIGEN

Occipital: dos tercios laterales de la línea nucal superior del hueso occipital. Apófisis mastoides del hueso temporal.
Frontal: galea aponeurótica.

INSERCIÓN

Occipital: galea aponeurótica (tendón tipo hoja que lleva al vientre frontal).
Frontal: fascia y piel encima de ojos y nariz.

ACCIÓN

Occipital: tira del cuero cabelludo hacia atrás. Asiste al vientre frontal a levantar la ceja y fruncir la frente.
Frontal: tira del cuero cabelludo hacia delante. Levanta la ceja y frunce la piel de la frente horizontalmente.

INERVACIÓN

Nervio facial o par craneal V11.

MOVIMIENTO FUNCIONAL BÁSICO

Ejemplo: eleva las cejas (frunce la piel de la frente horizontalmente).

PATRONES DE DOLOR REFERIDO

Occipital: dolor en cuero cabelludo lateral y anterior; dolor difuso en la parte posterior de la cabeza y en la órbita.
Frontal: dolor localizado con alguna referencia hacia arriba y por encima de la frente en el mismo lado.

RESUMEN

INDICACIONES
Dolor de cabeza. Dolor (parte posterior de la cabeza). No puede dormir de espaldas/cojín. Dolor de oído. Dolor detrás del ojo, ceja y párpado. Actividad visual. Baile de letras al leer textos impresos en blanco y negro. Estrabismo. Frente arrugada. Dolor de cabeza tensional, dolor encima del ojo.

CAUSAS
Ansiedad. Exceso de trabajo. Estilo de vida. Uso del ordenador. Gafas mal graduadas. Fruncir el ceño.

DIAGNÓSTICO DIFERENCIAL
Hormigueo en el cuero cabelludo. Atrapamiento del nervio occipital mayor.

CONSIDERAR TAMBIÉN
Músculos suboccipitales. División clavicular del esternocleidomastoideo. Semiespinoso de la cabeza. Cigomático mayor. Platisma. Escaleno. Músculos de la nuca. Músculos oculares.

TÉCNICAS MANUALES DEL TERAPEUTA

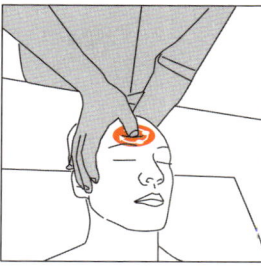
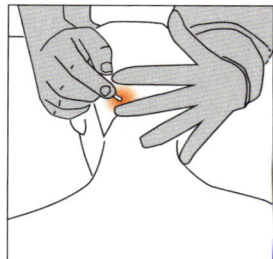
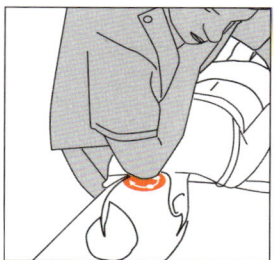

✓		Rociado y estiramiento
✓		Punción seca
✓		Masaje de roce profundo
✓	✓	Compresión
✓	✓	Energía muscular
✓	✓	Liberación posicional
✓		Punción húmeda

Técnica de relajación postisométrica (RPI)
Indicaciones: contexto subagudo a crónico.
1. Identificar el punto gatillo.
2. El paciente debe encontrarse en una postura cómoda en la que el músculo afectado/huésped pueda ser sometido a un estiramiento completo.
3. Mientras se le aplica una resistencia isométrica durante 3-10 segundos, el paciente debe contraer el músculo afectado/huésped utilizando un 10-25 % de su fuerza y a la longitud máxima sin dolor; debe estabilizarse la parte del cuerpo para evitar un acortamiento muscular.
4. El paciente debe relajar el músculo («soltarlo»).
5. Durante esta fase de relajación, elongar con suavidad el músculo tensándolo hasta el punto de resistencia (pasivamente); debe apreciarse cualquier cambio en la longitud.
6. Repetir varias veces (habitualmente 3 veces).

AUTOAYUDA

Con frecuencia este músculo se relaciona con muchos tipos de dolor de cabeza, y se trata con facilidad con varias técnicas. La técnica más simple es:

TÉCNICA DE AUTOAYUDA
1. Estudiar la anatomía.
2. Localizar y sentir/palpar los puntos gatillo sensibles; habitualmente en el dorso de la cabeza.
3. Reposar el dorso de la cabeza/punto gatillo sobre una pelota de presión 10 minutos hasta que el dolor cede.

HISTORIA REAL
Los osteópatas utilizan a menudo está técnica. Fue una de las primeras técnicas osteopáticas inventada por su creador, Andrew Taylor-Still. De joven solía sufrir dolor de cabeza. Ató una cinta entre dos patas de una silla y colocó la nuca encima de aquella. Se quedó dormido, y cuando despertó, constató que estaba curado.

RECOMENDACIONES AL PACIENTE
Evitar fruncir y arrugar la frente.

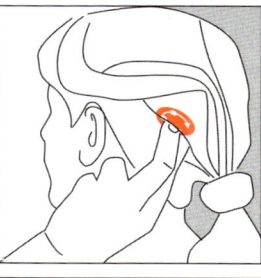
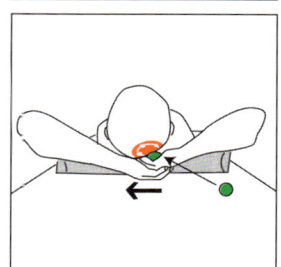

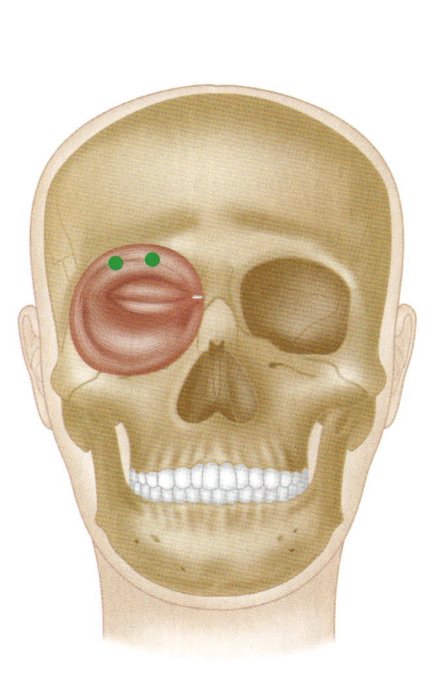
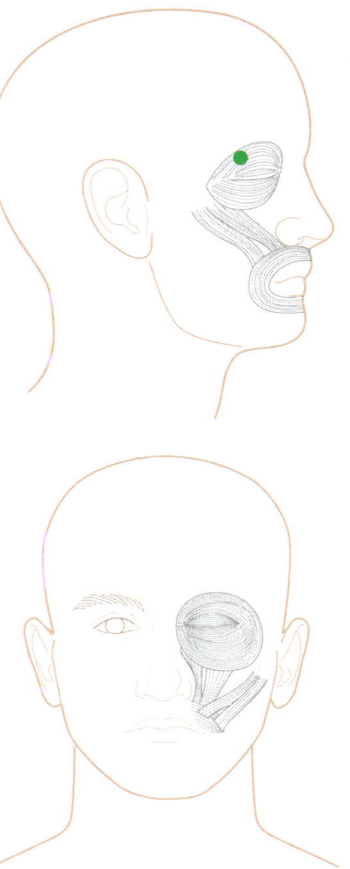
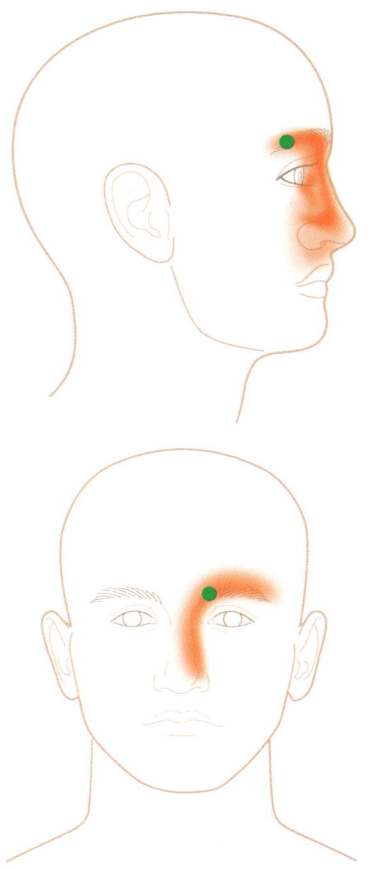

Latín, *orbis*, 'orbe, círculo'; *oculi*, 'del ojo'.

Este músculo complejo y extremadamente importante consiste en tres porciones que, en conjunto, forman un mecanismo protector importante que rodea el ojo.

Porción orbital

ORIGEN
Hueso frontal. Pared intermedia de la órbita (en el maxilar).

INSERCIÓN
Trayectoria circular alrededor de la órbita, volviendo al origen.

ACCIÓN
Cierre potente de los párpados («entorna firmemente» el ojo). Antagonista: músculo elevador del párpado superior.

INERVACIÓN
Nervio facial o par craneal **V11** (ramas temporales y cigomáticas).

Porción palpebral (en párpados)

Latín, *palpebralis*, 'referente a un párpado'.

ORIGEN
Ligamento palpebral interno.

INSERCIÓN
Ligamento palpebral externo en el hueso cigomático.

ACCIÓN
Cierre suave de los párpados (y actúa involuntariamente, como en el guiño).

INERVACIÓN
Nervio facial o par craneal **V11** (ramas temporales y cigomáticas).

Porción lagrimal (detrás del ligamento palpebral interno y saco lagrimal)

Latín, *lacrimalis*, 'referente a las lágrimas'.

ORIGEN
Hueso lagrimal.

INSERCIÓN
Rafe palpebral externo.

ACCIÓN
Dilatación del saco lagrimal. Lleva los canales lagrimales a la superficie del ojo.

INERVACIÓN
Nervio facial o par craneal **V11** (ramas temporales y cigomáticas).

PATRONES DE DOLOR REFERIDO
Palpebral: dolor localizado «de quemazón» encima de los ojos y hasta el ala nasal ipsolateral.
Lagrimal: hacia dentro del ojo, dolor sinusal, dolor en el puente nasal. A menudo, comer helado reproduce el dolor ocular/dolor de cabeza.

RESUMEN

INDICACIONES
Dolor de cabeza. Migraña. Neuralgia del trigémino. Vista cansada. Tics en los ojos. Trastornos de la vista. Ptosis palpebral. Dolor sinusal. Dolor en cejas. Ojos secos.

CAUSAS
Problemas de la vista. Ansiedad. Fruncir el ceño. Tensión. Uso excesivo de la pantalla del ordenador.

DIAGNÓSTICO DIFERENCIAL
Ptosis, síndrome de Horner.

CONSIDERAR TAMBIÉN
Digástrico. Temporal. Trapecio. Esplenios y músculos cervicales posteriores. Asociado a menudo a esternocleidomastoideo.

TÉCNICAS MANUALES DEL TERAPEUTA

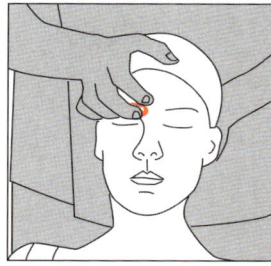

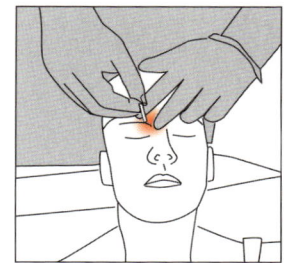

		Rociado y estiramiento
✓		Punción seca
✓		Masaje de roce profundo
✓	✓	Compresión
		Energía muscular
		Liberación posicional
✓		Punción húmeda

Técnica de compresión (inhibición)
1. Identificar el punto gatillo.
2. El paciente debe encontrarse en una postura cómoda, en la que el músculo afectado/huésped pueda ser sometido a un estiramiento completo.
3. Aplicar una presión suave en el punto gatillo. La presión se irá aumentando gradualmente mientras se elonga el músculo afectado/huésped hasta encontrar una barrera palpable. El paciente debe experimentar este momento como incómodo y no como doloroso.
4. Aplicar una presión sostenida hasta observar una relajación del punto gatillo. Esto puede tardar de unos segundos a unos minutos.
5. Repetir el procedimiento aumentando la presión en el punto gatillo hasta encontrar la próxima barrera, y así sucesivamente.
6. Para conseguir un mejor resultado, durante estas repeticiones se puede intentar cambiar la dirección de la presión.

AUTOAYUDA

Con frecuencia este músculo se relaciona con muchos tipos de dolor de cabeza, y se trata con facilidad con varias técnicas. La técnica más simple es:

TÉCNICA DE AUTOAYUDA
1. Estudiar la anatomía.
2. Localizar y sentir/palpar los puntos gatillo sensibles; habitualmente debajo de la cresta de las cejas.
3. Aplicar presión con los pulgares, utilizando TCI hasta que el dolor remita.
4. Desplazarse alrededor del punto desde otra dirección y volver a ejercer presión.
5. Repetir hasta que haya remitido toda la sensibilidad.

ADVERTENCIA
El dolor en este punto puede ser muy agudo y molesto; hay que respirar y relajarse con el dolor; centrarse en la relajación. Es una técnica sorprendentemente eficaz para las fatigas oculares relacionadas con el ordenador, el dolor sinusal y el dolor de cabeza frontal. Algunas veces se pueden presionar con los pulgares los puntos en ambos ojos simultáneamente.

RECOMENDACIONES AL PACIENTE
Revisar la vista con regularidad. Aumentar el sueño/descanso. Hacer interrupciones regulares cuando maneje/utilice la pantalla del ordenador. Sujetar las gafas no demasiado ceñidas al puente nasal.

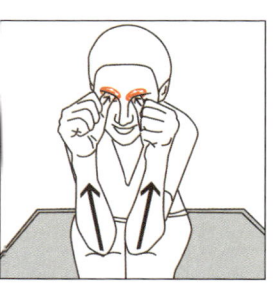

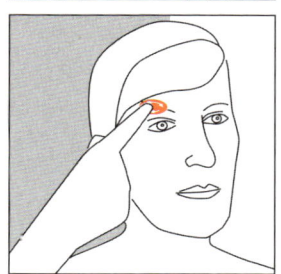

MASETERO (*MASSETER*)

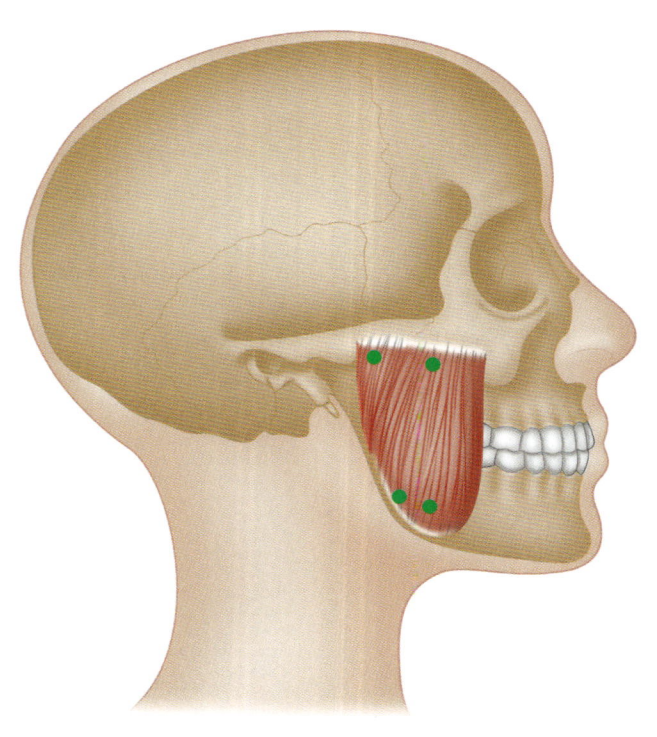

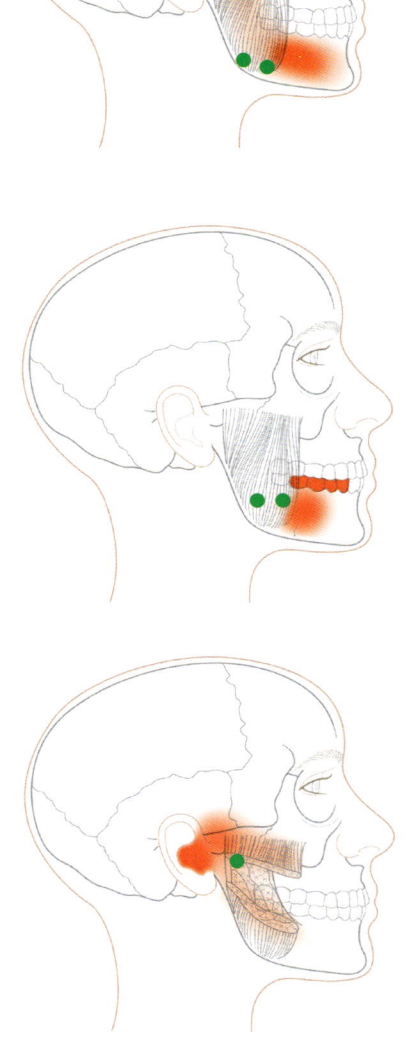

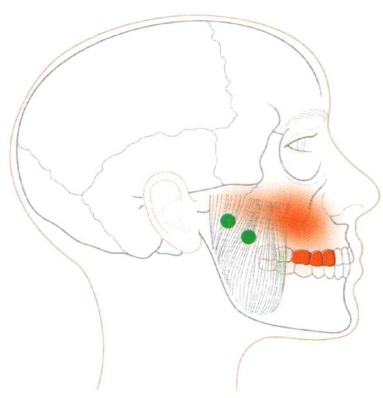

Griego, *maseter*, 'masticador'.

El masetero es el músculo más superficial de la masticación; se siente con facilidad al apretar la mandíbula.

ORIGEN
Apófisis cigomática del maxilar. Superficies internas e inferiores del arco cigomático.

INSERCIÓN
Ángulo de la rama de la mandíbula. Apófisis coronoides de la mandíbula.

ACCIÓN
Oclusión del maxilar. Aprieta los dientes. Ayuda en el movimiento de lateralidad mandibular ipsolateral. Antagonista: platisma.

INERVACIÓN
Trigémino o par craneal **V** (división mandibular).

MOVIMIENTO FUNCIONAL BÁSICO
Masticación de los alimentos.

PATRONES DE DOLOR REFERIDO
Superficial: ceja, maxilar y mandíbula (anteriores). Dientes molares superiores e inferiores. *Profundamente*: oído y ATM.

RESUMEN

INDICACIONES
Trismo (limitación mandibular intensa). Dolor en la ATM. Dolor de cabeza por tensión/estrés. Dolor de oído. Tinnitus ipsolateral. Dolor dental. Bruxismo. Dolor sinusal. Hinchazón por debajo de los ojos (a menudo, presente en cantantes).

CAUSAS
Masticar chicle. Rechinar de dientes/bruxismo. Intervenciones dentales prolongadas. Estrés. Tensión emocional. Posturas con la cabeza hacia delante. Ocupacional.

DIAGNÓSTICO DIFERENCIAL
Dolor/síndrome de ATM. Acúfenos (tinnitus). Trismo.

CONSIDERAR TAMBIÉN
Temporal ipsolateral. Pterigoideo medial. Masetero contralateral. Esternocleidomastoideo.

TÉCNICAS MANUALES DEL TERAPEUTA

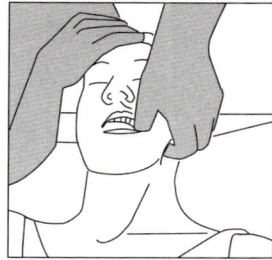
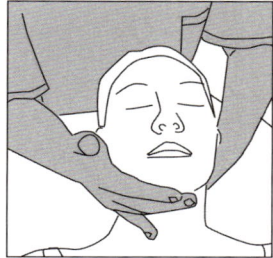
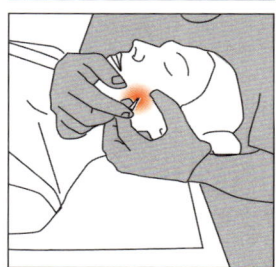

✓		Rociado y estiramiento
✓	✓	Punción seca
✓		Masaje de roce profundo
✓	✓	Compresión
✓	✓	Energía muscular
✓	✓	Liberación posicional
✓		Punción húmeda

Técnica de contracción-relajación, contracción del antagonista (CRCA)
1. Contraer el agonista.
2. Relajar.
3. Contraer el antagonista.
4. Estirar.
5. Originalmente contracción concéntrica del agonista y contracción excéntrica del antagonista.
6. Ahora la contracción isométrica se utiliza con igual facilidad, en especial en regiones complicadas dolorosas.
7. Mantener el estiramiento durante 15 a 30 segundos.
8. Repetir 3 veces.

AUTOAYUDA

FÉRULAS DE MORDIDA/OCLUSALES
Existen divergencias en cuanto a la eficacia, el tipo y la duración del uso de los dispositivos oclusales. Una base de evidencia indica que son beneficiosas.

TÉCNICAS DE RESPIRACIÓN Y CONTROL DE ESTRÉS
El estrés, la tensión y una respiración errónea pueden constituir un factor. Para algunas personas puede resultar beneficioso recurrir a métodos autógenos y de respiración.

POSTURA
Una serie de terapeutas manuales y de puntos gatillo saben tratar los patrones cruzados superiores o de cabeza hacia delante.

RECOMENDACIONES AL PACIENTE
No rechinar los dientes (férulas oclusales). Postura de trabajo (teléfono). Postura de la cabeza-cuello-lengua. No masticar/morder chicles /helados/uñas.

TÉCNICA DE AUTOAYUDA
Utilizar la presa en pinza, colocando el pulgar dentro de la boca.

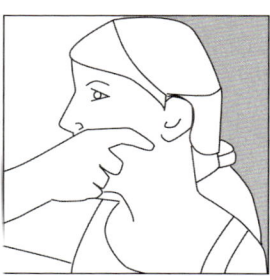
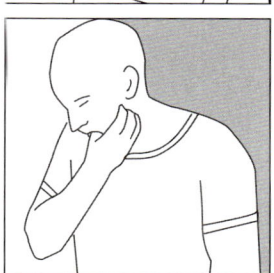

TEMPORAL *(TEMPORALIS)*

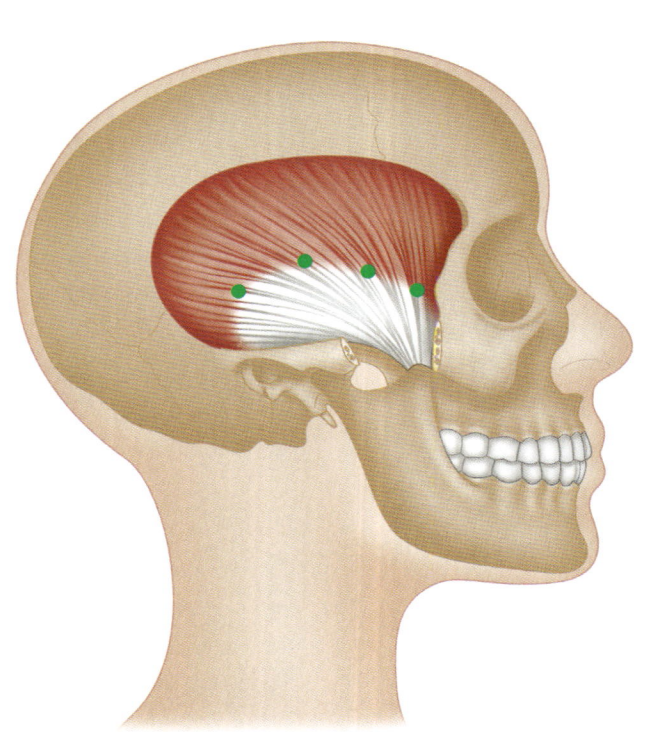

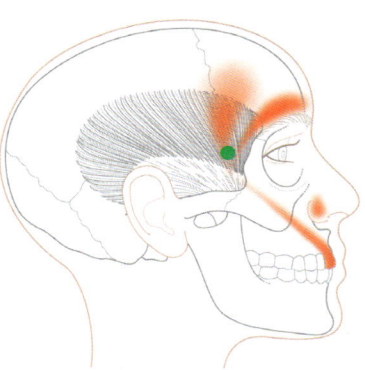

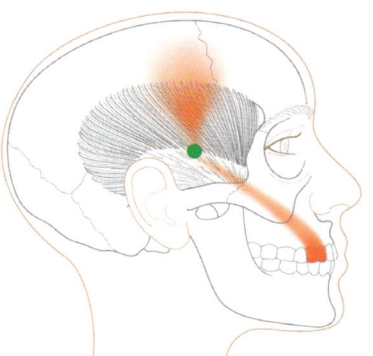

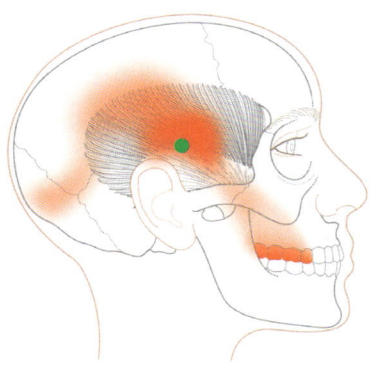

Latín, *temporalis*, 'referente a la cara lateral de la cabeza'.

ORIGEN
Fosa temporal, incluidos los huesos parietales, temporales y frontal. Fascia temporal.

INSERCIÓN
Apófisis coronoides de la mandíbula. Borde anterior de la rama de la mandíbula.

ACCIÓN
Oclusión de la mandíbula. Aprieta los dientes. Asiste en el movimiento de desviación mandibular ipsolateral.

INERVACIÓN
Nervios temporales profundos anteriores y posteriores del nervio trigémino o par craneal **V** (división mandibular).

MOVIMIENTO FUNCIONAL BÁSICO
Masticación de los alimentos.

PATRONES DE DOLOR REFERIDO
Incisivos superiores y cresta supraorbitaria. Dientes maxilares y dolor en el centro de la sien. ATM y dolor en el centro de la sien. Localizado (hacia atrás y arriba).

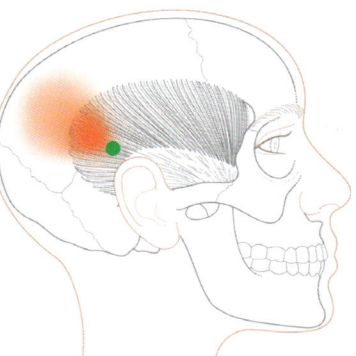

RESUMEN

INDICACIONES
Dolor de cabeza. Dolor dental. Síndrome de ATM. Hipersensibilidad dental. En intervenciones dentales prolongadas. Dolor de cejas. Bruxismo. Dolor sinusal. Trismo. Zumbidos en zona de la mejilla.

CAUSAS
Masticar chicle. Rechinar de dientes/bruxismo. Intervenciones dentales prolongadas. Estrés. Tensión emocional. Alineación maxilar/mordida. Morderse las uñas. Chupar el pulgar.

DIAGNÓSTICO DIFERENCIAL
Tendinitis del temporal. Polimialgia reumática. Arteritis del temporal o arteritis de células gigantes (ACG).

CONSIDERAR TAMBIÉN
Trapecio superior. Esternocleidomastoideo. Masetero.

TÉCNICAS MANUALES DEL TERAPEUTA

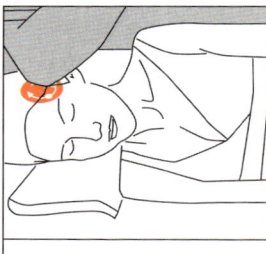

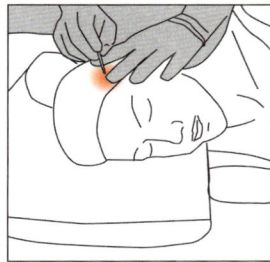

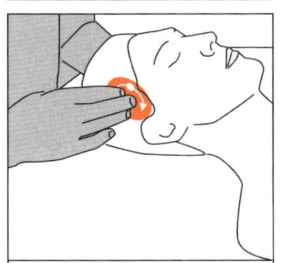

☐	☐	Rociado y estiramiento
✓	☐	Punción seca
✓	☐	Masaje de roce profundo
✓	✓	Compresión
✓	✓	Energía muscular
✓	✓	Liberación posicional
✓	☐	Punción húmeda

Técnica de compresión (inhibición)
1. Identificar el punto gatillo.
2. El paciente debe encontrarse en una postura cómoda, en la que el músculo afectado/huésped pueda ser sometido a un estiramiento completo.
3. Aplicar una presión suave en el punto gatillo. Esta presión se irá aumentando gradualmente mientras se elonga el músculo afectado/huésped hasta encontrar una barrera palpable. El paciente debe experimentar este momento como incómodo y no como doloroso.
4. Aplicar una presión constante hasta observar una relajación del punto gatillo. Esto puede tardar de unos segundos a varios minutos.
5. Repetir el procedimiento aumentando la presión en el punto gatillo hasta encontrar la siguiente barrera, y así sucesivamente.
6. Para conseguir un mejor resultado, durante estas repeticiones se puede intentar cambiar la dirección de la presión.

AUTOAYUDA

FÉRULAS DE MORDIDA/OCLUSALES
Existen divergencias en cuanto a la eficacia, el tipo y la duración del uso de los dispositivos oclusales. Una base de evidencia indica que son beneficiosos.

POSTURA
Una serie de terapeutas manuales y de puntos gatillo pueden tratar los patrones cruzados superiores o de cabeza hacia delante.

RECOMENDACIONES AL PACIENTE
Evitar masticar chicle o sustancias duras. Posición de la lengua. Aire acondicionado en coche/en el trabajo. Corregir la postura de la cabeza, postura delantera. Estiramiento.

TÉCNICA DE AUTOAYUDA
Utilizar técnicas de presión con el dedo plano en el lado de la cabeza/cuero cabelludo.

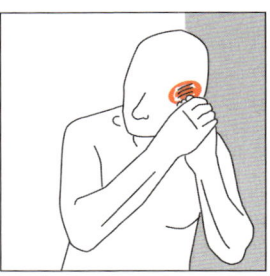

1. Estudiar la anatomía y buscar la localización de los puntos gatillo.
2. Encontrar primero los puntos gatillo en la parte ventral del músculo y crear una presión suave; a menudo esto causa un dolor que irradia a los dientes.
3. Mantener la presión hasta que el dolor se disuelva.
4. Masajear con suavidad la zona y encontrar el siguiente punto gatillo, si es que hay otro, y repetir la maniobra.

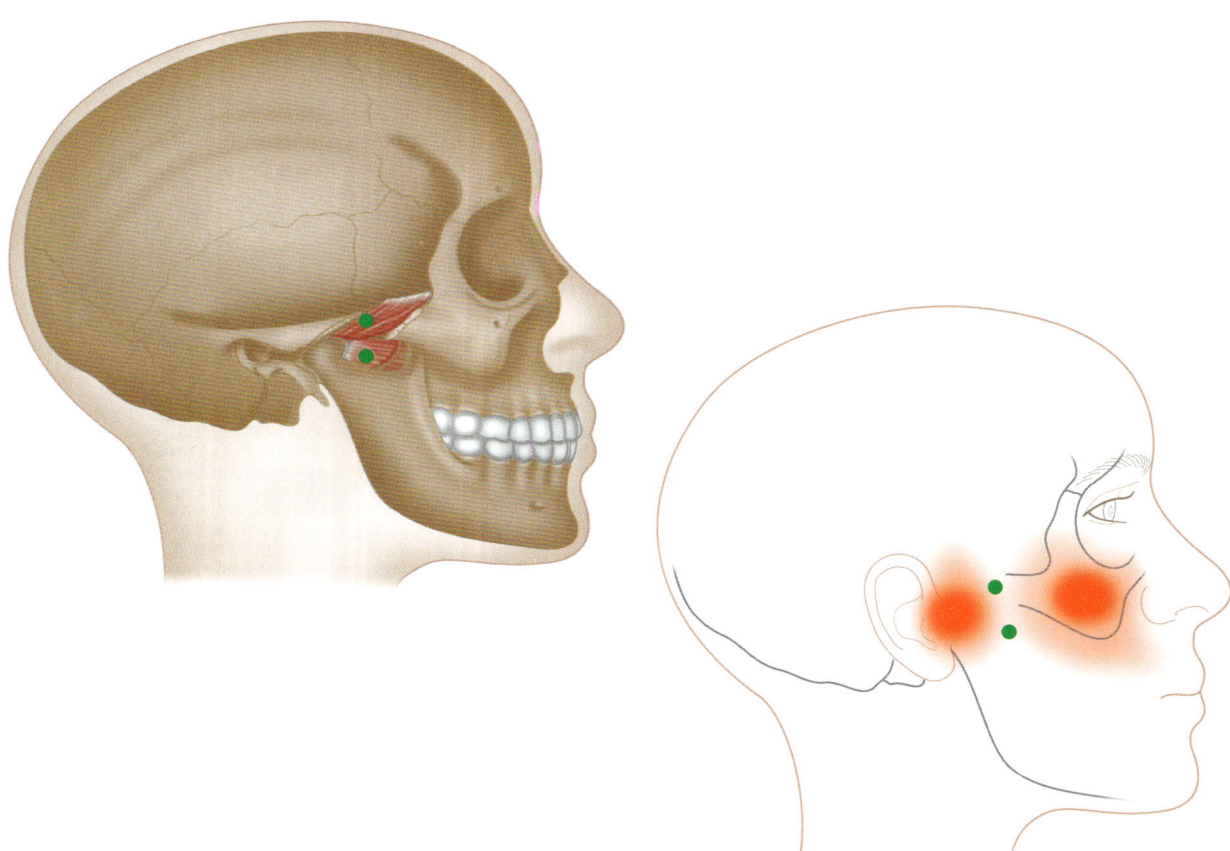

Griego, *pterygoides*, 'como un ala'; latín, *lateralis*, 'en el lado'.

La cabeza superior de este músculo a veces se llama *esfenomenisco*, porque se inserta en el disco de la articulación temporomandibular.

ORIGEN
Cabeza superior: superficie lateral del ala mayor del esfenoides.
Cabeza inferior: superficie lateral de la lámina lateral pterigoidea del esfenoides.

INSERCIÓN
Cabeza superior: cápsula y disco articular de la articulación temporomandibular.
Cabeza inferior: cuello de la mandíbula.

ACCIÓN
Protrusión mandibular. Apertura de la boca. Movimiento lateral de la mandíbula contralateral (como al masticar).

INERVACIÓN
Nervio trigémino o par craneal **V** (división de la mandibular).

MOVIMIENTO FUNCIONAL BÁSICO
Masticación de alimentos.

PATRONES DE DOLOR REFERIDO
Dos zonas de dolor:
1) ATM en una zona localizada de 1 cm.
2) Arco cigomático en una zona de 3 a 4 cm.

RESUMEN

INDICACIONES
Síndrome de ATM. Dolor craneomandibular. Problemas al masticar. Tinnitus. Sinusitis. Restricción de la abertura de la boca. Dolor de cabeza. Bruxismo. Dolor sinusal. Trismo. Hormigueo en la zona de las mejillas.

CAUSAS
Chicle. Rechinar de dientes/bruxismo. Intervenciones dentales prolongadas. Estrés. Tensión emocional. Alineación maxilar/mordida. Morder uñas. Chupar el pulgar.

DIAGNÓSTICO DIFERENCIAL
ATM artrítica. Variaciones anatómicas de la ATM. Tic doloroso (neuralgia de trigémino). Herpes.

CONSIDERAR TAMBIÉN
ATM. Facetas articulares atlantooccipitales. Músculos del cuello. Masetero. Pterigoideo medial. Temporal (anterior). Cigomático. Buccinador. Orbicular ocular. Esternocleidomastoideo.

TÉCNICAS MANUALES DEL TERAPEUTA

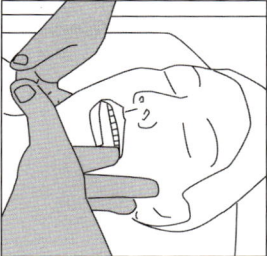

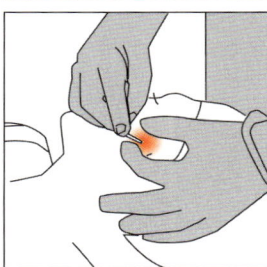

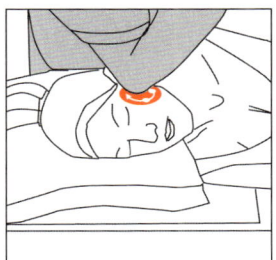

		Rociado y estiramiento
✓		Punción seca
✓		Masaje de roce profundo
✓	✓	Compresión
✓	✓	Energía muscular
✓	✓	Liberación posicional
✓		Punción húmeda

Técnica de compresión (inhibición)
1. Identificar el punto gatillo.
2. El paciente debe encontrarse en una postura cómoda, en la que el músculo afectado/huésped pueda ser sometido a un estiramiento completo.
3. Aplicar una presión suave en el punto gatillo. Esta presión se irá aumentando gradualmente mientras se elonga el músculo afectado/huésped hasta encontrar una barrera palpable. El paciente debe experimentar este momento como incómodo y no como doloroso.
4. Aplicar una presión sostenida hasta observar una relajación del punto gatillo. Esto puede tardar de unos segundos a varios minutos.
5. Repetir el procedimiento aumentando la presión en el punto gatillo hasta encontrar la próxima barrera, y así sucesivamente.
6. Para conseguir un mejor resultado, durante estas repeticiones se puede intentar cambiar la dirección de la presión.

AUTOAYUDA

FÉRULAS DE MORDIDA/ OCLUSALES
Existen divergencias en cuanto a la eficacia, el tipo y la duración del uso de los dispositivos oclusales. Una base de evidencia indica que son beneficiosas.

POSTURA
Una serie de terapeutas manuales y de puntos gatillo pueden tratar los patrones cruzados superiores o de cabeza hacia delante.

RECOMENDACIONES AL PACIENTE
Masticar en ambos lados de la boca. Evitar mascar chicle/morder uñas. Protector dental, posturas de coger el teléfono entre hombro y cuello.

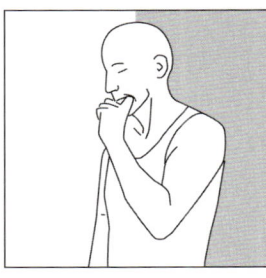

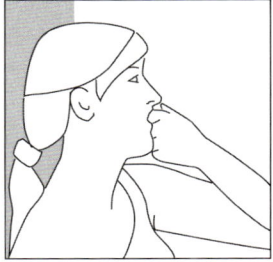

TÉCNICA DE AUTOAYUDA
Utilizar una técnica de presa en pinza, colocando el pulgar dentro de la boca en el surco, justo en el dorso de los molares (o de las muelas de juicio, si están presentes); empujar hacia dentro y arriba hacia la parte superior de la mejilla.

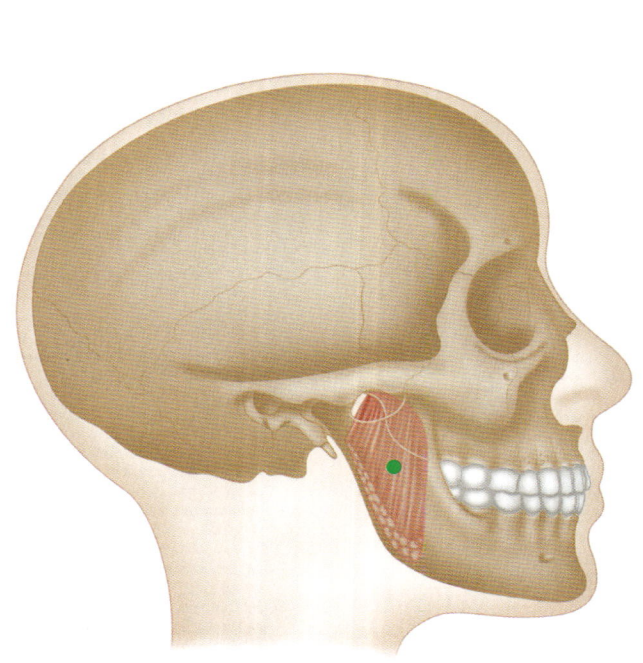

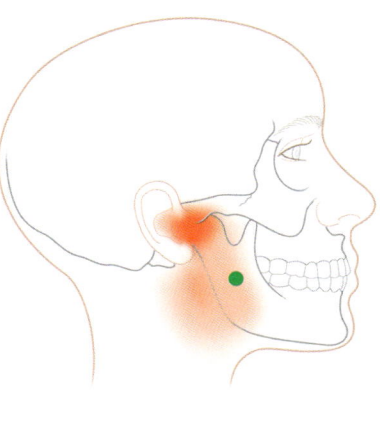

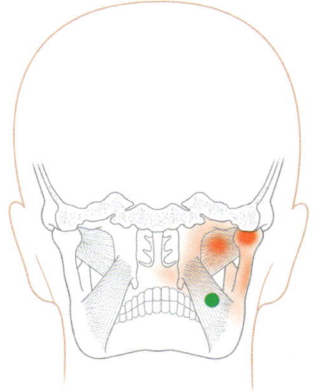

Griego, *pterygodes*, 'como un ala'; latín, *medius*, 'medio'.

Este músculo replica al masetero tanto en posición como en acción, situándose la rama de la mandíbula entre ambos músculos.

ORIGEN
Superficie interna o medial de la lámina lateral pterigoidea del hueso esfenoides. Apófisis piramidal del hueso palatino. Tuberosidad maxilar.

INSERCIÓN
Superficie interna o medial de la rama y del ángulo de la mandíbula.

ACCIÓN
Elevación y protrusión de la mandíbula. Por lo tanto, oclusión del maxilar y asistencia en el movimiento de un lado a otro de la mandíbula, como al masticar.

INERVACIÓN
Nervio trigémino o par craneal V (división mandibular).

MOVIMIENTO FUNCIONAL BÁSICO
Masticación de alimentos.

PATRONES DE DOLOR REFERIDO
Dolor de garganta, boca y faringe. Zona localizada en la ATM que irradia ampliamente hacia abajo por la rama de la mandíbula hacia la clavícula.

RESUMEN

INDICACIONES
Dolor de garganta. Odinofagia. Síndrome de ATM. Trismo. Incapacidad para abrir completamente la boca. Dolor ORL. Intervenciones dentales excesivas. Dolor de la ATM al morder. Bruxismo. Oídos obstruidos.

CAUSAS
Chicle, rechinar dientes/bruxismo, intervención dental prolongada, estrés, tensión emocional, alineación maxilar/mordida, morder uñas, chupar el dedo, almohadas inadecuadas.

DIAGNÓSTICO DIFERENCIAL
Síndrome de ATM. Patologías ORL. Referencia a GI, por ejemplo, síndrome de Barret (esófago). Bruxismo.

CONSIDERAR TAMBIÉN
Masetero. Temporal. Pterigoideo lateral. Lengua. Esternocleidomastoideo. Digástrico. Largo de la cabeza. Largo del cuello. Platisma. Fascia clavipectoral. Cigomático. Buccinador. Tensor del velo del paladar. Salpingofaríngeo. Esternocleidomastoideo.

TÉCNICAS MANUALES DEL TERAPEUTA

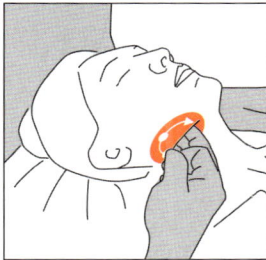

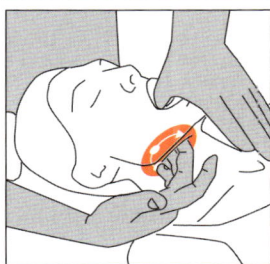

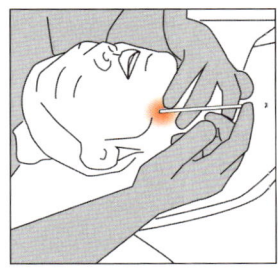

	Rociado y estiramiento
✓	Punción seca
	Masaje de roce profundo
✓	Compresión
✓	Energía muscular
✓	Liberación posicional
✓	Punción húmeda

Técnica de compresión (inhibición)
1. Identificar el punto gatillo.
2. El paciente debe encontrarse en una postura cómoda, en la que el músculo afectado/huésped pueda ser sometido a un estiramiento completo.
3. Aplicar una presión suave en el punto gatillo. Esta presión se irá aumentando gradualmente mientras se elonga el músculo afectado/huésped hasta encontrar una barrera palpable. El paciente debe experimentar este momento como incómodo y no como doloroso.
4. Aplicar una presión sostenida hasta observar una relajación del punto gatillo. Esto puede tardar de unos segundos a varios minutos.
5. Repetir el procedimiento aumentando la presión en el punto gatillo hasta encontrar la próxima barrera, y así sucesivamente.
6. Para conseguir un mejor resultado, durante estas repeticiones se puede intentar cambiar la dirección de la presión.

AUTOAYUDA

FÉRULAS DE MORDIDA/ OCLUSALES
Existen divergencias en cuanto a la eficacia, el tipo y la duración del uso de los dispositivos oclusales. Una base de evidencia indica que son beneficiosas.

RECOMENDACIONES AL PACIENTE
Posturas de la cabeza. Masticar en ambos lados de la boca. Protector dental (blando). Evitar mascar chicle/ morder uñas.

POSTURA
Una serie de terapeutas manuales y de puntos gatillo pueden tratar los patrones cruzados superiores o de cabeza hacia delante.

TÉCNICA DE AUTOAYUDA
1. Utilizar la técnica de presión con el dedo plano dentro de la mejilla y boca: empezar por detrás y pasar hacia abajo al suelo de la boca. Utilizar la respiración profunda en caso de que haya reflejo nauseoso.
2. Utilizar la presión del pulgar debajo del ángulo exterior del hueso del mentón y encontrar el punto doloroso. Proceder con suavidad, ya que dolerá.

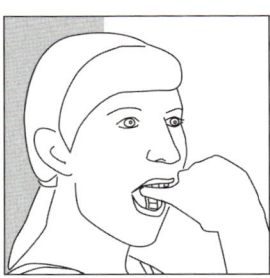

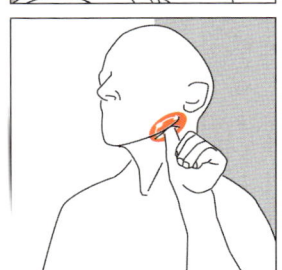

DIGÁSTRICO (DIGASTRICUS)

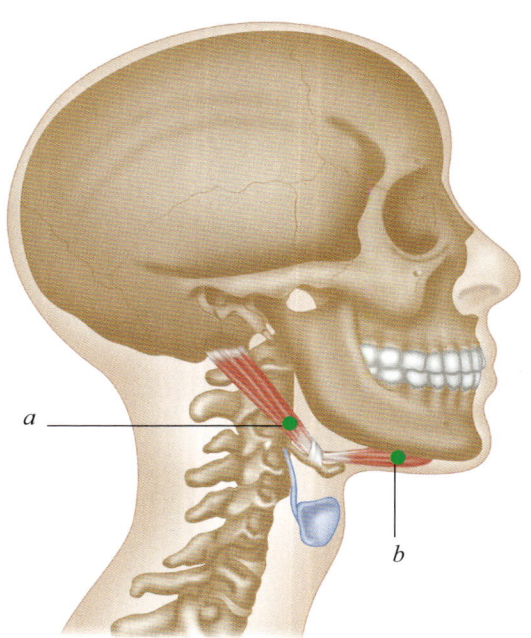

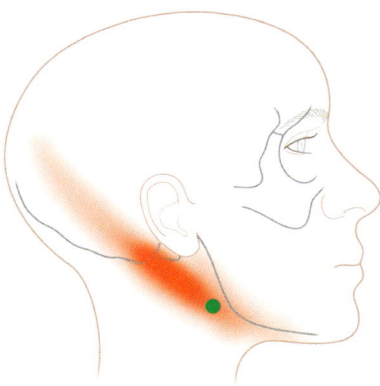

a) Punto gatillo posterior

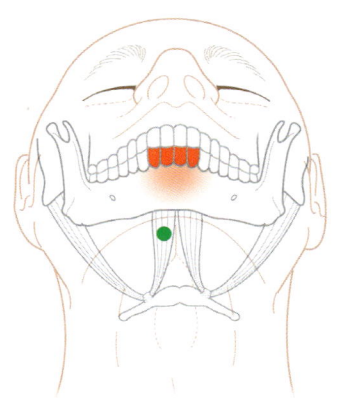

b) Punto gatillo anterior

Latín, *digastriccus*, 'que tiene dos vientres'.

ORIGEN
Vientre anterior: fosa del digástrico en el lado interno del borde inferior de la mandíbula, cerca de la sínfisis. Vientre posterior: escotadura mastoidea del hueso temporal.

INSERCIÓN
Cuerpo del hueso hioides a través de un asa fascial encima del tendón intermedio.

ACCIÓN
Elevación del hueso hioides.
Depresión y retrusión de la mandíbula como al abrir la boca.

INERVACIÓN
Vientre anterior: nervio milohioideo, del nervio trigémino o par craneal **V** (división mandibular).
Vientre posterior: nervio facial (par craneal **V11**).

PATRONES DE DOLOR REFERIDO
Anterior: cuatro incisivos inferiores, lengua y labio, en ocasiones el mentón.
Posterior: zona intensa de 2 cm alrededor de la mastoides y zona difusa hacia el mentón y la garganta, en ocasiones al cuero cabelludo.

RESUMEN

INDICACIONES
Dolor de garganta. Dolor dental (cuatro incisivos inferiores). Dolor de cabeza. Dolor del maxilar. Acidosis tubular renal. Intervención dental prolongada/extensa (visión borrosa y mareo). Limitación de la apertura de la boca, dificultad a la deglución, problemas vocales/canto.

CAUSAS
Patrón cabeza delante/superior cruzado. Malfuncionamiento de la mordida y/o rechinar de dientes (bruxismo). Latigazo cervical. Aguantar el teléfono con el mentón. Instrumentos musicales (p. ej., violín o instrumentos de viento).

DIAGNÓSTICO DIFERENCIAL
Problemas dentales, maloclusión. Hueso hioides. Problemas tiroideos. Timo. Sinusitis. Arteria carótida.

CONSIDERAR TAMBIÉN
Esternocleidomastoideo. Esternotiroideo. Milohioideo. Estilohioideo. Largo del cuello. Largo de la cabeza. Genihioideo. Vértebras cervicales. Temporal. Masetero.

TÉCNICAS MANUALES DEL TERAPEUTA

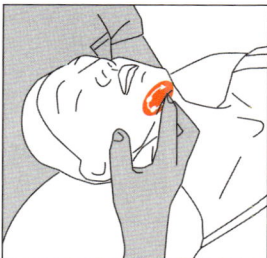

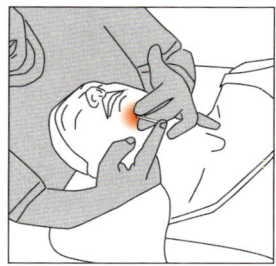

		Rociado y estiramiento
✓		Punción seca
✓		Masaje de roce profundo
✓	✓	Compresión
✓	✓	Energía muscular
✓		Liberación posicional
✓		Punción húmeda

Técnica de compresión (inhibición)
1. Identificar el punto gatillo.
2. El paciente debe encontrarse en una postura cómoda, en la que el músculo afectado/huésped pueda ser sometido a un estiramiento completo.
3. Aplicar una presión suave en el punto gatillo. Esta presión se irá aumentando gradualmente mientras se elonga el músculo afectado/huésped hasta encontrar una barrera palpable. El paciente debe experimentar este momento como incómodo y no como doloroso.
4. Aplicar una presión sostenida hasta observar una relajación del punto gatillo. Esto puede tardar de unos segundos a varios minutos.
5. Repetir el procedimiento aumentando la presión en el punto gatillo hasta encontrar la próxima barrera, y así sucesivamente.
6. Para conseguir un mejor resultado, durante estas repeticiones se puede intentar cambiar la dirección de la presión.

AUTOAYUDA

FÉRULAS DE MORDIDA/ OCLUSALES
Existen divergencias en cuanto a la eficacia, el tipo y la duración del uso de los dispositivos oclusales. Una base de evidencia indica que son beneficiosas.

RECOMENDACIONES AL PACIENTE
Patrones de respiración. Bruxismo. Posturas de la cabeza.

POSTURA
Una serie de terapeutas manuales y de puntos gatillo pueden tratar los patrones cruzados superiores o de cabeza hacia delante.

TÉCNICA DE AUTOAYUDA
1. Utilizar dos dedos planos y aplicar técnicas de presión por debajo de la mandíbula y detrás de la oreja.
2. Respirar profundamente, dado que los puntos pueden ser sensibles y a menudo se confunden con nódulos linfáticos.
3. Pasar rápido, ya que muchas veces son sensibles.

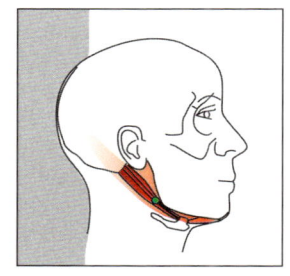

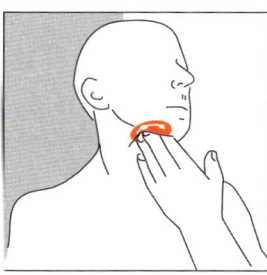

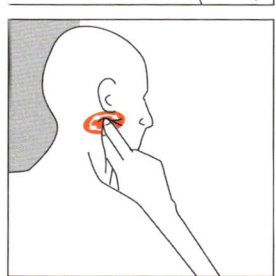

ESCALENOS ANTERIOR, MEDIO Y POSTERIOR
(SCALENUS ANTERIOR, MEDIUS, POSTERIOR)

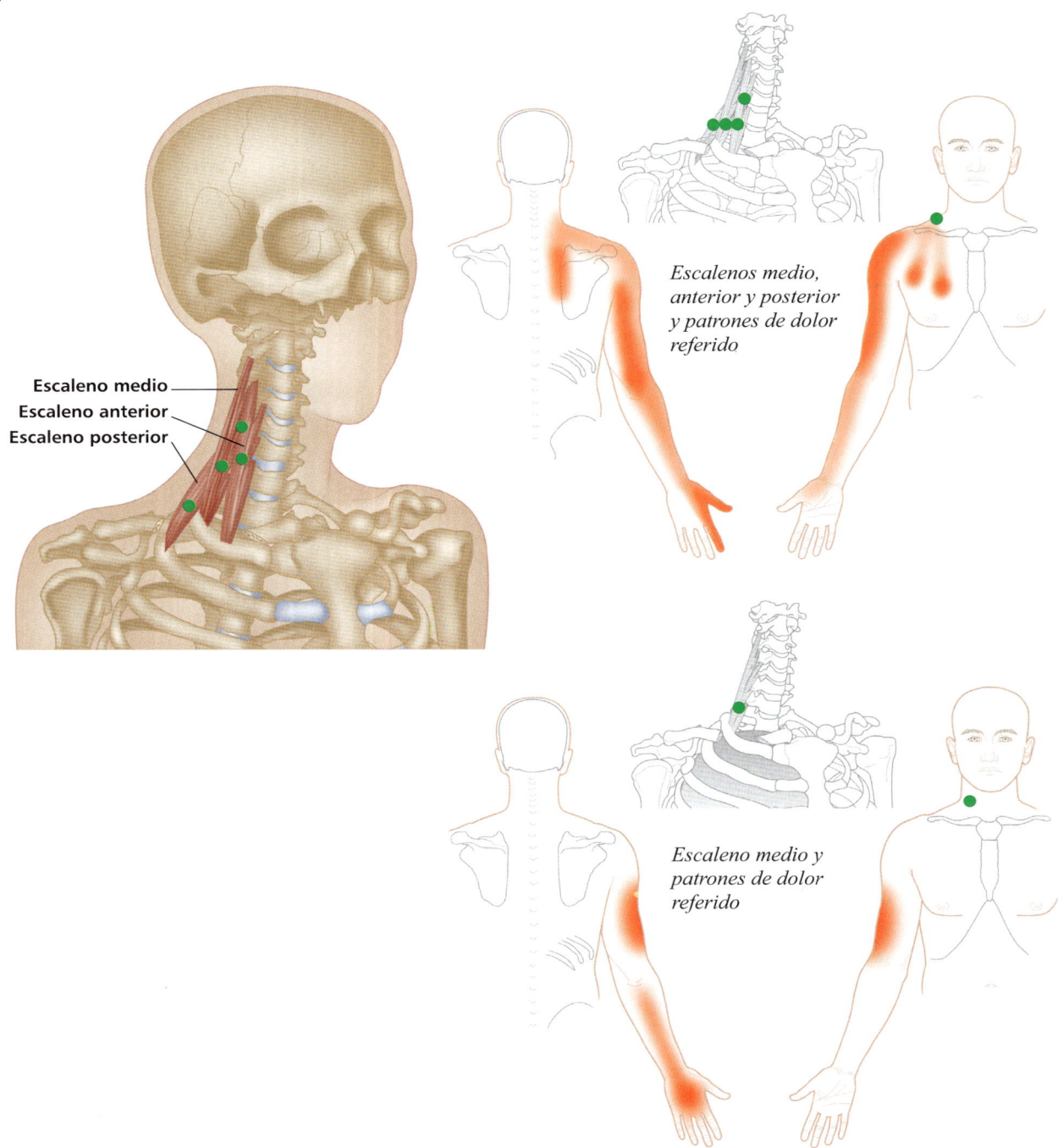

Escaleno medio
Escaleno anterior
Escaleno posterior

Escalenos medio, anterior y posterior y patrones de dolor referido

Escaleno medio y patrones de dolor referido

Griego, *skalenos*, 'desigual'; latín, *anterior*, 'anterior'; *medius*, 'medio'; *posterior*, 'detrás'.

ORIGEN
Apófisis transversas de las vértebras cervicales.

INSERCIÓN
Anterior y medio: primera costilla.
Posterior: segunda costilla.

ACCIÓN
Acción conjunta: flexión del cuello.

Elevación de la primera costilla durante la inspiración profunda. Individualmente: flexión lateral y rotación del cuello.

INERVACIÓN
Ramas ventrales de los nervios cervicales, C3-C8.

MOVIMIENTO FUNCIONAL BÁSICO
Primariamente, músculos de la inspiración.

PATRONES DE DOLOR REFERIDO
Anterior: dolor persistente, región pectoral al pezón.
Posterior: borde medial superior de la escápula.
Lateral: parte frontal y posterior del brazo al pulgar y al dedo índice.

RESUMEN

INDICACIONES
Dolor de espalda, hombro y brazo. Síndrome del plexo braquial. Síndrome del escaleno. Edema en la mano. Dolor del miembro fantasma. Asma, enfermedad pulmonar crónica. Latigazo cervical. Cuello rígido. Irritabilidad. Síndrome de hiperventilación. Ataques de pánico.

CAUSAS
Ansiedad. Estrés. Altura de la almohada. Problemas pulmonares crónicos. Tabaquismo. Levantar pesos, alergias, instrumentos de viento, accidente de tráfico.

DIAGNÓSTICO DIFERENCIAL
Vasos subclavios. Discos cervicales (C5-C6). Síndrome del plexo braquial. Angina. Síndrome del túnel carpiano. Trapecio superior. Esternocleidomastoideo. Esplenio de la cabeza.

CONSIDERAR TAMBIÉN
Esternocleidomastoideo. Elevador de la escápula. Platisma.

TÉCNICAS MANUALES DEL TERAPEUTA

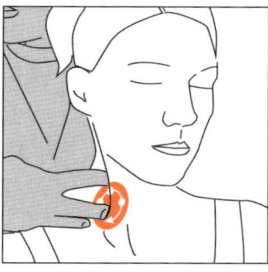
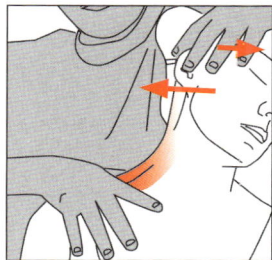
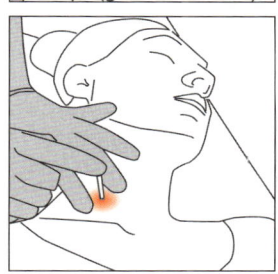

✓	✓	Rociado y estiramiento
✓	✓	Punción seca
✓	✓	Masaje de roce profundo
✓	✓	Compresión
✓	✓	Energía muscular
✓	✓	Liberación posicional
✓		Punción húmeda

Técnica de compresión (inhibición)
Indicaciones: músculos fibróticos tensos/ afecciones crónicas.
1. Posicionar el músculo en la barrera de restricción.
2. Mientras se le aplica una resistencia isométrica, el paciente debe contraer activamente el músculo con un 10-25 % de su fuerza durante 2 a 4 segundos.
3. Vencer la resistencia, empujando activamente contra el músculo en contracción excéntrica hasta el límite fisiológico durante 15-30 segundos.
4. Repetir el procedimiento 3-5 veces.

AUTOAYUDA

RESPIRACIÓN
El síndrome de la hiperventilación se asocia claramente con el síndrome del escaleno. En algunas personas es eficaz aplicar las técnicas de respiración del yoga y el método de Butyeko.

RECOMENDACIONES AL PACIENTE
Uso de almohadas. Natación. Mochilas. Plantearse una reducción de pecho. Bufandas calientes. Calor. Calor húmedo. Estirar y elevar.

POSTURA
Una serie de terapeutas manuales y de puntos gatillo pueden tratar los patrones cruzados superiores o de cabeza hacia delante.

TÉCNICA DE AUTOAYUDA
Sólo para personas con experiencia en la utilización de puntos gatillo.
1. Utilizar la técnica con dedos planos en la cara frontal del cuello y empujar hacia atrás en dirección vertebral.
2. Respirar profundamente, dado que los puntos pueden ser sensibles y a menudo se confunden con nódulos linfáticos.
3. Pasar rápido, ya que muchas veces son sensibles.
4. En caso de que no estemos seguros o seamos principiantes en la utilización de los puntos gatillo, debemos realizar estiramientos.

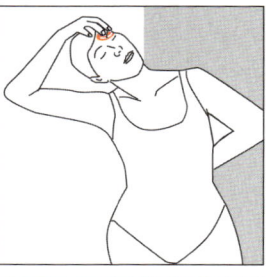
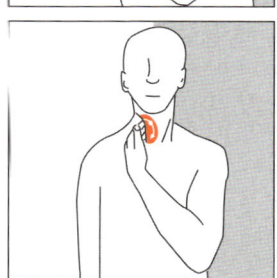

ESTERNOCLEIDOMASTOIDEO (ECM, *STERNOCLEIDOMASTOIDEUS*)

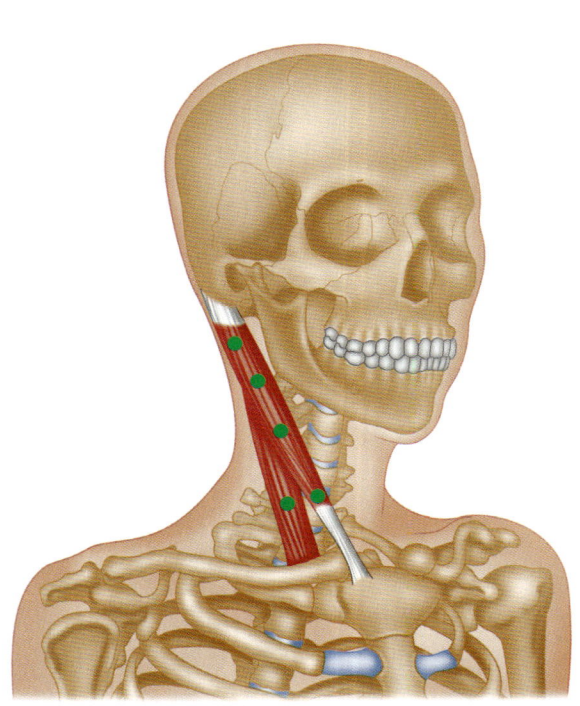

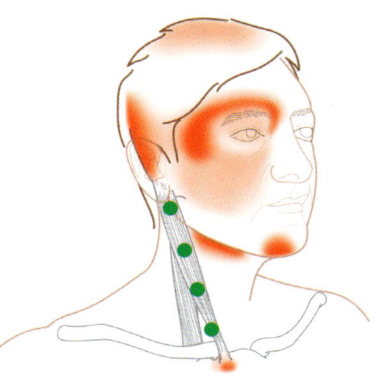

Cabeza esternal

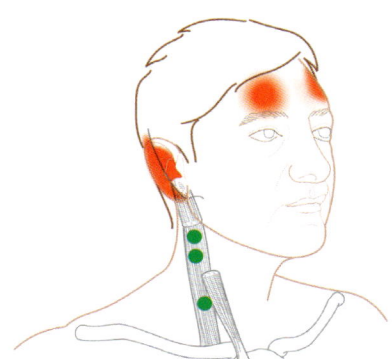

Cabeza clavicular

Griego, *sternon*, 'esternón'; *kleis*, 'llave, clavícula'; mastos, 'respiración'; latín, *mastoides*, 'en forma de pecho'.

Este músculo es un músculo largo de dos cabezas. A veces se lesiona en el nacimiento y es sustituido parcialmente por tejido fibroso que se contrae provocando tortícolis (cuello torcido). Músculo de gran importancia para terapeutas del punto gatillo.

ORIGEN
Cabeza esternal: superficie anterior del manubrio del esternón.
Cabeza clavicular: superficie superior del tercio medial de la clavícula.

INSERCIÓN
Superficie externa de la apófisis mastoides del hueso temporal. Tercio lateral de la línea nucal superior del hueso occipital.

ACCIÓN
Contracción de ambos lados en conjunto: flexiona el cuello y adelanta la cabeza, como al levantar la cabeza de la almohada. Elevación del esternón y, por lo tanto, de las costillas, superiormente durante la inspiración profunda.
Contracción de un lado: inclinación ipsolateral de la cabeza. Rotación de la cabeza para mirar hacia el lado opuesto (y también hacia arriba).

INERVACIÓN
Nervio accesorio o par craneal **X1**; con ramas sensitivas para la propiocepción procedentes de los nervios cervicales C2 y C3.

MOVIMIENTO FUNCIONAL BÁSICO
Ejemplos: girar la cabeza para mirar sobre el hombro. Levantar la cabeza de la almohada.

PATRONES DE DOLOR REFERIDO
Esternal: dolor en occipucio que irradia anteriormente a cejas, mejilla y garganta (ojo y seno).
Clavicular: dolor de cabeza frontal, dolor de oído, dolor mastoideo (mareo y conciencia espacial).

ESTERNOCLEIDOMASTOIDEO (ECM, *STERNOCLEIDOMASTOIDEUS*)

INDICACIONES

Dolor de cabeza tensional. Latigazo cervical. Rigidez del cuello. Neuralgia facial atípica. Dolor de cabeza por resaca. Mareo postural. Alteración (simpático hemifacial). Reducción de la conciencia espacial. Ptosis. Asociado con tos (existente) persistente, seca, tos irritativa, sinusitis y dolor de garganta crónico, aumento de desgarro y enrojecimiento ocular, chasquidos en oído (unilateral), problemas de equilibrio y desviarse con tendencia hacia un lado al conducir.

CAUSAS

Ansiedad, estrés, altura de la almohada, alergias, levantar peso, accidente de tráfico, mareo en coche, traumatismo, estilo de natación incorrecto, cuello de la camisa estrecho, postura de trabajo y ergonomía.

DIAGNÓSTICO DIFERENCIAL

Neuralgia del trigémino. Neuralgia facial. Problemas vestibulococleares. Linfadenopatía. Elevador de la escápula. Trapecio superior. Esplenio de la cabeza.

CONSIDERAR TAMBIÉN

Trapecio. Masetero. Platisma. Escalenos. Elevador de la escápula. Esternal. Temporal. Pectoral mayor.

TÉCNICAS MANUALES DEL TERAPEUTA

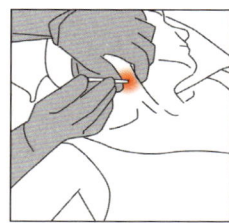

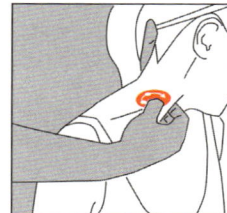

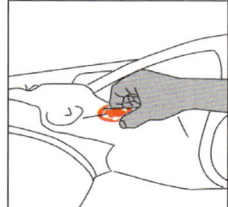

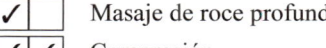

✓	✓	Rociado y estiramiento
✓	✓	Punción seca
✓		Masaje de roce profundo
✓	✓	Compresión
✓	✓	Energía muscular
✓	✓	Liberación posicional
✓		Punción húmeda

Técnica de relajación postisométrica (RPI)

Indicaciones: contexto subagudo a crónico.
1. Identificar el punto gatillo.
2. El paciente debe encontrarse en una postura cómoda, en la que el músculo afectado/huésped pueda ser sometido a un estiramiento completo.
3. El paciente debe contraer el músculo afectado/huésped utilizando un 10-25 % de su fuerza y dentro de la longitud máxima indolora, mientras se le aplica una resistencia isométrica durante 3-10 segundos; debe estabilizarse la parte del cuerpo para evitar un acortamiento muscular.
4. El paciente debe relajar el músculo («soltarlo»).
5. Durante esta fase de relajación, elongar con suavidad el músculo tensándolo hasta el punto de resistencia (pasivamente); debe apreciarse cualquier cambio en la longitud.
6. Repetir varias veces (habitualmente 3 veces).

Técnica de compresión (inhibición)

1. Identificar el punto gatillo.
2. El paciente debe encontrarse en una postura cómoda, en la que el músculo afectado/huésped pueda ser sometido a un estiramiento completo.
3. Aplicar una presión suave en el punto gatillo. Esta presión se irá aumentando gradualmente mientras se elonga el músculo afectado/huésped hasta encontrar una barrera palpable. El paciente debe experimentar este momento como incómodo y no como doloroso.
4. Aplicar una presión sostenida hasta observar una relajación del punto gatillo. Esto puede tardar de unos segundos a varios minutos.
5. Repetir el procedimiento aumentando la presión en el punto gatillo hasta encontrar la siguiente barrera, y así sucesivamente.
6. Para conseguir un mejor resultado, durante estas repeticiones se puede intentar cambiar la dirección de la presión.

RESPIRACIÓN

El síndrome de hiperventilación se asocia claramente a problemas con el esternocleidomastoideo. En algunas personas es eficaz aplicar las técnicas de respiración del yoga y el método de Butyeko.

RECOMENDACIONES AL PACIENTE

Eficacia de la respiración. Número de almohadas. Postura de trabajo. Postura de la cabeza. Postura al mirar la televisión.

POSTURA

Una serie de terapeutas manuales y de puntos gatillo pueden tratar los patrones cruzados superiores o de cabeza hacia delante.

TÉCNICA DE AUTOAYUDA

Sólo para personas con experiencia en la utilización de puntos gatillo.
1. Utilizar la técnica de presa en pinza para aplicar presión sobre los puntos gatillo en la cara ventral del cuello, y mantener los puntos dolorosos yendo despacio (pensar en Mr. Spock).
2. Respirar profundamente ya que pueden causar un dolor agudo hacia la mano.

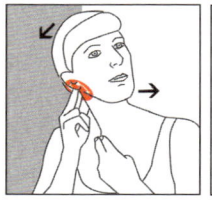
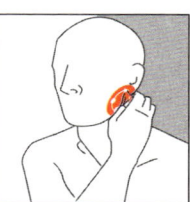
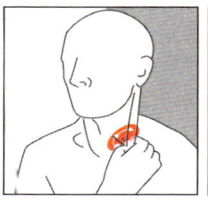
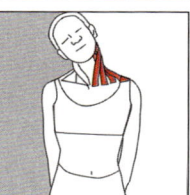
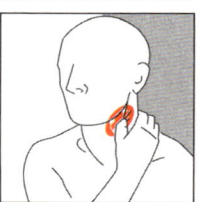
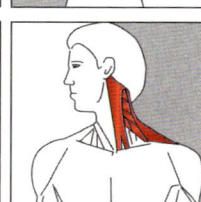

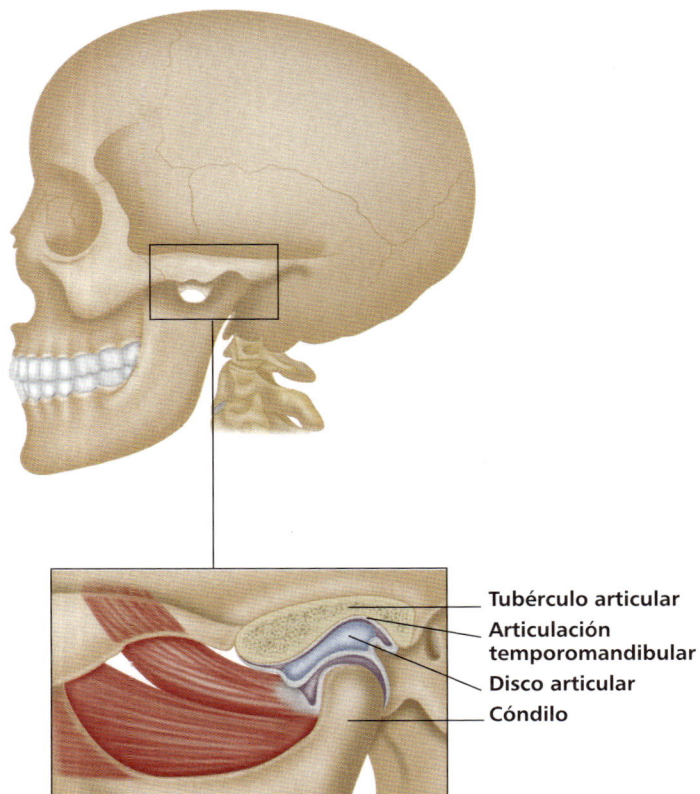

Tubérculo articular
Articulación temporomandibular
Disco articular
Cóndilo

Es habitual que los puntos gatillo se encuentren en los músculos que mueven y estabilizan la ATM. A menudo las personas aprietan los músculos mandibulares en respuesta a estrés, ansiedad y/o tensión. El síndrome de la ATM puede definirse como «dolor crónico y/o disfunción de la ATM y sus músculos». La teoría más comúnmente aceptada es que hay un «desplazamiento anterior transitorio (de la articulación) con o sin reducción»; esto da lugar a micro y macro-traumatismos de los músculos y a la inflamación crónica de las membranas articulares. Con frecuencia se desarrollan puntos gatillo en los músculos que soportan y hacen funcionar la articulación. Los síntomas principales son dolor facial, en especial alrededor de la oreja, sonidos tipo chasquidos o crujidos y cefaleas, aunque también pueden darse náuseas y acúfenos. A menudo los pacientes se exasperan por el dolor, por lo que buscan remedios exóticos y caros. La liberación de los puntos gatillo puede ser un tratamiento muy útil junto con la identificación y el tratamiento de las causas subyacentes.

El síndrome de la ATM es multifactorial. La siguiente lista cubre algunos de los criterios habituales de diagnóstico diferencial:

- Submordida, sobremordida y mordida lateral, o maloclusión.
- Dislocación al bostezar, crujido y/o crepitación.
- Dolor de oído.

- Trastornos de la columna cervical.
- Tipo/forma de articulación sinovial; existen varias variaciones anatómicas.
- Masticar chicle.
- Masticar comida unilateralmente.
- Problemas dentales crónicos.
- Problemas con las muelas de juicio.
- Rechinar dientes; bruxismo.
- Apretar los dientes en respuesta a estrés/ansiedad.
- Depresión y trastorno bipolar.
- Artritis (osteoartritis y artritis reumatoide).
- Prótesis dentales.

Los principales músculos directamente asociados con la ATM son el temporal, el masetero y los pterigoideos externo e interno. Los músculos secundarios son el milohioideo y el digástrico anterior. Los puntos gatillo crónicos en cualquiera de estos músculos pueden provocar un aumento de la rigidez muscular, fatiga y disfunción. Los síntomas pueden ser unilaterales y/o bilaterales y rara vez se ven en el grupo de edades menores de 20 años. Además, los puntos gatillo satélite pueden localizarse en el trapecio superior, el semiespinoso superior de la cabeza, el suboccipital y el ECM.

INDICACIONES

Esta patología debilitante se caracteriza por dolor, rigidez y dolorimiento de la musculatura temporomandibular, en especial en la región del oído. El síndrome puede ser primario, como resultado de la formación anómala del maxilar o de la mordida, como la maloclusión o una variación en la anatomía de la ATM, o bien secundario debido a una serie de patologías, como el rechinar de dientes o bruxismo. Siempre hay que procurar que un odontólogo cualificado establezca un diagnóstico adecuado. Sin embargo, los siguientes tratamientos pueden ayudar a reducir la gravedad y la cronicidad del dolor de la ATM.

PASO 1 Estudiar la anatomía y la dirección de las fibras musculares.

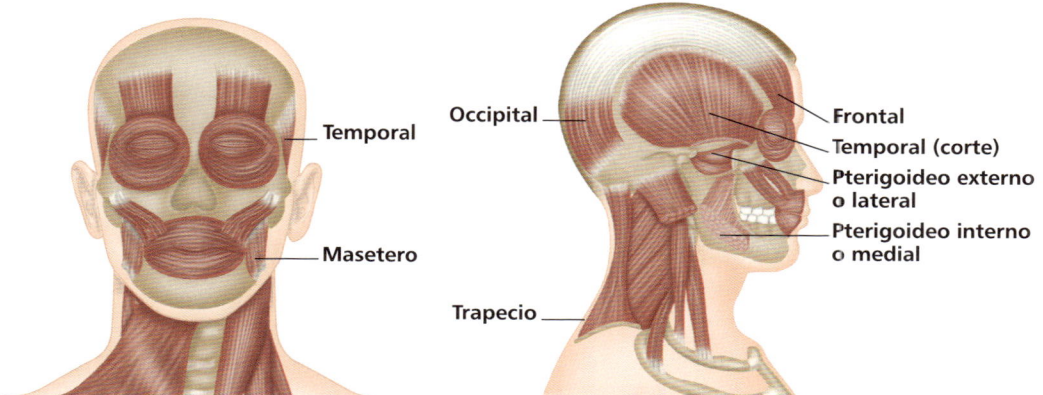

PASO 2 TCI en sedestación, aplicada en:

Trapecio superior · Músculos cervicales posteriores · Esplenio del cuello

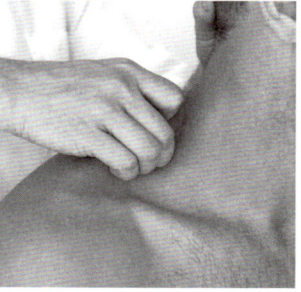

PASO 3 Masajear abundantemente la zona.

PASO 4 TCI en decúbito supino, aplicada en:

Masetero · Temporal (en especial en la unión de músculo-tendón) (SPG) · Pterigoideo interno o medial Pterigoideo externo o lateral · Digástrico

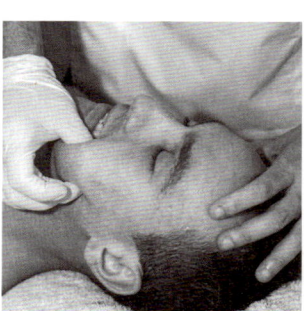
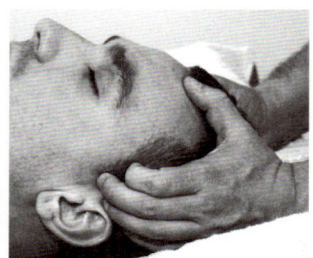
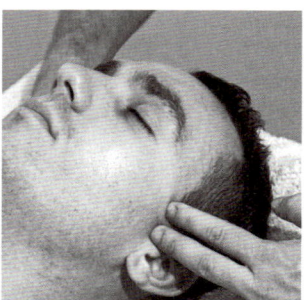
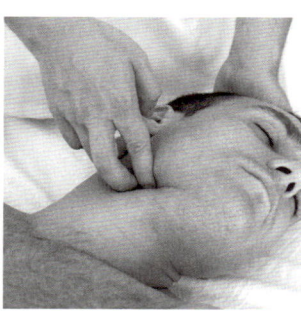

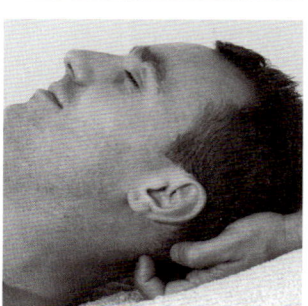

Epicráneo
(occipitofrontal)

DOLOR DE CABEZA

INDICACIONES

El dolor de cabeza o cefalea puede producirse por una serie de motivos y puede manifestarse de muchas formas. En caso de que padezca una cefalea grave o continuada, siempre deberá consultar con el médico. Sin embargo, la mayoría de los dolores de cabeza presentan un elemento asociado de tensión muscular que puede mitigarse con el tratamiento de los puntos gatillo.

PASO 1 Estudiar la anatomía y la dirección de las fibras musculares.

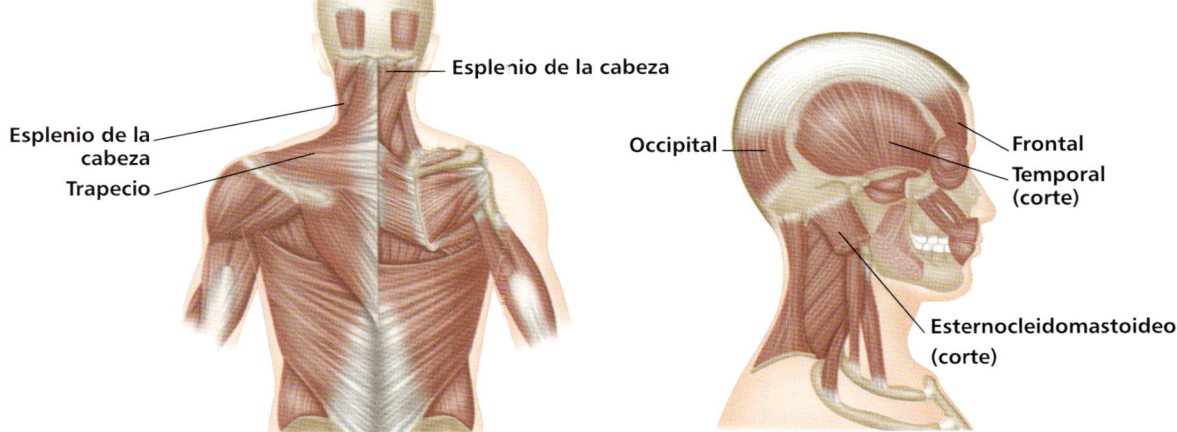

PASO 2

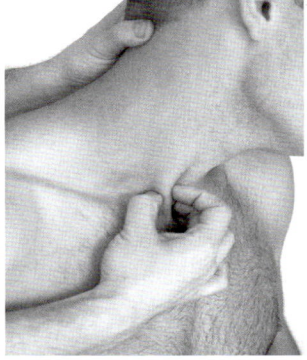

TCI en sedestación, aplicada en el ECM (encontrar y presionar con suavidad los puntos gatillo). La cabeza debe estar en anteversión (como asintiendo) y rotada hacia el lado de la presión. Recordar que hay muchos vasos sanguíneos y tejidos finos en esta zona del cuello.

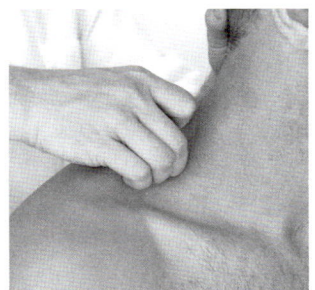

TCI en sedestación, aplicada en los puntos gatillo en el trapecio superior.

PASO 3 Masajear abundantemente la zona.

PASO 4 TCI en decúbito supino aplicada en:
Erector cervical de la columna y temporal.

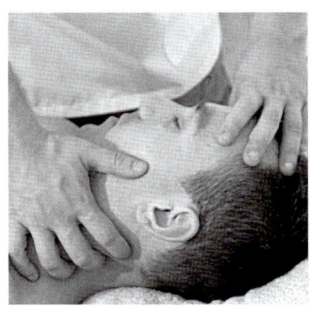

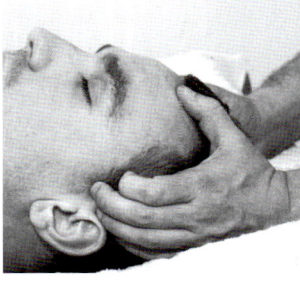

PASO 5 Manteniendo al paciente en decúbito supino, terminar con la TCI en los puntos posteriores del epicráneo (occipitofrontal).

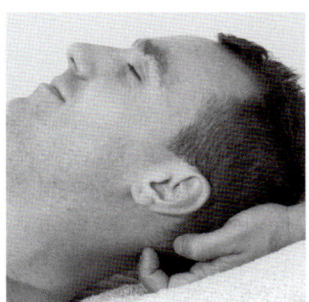

INDICACIONES

Tensión crónica y dolor de nuca; cefalea tensional, dolor en la columna cervical y síndrome del latigazo. El tratamiento de los puntos gatillo puede ser muy eficaz en esta región. A menudo estos músculos poseen múltiples puntos gatillo y es esencial encontrar los correctos.

PASO 1 Estudiar la anatomía y la dirección de las fibras musculares.

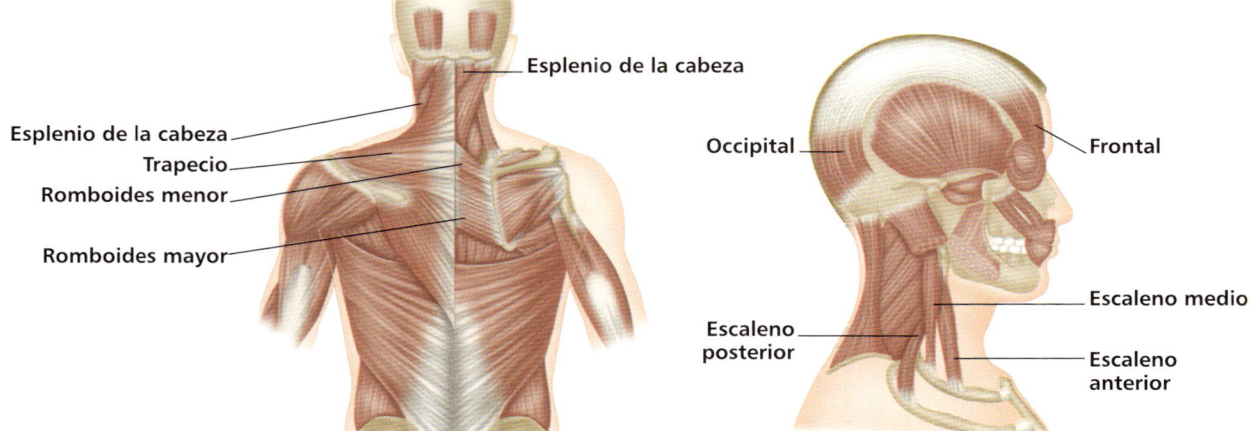

Esplenio de la cabeza · Esplenio de la cabeza · Trapecio · Romboides menor · Romboides mayor · Occipital · Frontal · Escaleno medio · Escaleno posterior · Escaleno anterior

PASO 2

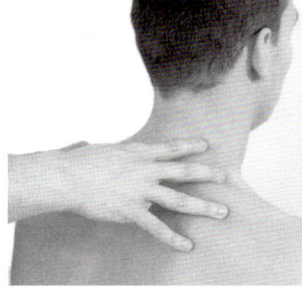 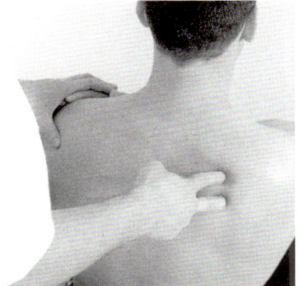 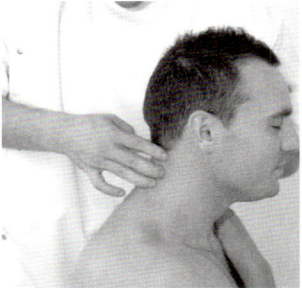 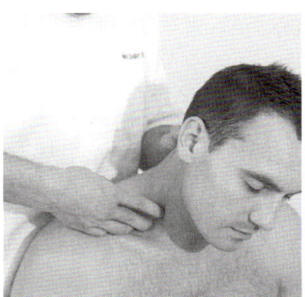

TCI en sedestación, aplicada en trapecio superior y medio (SPG).

Deslizar por el romboides (hacia abajo), parando sólo en los puntos gatillo.

Subir a los puntos gatillo en el esplenio de la cabeza.

Finalmente localizar e inhibir los puntos gatillo del grupo de escalenos.

PASO 3 Masajear abundantemente la zona.

PASO 4 Técnica de masaje de arrastre en el erector de la columna cervical:

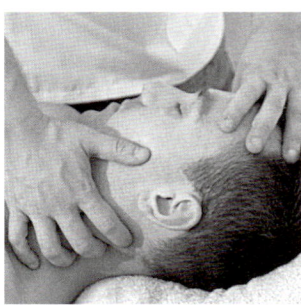

Manteniendo al paciente en decúbito supino, nos ponemos en el lado opuesto. Colocar las puntas de los dedos en el lado opuesto del cuello. Mientras le pedimos que gire la cabeza hacia nosotros, acercar lentamente al paciente hacia nosotros. Repetir en el otro lado.

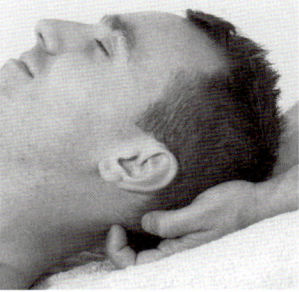

PASO 5
Manteniendo al paciente en decúbito supino, finalizar la TCI en los puntos posteriores del epicráneo (occipitofrontal), pidiendo al paciente que apoye el peso de la cabeza sobre nuestros dedos.

8

Músculos del tronco y la columna

Puntos gatillo regionales del dolor abdominal, torácico y de espalda

Dolor abdominal
Recto abdominal
Oblicuo externo
Transverso del abdomen
Iliocostal torácico
Multífido
Cuadrado lumbar

Dolor torácico (ventral)
Pectoral mayor
Escalenos
Esternocleidomastoideo (cabeza esternal)
Iliocostal del cuello
Oblicuo externo
Diafragma

Dolor torácico (lateral)
Serrato anterior
Dorsal ancho
Diafragma

Dolor de espalda (parte superior)
Escalenos
Elevador de la escápula
Supraespinoso
Trapecio
Multífido
Romboides
Esplenio del cuello
Tríceps braquial
Bíceps braquial

Dolor de espalda (parte media)
Iliopsoas
Dorsal ancho
Iliocostal torácico
Multífido
Recto abdominal

Dolor de espalda (lumbar)
Glúteo medio
Iliopsoas
Longísimo torácico
Iliocostal torácico
Iliocostal lumbar
Multífido
Recto abdominal

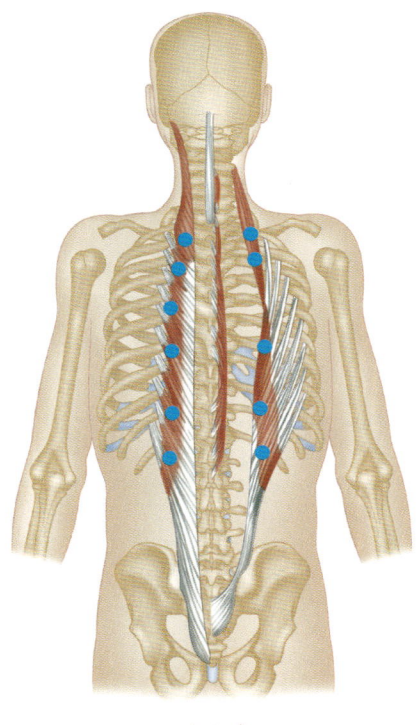

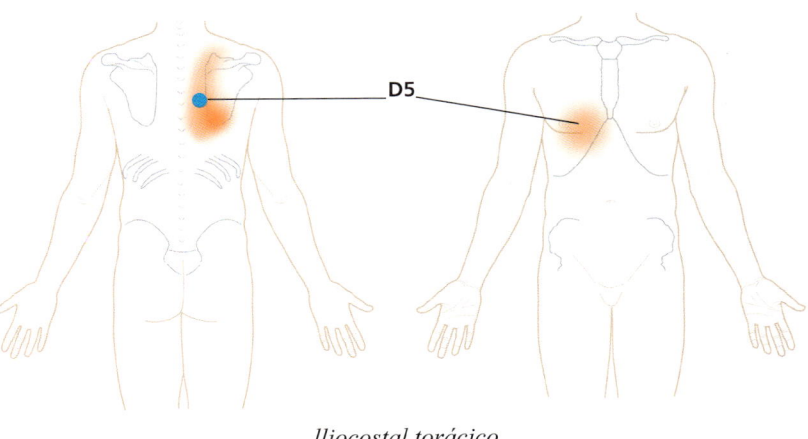

D5

Iliocostal torácico

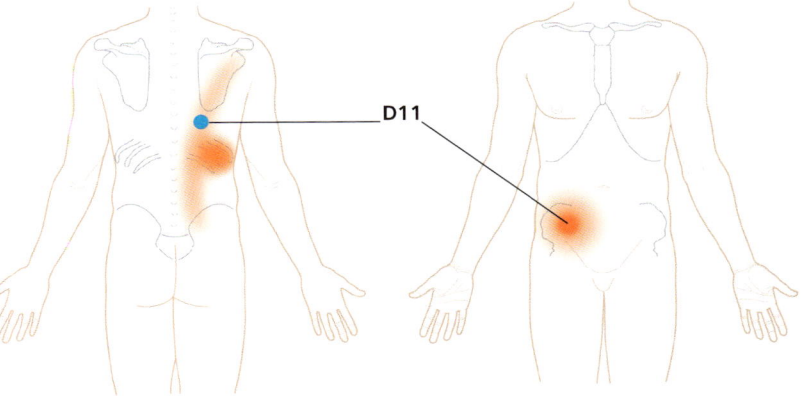

D11

Iliocostal torácico

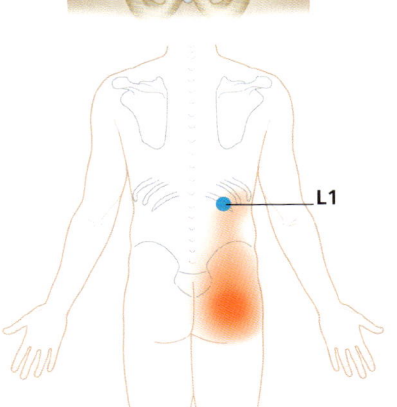

L1

Iliocostal lumbar

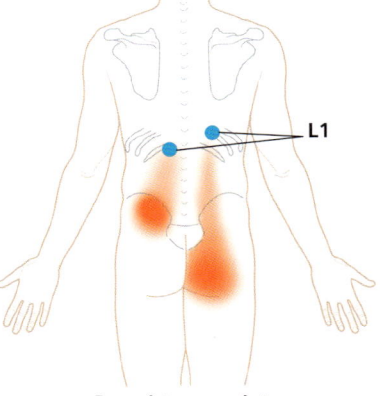

L1

Longísimo torácico

Latín, *sacrum*, 'sacro'; *spinalis*, 'de la columna'.

El erector de la columna, también denominado *sacroespinoso*, comprende tres grupos de músculos organizados en columnas paralelas. Desde lateral (externo) a medial (interno) son: iliocostal, longísimo y espinoso.

ORIGEN
Porciones de músculo que ascienden desde el sacro. Cresta ilíaca. Apófisis espinosas y transversas de las vértebras. Costillas.

INSERCIÓN
Costillas. Apófisis espinosas y transversas de las vértebras. Hueso occipital.

ACCIÓN
Extensión y flexión lateral de la columna vertebral (es decir, inclinación hacia atrás y a los lados). Ayuda a mantener correctamente la curvatura de la columna en posiciones erguidas y de sedestación. Estabiliza la columna vertebral sobre la pelvis al caminar.

INERVACIÓN
Ramas posteriores de los nervios espinales cervicales, dorsales y lumbares.

MOVIMIENTO FUNCIONAL BÁSICO
Mantiene la espalda recta (con las curvaturas correctas). En consecuencia, mantiene la postura.

PATRONES DE DOLOR REFERIDO
Columna dorsal-iliocostal: medialmente hacia la columna y anteriormente hacia el abdomen.
Columna lumbar-iliocostal: centro de las nalgas.
Columna dorsal-iliocostal: nalgas y zona sacroilíaca.

RESUMEN

INDICACIONES

Dolor lumbar, en especial al levantar peso. Amplitud reducida del movimiento de la columna. Dolor lumbar por estar sentado, estar de pie o subir escaleras. Dolor de espalda leve que empeora hacia finales del día.

CAUSAS

Mala postura. Tocar un instrumento de música. Estar acostado de frente con la cabeza apoyada. Gafas mal graduadas. Patrón cruzado superior. Cifosis. Escoliosis. Desgaste. Corrientes frías de aire/aire acondicionado. Problemas de alineación vertebral. Determinados deportes (p. ej., tiro con arco). Camisa/corbata estrecha. Depresión.

DIAGNÓSTICO DIFERENCIAL

Angina de pecho. Dolor visceral. Radiculopatía. Ligamentario, discogénico, sacroilíaco. Piriforme. Patológico: aneurisma aórtico. Patología visceral. Lesión que ocupa espacio. Enfermedad inflamatoria pélvica.

CONSIDERAR TAMBIÉN

Pectoral mayor.

TÉCNICAS MANUALES DEL TERAPEUTA

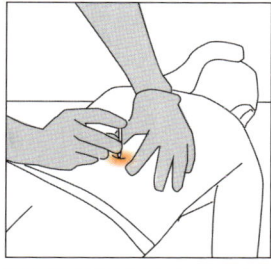

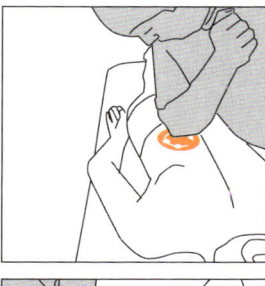

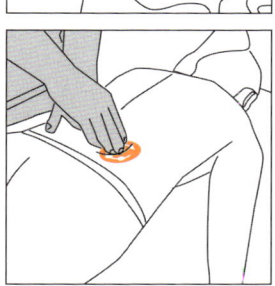

✓	✓	Rociado y estiramiento
✓	✓	Punción seca
✓	✓	Masaje de roce profundo
✓	✓	Compresión
✓	✓	Energía muscular
✓	✓	Liberación posicional
✓	✓	Punción húmeda

Técnica de masaje de roce profundo
1. El paciente debe encontrarse en una postura cómoda, en la que el músculo afectado/huésped pueda ser sometido a un estiramiento completo.
2. Lubricar la piel si fuera necesario.
3. Identificar y localizar el punto gatillo o la banda tensa.
4. Situar el pulgar/aplicador justo al lado de la banda tensa y reforzar con la otra mano.
5. Aplicar una presión sostenida hasta sentir que el punto gatillo se relaja y continuar el roce en la misma dirección hacia la inserción de la banda tensa. El paciente debe sentir esto como incómodo y no como doloroso.
6. Repetir estos roces en dirección opuesta.

AUTOAYUDA

RECOMENDACIONES AL PACIENTE

Evitar sobrecargas súbitas al levantar peso. No levantar pesos cuando esté fatigado. Postura. Calor/baños calientes.

TÉCNICA DE AUTOAYUDA

1. Observar la dirección de las fibras musculares en la anatomía.
2. Bajar desde el cráneo, identificando y palpando los puntos y nódulos dolorosos.
3. Subir en dirección opuesta hacia el cráneo.
4. Trabajar con los pulgares realizando pequeños movimientos circulares.
5. Mantenerse en los nódulos dolorosos hasta que remita el dolor y después continuar con el masaje hasta el final.

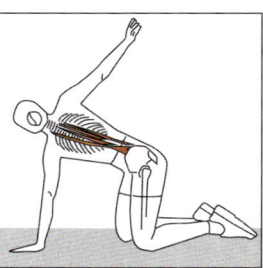

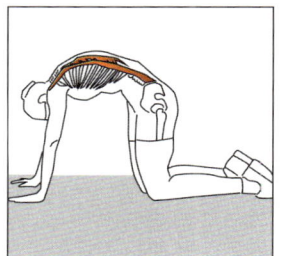

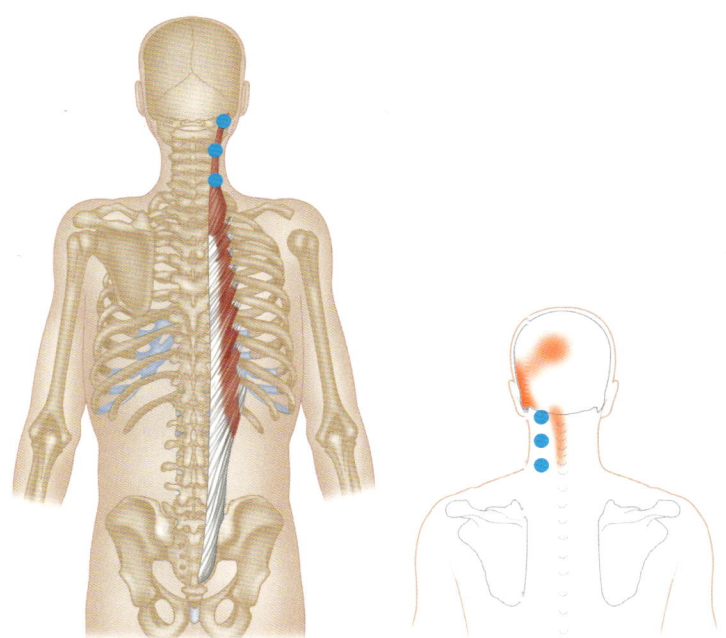

Longísimo de la cabeza

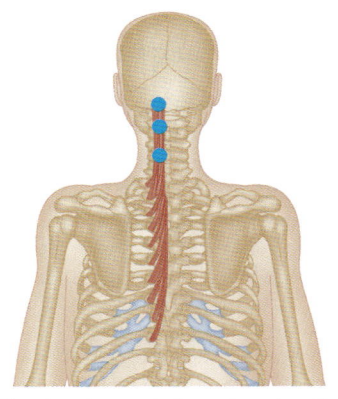

Semiespinoso de la cabeza/cuello

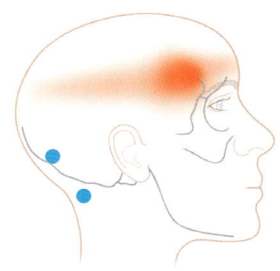

Semiespinoso de la cabeza (superior)

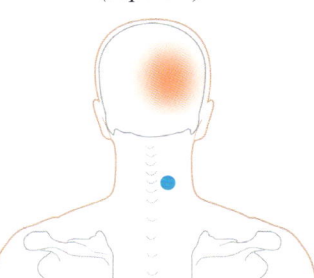

Semiespinoso de la cabeza (medio) y cuello

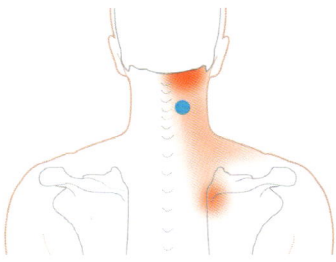

Multífidos (zona cervical media). Aunque aquí no se mencione (véase la pág. 106), estos músculos suben por el dorso como parte del erector de la columna y son elementos importantes de la musculatura cervical posterior

Latín, *longissimus*, 'el más largo'; *capitis*, 'de la cabeza'; *semispinalis*, 'semiespinoso'; *cervicis*, 'del cuello'. Comprenden el longísimo de la cabeza, el semiespinoso de la cabeza y el semiespinoso del cuello.

ORIGEN

Longísimo de la cabeza *(longissimus capitis)*: apófisis transversas de las cinco vértebras dorsales superiores (D1-D5). Apófisis articulares de las tres vértebras cervicales inferiores (C5-C7).
Semiespinoso del cuello *(semispinalis cervicis)*: apófisis transversas de las cinco o seis vértebras dorsales superiores (D1-D6).
Semiespinoso de la cabeza *(semispinalis capitis)*: apófisis transversas de las cuatro vértebras cervicales inferiores y las seis o siete vértebras dorsales superiores (C4-D7).

INSERCIÓN

Longísimo de la cabeza: parte posterior de la apófisis mastoides del temporal.
Semiespinoso del cuello: apófisis espinosas de la segunda a quinta vértebra cervical (C2-C5).
Semiespinoso de la cabeza: entre las líneas nucales superior e inferior del occipital.

ACCIÓN

Longísimo de la cabeza: extensión y rotación de la cabeza. Ayuda a mantener la curvatura correcta de la columna dorsal y cervical en posiciones erguidas y de sedestación.
Semiespinoso del cuello: extensión de las partes dorsales y cervicales de la columna vertebral. Participa en la rotación de las vértebras dorsales y cervicales.
Semiespinoso de la cabeza: extensor más potente de la cabeza. Participa en la rotación de la cabeza.

INERVACIÓN

Longísimo de la cabeza: ramas posteriores de los nervios cervicales medio e inferior.
Semiespinoso del cuello: ramas posteriores de los nervios cervicales y dorsales.
Semiespinoso de la cabeza: ramas posteriores de los nervios cervicales.

MOVIMIENTO FUNCIONAL BÁSICO

Longísimo de la cabeza: mantiene la parte superior de la espalda recta (con curvaturas correctas).
Semiespinoso del cuello y de la cabeza. Ejemplo: mirar hacia arriba alzando la vista y girar la cabeza para mirar detrás.

PATRONES DE DOLOR REFERIDO

Varias zonas a lo largo de las fibras, todas irradiando hacia arriba, hacia la cabeza, el cuero cabelludo y la región frontal.

RESUMEN

INDICACIONES

Cefaleas. Dolor y rigidez en la nuca. Disminución de la flexión cervical. Dolor suboccipital. Limitación de la rotación del cuello, a menudo relacionada con posiciones prolongadas en el trabajo. Latigazo cervical. Dolor al dormir con determinadas almohadas. Ardor en el cuero cabelludo.

CAUSAS

Mala postura. Tocar un instrumento de música. Estar acostado de frente con la cabeza apoyada. Gafas mal graduadas. Patrón cruzado superior. Cifosis. Escoliosis. Desgaste. Corrientes frías de aire/aire acondicionado. Problemas de alineación vertebral. Determinados deportes (p. ej., tiro con arco). Camisa/corbata estrecha. Depresión.

DIAGNÓSTICO DIFERENCIAL

Disfunción cervical mecánica. Espondiloartropatía facetaria. Síndrome de la arteria vertebral. Discopatía (cervical). Disfunción de la primera costilla. Polimialgia reumática. Artritis reumatoide. Osteoartritis. Espondilitis anquilosante (espondiloartropatía seronegativa). Enfermedad de Paget. Artropatía psoriásica.

CONSIDERAR TAMBIÉN

Trapecio. Erector de la columna. Temporal. Digástrico. Infraespinoso. Elevador de la escápula. Esternocleidomastoideo. Esplenio de la cabeza/del cuello. Músculos suboccipitales. Occipital. Pectoral mayor.

TÉCNICAS MANUALES DEL TERAPEUTA

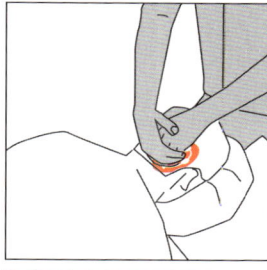
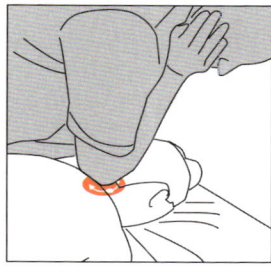
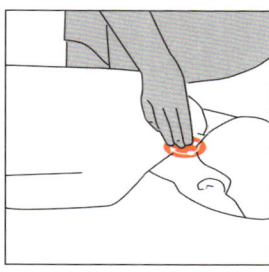
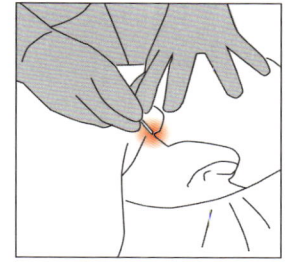

✓	✓	Rociado y estiramiento
✓	✓	Punción seca
✓	✓	Masaje de roce profundo
✓	✓	Compresión
✓	✓	Energía muscular
✓	✓	Liberación posicional
✓	✓	Punción húmeda

Técnica de relajación postisométrica (RPI)

Indicaciones: contexto subagudo a crónico.
1. Identificar el punto gatillo.
2. El paciente debe encontrarse en una postura cómoda, en la que el músculo afectado/huésped pueda ser sometido a un estiramiento completo.
3. El paciente debe contraer el músculo afectado/huésped usando un 10-25 % de su fuerza y dentro de la longitud máxima indolora, mientras se le aplica una resistencia isométrica durante 3-10 segundos; debe estabilizarse esta parte del cuerpo para evitar un acortamiento muscular.
4. El paciente debe relajar el músculo («soltarlo»).
5. Durante esta fase de relajación, elongar con suavidad el músculo tensándolo hasta el punto de resistencia (pasivamente); debe apreciarse cualquier cambio en la longitud.
6. Repetir varias veces (habitualmente 3 veces).

AUTOAYUDA

RECOMENDACIONES AL PACIENTE

Ergonomía en el trabajo. Postura. Gafas. Utilización de almohadas ergonómicas. Calor y estiramientos. Comprobar colchón y almohada.

TÉCNICA DE AUTOAYUDA

1. Observar la dirección de las fibras musculares en la anatomía.
2. Bajar desde el cráneo, identificando y palpando los puntos y nódulos dolorosos.
3. Subir en dirección opuesta hacia el cráneo.
4. Trabajar con los pulgares realizando pequeños movimientos circulares.
5. Mantenerse en los nódulos dolorosos hasta que remita el dolor y después continuar con el masaje hasta el final.

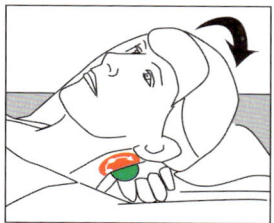
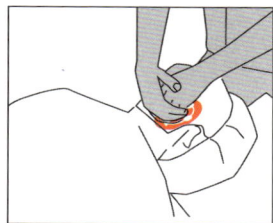
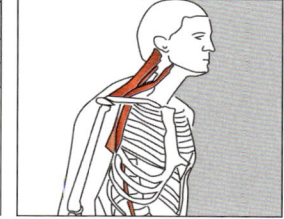
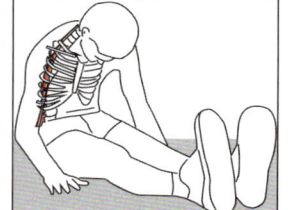

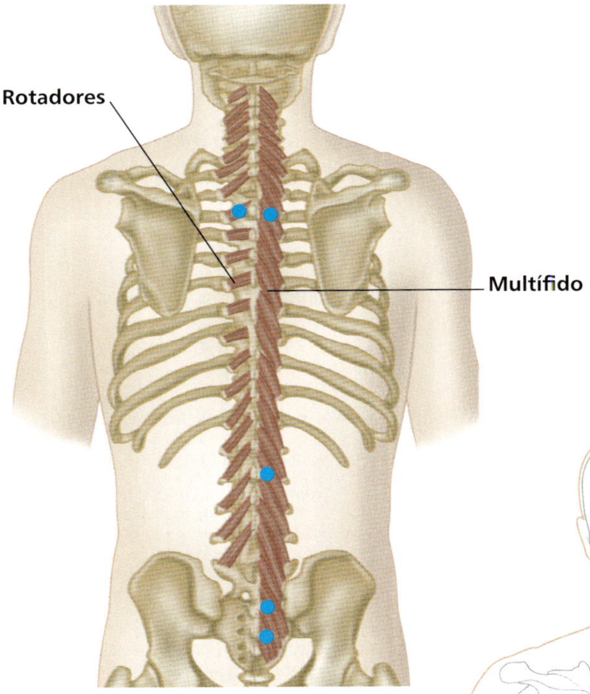

Rotadores

Multífido

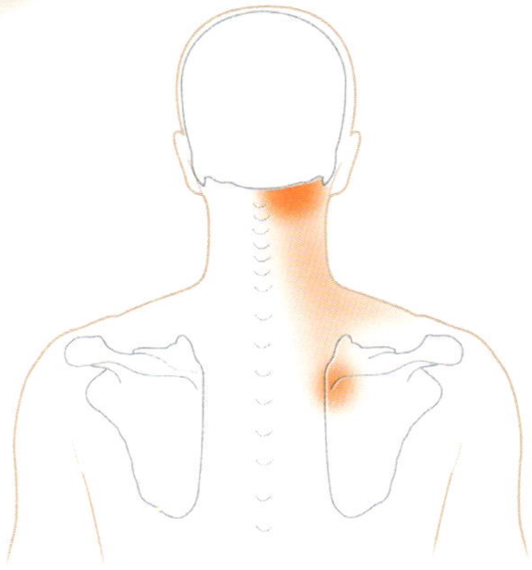

Multífido cervical

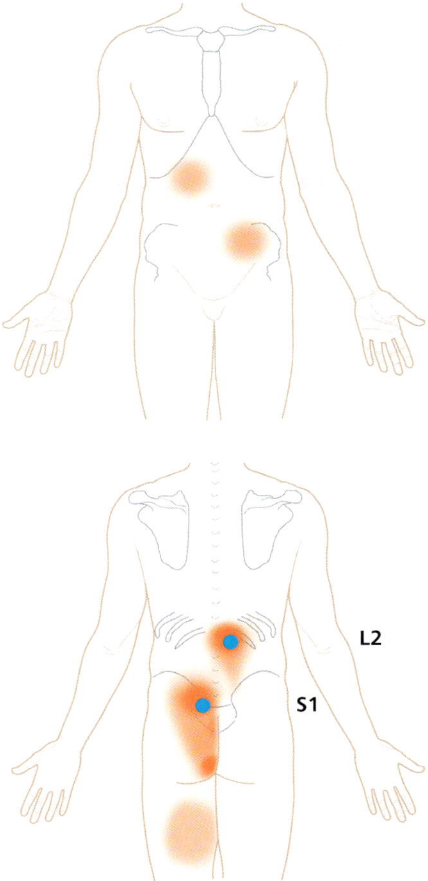

L2

S1

Multífido

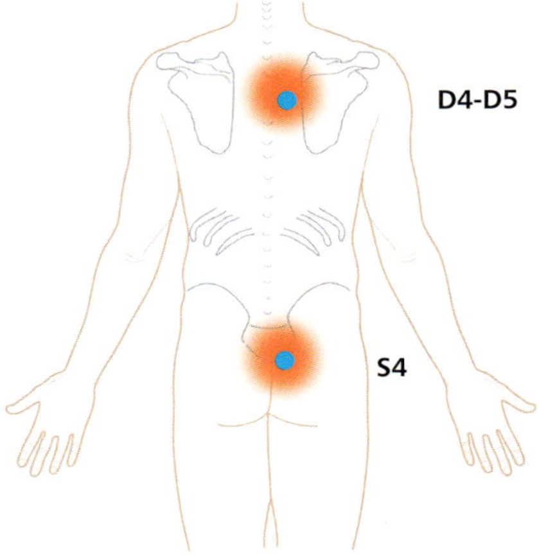

Latín, *multi*, 'mucho'; *findere*, 'separar'; *rot*, 'rueda'.

El multífido es una porción del sistema transversoespinoso que se sitúa en el surco entre las apófisis de las vértebras y sus apófisis transversas. Se sitúa en la profundidad del semiespinoso y del erector de la columna. Los rotadores son la capa más profunda del sistema transversoespinoso.

ORIGEN
Multífido: superficie posterior del sacro, entre los orificios del sacro y la espina ilíaca posterosuperior. Apófisis mamilares (bordes posteriores de la apófisis articular superior) de todas las vértebras lumbares. Apófisis transversas de todas las vértebras dorsales. Apófisis articulares de las cuatro vértebras cervicales inferiores. Rotadores: apófisis transversal de cada vértebra.

INSERCIÓN
Multífido: una parte se inserta en la apófisis espinosa de dos a cuatro vértebras por encima del origen;

comprenden las apófisis espinosas de todas las vértebras desde la quinta lumbar hacia arriba al axis (L5-C2). Rotadores: base de la apófisis espinosa de las vértebras antes mencionadas.

ACCIÓN
Multífido: protege las articulaciones vertebrales de los movimientos producidos por los motores principales superficiales más potentes. Extensión, flexión lateral y rotación de la columna vertebral.
Rotadores: rotación y participación en la extensión de la columna vertebral.

INERVACIÓN
Ramas dorsales de los nervios espinales.

MOVIMIENTO FUNCIONAL BÁSICO
Ayudan a mantener una buena postura y estabilidad de la columna durante la bipedestación, la sedestación y cualquier movimiento.

D4-D5

S4

Multífido y rotadores

PATRONES DE DOLOR REFERIDO
Multífido: localizado en la parte anterior del abdomen. S1 lleva a coccigodinia.
Rotadores: dolor localizado a medial.

INDICACIONES
Lumbalgia profunda/persistente. Problemas de alineación vertebral. Segmento facilitado, eritema paraespinal localizado. Coccigodinia.

CAUSAS
Mala postura. Tocar un instrumento de música. Estar acostado de frente con la cabeza apoyada. Gafas mal graduadas. Patrón cruzado superior. Cifosis. Escoliosis. Desgaste. Corrientes frías de aire/aire acondicionado. Problemas de alineación vertebral. Determinados deportes (p. ej., tiro con arco). Camisa/corbata estrecha. Depresión.

DIAGNÓSTICO DIFERENCIAL
Angina de pecho. Dolor visceral. Radiculopatía. Ligamentario, discogénico, sacroilíaco. Piriforme. Patológico: aneurisma aórtico. Patología visceral. Lesión que ocupa espacio. Enfermedad inflamatoria pélvica.

CONSIDERAR TAMBIÉN
Pectoral mayor.

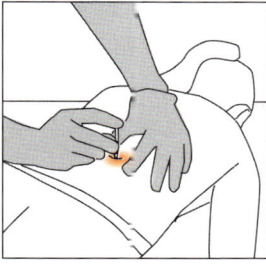

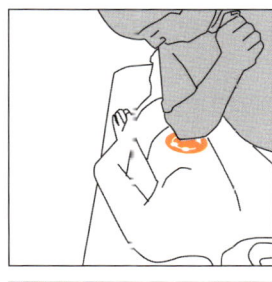

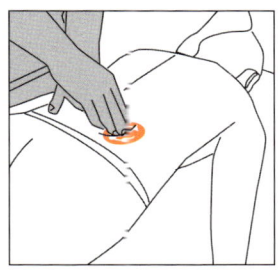

✓	✓	Rociado y estiramiento
✓	✓	Punción seca
✓	✓	Masaje de roce profundo
✓	✓	Compresión
✓	✓	Energía muscular
✓	✓	Liberación posicional
✓	✓	Punción húmeda

Técnica de masaje de roce profundo
1. El paciente debe encontrarse en una postura cómoda, en la que el músculo afectado/huésped pueda ser sometido a un estiramiento completo.
2. Lubricar la piel si fuera necesario.
3. Identificar y localizar el punto gatillo o la banda tensa.
4. Situar el pulgar/aplicador justo al lado de la banda tensa y reforzar con la otra mano.
5. Aplicar una presión sostenida hasta sentir que el punto gatillo se relaja y continuar en la misma dirección hacia la inserción de la banda tensa. El paciente debe sentir esto como incómodo y no como doloroso.
6. Repetir estos roces en dirección opuesta.

RECOMENDACIONES AL PACIENTE
Postura. Cifosis por posición al trabajar. Número y tipo de almohadas. Consideraciones laborales.

TÉCNICA DE AUTOAYUDA
1. Observar la dirección de las fibras musculares en la anatomía.
2. Bajar desde el cráneo, identificando y palpando los puntos y nódulos dolorosos.
3. Subir en dirección opuesta hacia el cráneo
4. Trabajar con los pulgares realizando pequeños movimientos circulares.
5. Mantenerse en los nódulos dolorosos hasta que remita el dolor y después continuar con el masaje hasta el final.

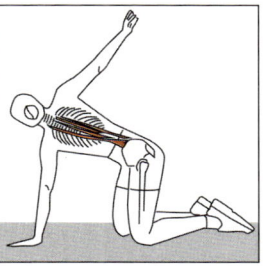

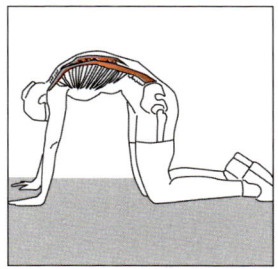

ESPLENIO DE LA CABEZA/ESPLENIO DEL CUELLO
(SPLENIUS CAPITIS/SPLENIUS CERVICIS)

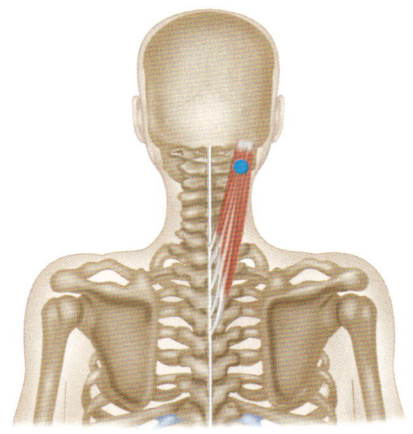

Esplenio de la cabeza

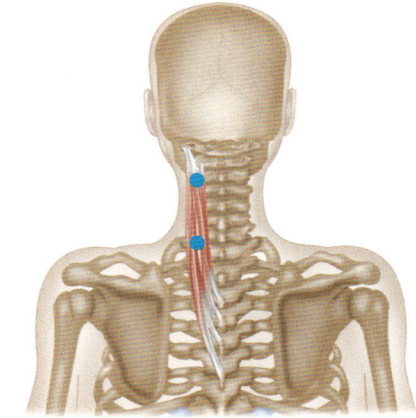

Esplenio del cuello

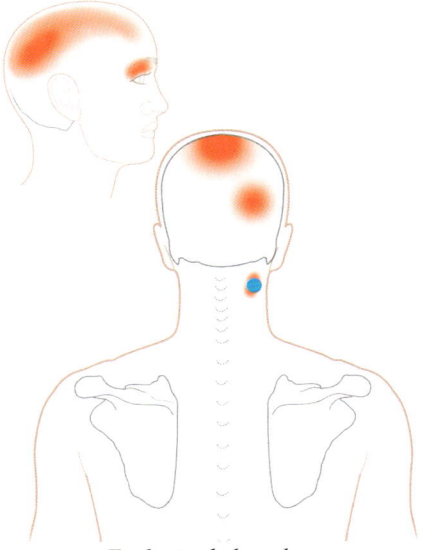

Esplenio de la cabeza

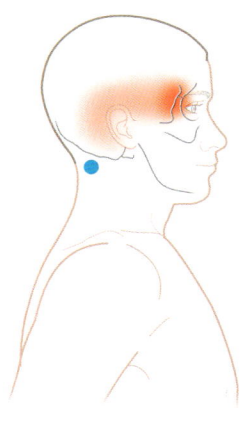

Esplenio del cuello

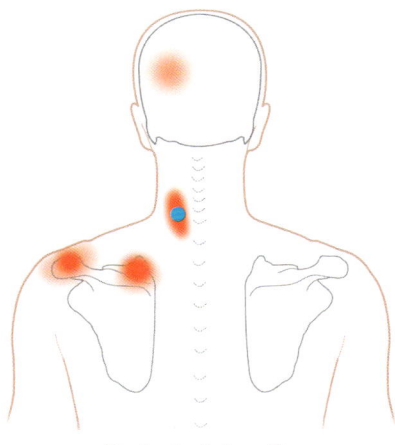

Esplenio del cuello

Griego, *splenion*, 'vendaje'; latín, *capitis*, 'de la cabeza'; *cervix*, 'del cuello'.

ORIGEN
Esplenio de la cabeza: mitad inferior del ligamento de la nuca. Apófisis espinosas de la séptima vértebra cervical (C7) y tres o cuatro vértebras dorsales superiores (D1-D4).
Esplenio del cuello: apófisis espinosa de la tercera a la sexta vértebras dorsales (D3-D6).

INSERCIÓN
Esplenio de la cabeza: cara posterior de la apófisis mastoides del temporal. Parte lateral de la línea nucal superior profundamente a la inserción del esternocleidomastoideo.
Esplenio del cuello: tubérculos posteriores de las apófisis transversas de las dos a tres primeras vértebras cervicales (C1-C3).

ACCIÓN
Ambos en conjunto: extensión de la cabeza y nuca.
Individualmente: flexión lateral del cuello. Rotación de la cara hacia el mismo lado del músculo contraído.

INERVACIÓN
Ramas posteriores de los nervios cervicales medios e inferiores.

MOVIMIENTO FUNCIONAL BÁSICO
Ejemplo: mirar hacia arriba o girar la cabeza para mirar hacia atrás.

PATRONES DE DOLOR REFERIDO
Esplenio de la cabeza: zona dolorosa de 3-5 cm en el centro del vértex del cráneo.
Esplenio cervical: *a*) superior: dolor occipital difuso que se propaga a través de la región temporal hacia el ojo ipsolateral; *b*) inferior: dolor ipsolateral en la nuca.

ESPLENIO DE LA CABEZA/ESPLENIO DEL CUELLO
(SPLENIUS CAPITIS/SPLENIUS CERVICIS)

INDICACIONES
Cefaleas. Dolor en la nuca. Dolor en los ojos. Visión borrosa (raro). Latigazo cervical. Dolor por corriente de aire. Dolor postural en la nuca (ocupacional). Dolor «interno» en el cuero cabelludo. Rigidez de nuca. Disminución de la rotación ipsolateral.

CAUSAS
Mala postura. Tocar un instrumento de música. Estar acostado de frente con la cabeza apoyada. Gafas mal graduadas. Patrón cruzado superior. Cifosis. Escoliosis. Desgaste. Corrientes frías de aire/aire acondicionado. Problemas de alineación vertebral. Determinados deportes (p. ej., tiro con arco). Camisa/corbata estrecha. Depresión.

DIAGNÓSTICO DIFERENCIAL
Otros tipos de cefalea. Disfunción de la primera costilla. Tortícolis. Problemas ópticos (tensión ocular, fatiga ocular). Neurológico. Estrés.

CONSIDERAR TAMBIÉN
Trapecio. Esternocleidomastoideo. Masetero. Temporal. Multífido. Semiespinoso de la cabeza. Músculos suboccipitales. Occipitofrontales. Elevador de la escápula. Pectoral mayor.

TÉCNICAS MANUALES DEL TERAPEUTA

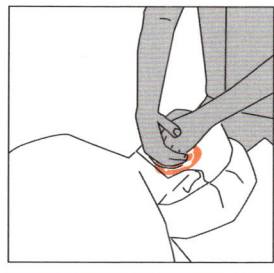

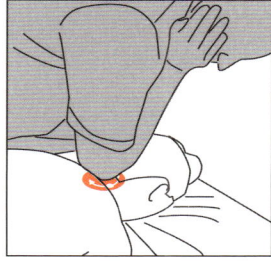

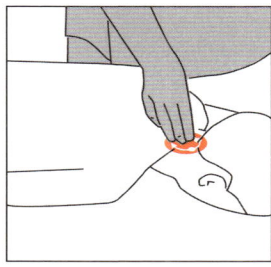

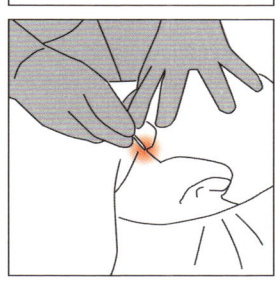

✓	✓	Rociado y estiramiento
✓	✓	Punción seca
✓	✓	Masaje de roce profundo
✓	✓	Compresión
✓	✓	Energía muscular
✓	✓	Liberación posicional
✓	✓	Punción húmeda

Técnica de compresión (inhibición)
1. Identificar el punto gatillo.
2. El paciente debe encontrarse en una postura cómoda, en la que el músculo afectado/huésped pueda ser sometido a un estiramiento completo.
3. Aplicar una presión suave en el punto gatillo. Esta presión se irá aumentando gradualmente mientras se elonga el músculo afectado/huésped hasta encontrar una barrera palpable. El paciente debe experimentar este momento como incómodo y no como doloroso.
4. Aplicar una presión mantenida hasta observar una relajación del punto gatillo. Esto puede tardar de unos segundos a unos minutos.
5. Repetir el procedimiento aumentando la presión en el punto gatillo hasta encontrar la próxima barrera, y así sucesivamente.
6. Para conseguir un mejor resultado, durante estas repeticiones se puede intentar cambiar la dirección de la presión.

AUTOAYUDA

RECOMENDACIONES AL PACIENTE
Evitar factores posturales/mantenimiento. Responder al teléfono. Postura al trabajar. Programa de autoestiramientos. Gafas (tipo; probar trifocales).

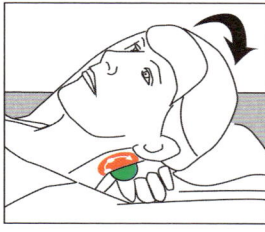

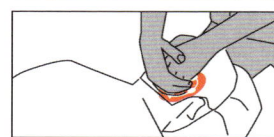

TÉCNICA DE AUTOAYUDA
1. Observar la dirección de las fibras musculares en la anatomía.
2. Bajar desde el cráneo, identificando y palpando los puntos y nódulos dolorosos.
3. Subir en dirección opuesta hacia el cráneo.
4. Trabajar con los pulgares realizando pequeños movimientos circulares.
5. Mantenerse en los nódulos dolorosos hasta que remita el dolor y después continuar con el masaje hasta el final.

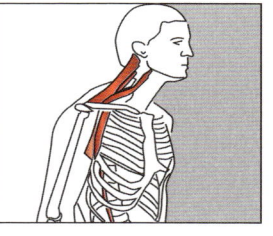

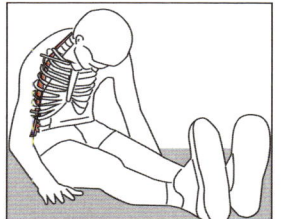

OBLICUO EXTERNO DEL ABDOMEN *(OBLICUUS EXTERNUS)*

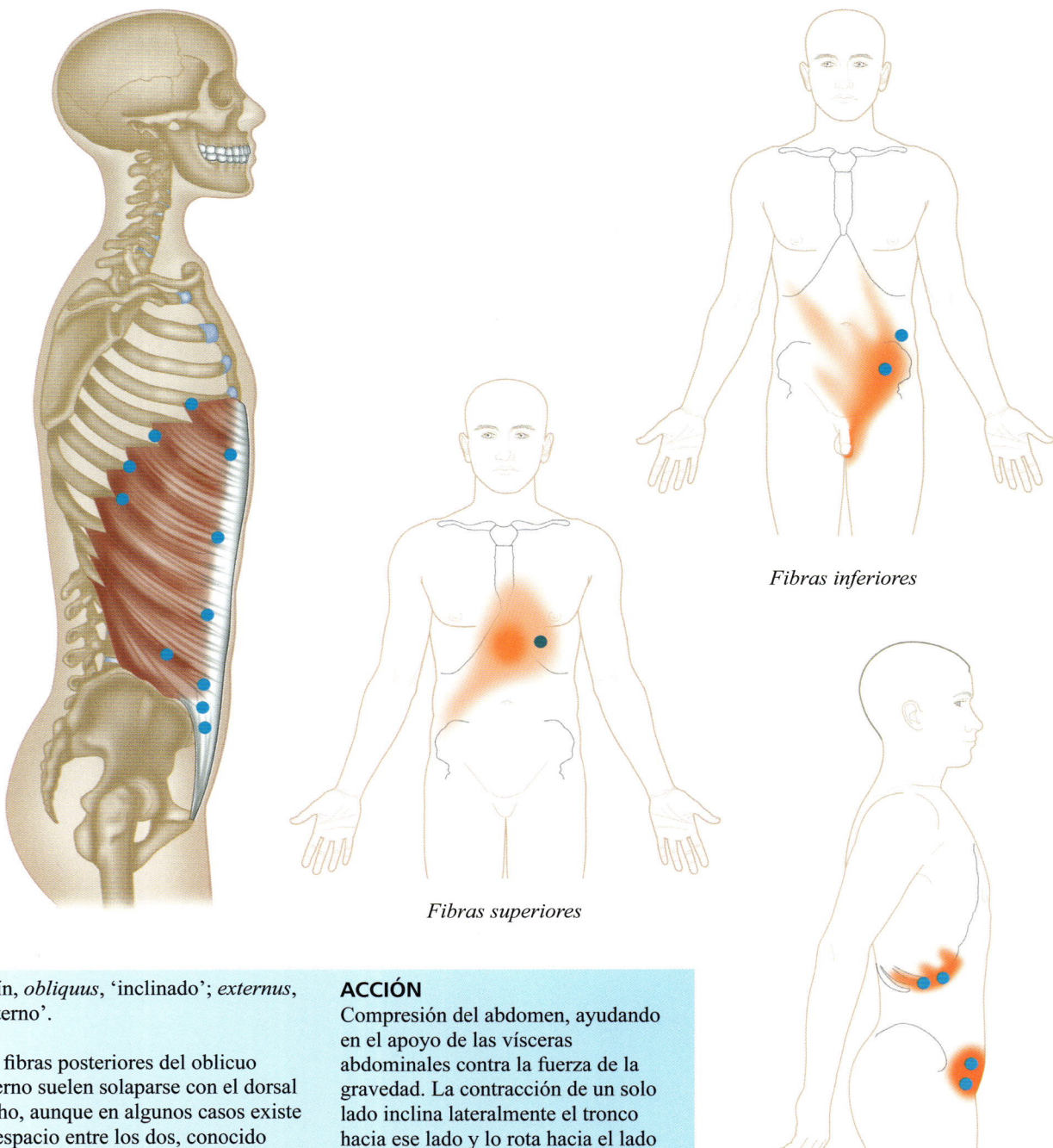

Fibras inferiores

Fibras superiores

Vista lateral, fibras superiores e inferiores

Latín, *obliquus*, 'inclinado'; *externus*, 'externo'.

Las fibras posteriores del oblicuo externo suelen solaparse con el dorsal ancho, aunque en algunos casos existe un espacio entre los dos, conocido como *triángulo lumbar*, situado justo por encima de la cresta ilíaca. El triángulo lumbar es un punto débil de la pared abdominal.

ORIGEN
Ocho costillas inferiores.

INSERCIÓN
Mitad anterior de la cresta ilíaca y en la aponeurosis abdominal, que termina en la línea alba (banda tendinosa que se extiende caudalmente desde el esternón).

ACCIÓN
Compresión del abdomen, ayudando en el apoyo de las vísceras abdominales contra la fuerza de la gravedad. La contracción de un solo lado inclina lateralmente el tronco hacia ese lado y lo rota hacia el lado opuesto.

INERVACIÓN
Ramas ventrales de los nervios dorsales, D5-D12.

MOVIMIENTO FUNCIONAL BÁSICO
Ejemplo: cavar con una pala.

PATRONES DE DOLOR REFERIDO
Viscerosomático.
Margen costal: dolor abdominal hacia el tórax.
Lateral inferior: dolor en testículos. Dolor local.
Cresta púbica: dolor en vejiga. Frecuencia/retención (orina). Ingle.

RESUMEN

INDICACIONES
Dolor y sensibilidad abdominales. Dolor en la ingle. Dolor testicular. Dolor en la vejiga. Náuseas. Cólicos. Dismenorrea. Diarrea. Viscerosomático. Síndrome del colon irritable, patrón cruzado inferior, enuresis nocturna en niños.

CAUSAS
Traumatismo directo (habitualmente por sobreesfuerzo en deportes). Mala técnica al realizar *sit-ups* (abdominales). Sedestación prolongada con las piernas cruzadas. Toser. Estrés emocional. Puede estar relacionado con el dolor de espalda. Tras intervenciones quirúrgicas (abdominales).

DIAGNÓSTICO DIFERENCIAL
Patología visceral que incluye: afecciones renales, hepáticas, pancreáticas y diverticulares, colitis, apendicitis, hernia de hiato, enfermedad peritoneal-enfermedad inflamatoria pélvica, ovarios, vejiga.

CONSIDERAR TAMBIÉN
Transverso abdominal. Oblicuo interno. Recto abdominal. Piramidal.

TÉCNICAS MANUALES DEL TERAPEUTA

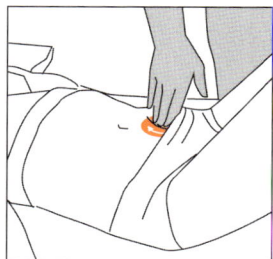
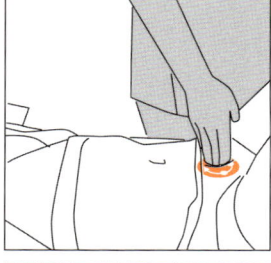
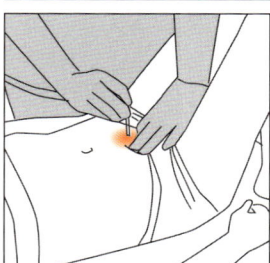

✓		Rociado y estiramiento
✓		Punción seca
✓		Masaje de roce profundo
✓	✓	Compresión
✓	✓	Energía muscular
✓	✓	Liberación posicional
✓		Punción húmeda

Técnica de relajación postisométrica (RPI)
Indicaciones: contexto subagudo a crónico.
1. Identificar el punto gatillo.
2. El paciente debe encontrarse en una postura cómoda, en la que el músculo afectado/huésped pueda ser sometido a un estiramiento completo.
3. El paciente debe contraer el músculo afectado/huésped usando un 10-25 % de su fuerza y dentro de la longitud máxima indolora, mientras se le aplica una resistencia isométrica durante 3-10 segundos; debe estabilizarse la parte del cuerpo para evitar un acortamiento muscular.
4. El paciente debe relajar el músculo («soltarlo»).
5. Durante esta fase de relajación, elongar con suavidad el músculo, tensándolo hasta el punto de resistencia (pasivamente); debe apreciarse cualquier cambio en la longitud.
6. Repetir varias veces (habitualmente 3 veces).

AUTOAYUDA

RECOMENDACIONES AL PACIENTE
Trabajo. Deportes. Dieta. Respiración. Ejercicios de la base de la pelvis y de estabilidad central.

TÉCNICA DE AUTOAYUDA
1. Observar la dirección de las fibras musculares en la anatomía.
2. Ir bajando por la caja torácica, identificando y palpando los puntos y nódulos dolorosos.
3. Trabajar con los pulgares realizando pequeños movimientos circulares.
4. Mantenerse en los nódulos dolorosos hasta que remita el dolor y después continuar con el masaje hasta el final.

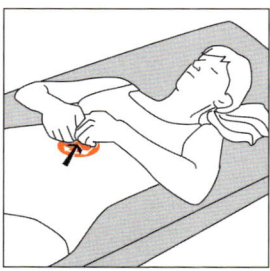
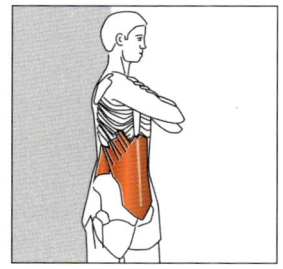
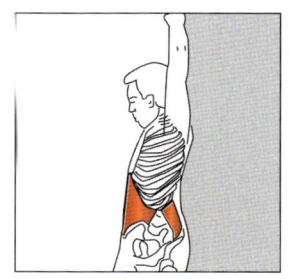

TRANSVERSO DEL ABDOMEN *(TRANSVERSUS ABDOMINIS)*

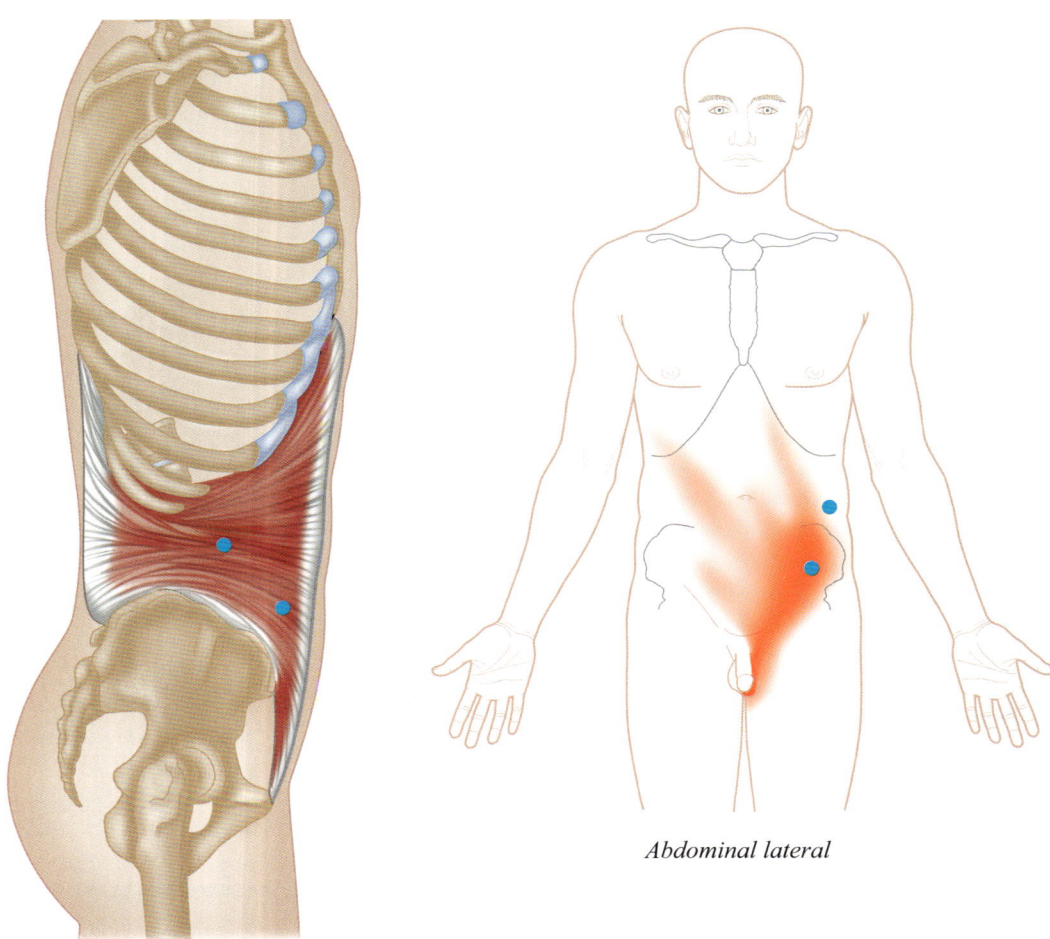

Abdominal lateral

Latín, *transversus*, 'transverso'; *abdominis*, 'del abdomen/estómago'.

ORIGEN
Dos tercios anteriores de la cresta ilíaca. Tercio lateral del ligamento inguinal. Fascia toracolumbar. Cartílagos costales de las seis costillas inferiores. Fascia que cubre el psoas-ilíaco o iliopsoas.

INSERCIÓN
Apófisis xifoides y línea alba a través de la aponeurosis abdominal; las fibras inferiores se insertan finalmente en la cresta del pubis y la línea iliopectínea mediante un tendón conjunto.

ACCIÓN
Compresión del abdomen, participa en el apoyo de las vísceras abdominales en contra de la fuerza de gravedad.

INERVACIÓN
Ramas ventrales de los nervios dorsales, D7-D12, nervio ilioinguinal y nervio iliohipogástrico.

MOVIMIENTO FUNCIONAL BÁSICO
Importante durante la espiración forzada, el estornudo y la tos. Ayuda a mantener una buena postura.

PATRONES DE DOLOR REFERIDO
Margen costal: dolor localizado en cuadrante, a menudo propagado hacia la zona anterior del abdomen. *Suprapúbico*: dolor localizado, a menudo referido medial y caudalmente a los testículos.

TRANSVERSO DEL ABDOMEN *(TRANSVERSUS ABDOMINIS)*

RESUMEN

INDICACIONES
Dolor inguinal. Dolor testicular. Pirosis. Náuseas. Vómitos. Hinchazón. Diarrea. Dolor discógeno desde la columna lumbar, patrón cruzado inferior, enuresis nocturna en niños.

CAUSAS
Traumatismo directo (habitualmente por sobreesfuerzo en deportes). Mala técnica al realizar *sit-ups* (abdominales). Sedestación prolongada con las piernas cruzadas. Toser. Estrés emocional. Puede estar relacionado con el dolor de espalda. Tras intervenciones quirúrgicas (abdominales).

DIAGNÓSTICO DIFERENCIAL
Patología visceral que incluye: afecciones renales, hepáticas, pancreáticas y diverticulares, colitis, apendicitis, hernia de hiato, enfermedad peritoneal-enfermedad inflamatoria pélvica, patología en ovarios, vejiga, testículos, por ejemplo, varicocele, uretritis inespecífica.

CONSIDERAR TAMBIÉN
Oblicuo externo. Oblicuo interno. Recto abdominal. Piramidal.

TÉCNICAS MANUALES DEL TERAPEUTA

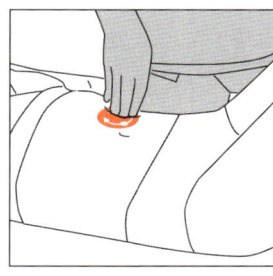
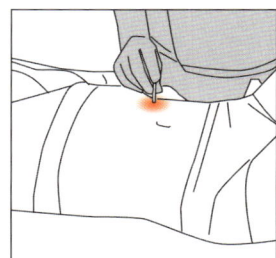

✓		Rociado y estiramiento
✓		Punción seca
✓		Masaje de roce profundo
✓	✓	Compresión
✓	✓	Energía muscular
✓	✓	Liberación posicional
✓		Punción húmeda

Técnica de relajación postisométrica (RPI)
Indicaciones: contexto subagudo a crónico.
1. Identificar el punto gatillo.
2. El paciente debe encontrarse en una postura cómoda, en la que el músculo afectado/huésped pueda ser sometido a un estiramiento completo.
3. El paciente debe contraer el músculo afectado/huésped usando un 10-25 % de su fuerza y dentro de la longitud máxima indolora, mientras se le aplica una resistencia isométrica durante 3-10 segundos; debe estabilizarse esa parte del cuerpo para evitar un acortamiento muscular.
4. El paciente debe relajar el músculo («soltarlo»).
5. Durante esta fase de relajación, elongar con suavidad el músculo tensándolo hasta el punto de resistencia (pasivamente); debe apreciarse cualquier cambio en la longitud.
6. Repetir varias veces (habitualmente 3 veces).

AUTOAYUDA

RECOMENDACIONES AL PACIENTE
Autoestiramientos y reforzamiento para estabilizar la columna lumbar y facilitar la actividad vascular. Postura y tono.

TÉCNICA DE AUTOAYUDA
1. Observar la dirección de las fibras musculares en la anatomía.
2. Bajar por la caja torácica, identificando y palpando los puntos y nódulos dolorosos.
3. Trabajar con los pulgares realizando pequeños movimientos circulares.
4. Mantenerse en los nódulos dolorosos hasta que remita el dolor, y después continuar con el masaje hasta el final.

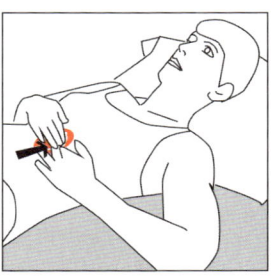
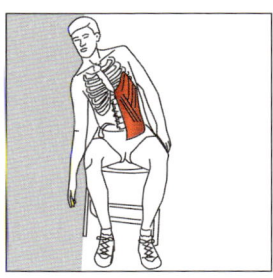
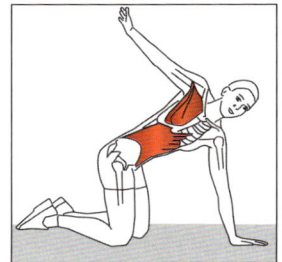
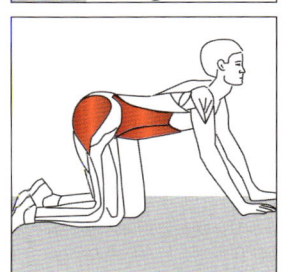

RECTO DEL ABDOMEN *(RECTUS ABDOMINIS)*

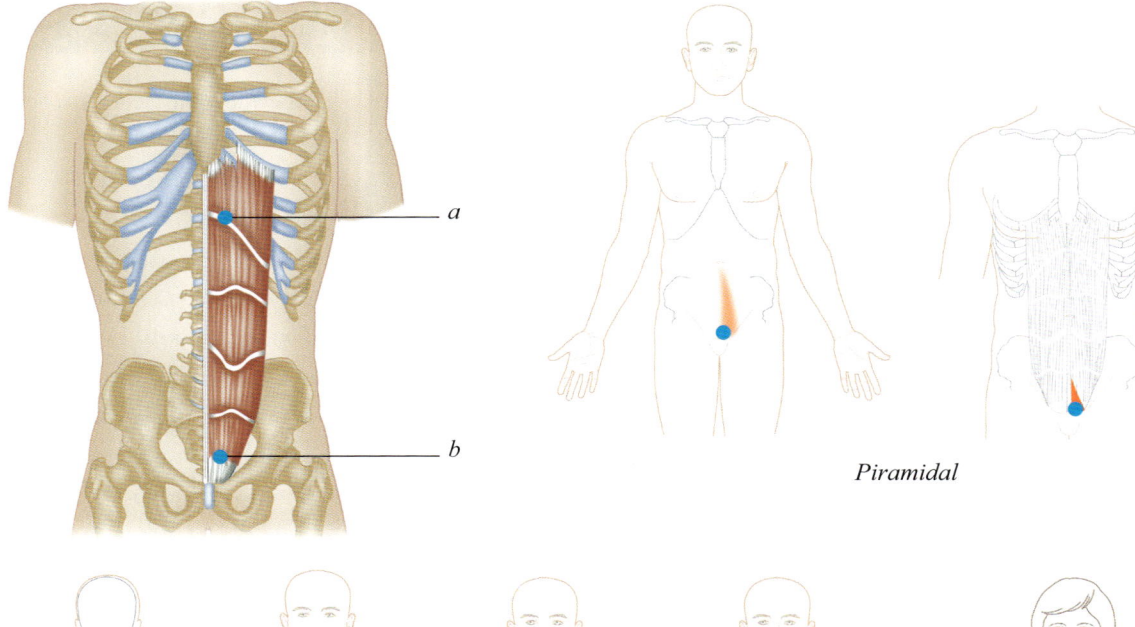

Piramidal

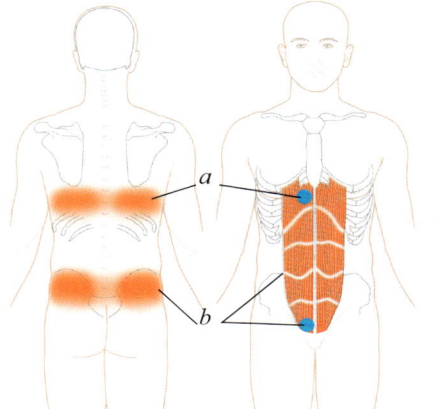

Punto de McBurney

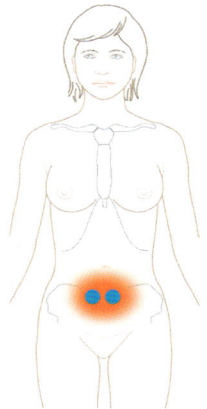

Puntos de la dismenorrea

Latín, *rectus*, 'recto'; *abdominis*, 'del abdomen', estómago.

El recto del abdomen está dividido por bandas tendinosas en tres o cuatro cuerpos, cada uno recubierto por fibras aponeuróticas de los músculos abdominales laterales. Estas fibras convergen a nivel central para formar la línea alba. El *piramidal*, que con frecuencia no existe, se sitúa ventral a la parte inferior del recto del abdomen y sale de la cresta púbica y se inserta en la línea alba. Tensa la línea alba, pero no se sabe por qué motivo.

ORIGEN
Cresta púbica y sínfisis púbica (parte frontal del hueso púbico).

INSERCIÓN
Superficie anterior de la apófisis xifoides. Cartílago de las costillas quinta, sexta y séptima.

ACCIÓN
Flexión de la columna lumbar.
Depresión de la caja torácica.
Estabilización de la pelvis al andar.
Antagonista: erector de la columna.

INERVACIÓN
Ramas ventrales de los nervios dorsales, D5-D12.

MOVIMIENTO FUNCIONAL BÁSICO
Ejemplo: inicio del movimiento de levantarse de una silla baja.

PATRONES DE DOLOR REFERIDO
Fibras superiores: dolor de espalda horizontal en la parte media; pirosis e indigestión.
Fibras inferiores: dolor entre el pubis y el ombligo que causa dismenorrea.
Fibras laterales: pseudoapendicitis; punto de McBurney.

RESUMEN

INDICACIONES
Pirosis. Cólicos. Dismenorrea. Náuseas. Vómitos. Sensación de plenitud. Dolor de espalda horizontal. Patrón cruzado inferior. Dolor costal. Dolor testicular. Problemas de diafragma y respiración.

CAUSAS
Traumatismo directo, postural, enteroptosis (habitualmente por sobreesfuerzo en deportes). Mala técnica al realizar *sit-ups* (abdominales). Sedestación prolongada con las piernas cruzadas. Toser. Estrés emocional. Puede estar relacionado con el dolor de espalda. Tras intervenciones quirúrgicas (abdominales).

DIAGNÓSTICO DIFERENCIAL
Patología visceral que incluye: afecciones renal, hepática, pancreática y diverticular; colitis, apendicitis, hernia de hiato, enfermedad peritoneal, enfermedad inflamatoria pélvica, ovarios, vejiga. Apendicitis. Enfermedad ginecológica. Hernia umbilical/por incisión. Dorsal ancho.

CONSIDERAR TAMBIÉN
Transverso abdominal. Oblicuo interno. Oblicuo externo. Piramidal.

TÉCNICAS MANUALES DEL TERAPEUTA

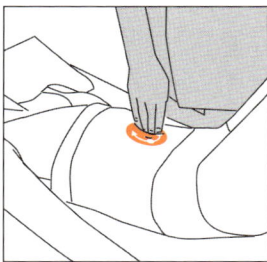

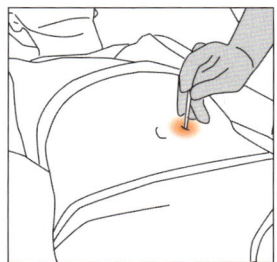

✓		Rociado y estiramiento
✓		Punción seca
✓		Masaje de roce profundo
✓	✓	Compresión
✓	✓	Energía muscular
✓	✓	Liberación posicional
✓		Punción húmeda

Técnica de contracción isolítica (excéntrica)
Indicaciones: músculos fibróticos tensos/situaciones crónicas.
1. Posicionar el músculo en la barrera de restricción.
2. Indicar al paciente que contraiga activamente el músculo alrededor del 10-25 % durante 2 a 4 segundos mientras ofrecemos resistencia.
3. Superar esta resistencia, empujando activamente contra el músculo en contracción excéntrica hacia la barrera fisiológica durante 15 a 30 segundos.
4. Repetir 3-5 veces.

AUTOAYUDA

RECOMENDACIONES AL PACIENTE
Peso.

TÉCNICA DE AUTOAYUDA
1. Observar la dirección de las fibras musculares en la anatomía.
2. Bajar por la caja torácica, identificando y palpando los puntos y nódulos dolorosos.
3. Trabajar con los pulgares realizando pequeños movimientos circulares.
4. Mantenerse en los nódulos dolorosos hasta que remita el dolor y después continuar con el masaje hasta el final.

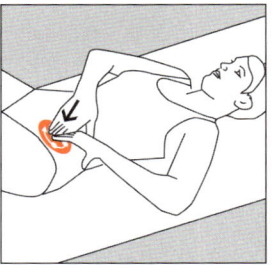

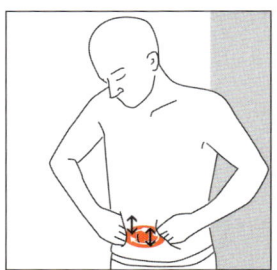

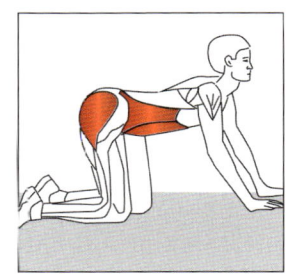

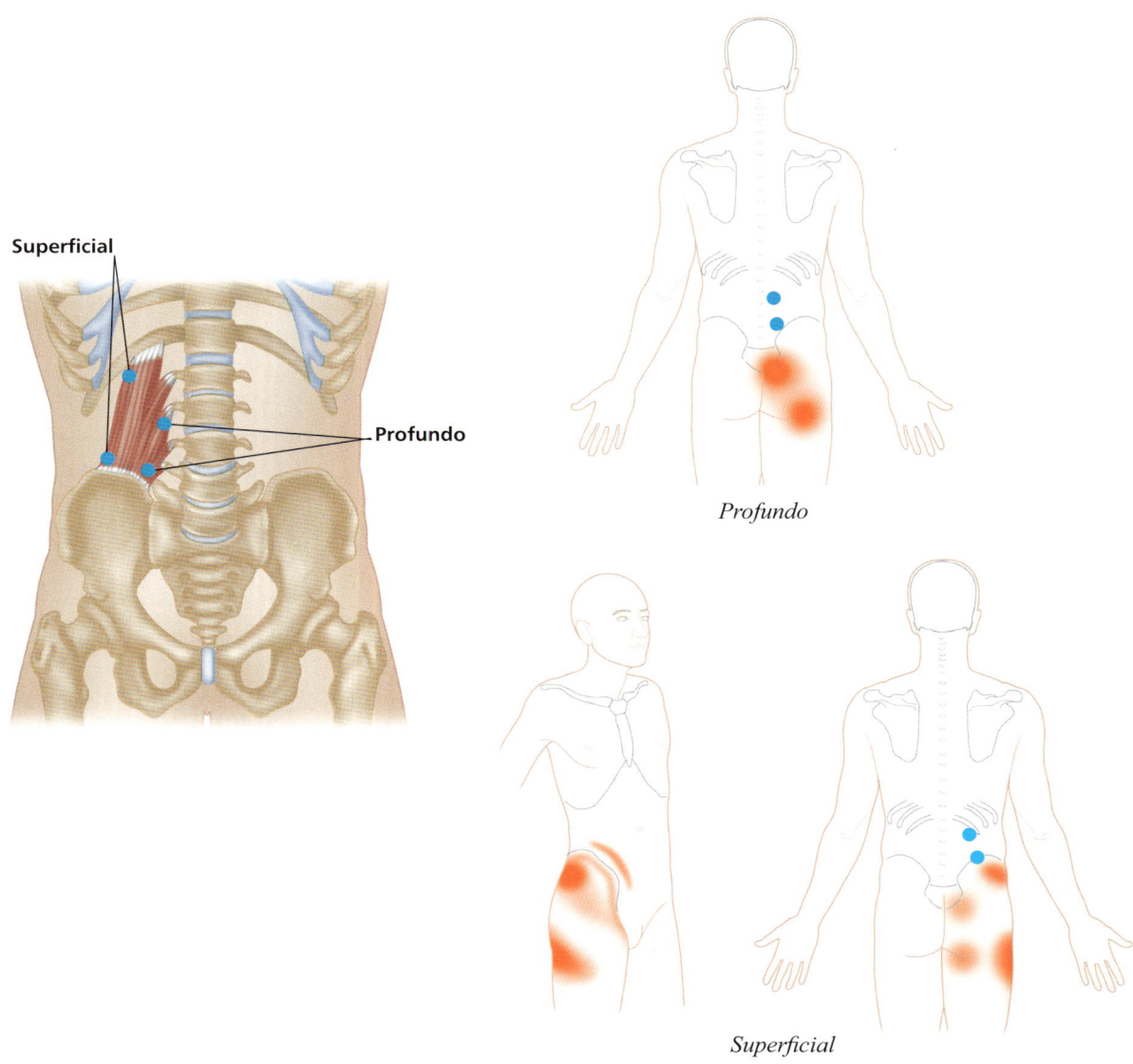

Superficial

Profundo

Profundo

Superficial

Latín, *quadratus*, 'cuadrado'; *lumbus*, 'lumbar'.

ORIGEN

Parte posterior de la cresta ilíaca. Ligamento iliolumbar.

INSERCIÓN

Parte medial o interna del borde inferior de la duodécima costilla. Apófisis transversal de las cuatro vértebras lumbares superiores, L1-L4.

ACCIÓN

Flexión lateral de la columna vertebral. Fija la 12.ª costilla durante la respiración profunda (p. ej., ayuda a estabilizar el diafragma en cantantes que ejercitan el control de la voz). Participa en la extensión de la parte lumbar de la columna y la estabiliza lateralmente.

INERVACIÓN

Ramas ventrales del nervio subcostal y los tres a cuatro nervios lumbares superiores, D12, **L1, L2, L3**.

MOVIMIENTO FUNCIONAL BÁSICO

Ejemplo: inclinación lateral desde la posición sentada para coger algo del suelo.

PATRONES DE DOLOR REFERIDO

Varias zonas dolorosas en: abdomen inferior, articulación sacroilíaca (polo superior), nalgas inferiores, cadera superior y trocánter mayor.

RESUMEN

INDICACIONES

Acidosis tubular renal. Escoliosis por desplazamiento de disco. Lumbalgia mecánica. Andar con bastón/muletas por fractura. Dolor en cadera y nalgas. Dolor en trocánter mayor (al dormir). Dolor al volverse en la cama. Dolor en bipedestación. Lumbalgia profunda persistente en reposo. Dolor al toser y estornudar (maniobra de Valsalva). Dolor en relaciones sexuales. Paciente que presenta una lista funcional unilateral. Puede asociarse a dolor lumbar agudo e irradiación a la(s) pierna(s). Tratamiento poslitiasis renal. Ciática.

CAUSAS

Problemas discales a nivel lumbar o problemas facetarios o de articulaciones espinales (como degeneración, problemas en la articulación iliosacra y espondilolistesis o espondilólisis en la columna lumbar). Distensiones reiteradas. Jardinería. Ponerse los zapatos o los calcetines estando de pie. Trabajo doméstico. Posiciones laborales. Colchón blando. Traumatismos. Músculos abdominales débiles. Pierna corta de un lado (APEI).

DIAGNÓSTICO DIFERENCIAL

Sacroileítis. Bursitis de cadera. Radiculopatía (lumbar). Dolor discal (lumbar). Dolor ligamentario (iliolumbar y sacrolumbar). Espondilitis. Espondiloartropatía. Estenosis (vertebral). Espondilolistesis. Disfunción costal (inferior).

CONSIDERAR TAMBIÉN

Glúteo medio. Glúteo menor. Glúteo mayor. Tensor de la fascia lata. Piramidal. Psoas-ilíaco. Suelo de la pelvis. Ciática. Hernia. Testicular/escrotal. Abdominal transverso. Oblicuo externo. Diafragma.

TÉCNICAS MANUALES DEL TERAPEUTA

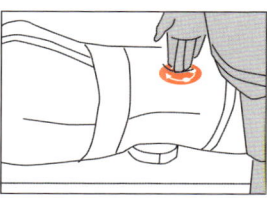

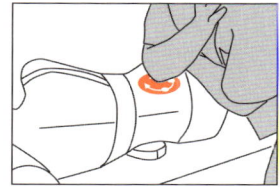

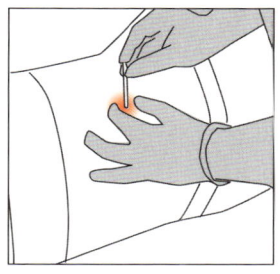

✓	✓	Rociado y estiramiento
✓	✓	Punción seca
✓		Masaje de roce profundo
✓	✓	Compresión
✓	✓	Energía muscular
✓	✓	Liberación posicional
✓	✓	Punción húmeda

Técnica de contracción isolítica (excéntrica)
Indicaciones: músculos fibróticos tensos/situaciones crónicas.
1. Posicionar el músculo en la barrera de restricción.
2. Indicar al paciente que contraiga activamente el músculo alrededor del 10-25 % durante 2 a 4 segundos mientras ofrecemos resistencia.
3. Superar esta resistencia, empujando activamente contra el músculo en contracción excéntrica hacia la barrera fisiológica durante 15 a 30 segundos.
4. Repetir 3-5 veces.

AUTOAYUDA

RECOMENDACIONES AL PACIENTE

Corrección de cualquier discrepancia de longitud. Cambiar colchón. Indicaciones para el trabajo (mecánica), el ocio (jardinería). Reforzamiento de la estabilidad (central) abdominal. Evitar apoyarse en una pierna. Cuidado al girarse. Componente emocional.

TÉCNICA DE AUTOAYUDA

1. Observar la dirección de las fibras musculares en la anatomía.
2. Sedestación o posición lateral.
3. Bajar desde el tórax, identificando y palpando los puntos y nódulos dolorosos.
4. Trabajar con los pulgares realizando pequeños movimientos circulares.
5. Mantenerse en los nódulos dolorosos hasta que remita el dolor y después continuar con el masaje hasta el final.

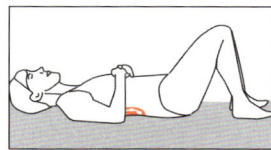

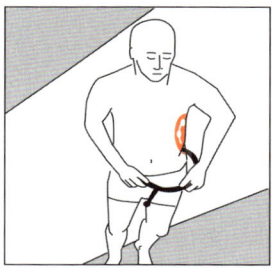

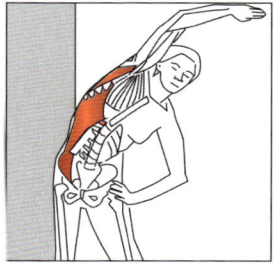

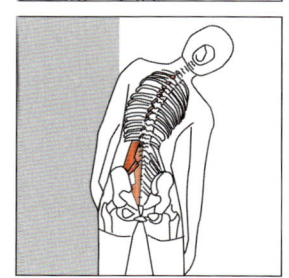

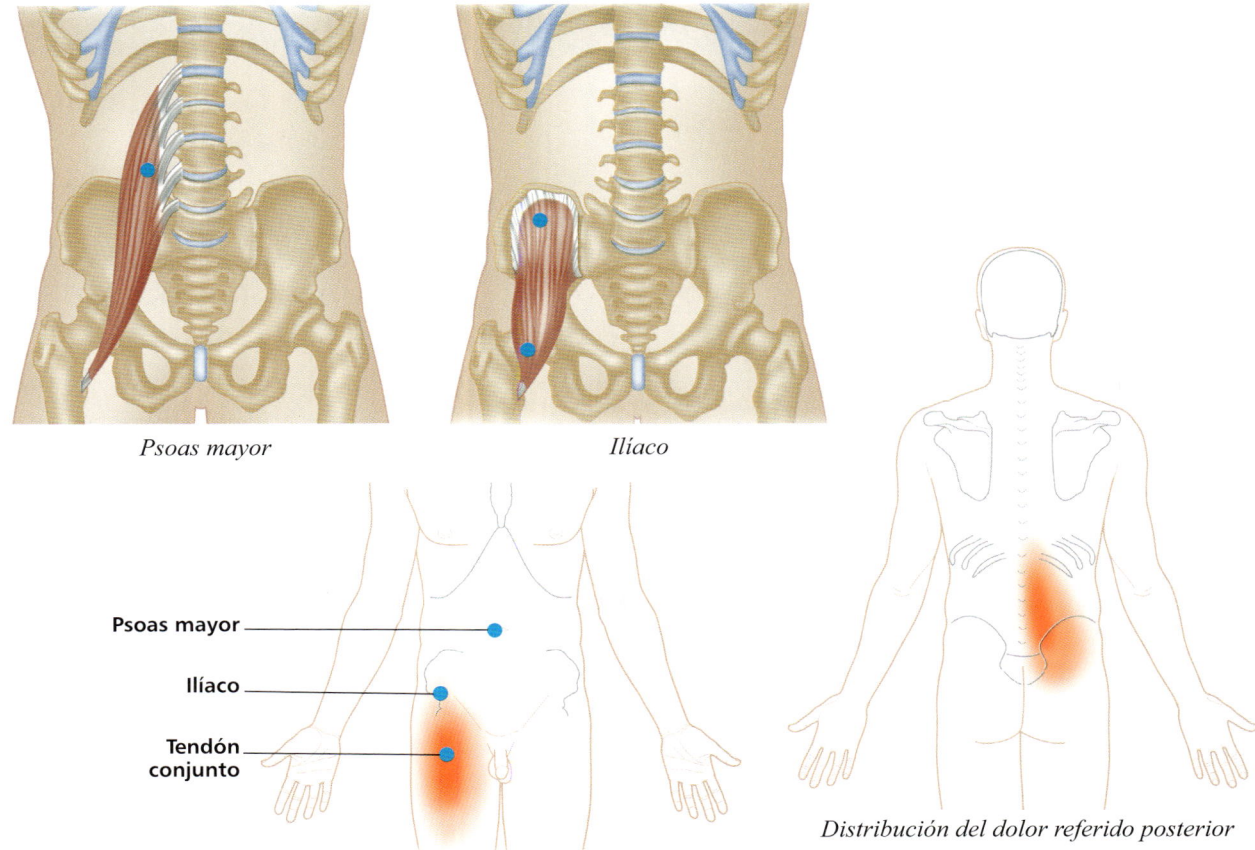

Psoas mayor

Ilíaco

Psoas mayor

Ilíaco

Tendón
conjunto

Distribución del dolor referido posterior

Griego, *psoas*, 'músculo del lomo'; latín, *major*, 'grande'; *ilia*, 'flancos'.

El psoas mayor y el ilíaco se consideran parte de la pared abdominal posterior debido a su posición y a su función de amortiguación de las vísceras abdominales. Sin embargo, a partir de su acción de flexionar la articulación de la cadera, sería importante considerarlos entre los músculos de la cadera. Cabe destacar que algunas fibras superiores del psoas pueden insertarse en la eminencia iliopúbica para formar el psoas menor, que posee una reducida función y no existe en alrededor del 40 % de la población. La contracción bilateral de este músculo incrementará la lordosis lumbar.

ORIGEN
Psoas mayor: bases de las apófisis transversas de todas las vértebras lumbares (L1-L5). Cuerpos de la 12.ª dorsal y todas las vértebras lumbares (D12-L5). Cartílagos intervertebrales encima de cada vértebra lumbar.
Ilíaco: dos tercios superiores de la fosa ilíaca. Labio interno de la cresta ilíaca. Ala del sacro y ligamentos anteriores

de las articulaciones sacrolumbares y sacroilíacas.

INSERCIÓN
Psoas mayor: trocánter menor del fémur.
Ilíaco: cara lateral del tendón del psoas mayor, que continúa en el trocánter menor del fémur

ACCIÓN
Flexor principal de la articulación de la cadera (flexiona y rota lateralmente el muslo, como al dar un puntapié en el fútbol). Actuando desde su inserción, flexiona el tronco, como sentarse después de haber estado echado.
Antagonista: glúteo mayor

INERVACIÓN
Psoas mayor: ramas ventrales de los nervios lumbares, **L1, L2, L3, L4** (psoas menor inervado por **L1, L2**).
Ilíaco: nervio femoral, **L1, L2, L3, L4**.

MOVIMIENTO FUNCIONAL BÁSICO
Ejemplo: subir un peldaño o una cuesta.

PATRONES DE DOLOR REFERIDO
a) Dolor fuerte ipsolateral vertical paravertebral a lo largo de la columna lumbar, que irradia difusamente en dirección lateral 3-7 cm.
b) Zona intensa de dolor de 5-8 cm en la parte anterosuperior del muslo, en una zona difusa desde la espina ilíaca anterosuperior (EIAS) hasta la mitad superior del muslo.

ILIOPSOAS O PSOAS-ILÍACO (PSOAS MAYOR/ILÍACO [PSOAS MAJOR/ILIACUS])

RESUMEN

INDICACIONES
Lumbalgia. Dolor inguinal. Aumento de (hiper)lordosis de la columna lumbar. Dolor en la parte anterior del muslo. Dolor predominante al sentarse después de estar echado. Escoliosis. Asimetría (pélvica).

CAUSAS
Embarazo (aborto). Sobrecarga emocional. Lordosis pronunciada. Problemas discales a nivel lumbar o problemas facetarios o de articulaciones espinales (como degeneración, problemas en la articulación iliosacra y espondilolistesis o espondilólisis en la columna lumbar). Marcha. Distensiones repetidas. Jardinería. Ponerse los zapatos o los calcetines estando de pie. Trabajo doméstico. Posiciones laborales. Colchón blando. Traumatismos. Músculos abdominales débiles. Cirugía abdominal. Actividad sexual. Pierna corta de un lado (APEI).

DIAGNÓSTICO DIFERENCIAL
Osteoartritis de cadera. Apendicitis. Neuropatía femoral. Meralgia parestética. Discos L4-L5. Bursitis. Lesión del cuádriceps. Disfunción mecánica de la espalda. Hernia (inguinal/femoral). Gastrointestinal. Artritis reumatoide. Lesiones que ocupan espacio.

CONSIDERAR TAMBIÉN
Cuadrado lumbar. Multífido. Erector de la columna. Cuádriceps. Rotadores de la cadera. Pectíneo. Tensor de la fascia lata. Aductores (largo y corto). Articulación femororrotuliana. Diafragma. Recto abdominal. Oblicuos. Piramidal.

TÉCNICAS MANUALES DEL TERAPEUTA

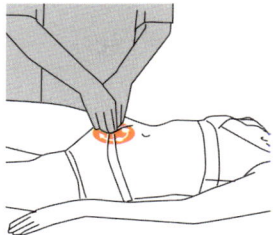

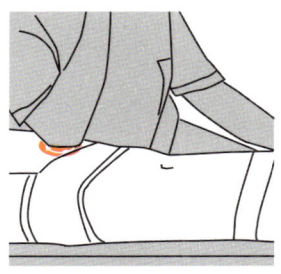

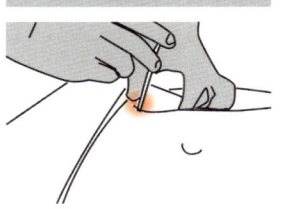

		Rociado y estiramiento
✓		Punción seca
✓		Masaje de roce profundo
✓	✓	Compresión
✓	✓	Energía muscular
✓	✓	Liberación posicional
✓		Punción húmeda

Técnica de liberación posicional
1. Posicionar la rodilla en flexión.
2. Localizar el punto gatillo en el psoas.
3. Indicar al paciente que vaya deslizando lentamente el pie hacia abajo mientras mantiene constante la presión sobre el punto gatillo.
4. Parar cuando la barrera llega a los dedos.
5. Repetir hasta que la rodilla esté extendida.

AUTOAYUDA

RECOMENDACIONES AL PACIENTE
Evitar sedestación prolongada. Evitar dormir en posición fetal. Tratar nivel lumbar. Evitar sobreutilización de abdominales. Reforzar el transverso del abdomen. Ejercicios de estiramiento.

TÉCNICA DE AUTOAYUDA
1. Observar la dirección de las fibras musculares en la anatomía.
2. Acostarse sobre la espalda con las rodillas flexionadas y apoyadas sobre una almohada.
3. Bajar cuatro dedos al lado del ombligo, profundamente en el abdomen hacia la columna.
4. Identificar y palpar los puntos y nódulos dolorosos (comprobar levantando una rodilla hacia el tórax).
5. Mantenerse en los nódulos dolorosos hasta que el dolor remita, seguir el masaje hasta el final, bajar la rodilla y estirar.

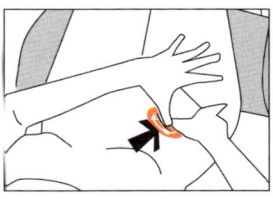

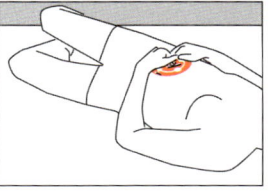

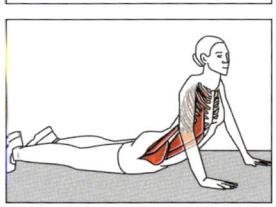

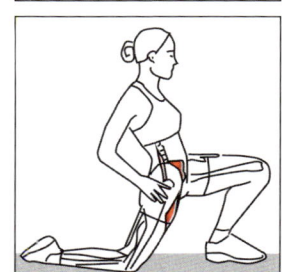

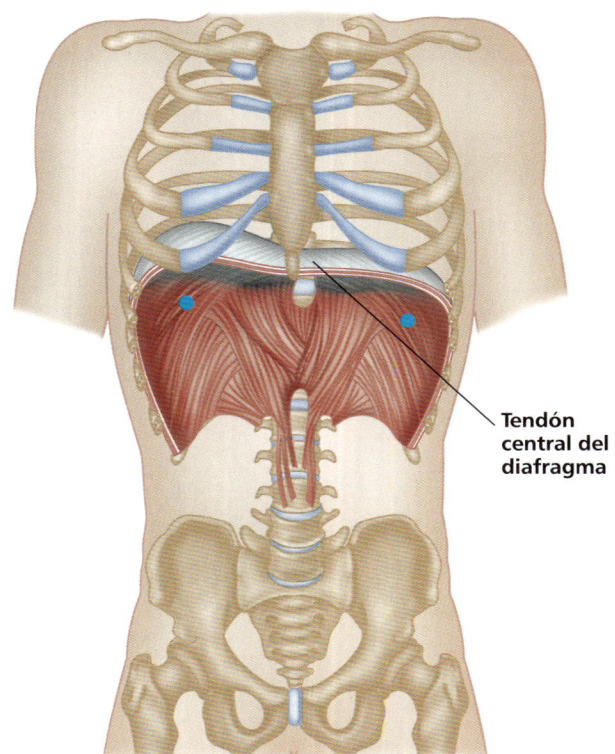

Tendón
central del
diafragma

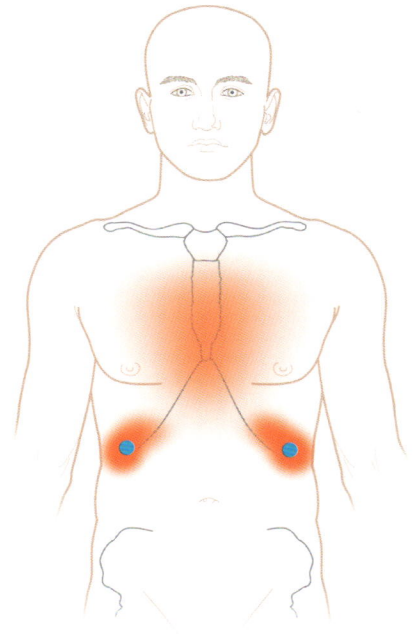

Griego, *dia*, 'cruzado'; *phragma*, 'partición, pared'.

ORIGEN
Cara dorsal de la apófisis xifoides (punta interior del esternón). Seis costillas inferiores con sus cartílagos. Dos o tres vértebras lumbares superiores (L1-L3).

INSERCIÓN
Todas las fibras convergen y se insertan en un tendón central; es decir, este músculo se inserta sobre sí mismo.

ACCIÓN
Forma el suelo de la cavidad torácica. Estira su tendón central hacia abajo durante la inhalación, con lo que aumenta el volumen de la cavidad torácica.

INERVACIÓN
Nervio frénico (ramas ventrales), C3, **C4**, C5.

MOVIMIENTO FUNCIONAL BÁSICO
Produce alrededor del 60 % de la capacidad respiratoria.

RESUMEN

INDICACIONES
Dolor de pinchazo al correr. Problemas cardíacos/pulmonares. Ansiedad y síndrome de hiperventilación. Asma. Enfermedad pulmonar y obstructiva crónica (EPOC).

CAUSAS
Asma. Embarazo (aborto). Sobrecarga emocional. Problemas discales a nivel lumbar. Correr. Posturas al trabajar. Traumatismos. Músculos abdominales débiles. Intervenciones quirúrgicas abdominales. Ansiedad y síndrome de hiperventilación. Tabaquismo. Posturas encorvadas.

CONSIDERAR TAMBIÉN
Serrato anterior, intercostales, parte superior del recto del abdomen, ligamentos arqueados, oblicuos.

TÉCNICA DE AUTOAYUDA

1. De pie y ligeramente inclinado hacia delante (postura encorvada).
2. Llevar la mano por debajo de las costillas inferiores.
3. Profundizar por debajo de las costillas.
4. Efectuar un masaje de roce profundo desde ventral hacia lateral; puede ser doloroso.
5. Volver a intentarlo espirando.
6. Estirar el diafragma.

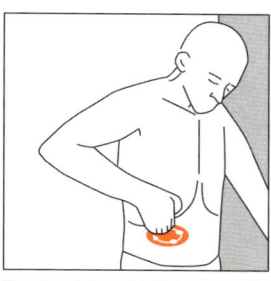

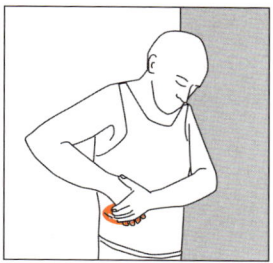

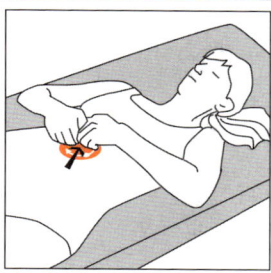

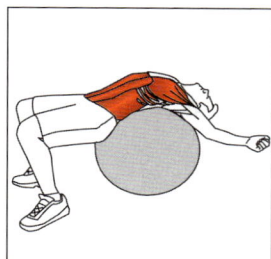

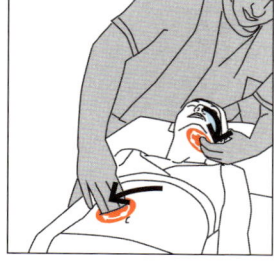

En el cuerpo no ocurre nada de forma aislada, lo cual queda ejemplificado en la exploración de la mecánica de la respiración. La respiración implica muchas secuencias de las cocontracciones musculares y viscerales coordinadas. A menudo los puntos gatillo se palpan a lo largo del margen costocondral anteroinferior. Estos puntos gatillo deben contextualizarse con otras relaciones como:

- Margen submandibular inferior (a menudo en el lado contralateral al de los puntos gatillo del diafragma).
- Fascia visceral abdominal visceral (epiplón mayor y menor).
- Músculos de la columna (en especial mediolumbares).
- Músculos abdominales (en especial el transverso y el recto abdominal).
- Músculos del suelo de la pelvis (diafragma pélvico).
- Columna dorsal y movilidad costal.
- Músculos intercostales.
- Serratos.
- Mecánica de la primera costilla.
- Escalenos, elevador de la escápula y trapecio superior.

Con frecuencia los patrones respiratorios son aberrantes; cada vez más se diagnostican el síndrome de hiperventilación, los ataques de pánico y el hábito postural. Si no se tratan, estos síndromes también pueden tener consecuencias fisiológicas, como alcalosis respiratoria (se espira demasiado dióxido de carbono por la hiperventilación). Paradójicamente, esta situación es uno de los factores clave en el desarrollo de los puntos gatillo miofasciales crónicos en el cuerpo. Cabe destacar que los osteópatas craneales hablan de ocho diafragmas que están coordinados en la respiración: diafragma de la silla, por debajo de la glándula pituitaria; rafe miofascial submandibular, bilateral; entrada y salida torácica, bilateral; diafragma abdominal, y suelo de la pelvis, bilateral.

RESPIRACIÓN ABERRANTE Y FORMACIÓN DE PUNTOS GATILLO

Garland (1994) indicó una secuencia de cambios musculoesqueléticos que pueden desarrollarse con el tiempo como resultado de la respiración torácica superior crónica.

- Restricción de la movilidad de la columna torácica (secundaria a una mecánica costal aberrante).
- Formación de puntos gatillo en el grupo de los escalenos, trapecio superior y elevador de la escápula.
- Columna cervical estrecha y rígida.
- Cambios en el tono del diafragma abdominal y del transverso abdominal (Hodges y otros, 2001; McGill y otros, 1995.
- Desequilibrio entre músculos abdominales debilitados y el erector de la columna hipertónico.
- Debilidad del suelo de la pelvis.

El tratamiento de los puntos gatillo puede ser una herramienta útil para liberar el componente musculoesquelética o de la disfunción respiratoria y es idóneo combinarlo con otras modalidades, como el yoga, Feldenkrais, la meditación, el método de Buteyko y «la terapia de respiración».

☐		Rociado y estiramiento
☐		Punción seca
✓		Masaje de roce profundo
✓	✓	Compresión
✓	✓	Energía muscular
✓	✓	Liberación posicional
☐		Punción húmeda

Diafragma y rafe mandibular
Técnica de liberación equilibrada
1. Rodillas flexionadas y apoyadas en una almohada o soporte.
2. Localizar el punto gatillo a lo largo del suelo de la caja torácica, y empezar en el centro.
3. Localizar el punto gatillo en la rama maxilar opuesta y empezar en el centro.
4. Instar al paciente a respirar profundamente mientras se mantiene una presión estable en los puntos gatillo hasta que se siente la relajación.
5. Parar cuando los dedos encuentran una barrera; después desplazarlos lateralmente hasta el punto siguiente.
6. Repetir en el lado opuesto.

DOLOR EN LA COLUMNA LUMBAR

INDICACIONES

El dolor lumbar está muy extendido, y afecta a 7 de cada 10 personas en algún momento de su vida. En Estados Unidos supone un coste económico de más de 50000 millones de dólares al año tanto por pérdida de productividad como por atención sanitaria. Además, puede ser agudo o crónico (más de 4 meses de duración) y los síntomas pueden variar en su duración, localización e intensidad.

La liberación de los puntos gatillo puede ser un componente extremadamente eficaz en el tratamiento y control del dolor lumbar agudo y crónico. Humildemente ofrezco una fórmula simple para los puntos gatillo que siempre me ha funcionado. En combinación con esta liberación del tejido blando, he podido comprobar que lo siguiente es muy útil: ajuste vertebral, liberación del estrés emocional y análisis exhaustivo de la marcha, la postura (incluyendo la de trabajo) y la actividad (o falta de actividad) deportiva.

PASO 1 Estudiar la anatomía y la dirección de las fibras musculares.

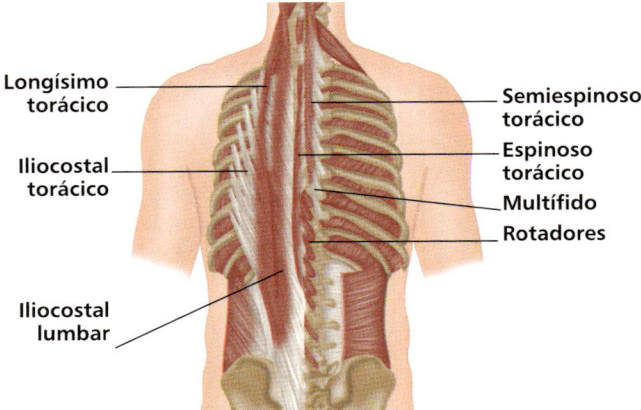
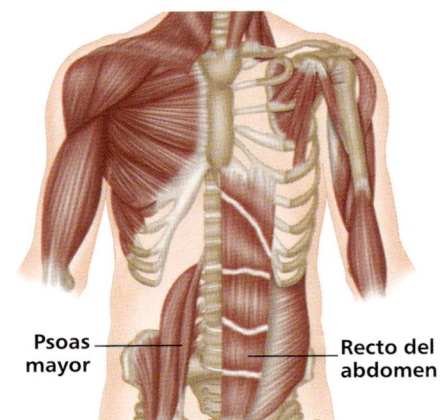

PASO 2 TCI en decúbito prono, aplicada en:

Glúteo medio (SPG)

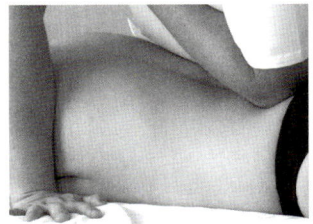

PASO 3 Masajear (fibras cruzadas) abundantemente la región lumbar.

PASO 4 TCI en decúbito prono, aplicada en:

Multífido

Erector de la columna lumbar

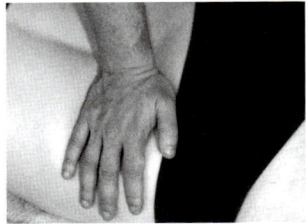

PASO 5 Masaje de los músculos de la columna.

PASO 6 TCI en decúbito supino, aplicada en:

Pilar anterior del diafragma (margen costocondral)

Recto abdominal (borde externo)

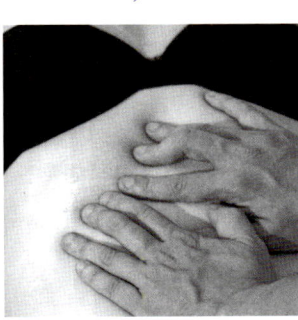
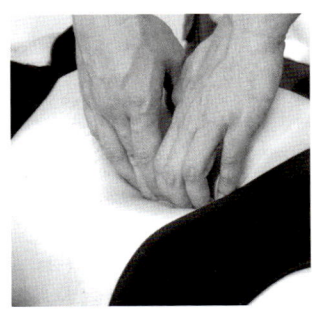

PASO 7 Repetir todos estos pasos tres veces.

9

Músculos del hombro y del brazo

Puntos gatillo regionales del dolor de hombro y brazo

Dolor de hombro (parte ventral)
Deltoides anterior
Supraespinoso
Infraespinoso
Pectoral mayor
Bíceps braquial
Cabeza larga del tríceps braquial
Dorsal ancho
Escalenos

Dolor de hombro (parte dorsal)
Redondo menor
Supraespinoso
Redondo mayor
Deltoides posterior
Elevador de la escápula
Subescapular
Dorsal ancho
Tríceps braquial
Trapecio

Dolor de brazo (parte ventral)
Escalenos
Infraespinoso
Supraespinoso
Bíceps braquial
Tríceps braquial
Braquial
Deltoides anterior

Dolor de brazo (parte dorsal)
Escalenos
Subescapular
Supraespinoso
Bíceps braquial
Tríceps braquial
Deltoides posterior
Dorsal ancho
Redondo menor
Redondo mayor

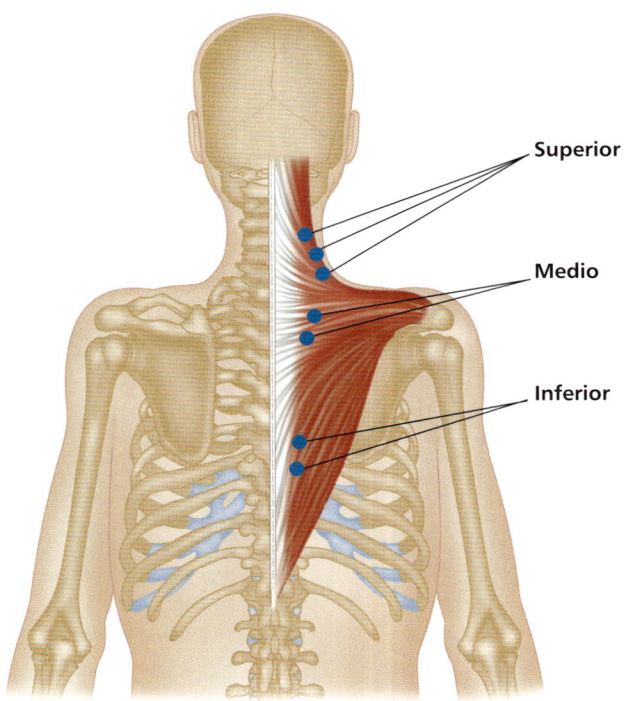

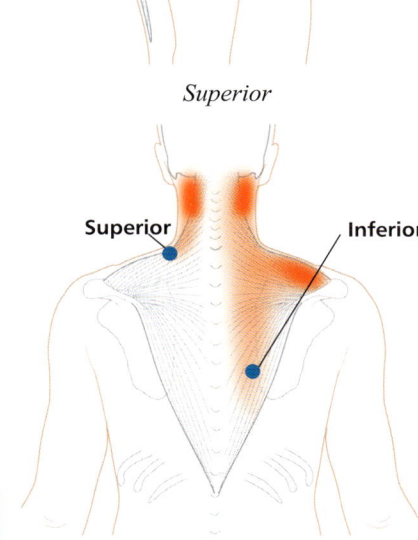

Superior

Medio

Latín, *trapezoides*, 'forma de tabla'.

El trapecio izquierdo y el derecho vistos en conjunto crean una imagen de un trapezoide, razón por la cual este músculo recibe su nombre.

ORIGEN
Tercio medial de la línea nucal superior del hueso occipital. Protuberancia occipital externa. Ligamento nucal. Apófisis espinosas y ligamentos supraespinosos de la séptima vértebra cervical (C7) y todas las vértebras dorsales (D1-D12).

INSERCIÓN
Borde posterior del tercio lateral de la clavícula. Borde medial del acromion. Borde superior de la cresta de la espina escapular y el tubérculo en esta cresta.

ACCIÓN
Fibras superiores: elevación de la cintura escapular. Ayuda a impedir la depresión de la cintura escapular cuando se lleva un peso en el hombro o en la mano.
Fibras medias: aducción (retracción) de la escápula.
Fibras inferiores: depresión escapular, en especial contra resistencia, como cuando se utilizan las manos para levantarse de una silla.
Fibras superiores e inferiores en conjunto: rotación de la escápula, como cuando se eleva el brazo por encima de la cabeza.
Antagonista: serrato anterior (serrato mayor).

INERVACIÓN
Rama motora: nervio accesorio o par craneal **X1**.
Rama sensitiva (propiocepción): rama ventral de los nervios cervicales C2, **C3, C4.**

MOVIMIENTO FUNCIONAL BÁSICO
Ejemplo (fibras superiores e inferiores funcionando en conjunto): pintar un techo.

PATRONES DE DOLOR REFERIDO
Fibras superiores: dolor y sensibilidad, cara posterior y lateral de la parte superior del cuello. Región temporal y ángulo de la mandíbula.
Fibras medias: dolor local irradiado medialmente a la columna.
Fibras inferiores: columna cervical posterior, zona mastoidea, zona por encima de la escápula.

RESUMEN

INDICACIONES

Tensión crónica y dolor de nuca. Cefalea por estrés. Dolor en la columna cervical. Latigazo cervical. Cefalea de tensión y en racimos. Dolor facial y mandibular. Dolor de nuca y rigidez. Dolor del hombro superior. Dolor en espalda media. Mareos. Dolor ocular. Tensión emocional. Depresión.

CAUSAS

Posturas habituales. Trabajo-estrés. Problemas de nuca. Debilidad del músculo del hombro. Teléfono en la oreja. Escoliosis. Relacionado con los deportes (p. ej., tenis, golf). Tocar un instrumento musical.

DIAGNÓSTICO DIFERENCIAL

Aparato capsuloligamentario. Disfunción articular (faceta).

CONSIDERAR TAMBIÉN

Esternocleidomastoideo. Masetero. Temporal. Occipital. Elevador de la escápula. Semiespinoso. Iliocostal. Parte clavicular del esternocleidomastoideo. Músculos de la articulación de nuca/mandíbula/hombro.

TÉCNICAS MANUALES DEL TERAPEUTA

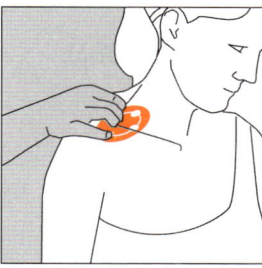

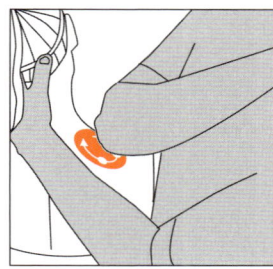

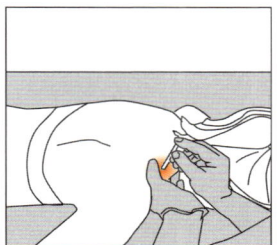

✓	✓	Rociado y estiramiento
✓	✓	Punción seca
✓	✓	Masaje de roce profundo
✓	✓	Compresión
✓	✓	Energía muscular
✓	✓	Liberación posicional
✓	✓	Punción húmeda

Técnica de compresión (inhibición)
1. Identificar el punto gatillo.
2. El paciente debe encontrarse en una postura cómoda, en la que el músculo afectado/huésped pueda ser sometido a un estiramiento completo.
3. Aplicar una presión suave en el punto gatillo. Esta presión se irá aumentando gradualmente mientras se elonga el músculo afectado/huésped hasta encontrar una barrera palpable. El paciente debe experimentar este momento como incómodo y no como doloroso.
4. Aplicar una presión mantenida hasta observar una relajación del punto gatillo. Esto puede tardar de unos segundos a unos minutos.
5. Repetir el procedimiento aumentando la presión en el punto gatillo hasta encontrar la próxima barrera, y así sucesivamente.
6. Para conseguir un mejor resultado, durante estas repeticiones se puede intentar cambiar la dirección de la presión.

AUTOAYUDA

Las técnicas de automasaje pueden ser útiles; puede utilizar pelotas y herramientas de presión, como el sistema TOLA. Los estiramientos son excelentes para relajar los puntos gatillo en el trapecio.

RECOMENDACIONES AL PACIENTE

Postura en bipedestación y al trabajar. Control del estrés. Tiras de sostén. Tensión del pectoral menor (hombros redondeados).

TÉCNICA DE AUTOAYUDA

1. Revisar la anatomía.
2. Identificar los puntos gatillo.
3. Bajar desde la nuca hacia el hombro hasta tocar el punto gatillo.
4. Pinzar o mantenerse sobre el punto gatillo hasta que ceda.
5. Continuar con el masaje hasta el final del músculo.

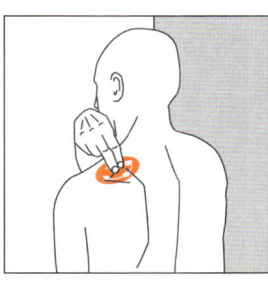

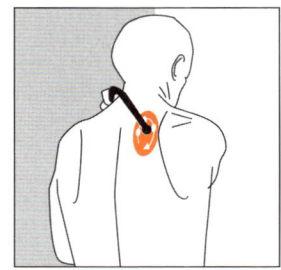

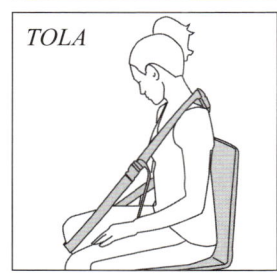

TOLA

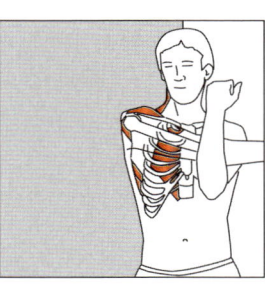

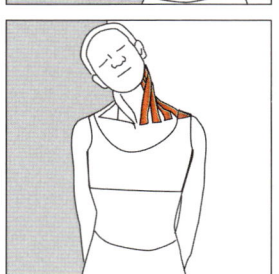

ELEVADOR DE LA ESCÁPULA (*LEVATOR SCAPULAE*)

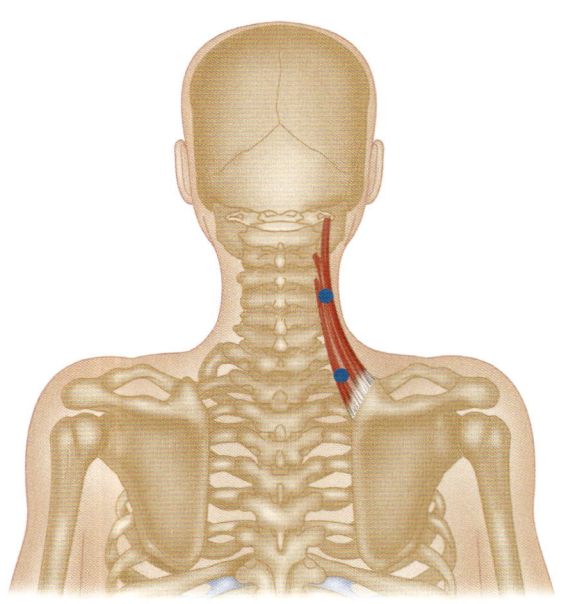

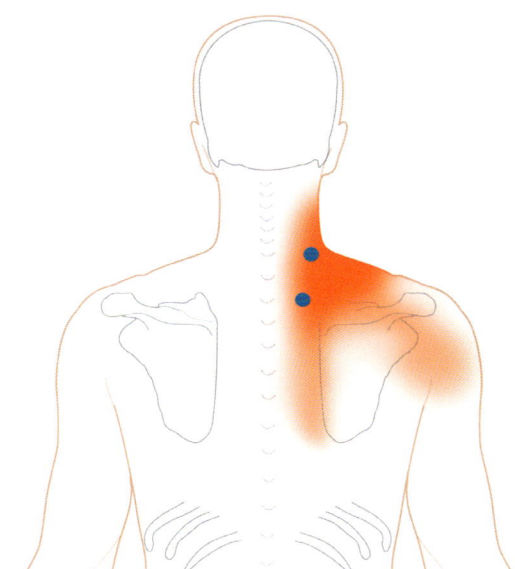

Latín, *levare*, 'elevar'; *scapulae*, 'plato(s) del hombro'.

El elevador de la escápula se sitúa en la profundidad del esternocleidomastoideo y del trapecio. Se denomina así por su acción de elevar la escápula.

ORIGEN
Tubérculos posteriores de las apófisis transversas de las tres o cuatro vértebras cervicales superiores (C1-C4).

INSERCIÓN
Borde medial (vertebral) de la escápula entre el ángulo superior y la espina escapular.

ACCIÓN
Eleva la escápula. Participa en la aducción (retracción) de la escápula. Ayuda a inclinar lateralmente el cuello.

INERVACIÓN
Nervio escapular dorsal, **C4, C5,** y nervios cervicales **C3, C4.**

MOVIMIENTO FUNCIONAL BÁSICO
Ejemplo: llevar una bolsa pesada.

PATRONES DE DOLOR REFERIDO
Patrón triangular del extremo superior de la escápula a la nuca. Leve propagación del dolor hacia el borde medial de la escápula y la articulación glenohumeral posterior.

RESUMEN

INDICACIONES
Cuello rígido y sensible con rotación limitada de la columna cervical. Uso prolongado de un bastón para andar. Dolor y rigidez de nuca. Problemas para girar el cuello (p. ej., al conducir).

CAUSAS
Accidente de tráfico. Sostener el teléfono entre oreja y hombro. Dormir de lado con una almohada inadecuada. Petate. Mala postura. Hábitos y trabajo con posturas mantenidas, sostenidas. Posición delante de la televisión/monitor. Estrés y tensión. Resfriado/gripe o herpes labial. Deportes (natación en crol).

DIAGNÓSTICO DIFERENCIAL
Disfunción de la articulación escapulotorácica; aleteo escapular. Apofisitis y aparato ligamentario capsular. Síndromes de atrapamiento del hombro.

CONSIDERAR TAMBIÉN
Trapecio, romboides, esplenio cervical, erector de la columna, escalenos, esternocleidomastoideo.

TÉCNICAS MANUALES DEL TERAPEUTA

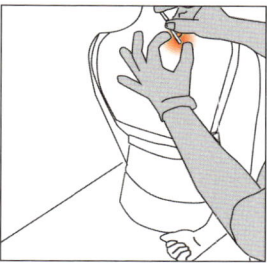

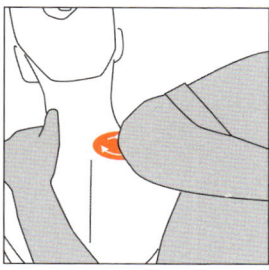

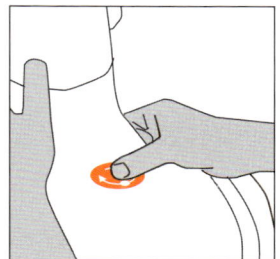

✓	✓	Rociado y estiramiento
✓	✓	Punción seca
✓	✓	Masaje de roce profundo
✓	✓	Compresión
✓	✓	Energía muscular
✓	✓	Liberación posicional
✓	✓	Punción húmeda

Técnica de compresión (inhibición)
1. Identificar el punto gatillo.
2. El paciente debe encontrarse en una postura cómoda, en la que el músculo afectado/huésped pueda ser sometido a un estiramiento completo.
3. Aplicar una presión suave en el punto gatillo. Esta presión se irá aumentando gradualmente mientras se elonga el músculo afectado/huésped hasta encontrar una barrera palpable. El paciente debe experimentar este momento como incómodo y no como doloroso.
4. Aplicar una presión mantenida hasta observar una relajación del punto gatillo. Esto puede tardar de unos segundos a unos minutos.
5. Repetir el procedimiento aumentando la presión en el punto gatillo hasta encontrar la próxima barrera, y así sucesivamente.
6. Para conseguir un mejor resultado, durante estas repeticiones se puede intentar cambiar la dirección de la presión.

AUTOAYUDA

Las técnicas de automasaje pueden ser útiles; se puede recurrir a pelotas y herramientas de presión.

RECOMENDACIONES AL PACIENTE
Sostener el teléfono entre hombro y oreja. Estrés. Ocupación. Aire acondicionado. Estiramiento pasivo. Calor fuerte y moderado. Bufanda. Cambiar la posición del bastón al andar.

TÉCNICA DE AUTOAYUDA
1. Revisar la anatomía.
2. Identificar el punto gatillo.
3. Mantenerse sobre el punto gatillo hasta que ceda y/o se alivie el dolor.
4. Masajear la zona después.

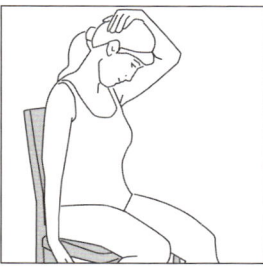

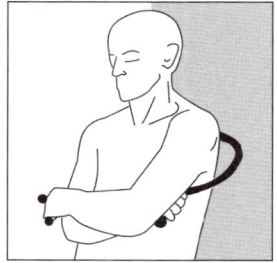

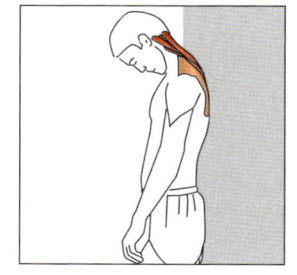

ROMBOIDES (MAYOR Y MENOR *[RHOMBOIDEUS MAJOR, MINOR])*

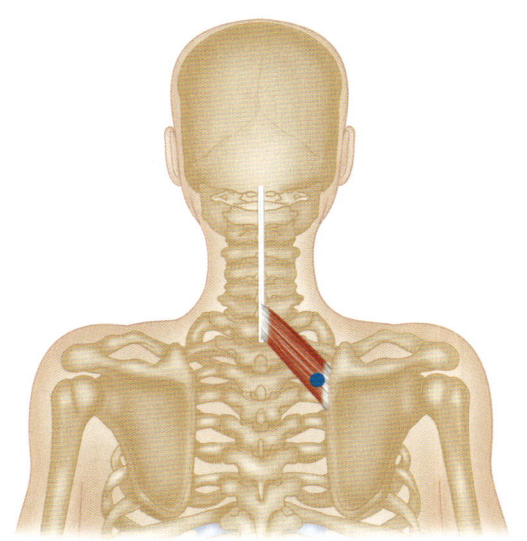

Romboides menor

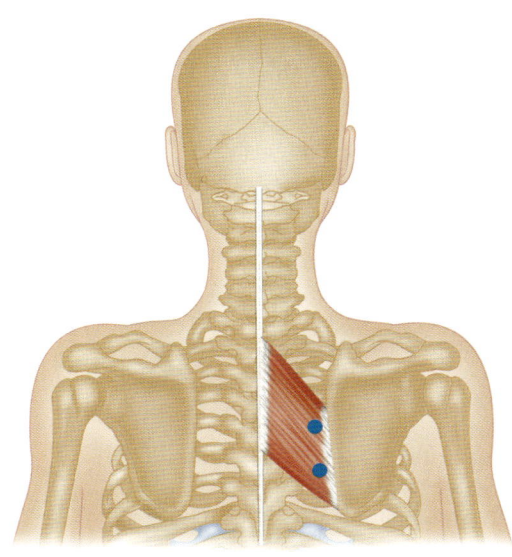

Romboides mayor

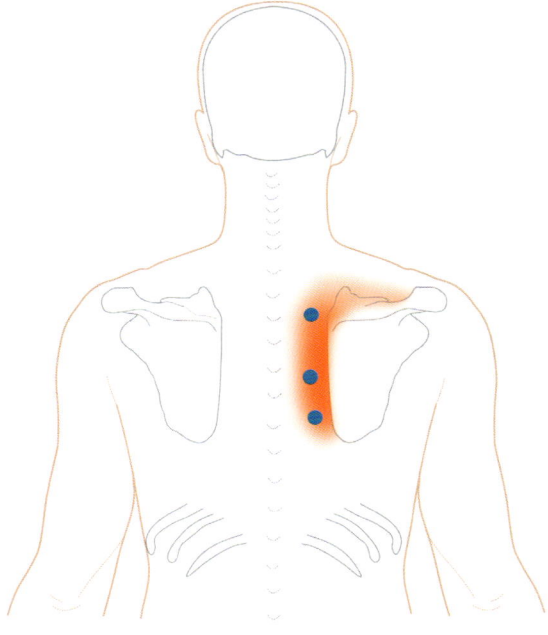

Griego, *rhomboiedes*, 'paralelograma con ángulos oblicuos' (y solo los lados opuestos iguales). Latín, *minor*, 'más pequeño'; *major*, 'mayor'.

Recibe su nombre debido a su forma.

ORIGEN
Apófisis espinosas de la séptima vértebra cervical y las cinco vértebras dorsales superiores (C7-D1).

INSERCIÓN
Borde medial (vertebral) de la escápula.

ACCIÓN
Aducción (retracción) de la escápula. Estabilización de la escápula. Participa ligeramente en la amplitud externa de la aducción del brazo (es decir, del brazo por encima de la cabeza al brazo a nivel del hombro).
Antagonista: serrato anterior.

INERVACIÓN
Nervio escapular dorsal, C4, C5.

MOVIMIENTO FUNCIONAL BÁSICO
Ejemplo: tirar de algo hacia uno mismo, como abrir un cajón.

PATRONES DE DOLOR REFERIDO
Borde medial de la escápula; abarca la cara superior de la espina de la escápula hacia el acromion.

RESUMEN

INDICACIONES
Dolor localizado o crónico (C7-D5) en la región medial o periescapular. Rechinar, chirriar o crujir de la articulación escapulotorácica. Chirriar/crujir/chasquido del hombro. Dolor en el borde espinal del omóplato. Hombros redondos, posturales.

CAUSAS
Mala postura crónica (hombros redondeados). Acortamiento del pectoral menor. Deportes y lanzar por encima de la cabeza. Postura y hábitos.

DIAGNÓSTICO DIFERENCIAL
Síndrome escapulocostal. Fibromialgia.

CONSIDERAR TAMBIÉN
Elevador de la escápula. Trapecio, fibras medias. Infraespinoso. Escalenos. Dorsal ancho. Serrato posterior inferior.

TÉCNICAS MANUALES DEL TERAPEUTA

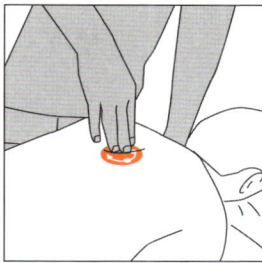

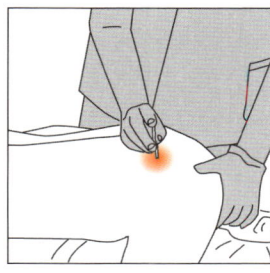

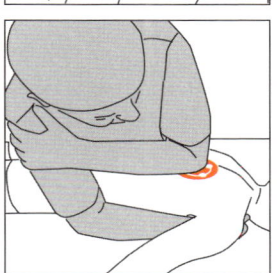

✓		Rociado y estiramiento
✓	✓	Punción seca
✓	✓	Masaje de roce profundo
✓	✓	Compresión
✓		Energía muscular
✓		Liberación posicional
✓		Punción húmeda

Técnica de compresión (inhibición)
1. Identificar el punto gatillo.
2. El paciente debe encontrarse en una postura cómoda, en la que el músculo afectado/huésped pueda ser sometido a un estiramiento completo.
3. Aplicar una presión suave en el punto gatillo. Esta presión se irá aumentando gradualmente mientras se elonga el músculo afectado/huésped hasta encontrar una barrera palpable. El paciente debe experimentar este momento como incómodo y no como doloroso.
4. Aplicar una presión mantenida hasta observar una relajación del punto gatillo. Esto puede tardar de unos segundos a unos minutos.
5. Repetir el procedimiento aumentando la presión en el punto gatillo hasta encontrar la próxima barrera, y así sucesivamente.
6. Para conseguir un mejor resultado, durante estas repeticiones se puede intentar cambiar la dirección de la presión.

AUTOAYUDA

Las técnicas de automasaje pueden ser útiles; puede utilizar pelotas y herramientas de presión.

RECOMENDACIONES AL PACIENTE
Postura. Retracción de músculos pectorales. «Hombros redondeados.» Postura ocupacional.

TÉCNICA DE AUTOAYUDA
1. Revisar la anatomía.
2. Identificar el punto gatillo.
3. Mantenerse sobre el punto gatillo hasta que se afloje y/o el dolor disminuya (se alivie).
4. Masajear la zona después.

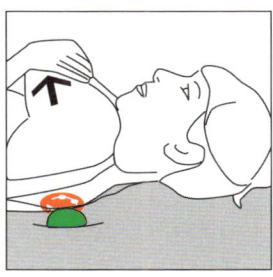

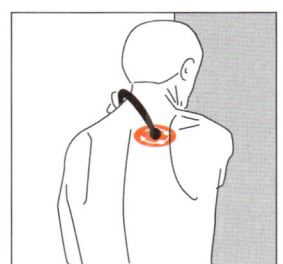

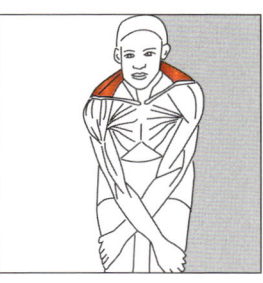

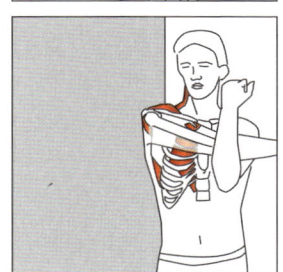

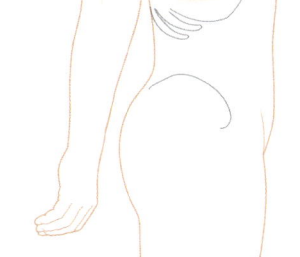

Sexta costilla

Sexta costilla

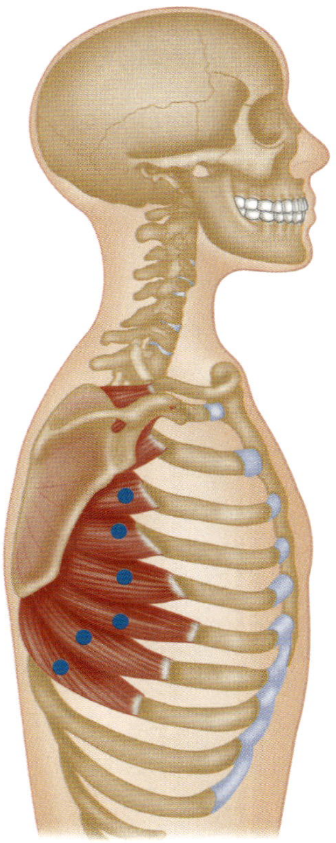

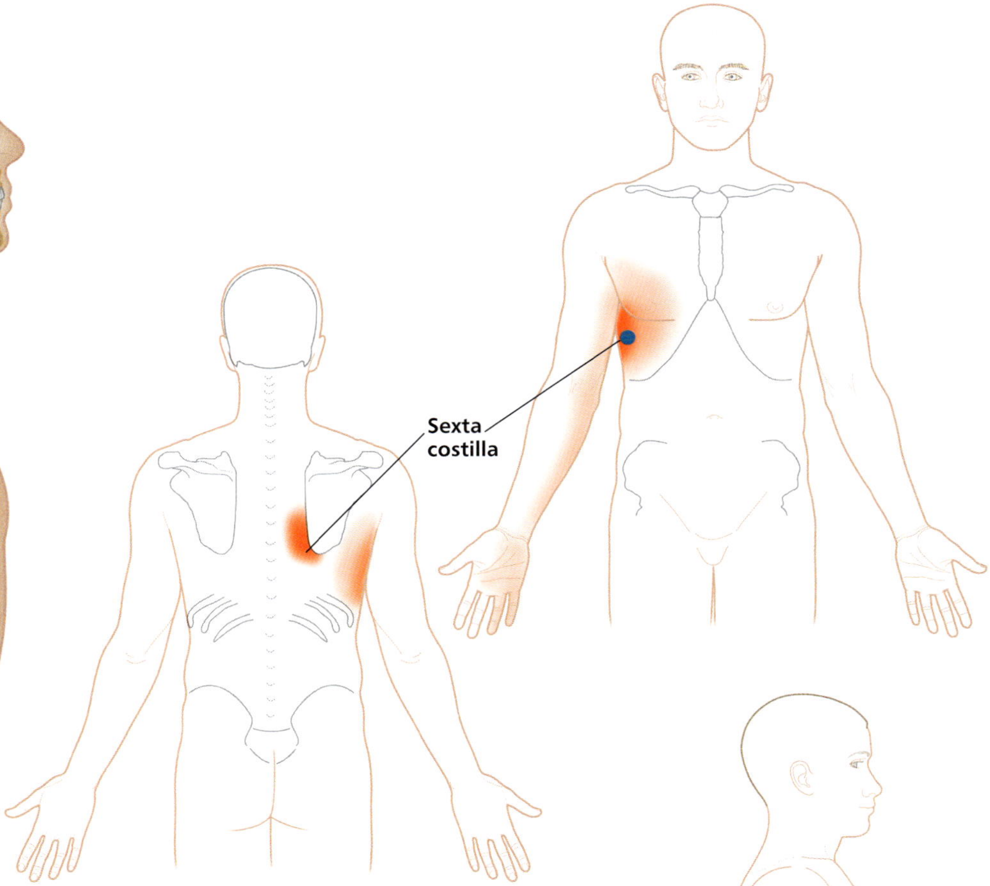

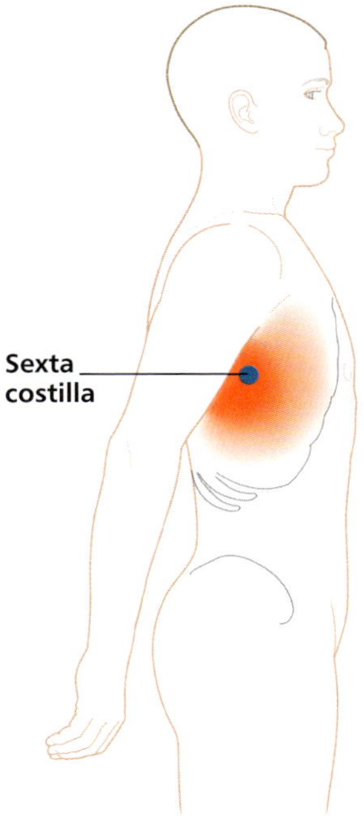

Latín, *serratus*, 'en sierra'.

El serrato anterior forma la pared interna de la axila, conjuntamente con las cinco costillas superiores. Es un músculo largo compuesto por una serie de digitaciones como asas. Las asas inferiores se interdigitan con el origen del oblicuo externo del abdomen.

ORIGEN
Superficies externas y bordes superiores de las ocho o nueve costillas superiores y fascia que cubre sus espacios intercostales.

INSERCIÓN
Cara anterior (costal) del borde medial de la escápula y ángulo inferior de la escápula.

ACCIÓN
Rotación de la escápula para abducción y flexión del brazo. Protracción de la escápula (la proyecta hacia delante sobre la pared torácica y la sostiene estrechamente sobre dicha pared), facilitando los movimientos de *push-ups* (flexiones) o *punching* (golpeo).

INERVACIÓN
Nervio torácico largo, **C5, C6, C7, C8.**

Nota: Una lesión del nervio torácico largo dará lugar a que el borde medial de la escápula se separe de la pared torácica posterior, provocando una «escápula alada» (parece el ala de un ángel). Una debilidad del músculo también dará lugar a una escápula alada, en especial al sostener un peso delante del cuerpo.

MOVIMIENTO FUNCIONAL BÁSICO
Ejemplo: acercar el brazo hacia delante para coger un objeto que apenas está al alcance de la mano.

PATRONES DE DOLOR REFERIDO
Local: donde cada digitación se inserta en las costillas.
Central: costilla (6-8). Dolor localizado que irradia anterior y posterior en un área de 5 a 10 cm. Dolor en el ángulo inferior de la escápula. Dolor en la cara cubital de la extremidad superior.

INDICACIONES

Dolor torácico que no cesa con el reposo. Dolor y sensibilidad del pecho. Crisis de ansiedad. Disnea, tos crónica. Asma. Acidosis tubular renal. Escápula alada. «Pinzamiento» crónico al correr. Estrés. «Pinchazo» en el flanco costal. Dolor al inspirar profundo. Sensibilidad mamaria. Dolor tipo ataque cardíaco.

CAUSAS

Ataque grave de tos (puede estar relacionado con enfisema). Sobreuso en deportes (p. ej., tenis, natación, boxeo, flexiones de brazo o lagartijas [*push-ups*] y dominadas en barra fija [*pull-ups*], levantamiento de pesas, gimnasia). Levantamiento prolongado de pesos pesados. Ansiedad.

DIAGNÓSTICO DIFERENCIAL

Atrapamiento del nervio intercostal D7/D8. Herpes zóster. Alineación vertebral local. Lesiones de costillas. Patologías mamarias. Distrofia simpática refleja.

CONSIDERAR TAMBIÉN

Pectoral mayor. Esternocleidomastoideo. Escaleno medio. Trapecio. Romboides. Diafragma. Oblicuo externo.

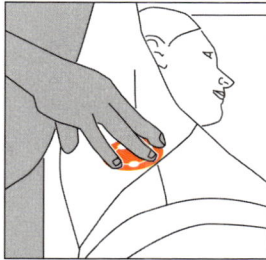

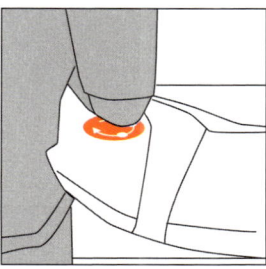

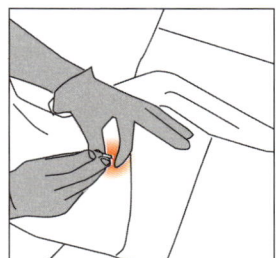

✓	✓	Rociado y estiramiento
✓		Punción seca
✓	✓	Masaje de roce profundo
✓	✓	Compresión
✓	✓	Energía muscular
✓	✓	Liberación posicional
✓		Punción húmeda

Técnica de compresión (inhibición)

1. Identificar el punto gatillo.
2. El paciente debe encontrarse en una postura cómoda, en la que el músculo afectado/huésped pueda ser sometido a un estiramiento completo.
3. Aplicar una presión suave en el punto gatillo. Esta presión se irá aumentando gradualmente mientras se elonga el músculo afectado/huésped hasta encontrar una barrera palpable. El paciente debe experimentar este momento como incómodo y no como doloroso.
4. Aplicar una presión mantenida hasta observar una relajación del punto gatillo. Esto puede tardar de unos segundos a unos minutos.
5. Repetir el procedimiento aumentando la presión en el punto gatillo hasta encontrar la próxima barrera, y así sucesivamente.
6. Para conseguir un mejor resultado, durante estas repeticiones se puede intentar cambiar la dirección de la presión.

Las técnicas de automasaje pueden ser útiles; puede utilizar pelotas y herramientas de presión como el sistema TOLA.

RECOMENDACIONES AL PACIENTE

Evitar conducir coches con la dirección dura. Tener cuidado con el entrenamiento con pesas, sobre todo en las flexiones (*push-ups*) y en ejercicios *press* en banco plano (*bench press*). Evitar el estrés. Probar la meditación/relajación.

TÉCNICA DE AUTOAYUDA

1. Revisar la anatomía.
2. Identificar el punto gatillo.
3. Mantenerse sobre el punto gatillo hasta que se afloje y/o el dolor disminuya.
4. Masajear la zona después.

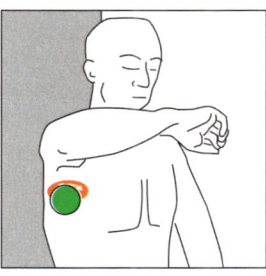

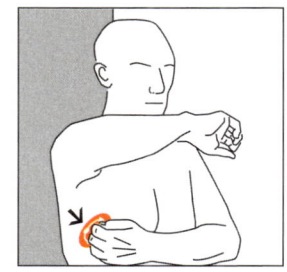

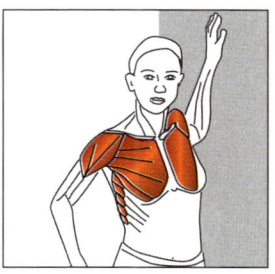

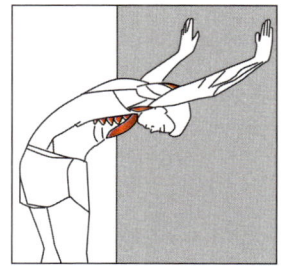

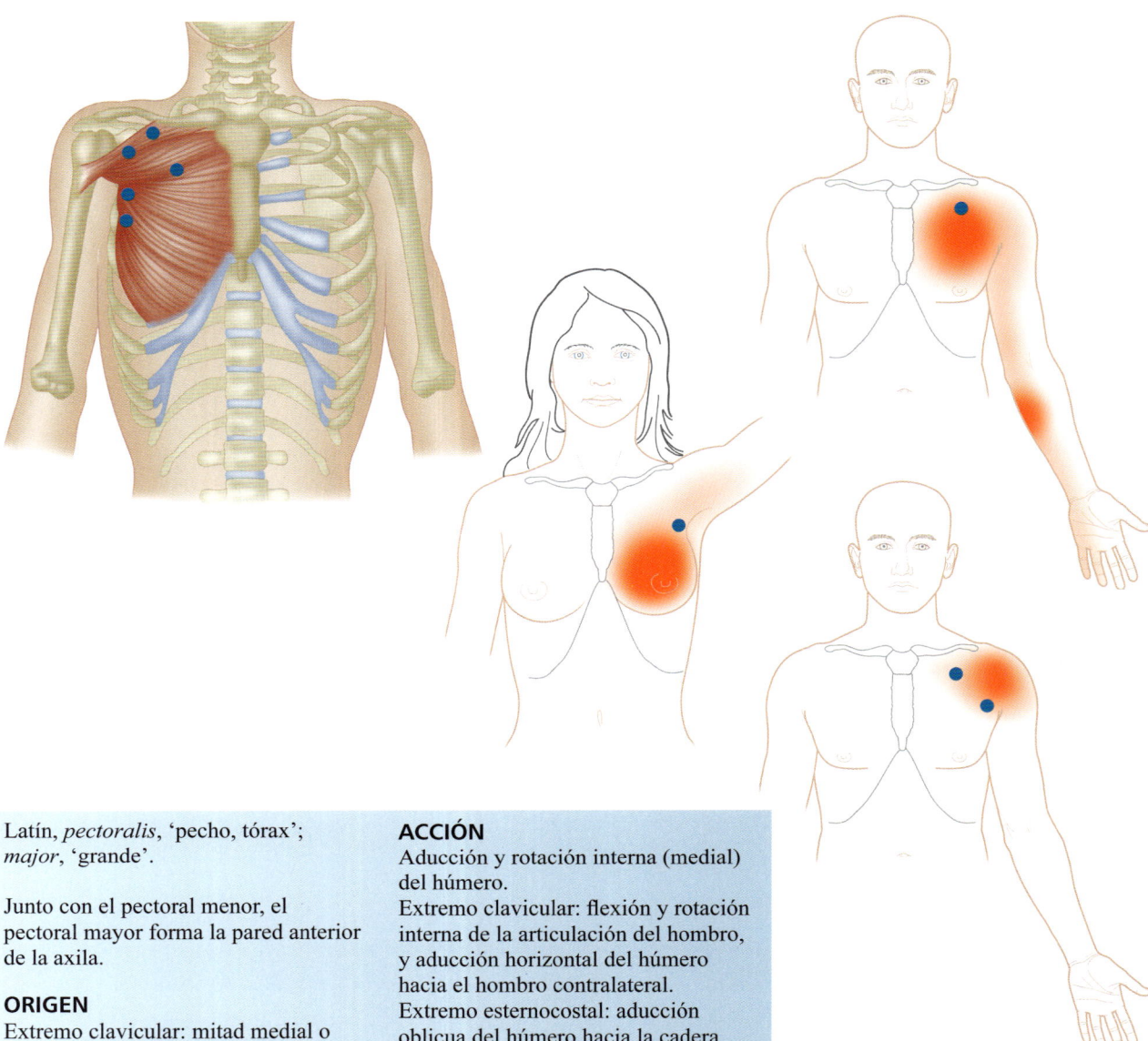

Latín, *pectoralis*, 'pecho, tórax'; *major*, 'grande'.

Junto con el pectoral menor, el pectoral mayor forma la pared anterior de la axila.

ORIGEN

Extremo clavicular: mitad medial o dos terceras partes de la superficie anterior de la clavícula.
Extremo esternocostal: parte frontal del manubrio y cuerpo del esternón. Primeros seis cartílagos de las costillas. Vaina del recto.

INSERCIÓN

Cresta debajo del tubérculo (trocánter) mayor del húmero. Labio lateral del surco intertubercular del húmero (surco bicipital).

ACCIÓN

Aducción y rotación interna (medial) del húmero.
Extremo clavicular: flexión y rotación interna de la articulación del hombro, y aducción horizontal del húmero hacia el hombro contralateral.
Extremo esternocostal: aducción oblicua del húmero hacia la cadera contralateral.
El pectoral mayor es uno de los principales músculos de escalada, tirando del cuerpo hacia el brazo fijado.

INERVACIÓN

Fibras superiores: nervio pectoral lateral, C5, C6, C7.
Fibras inferiores: nervio pectoral lateral y medial, C6, C7, C8, D1.

MOVIMIENTO FUNCIONAL BÁSICO

Extremo clavicular: lleva el brazo hacia delante y cruzando el cuerpo, por ejemplo, al aplicar el desodorante en la axila opuesta.
Extremo esternocostal: tirar de algo desde arriba hacia abajo, por ejemplo, al tirar de la cuerda de una campana.

PATRONES DE DOLOR REFERIDO

Porción clavicular: dolor local que irradia al deltoides anterior y cabeza larga de la zona del bíceps braquial.
Porción esternal: dolor de espalda «agudo» hacia la pared torácica anterior en una zona de 10-20 cm de dolor difuso alrededor del borde medial de la extremidad superior. Dolor más intenso debajo del epicóndilo medial en una zona de 5 cm, y dolor difuso en las digitaciones 4.ª y 5.ª.
Porción costal: costillas 5 y 6; da lugar a referencia cardíaca grave (incluso durante la noche). Dolor de pecho intenso (zona de 10-15 cm). Radiaciones difusas a la prolongación axilar y hacia la axila.

RESUMEN

INDICACIONES

Rehabilitación postinfarto de miocardio. Arritmias cardíacas. Dolor de espalda medioescapular. Dolor e hipersensibilidad del pecho. Síndrome del plexo braquial. Dolor en la parte anterior del hombro. Codo de tenista y golfista. Postura de hombro redondeado (encorvado). Dolor torácico. Fatiga crónica. Síndrome de hiperventilación.

CAUSAS

Mala postura al estar sentado. Posturas con hombros encorvados. Levantar pesos pesados. Escalofrío muscular por aire acondicionado. Inmovilización de hombro o brazo en escayola o cabestrillo. Ansiedad y mala respiración. Sobrecarga deportiva (p. ej., pesas, remo, boxeo, flexiones de brazo o lagartijas/*push-ups*).

DIAGNÓSTICO DIFERENCIAL

Radiculopatía C5-C6. Tendinitis bicipital. Lesiones del manguito de los rotadores. Patología intratorácica. Patología esofágica. Síndrome de Tietze. Cardiopatía isquémica (angina de pecho). Síndrome del plexo braquial.

CONSIDERAR TAMBIÉN

Dorsal ancho. Subescapular. Redondo menor. Infraespinoso. Trapecio (fibras medias). Serrato anterior. Escaleno. Deltoides. Coracobraquial. Esternal. Esternocleidomastoideo. Paraespinal.

TÉCNICAS MANUALES DEL TERAPEUTA

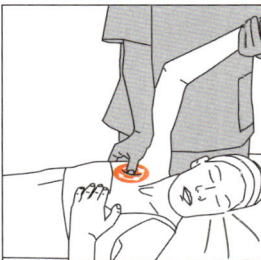

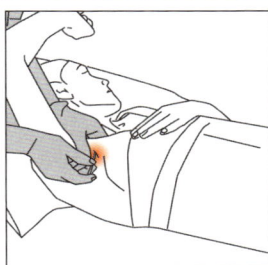

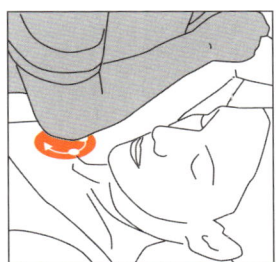

✓	✓	Rociado y estiramiento
✓	✓	Punción seca
✓	✓	Masaje de roce profundo
✓	✓	Compresión
✓	✓	Energía muscular
✓	✓	Liberación posicional
✓	✓	Punción húmeda

Técnica de compresión (inhibición)
1. Identificar el punto gatillo.
2. El paciente debe encontrarse en una postura cómoda, en la que el músculo afectado/huésped pueda ser sometido a un estiramiento completo.
3. Aplicar una presión suave en el punto gatillo. Esta presión se irá aumentando gradualmente mientras se elonga el músculo afectado/huésped hasta encontrar una barrera palpable. El paciente debe experimentar este momento como incómodo y no como doloroso.
4. Aplicar una presión mantenida hasta observar una relajación del punto gatillo. Esto puede tardar de unos segundos a unos minutos.
5. Repetir el procedimiento aumentando la presión en el punto gatillo hasta encontrar la próxima barrera, y así sucesivamente.
6. Para conseguir un mejor resultado, durante estas repeticiones se puede intentar cambiar la dirección de la presión.

AUTOAYUDA

Las técnicas de automasaje pueden ser útiles; puede utilizar pelotas y herramientas de presión.

RECOMENDACIONES AL PACIENTE

La postura de hombro redondeado produce un acortamiento. La clave es la postura al estar en sedestación. Postura al dormir, en especial las manos cruzadas por encima del pecho o manos por encima de la cabeza. El tipo de sostén puede ser importante.

TÉCNICA DE AUTOAYUDA

1. Revisar la anatomía.
2. Identificar los puntos gatillo.
3. Mantenerse sobre el punto gatillo hasta que se afloje y/o el dolor disminuya.
4. Masajear la zona después

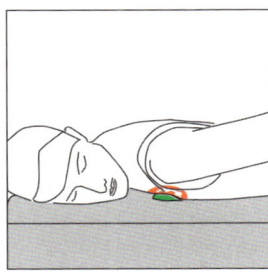

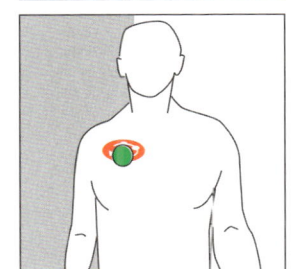

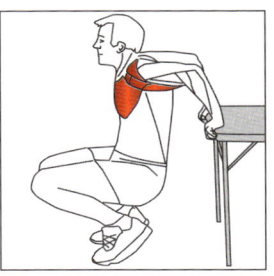

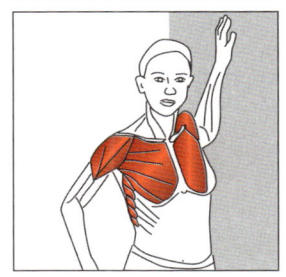

DORSAL ANCHO *(LATISSIMUS DORSI)*

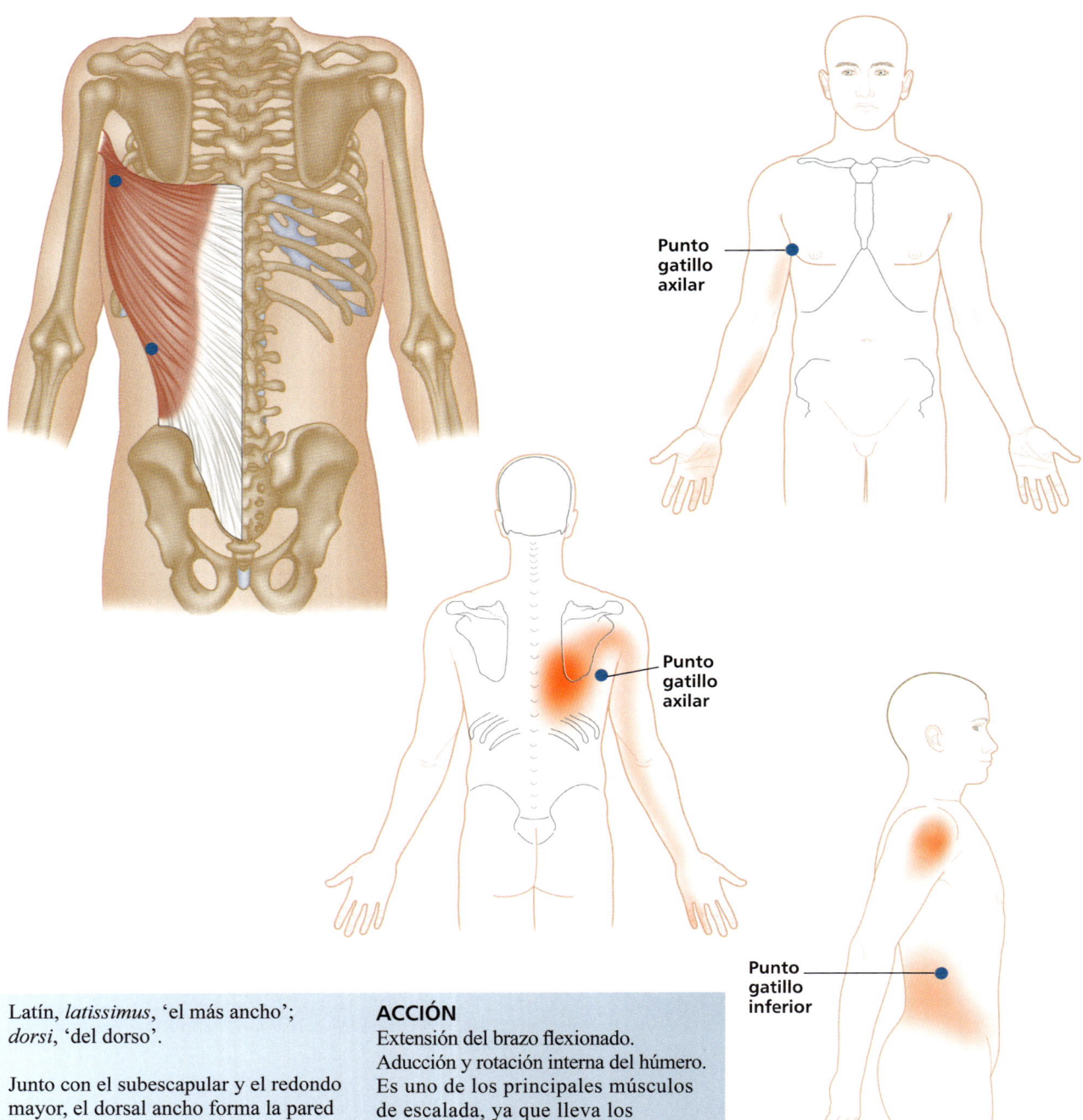

Punto gatillo axilar

Punto gatillo axilar

Punto gatillo inferior

Latín, *latissimus*, 'el más ancho'; *dorsi*, 'del dorso'.

Junto con el subescapular y el redondo mayor, el dorsal ancho forma la pared posterior de la axila.

ORIGEN
Fascia toracolumbar que se inserta en las apófisis espinosas de las seis vértebras dorsales inferiores y todas las vértebras lumbares y sacras (D7-S5) y los ligamentos supraespinosos que intervienen. Parte posterior de la cresta ilíaca. Tres o cuatro costillas inferiores. Ángulo inferior de la escápula.

INSERCIÓN
Base del surco intertubercular (corredera bicipital) del húmero.

ACCIÓN
Extensión del brazo flexionado. Aducción y rotación interna del húmero. Es uno de los principales músculos de escalada, ya que lleva los hombros hacia abajo y atrás y estira el tronco hacia arriba, hacia los brazos fijados (por ello también está activo en el golpe del crol al nadar). Ayuda en la inspiración forzada levantando las costillas inferiores. Antagonistas: deltoides, trapecio.

INERVACIÓN
Nervio toracodorsal, C6, C7, C8, desde la rama posterior del plexo braquial.

MOVIMIENTO FUNCIONAL BÁSICO
Ejemplo: apoyarse en los brazos para levantarse de una silla.

PATRONES DE DOLOR REFERIDO
Punto gatillo axilar: zona de 5-10 cm en el ángulo inferior de la escápula y dolor difuso que se refiere a la extremidad superior medial en la cara cubital de la mano.
Punto gatillo hacia lateral del hombro inferior: patrón triangular desde el punto gatillo hacia el ala de la pelvis y zona donde suelen llevarse los grados militares.

RESUMEN

INDICACIONES
Dolor de espalda «torácico»; dolor constante, sin relación con la actividad. Hombro congelado. Síndrome del plexo braquial. Dolor de espalda al darse la vuelta en la cama. Dolor sordo debajo del omóplato. Dolor agudo en el dorso del hombro al apoyarse sobre los codos. Dolor al intentar llegar a un estante alto o cambiar una bombilla.

CAUSAS
Golf. Deportes de raqueta. Natación. Béisbol. Críquet. Remo. Levantar pesos pesados. Relacionado con gimnasio. Jardinería. Sostenes inadecuados.

DIAGNÓSTICO DIFERENCIAL
Neuropatía de C7. Neuropatía cubital. Atrapamiento del nervio subescapular. Neuropatía axilar. Síndrome del plexo braquial. Enfermedad cardiopulmonar.

CONSIDERAR TAMBIÉN
Romboides. Trapecio (fibras medias). Redondo mayor. Escalenos. Subescapular. Iliocostal. Serrato anterior. Serrato posterior inferior.

TÉCNICAS MANUALES DEL TERAPEUTA

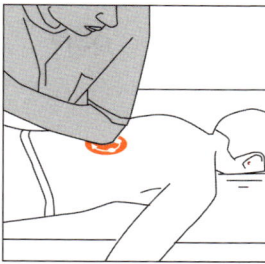
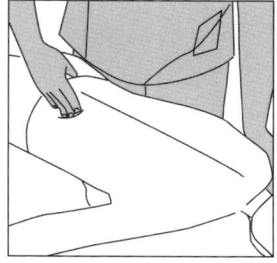
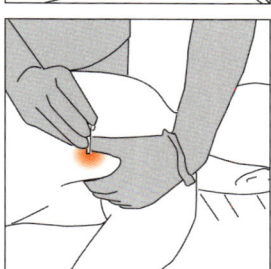

✓	✓	Rociado y estiramiento
✓	✓	Punción seca
✓	✓	Masaje de roce profundo
✓	✓	Compresión
✓		Energía muscular
✓		Liberación posicional
✓		Punción húmeda

Técnica de relajación postisométrica (RPI)
Indicaciones: contexto subagudo a crónico.
1. Identificar el punto gatillo.
2. El paciente debe encontrarse en una postura cómoda en la que el músculo afectado/huésped pueda ser sometido a un estiramiento completo.
3. El paciente debe contraer el músculo afectado/huésped usando un 10-25 % de su fuerza y dentro de la longitud máxima indolora, mientras se le aplica una resistencia isométrica durante 3-10 segundos; debe estabilizarse esa parte del cuerpo para evitar un acortamiento muscular.
4. El paciente debe relajar el músculo («soltarlo»).
5. Durante esta fase de relajación, elongar con suavidad el músculo, tensándolo hasta el punto de resistencia (pasivamente); debe apreciarse cualquier cambio en la longitud.
6. Repetir varias veces (habitualmente 3 veces).

AUTOAYUDA

RECOMENDACIONES AL PACIENTE
Evitar sobrecargas, por ejemplo, bajar objetos que se encuentren por encima de la cabeza.

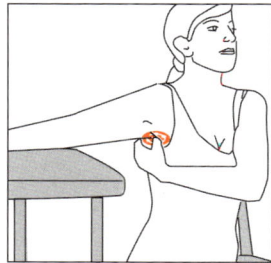
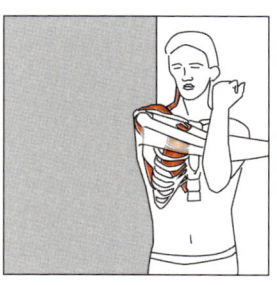
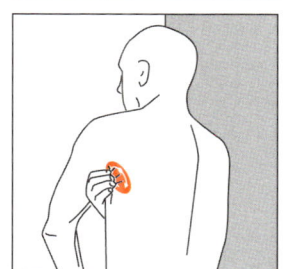
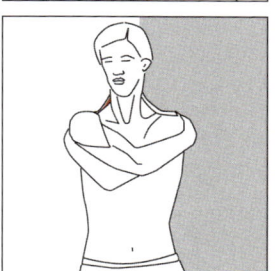

DELTOIDES *(DELTOIDEUS)*

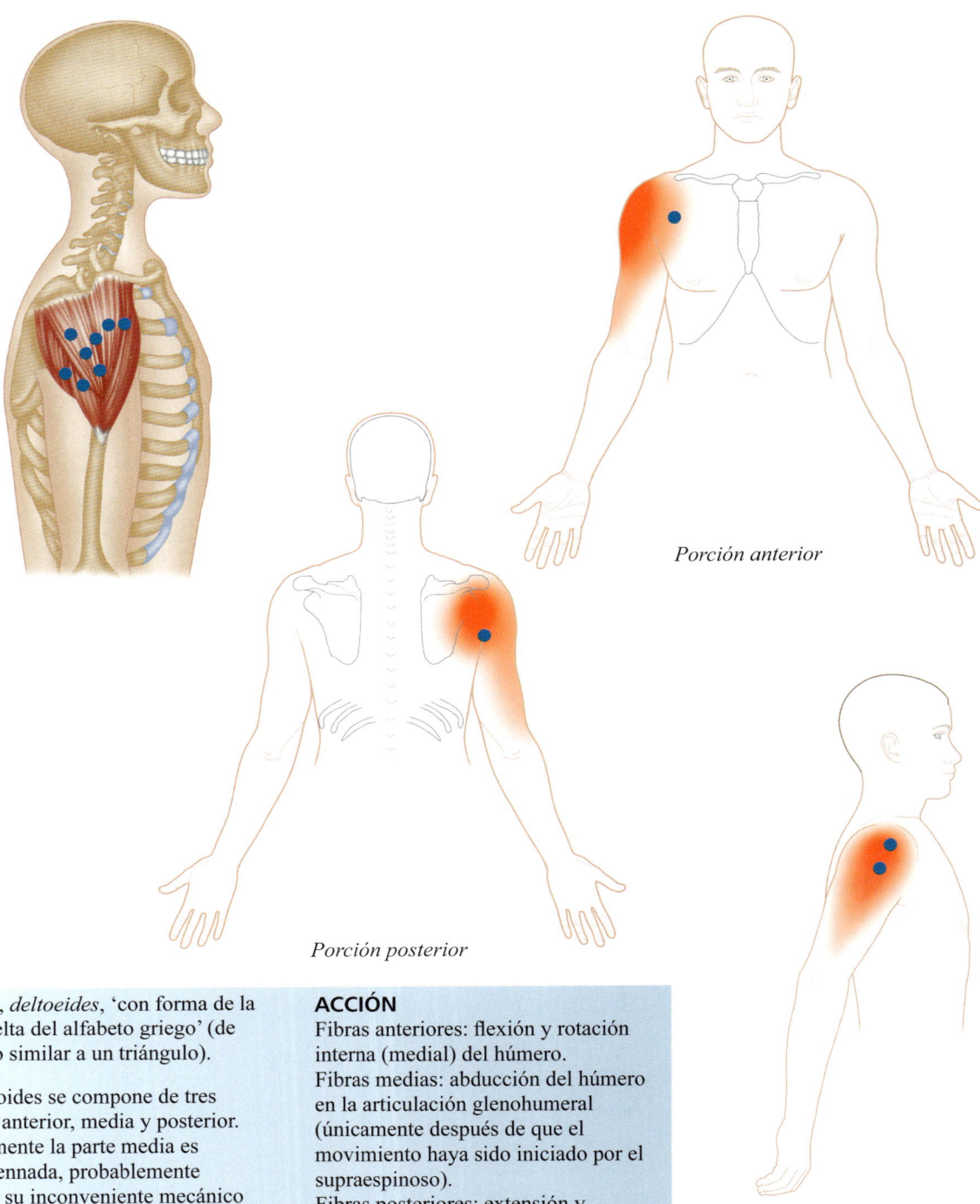

Porción anterior

Porción posterior

Porción lateral

Griego, *deltoeides*, 'con forma de la letra delta del alfabeto griego' (de aspecto similar a un triángulo).

El deltoides se compone de tres partes: anterior, media y posterior. Únicamente la parte media es multipennada, probablemente porque su inconveniente mecánico de abducción de la articulación del hombro requiere una potencia extra.

ORIGEN
Clavícula, acromion y espina de la escápula.
Tuberosidad deltoidea situada a mitad de camino de la superficie lateral de la diáfisis del húmero.

INSERCIÓN
Tuberosidad deltoidea situada a mitad de camino de la superficie lateral de la diáfisis del húmero.

ACCIÓN
Fibras anteriores: flexión y rotación interna (medial) del húmero.
Fibras medias: abducción del húmero en la articulación glenohumeral (únicamente después de que el movimiento haya sido iniciado por el supraespinoso).
Fibras posteriores: extensión y rotación externa (lateral) del húmero.
Antagonista: dorsal ancho.

INERVACIÓN
Nervio axilar **(C5, C6)** de la rama posterior del plexo braquial.

MOVIMIENTO FUNCIONAL BÁSICO
Ejemplos: alcanzar algo en el lado. Levantar el brazo para agitarlo.

PATRONES DE DOLOR REFERIDO
Generalmente localizado en el punto gatillo y dentro de una zona de 5-10 cm.

RESUMEN

INDICACIONES
Rehabilitación postraumatismo. Dolor de hombro. Amplitud del movimiento disminuida, en especial en abducción. Dolor de hombro que empeora con el movimiento y remite en reposo. Reducción de la amplitud de movimiento y pérdida de fuerza más allá de 90 grados.

CAUSAS
Natación. Levantar pesos. Fútbol (golpes). Baloncesto. Movimientos repetitivos espasmódicos y vigorosos. Pesca. Herramientas eléctricas. Golpes súbitos. Retroceso de rifles. Caída al esquiar, inyecciones en el hombro. Dislocaciones. Sostener un bebé pequeño.

DIAGNÓSTICO DIFERENCIAL
Síndromes de atrapamiento. Bursitis subacromial. Radiculopatía C5. Tendinopatía del manguito de los rotadores. Osteoartritis de la articulación glenohumeral o acromioclavicular.

CONSIDERAR TAMBIÉN
Supraespinoso. Infraespinoso. Bíceps braquial. Redondo menor. Subescapular. Pectoral mayor (extremo clavicular). Problemas en el manguito de los rotadores. Tendinitis. Artritis. Problemas del nervio C5. Problemas de nuca. A menudo son puntos gatillo satélite de otros problemas (p. ej., escalenos, pectoral mayor). Problemas del tendón de la cabeza larga del bíceps braquial.

TÉCNICAS MANUALES DEL TERAPEUTA

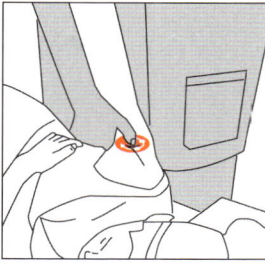

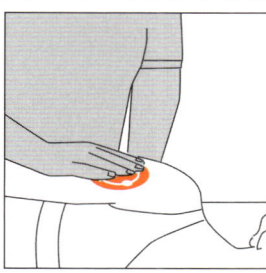

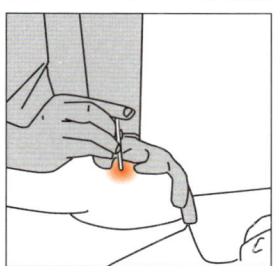

✓	✓	Rociado y estiramiento
✓	✓	Punción seca
✓	✓	Masaje de roce profundo
✓	✓	Compresión
✓	✓	Energía muscular
✓	✓	Liberación posicional
✓	✓	Punción húmeda

Técnica de masaje de roce profundo
1. El paciente debe encontrarse en una postura cómoda, en la que el músculo afectado/huésped pueda ser sometido a un estiramiento completo.
2. Lubricar la piel si fuera necesario.
3. Identificar y localizar el punto gatillo o la banda tensa.
4. Situar el pulgar/aplicador justo al lado de la banda tensa y reforzar con la otra mano.
5. Aplicar una presión sostenida hasta sentir que el punto gatillo se relaja y continuar en la misma dirección hacia la inserción de la banda tensa. El paciente debe sentir esto como incómodo y no como doloroso.
6. Repetir estos roces en dirección opuesta.

AUTOAYUDA

Las técnicas de automasaje pueden ser útiles; puede utilizar pelotas y herramientas de presión, como el sistema TOLA.

RECOMENDACIONES AL PACIENTE
Estiramiento (a diario). Conducir el vehículo con las dos manos. Examinar la técnica aplicada en deportes desarrollados por encima de la cabeza.

TÉCNICA DE AUTOAYUDA
1. Revisar la anatomía.
2. Identificar los puntos gatillo.
3. Empezar a trabajar en el codo e ir subiendo hacia el hombro.
4. Mantenerse sobre el punto gatillo hasta que relaje y/o ceda el dolor.

5. Continuar con el masaje hacia arriba, a la punta del hombro (imagine estar exprimiendo un tubo de pasta de dientes).
6. Repetir 3 veces lentamente.

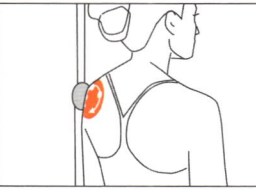

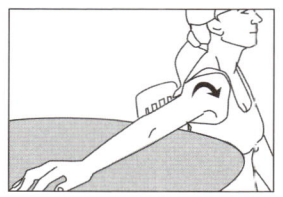

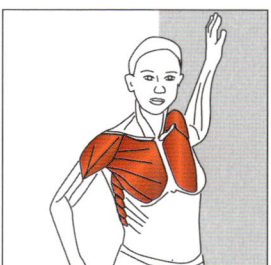

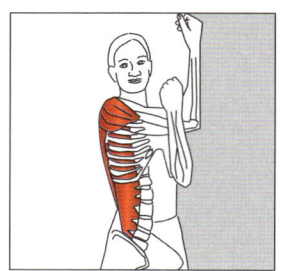

SUPRAESPINOSO *(SUPRASPINATUS)*

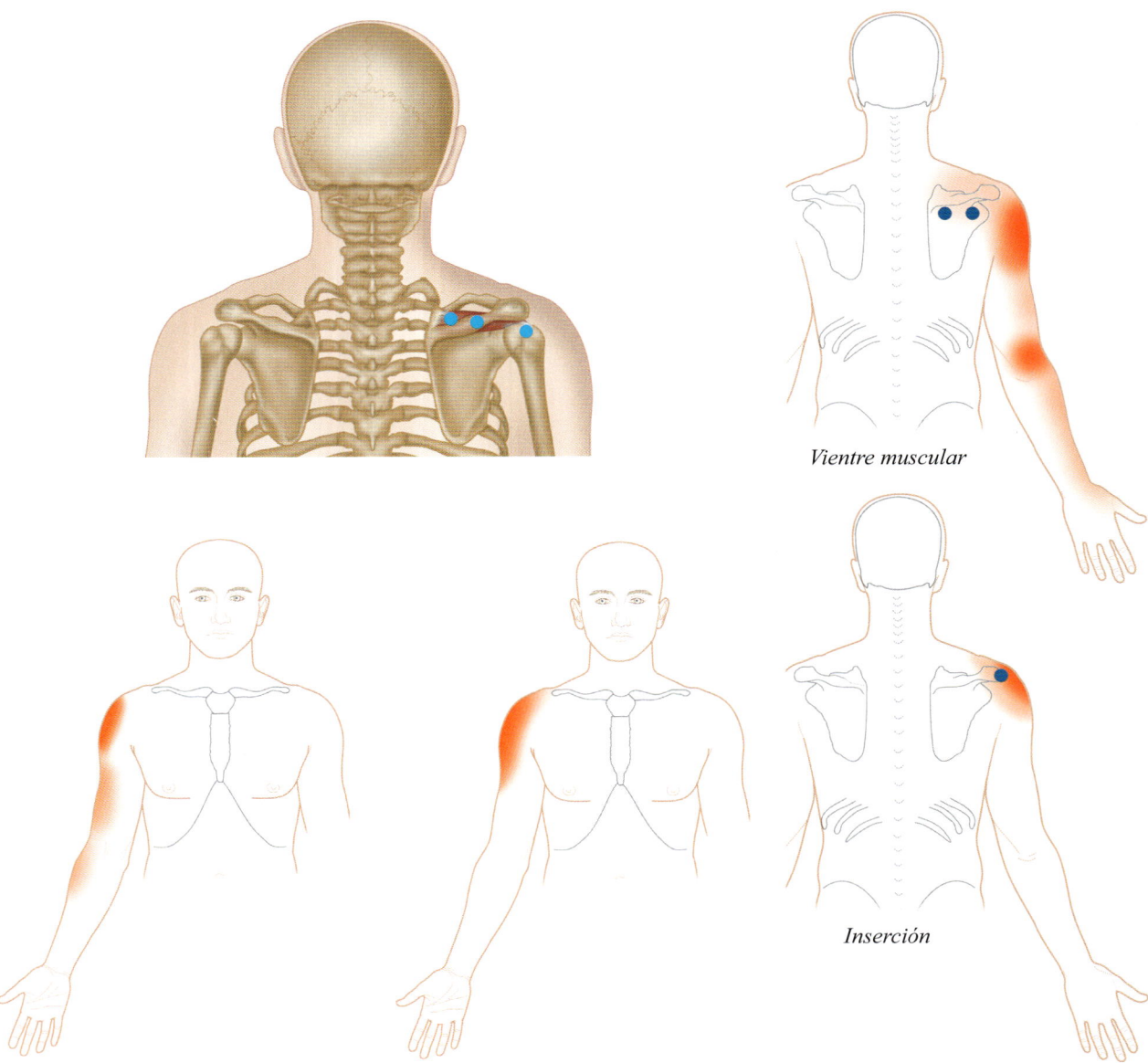

Vientre muscular

Inserción

Latín, *supra*, 'por encima'; *spina*, 'espina'.

Es un miembro del manguito de los rotadores que comprende: *supraespinoso, infraespinoso, redondo menor y subescapular*. El manguito de los rotadores participa en mantener la cabeza del húmero en contacto con la cavidad glenoidea (fosa, alvéolos) de la escápula durante los movimientos del hombro, ayudando así a impedir la luxación de la articulación.

ORIGEN
Fosa supraespinosa de la escápula.

INSERCIÓN
Cara superior del tubérculo mayor del húmero. Cápsula de la articulación del hombro.

ACCIÓN
Inicia el proceso de abducción en la articulación del hombro, de forma que el deltoides puede asumir la función en las fases tardías de la abducción. Antagonistas: infraespinoso, redondo menor, pectoral mayor, dorsal ancho.

INERVACIÓN
Nervio supraescapular, **C4, C5, C6**, del tronco superior del plexo braquial.

MOVIMIENTO FUNCIONAL BÁSICO
Ejemplo: mantener la bolsa de la compra alejada de la parte lateral del cuerpo.

PATRONES DE DOLOR REFERIDO
Cuerpo: dolor profundo en la zona donde se lleva el grado militar (4-6 cm). Zona de dolor en forma de elipse en el epicóndilo lateral, cabeza radial. Dolor difuso hacia la parte externa del antebrazo.
Inserción: zona localizada de dolor de 5-8 cm por encima del deltoides.

RESUMEN

INDICACIONES

Pérdida de potencia en la abducción. Síndrome del arco doloroso. Dolor nocturno. Bursistis subacromial. Tendinopatía del manguito de los rotadores. Dolor profundo en el hombro que puede extenderse al codo (es decir, codo de tenista) y en ocasiones al lado pulgar de la muñeca; puede confundirse con la tenosinovitis de Quervain. Dolor al iniciar el movimiento de levantar el hombro lateralmente. Incapacidad de llegar detrás de la espalda. Amplitud moderadamente restringida del movimiento del hombro. Sonido de crujido/chasquido en el hombro.

CAUSAS

Llevar objetos pesados (p. ej., bolsos, portátiles, maletas) de forma prolongada. Levantar objetos pesados del suelo al maletero del coche. Llevar objetos con los brazos por encima de la cabeza. Dormir con los brazos por encima de la cabeza. Perros tirando de la correa. Caídas con hiperextensión del brazo (p. ej., al esquiar). Lavar/peinar el cabello. Cambiar muebles pesados de sitio. Lesiones de distensión repetidas (LDR). Uso prolongado del teclado del ordenador.

DIAGNÓSTICO DIFERENCIAL

Fase 1 capsulitis. Radiculopatía C5-C6. Bursitis subacromial (adherencias). Tendinitis calcificada. Vesículas de calcio. Tendinopatía del manguito de los rotadores.

CONSIDERAR TAMBIÉN

Subescapular. Infraespinoso. Deltoides. Trapecio. Dorsal ancho. Problemas del manguito de los rotadores. Tendinitis del bíceps. Las técnicas de automasaje pueden ser útiles; se pueden utilizar pelotas y herramientas de presión, como el sistema TOLA.

TÉCNICAS MANUALES DEL TERAPEUTA

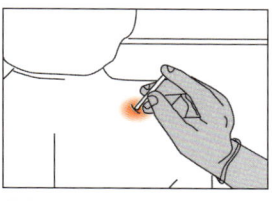
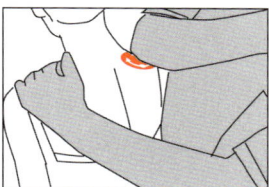

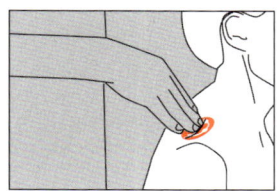

✓	✓	Rociado y estiramiento
✓	✓	Punción seca
✓		Masaje de roce profundo
✓	✓	Compresión
✓	✓	Energía muscular
✓	✓	Liberación posicional
✓		Punción húmeda

Técnica de compresión (inhibición)
1. Identificar el punto gatillo.
2. El paciente debe encontrarse en una postura cómoda, en la que el músculo afectado/huésped pueda ser sometido a un estiramiento completo.
3. Aplicar una presión suave en el punto gatillo. Esta presión se irá aumentando gradualmente mientras se elonga el músculo afectado/huésped hasta encontrar una barrera palpable. El paciente debe experimentar este momento como incómodo y no como doloroso.
4. Aplicar una presión mantenida hasta observar una relajación del punto gatillo. Esto puede tardar de unos segundos a unos minutos.
5. Repetir el procedimiento aumentando la presión en el punto gatillo hasta encontrar la próxima barrera, y así sucesivamente.
6. Para conseguir un mejor resultado, durante estas repeticiones se puede intentar cambiar la dirección de la presión.

AUTOAYUDA

RECOMENDACIONES AL PACIENTE

Evitar llevar cargas pesadas. Evitar dormir con los brazos por encima de la cabeza. Utilizar calor/duchas calientes.

TÉCNICA DE AUTOAYUDA

1. Revisar la anatomía.
2. Identificar el punto gatillo.
3. Mantenerse sobre el punto gatillo hasta que se afloje y/o el dolor disminuya.
4. Esto puede tardar hasta 5 minutos.
5. Masajear la zona después.

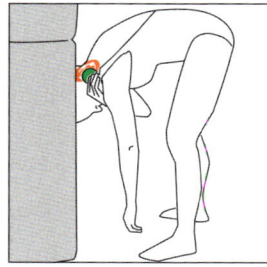
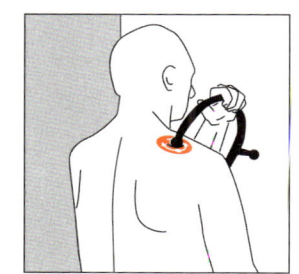
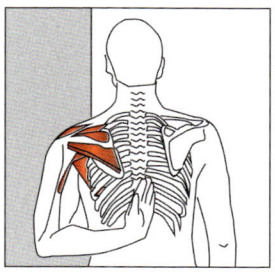
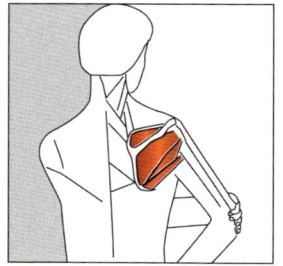

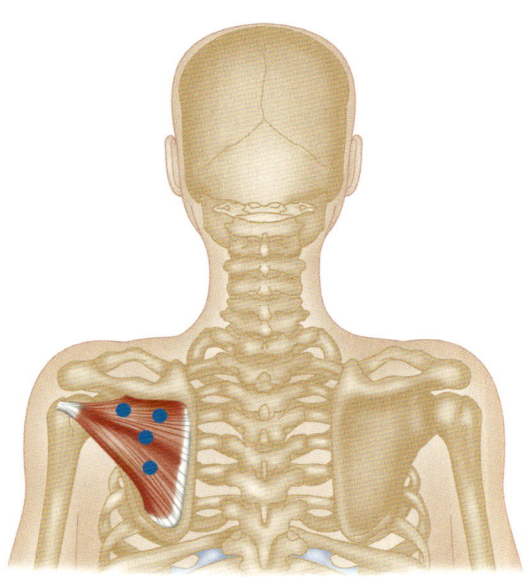

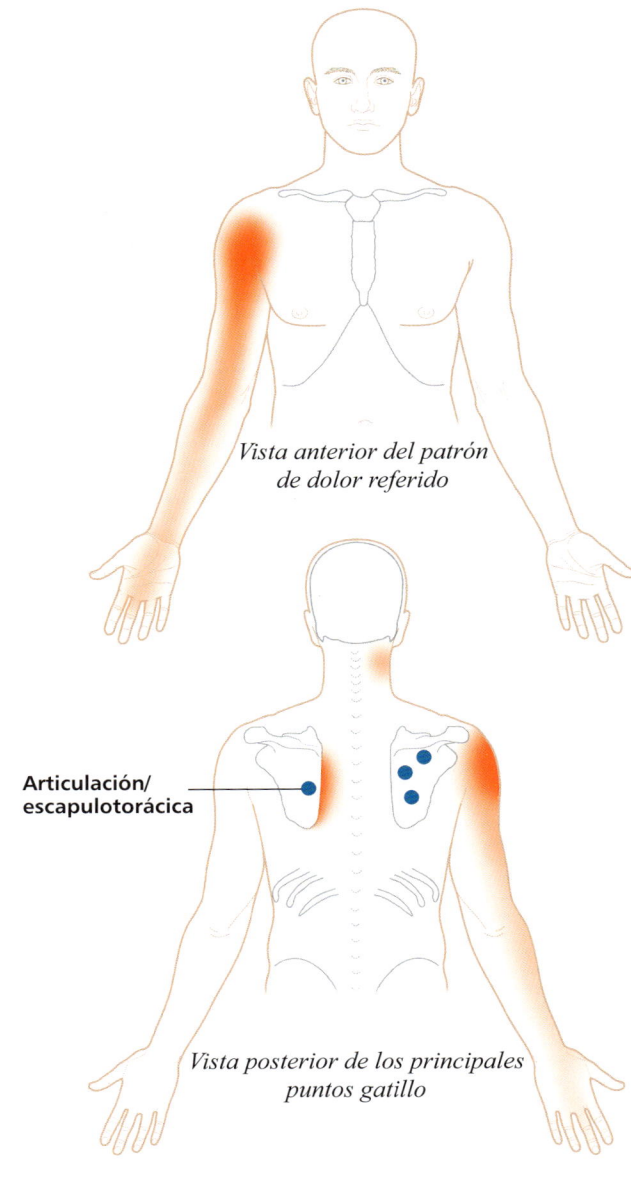

Vista anterior del patrón de dolor referido

Articulación/escapulotorácica

Vista posterior de los principales puntos gatillo

Latín, *infra*, 'por debajo'; *spina*, 'espina'.

Es un miembro del manguito de los rotadores que comprende: supraespinoso, infraespinoso, redondo menor y subescapular. El manguito de los rotadores participa en mantener la cabeza del húmero en contacto con la cavidad glenoidea (fosa, alvéolo) de la escápula durante los movimientos del hombro, ayudando así a impedir la luxación de la articulación.

ORIGEN
Fosa infraespinosa de la escápula.

INSERCIÓN
Faceta media en el tubérculo mayor del húmero. Cápsula de la articulación del hombro.

ACCIÓN
Igual que el manguito de los rotadores, impide la luxación posterior de la articulación del hombro. Rotación externa del húmero.
Antagonistas: subescapular, pectoral mayor, dorsal ancho.

INERVACIÓN
Nervio supraescapular, C(4), **C5, C6,** de la parte superior del tronco del plexo braquial.

MOVIMIENTO FUNCIONAL BÁSICO
Ejemplo: peinar el pelo hacia atrás.

PATRONES DE DOLOR REFERIDO
Columna cervical media/superior: zona de 3 a 4 cm en la parte anterior profunda de la articulación del hombro en la región de la cabeza larga del bíceps braquial que irradia hacia el vientre del bíceps, y después al antebrazo; síntomas difusos en la distribución del nervio mediano.
Medial/escápula: al borde medial de la escápula.

RESUMEN

INDICACIONES
Reducción de la amplitud del movimiento en la prueba de rascado de Apley (detrás de la espalda). Hemiplejia. Tendinopatía del manguito de los rotadores. Síndrome del hombro congelado. Dolor en espalda y frente del hombro. Dolor nocturno en hombro al dormir sobre el mismo lado/el lado opuesto. Sensación de brazo dormido. Dolor al desabrochar el sostén. Fatiga de la cintura escapular. Debilidad de agarre. Pérdida de la fuerza del brazo. Cambios en la sudoración (suele aumentar). «Brazo de ratón» por sobreuso del ratón del ordenador.

CAUSAS
Actividades de uso excesivo del brazo sin apoyo (p. ej., utilizar el ratón del ordenador, conducir, tenis, entrenamiento de pesas, deportes acuáticos, palos de esquí). Estirar objetos detrás del cuerpo. Traumatismo súbito por caídas con hiperextensión del brazo/cogerse intentando evitar la caída. Sostener de forma prolongadas objetos pesados.

DIAGNÓSTICO DIFERENCIAL
Tendinitis bicipital. Neuropatía C5-C6. Disfunción del nervio supraescapular.

CONSIDERAR TAMBIÉN
Infraespinoso. Subescapular. Elevador de la escápula. Pectoral menor/mayor. Cabeza larga del bíceps braquial. Bíceps braquial. Deltoides anterior. Redondo mayor. Dorsal ancho. Problemas con el manguito de los rotadores. Tendinitis bicipital.

TÉCNICAS MANUALES DEL TERAPEUTA

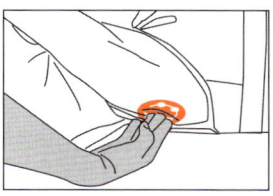
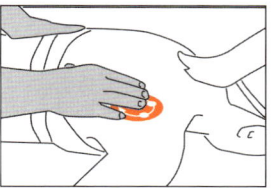

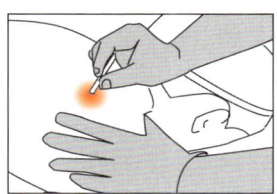

✓		Rociado y estiramiento
✓	✓	Punción seca
✓		Masaje de roce profundo
✓	✓	Compresión
✓	✓	Energía muscular
✓	✓	Liberación posicional
✓	✓	Punción húmeda

Técnica de compresión (inhibición)
1. Identificar el punto gatillo.
2. El paciente debe encontrarse en una postura cómoda, en la que el músculo afectado/huésped pueda ser sometido a un estiramiento completo.
3. Aplicar una presión suave en el punto gatillo. Esta presión se irá aumentando gradualmente mientras se elonga el músculo afectado/huésped hasta encontrar una barrera palpable. El paciente debe experimentar este momento como incómodo y no como doloroso.
4. Aplicar una presión mantenida hasta observar una relajación del punto gatillo. Esto puede tardar de unos segundos a unos minutos.
5. Repetir el procedimiento aumentando la presión en el punto gatillo hasta encontrar la próxima barrera, y así sucesivamente.
6. Para conseguir un mejor resultado, durante estas repeticiones se puede intentar cambiar la dirección de la presión.

AUTOAYUDA

Las técnicas de automasaje pueden ser útiles; puede utilizar pelotas y herramientas de presión.

RECOMENDACIONES AL PACIENTE
Evitar llegar con el brazo al asiento trasero del coche. El calor puede ser beneficioso. Apoyar el brazo en una almohada para aliviar.

TÉCNICA DE AUTOAYUDA
1. Revisar la anatomía.
2. Identificar el punto gatillo.
3. Mantenerse sobre el punto gatillo hasta que se afloje y/o el dolor disminuya.
4. Esto puede tardar hasta 5 minutos.
5. Masajear la zona después.

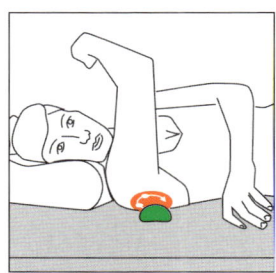
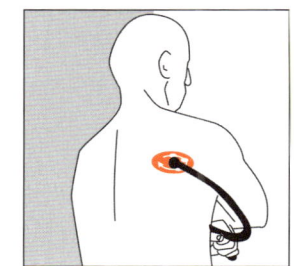
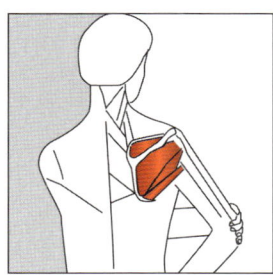
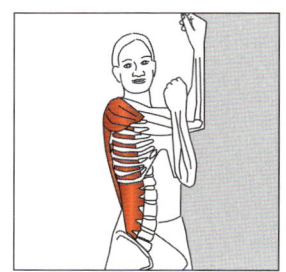

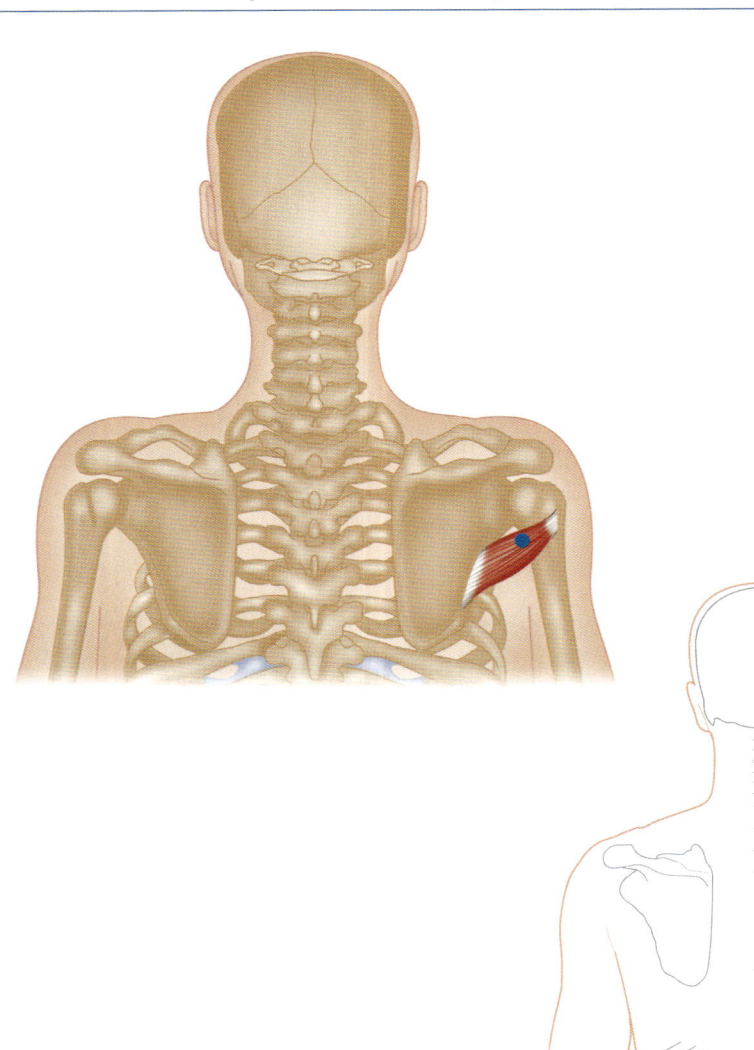

Latín, 'teres, redondo, de forma fina';
minor, 'menor'.

Es un miembro del manguito de
los rotadores que comprende:
supraespinoso, infraespinoso, redondo
menor y subescapular. El manguito
de los rotadores participa en mantener
la cabeza del húmero en contacto
con la cavidad glenoidea (fosa, alvéolo)
de la escápula durante los movimientos
del hombro, ayudando así a impedir la
luxación de la articulación.

ORIGEN
Dos tercios superiores del borde lateral
de la superficie dorsal de la escápula.

INSERCIÓN
Faceta inferior en el tubérculo mayor del
húmero. Cápsula de la articulación
del hombro.

ACCIÓN
Igual que el manguito de los rotadores,
impide la luxación hacia arriba de la
articulación del hombro. Rotación
externa de la articulación del hombro.
Aduce débilmente el húmero.
Antagonistas: subescapular, pectoral
mayor, dorsal ancho.

INERVACIÓN
Nervio axilar, C5, C6, de la rama
posterior del plexo braquial.

MOVIMIENTO FUNCIONAL
BÁSICO
Ejemplo: peinar el pelo hacia atrás.

PATRONES DE DOLOR REFERIDO
Zona localizada (2 a 5 cm) de dolor
intenso en la zona donde se lleva el
grado militar, con una zona elíptica
más difusa de dolor que se propaga a
la extremidad superior posterolateral
(por encima del codo).

RESUMEN

INDICACIONES

Dolor en el hombro, en especial posterior. Síndrome del hombro congelado. Rehabilitación del manguito de los rotadores. Bursitis subacromial. Tendinitis bicipital. Dolor de hombro en el extremo superior de la sección externa del omóplato cerca del deltoides posterior. A menudo asociado con otros problemas del hombro (en especial problemas con el manguito de los rotadores). Entumecimiento/hormigueo en los dedos anular y meñique.

CAUSAS

Rebasar los 90 grados y/o llevar los brazos por detrás a la espalda. Agarrar el volante en un accidente de tráfico. Sostener objetos pesados durante largo tiempo. Síndrome de sobreuso del ratón u ordenador.

DIAGNÓSTICO DIFERENCIAL

Radiculopatía C8-D1. Tendinopatía del manguito de los rotadores. Síndrome de hombro-muñeca-mano. Bursitis subacromial/deltoidea. Síndromes de atrapamiento del hombro (arco doloroso). Disfunción de la articulación acromioclavicular.

CONSIDERAR TAMBIÉN

Infraespinoso.

TÉCNICAS MANUALES DEL TERAPEUTA

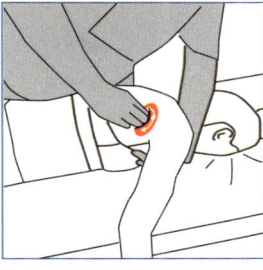

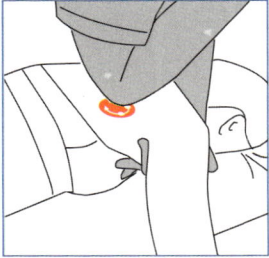

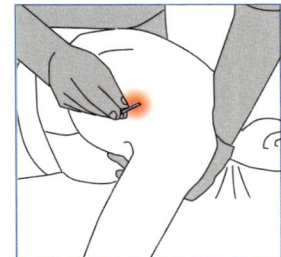

✓	✓	Rociado y estiramiento
✓	✓	Punción seca
✓		Masaje de roce profundo
✓	✓	Compresión
✓	✓	Energía muscular
✓	✓	Liberación posicional
✓		Punción húmeda

Técnica de compresión (inhibición)
1. Identificar el punto gatillo.
2. El paciente debe encontrarse en una postura cómoda, en la que el músculo afectado/huésped pueda ser sometido a un estiramiento completo.
3. Aplicar una presión suave en el punto gatillo. Esta presión se irá aumentando gradualmente mientras se elonga el músculo afectado/huésped hasta encontrar una barrera palpable. El paciente debe experimentar este momento como incómodo y no como doloroso.
4. Aplicar una presión mantenida hasta observar una relajación del punto gatillo. Esto puede tardar de unos segundos a unos minutos.
5. Repetir el procedimiento aumentando la presión en el punto gatillo hasta encontrar la próxima barrera, y así sucesivamente.
6. Para conseguir un mejor resultado, durante estas repeticiones se puede intentar cambiar la dirección de la presión.

AUTOAYUDA

RECOMENDACIONES AL PACIENTE

Postura (hombros redondeados). Posición del brazo durante el sueño. Evitar sobrecargas. Autoestiramiento.

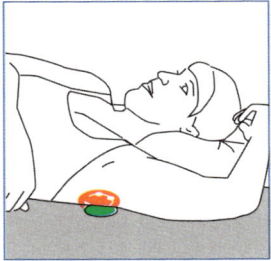

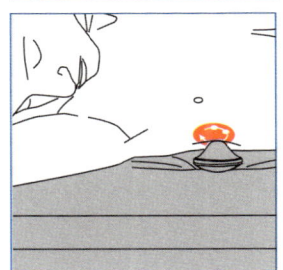

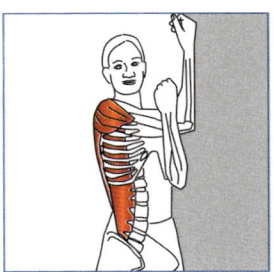

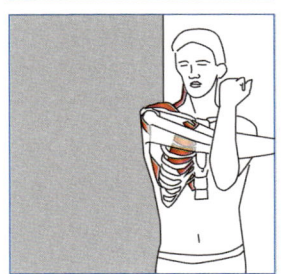

SUBESCAPULAR (SUBSCAPULARIS)

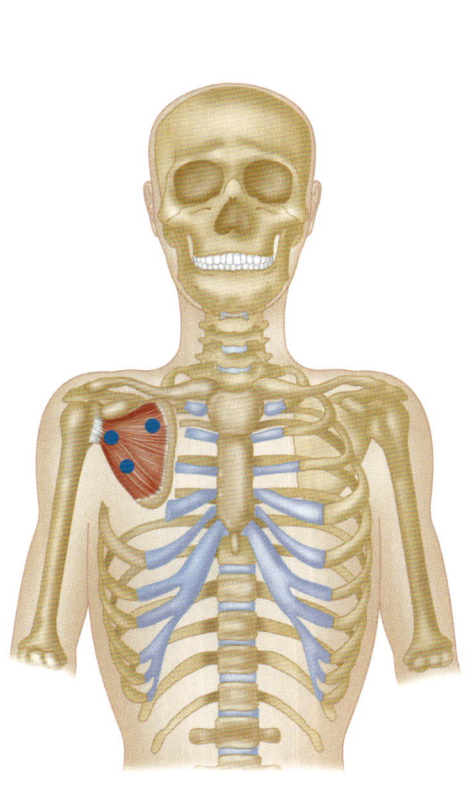

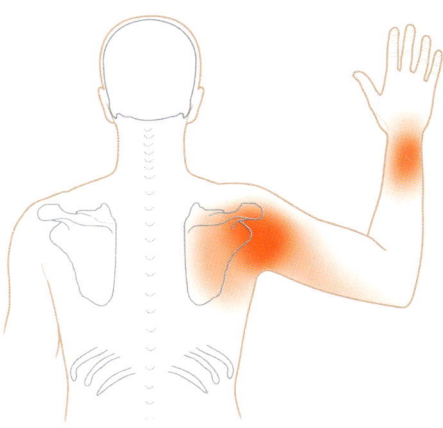

*Vista posterior de los patrones
de dolor referido*

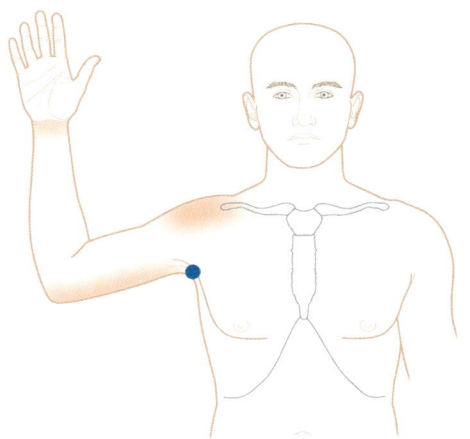

Latín, *sub*, 'debajo'; *scapular*, 'perteneciente a la escápula'.

Es un miembro del manguito de los rotadores que comprende: supraespinoso, infraespinoso, redondo menor y subescapular. El manguito de los rotadores participa en mantener la cabeza del húmero en contacto con la cavidad glenoidea (fosa y alvéolo) de la escápula durante los movimientos del hombro, ayudando así a impedir la luxación de la articulación.

ORIGEN
Fosa subescapular y cavidad a lo largo del borde lateral de la superficie anterior de la escápula.

INSERCIÓN
Tubérculo menor del húmero. Cápsula de la articulación del hombro.

ACCIÓN
Igual que el manguito de los rotadores, estabiliza la articulación glenohumeral; principalmente impide que la cabeza del húmero sea estirada hacia arriba por el deltoides, el bíceps y la cabeza larga del tríceps. Rotación interna del húmero.
Antagonistas: infraespinoso, redondo menor.

INERVACIÓN
Nervios supraescapulares superior e inferior, C5, C6, C7, de la rama posterior del plexo braquial.

MOVIMIENTO FUNCIONAL BÁSICO
Ejemplo: llegar al bolsillo trasero.

PATRONES DE DOLOR REFERIDO
Punto gatillo axilar: zona intensa (5-8 cm) de dolor en la articulación glenohumeral posterior con una zona periférica difusa. También se refiere hacia la cara posterior del brazo y de los carpianos anteroposteriores de la muñeca.

RESUMEN

INDICACIONES

Tendinopatía del manguito de los rotadores, disminución de la capsulitis con adherencias (hombro congelado). Abducción, reducción de la rotación externa. Dolor grave en el dorso del hombro. Amplitud restringida del movimiento del hombro. Incapacidad de llegar hasta detrás de la espalda. Dolor al tirar. Crujido/sacudidas en los hombros. Ictus (hemiplejia).

CAUSAS

Relacionadas con el deporte (en especial, natación, crol, levantar de forma repetida y forzada por encima de la cabeza, lanzamiento/recogida en béisbol *[pitching/catching]*, críquet). Situación tras fractura o dislocación del hombro. Síndrome del hombro congelado. Carga súbita e inesperada del hombro (p. ej., caída). Situación tras fractura, inmovilidad prolongada (cabestrillo).

DIAGNÓSTICO DIFERENCIAL

Síndromes de atrapamiento. Disfunciones del manguito de los rotadores. Síndrome del plexo braquial. Radiculopatía cervical (C7). Patología cardiopulmonar.

CONSIDERAR TAMBIÉN

Infraespinoso. Pectorales. Redondo menor. Dorsal ancho. Tríceps braquial. Deltoides posterior. Supraespinoso.

TÉCNICAS MANUALES DEL TERAPEUTA

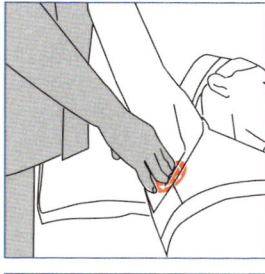

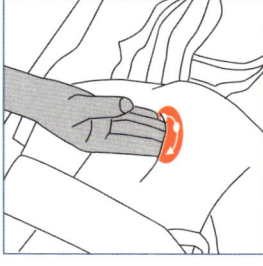

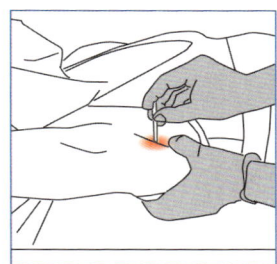

		Rociado y estiramiento
✓	✓	Punción seca
		Masaje de roce profundo
✓	✓	Compresión
✓	✓	Energía muscular
✓	✓	Liberación posicional
✓		Punción húmeda

Técnica de inhibición recíproca (IR): ajustes clave
1. Identificar y relajar el músculo afectado/huésped.
2. Indicar al paciente que contraiga el músculo antagonista contra un 35-45 % de resistencia isométrica.
3. La terapia manual del antagonista tendrá un efecto de inhibición recíproca.

AUTOAYUDA

La mayor parte del músculo subescapular está oculta, pero las técnicas de automasaje pueden ser útiles en la porción muscular que queda expuesta en y alrededor de la axila.

RECOMENDACIONES AL PACIENTE

Posturas de hombros redondeados. Postura al andar.

TÉCNICA DE AUTOAYUDA

1. Revisar la anatomía.
2. Identificar el punto gatillo.
3. Mantenerse sobre el punto gatillo hasta que se afloje y/o el dolor disminuya.
4. Esto puede tardar hasta 5 minutos.

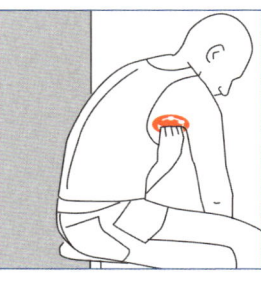

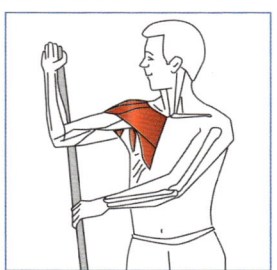

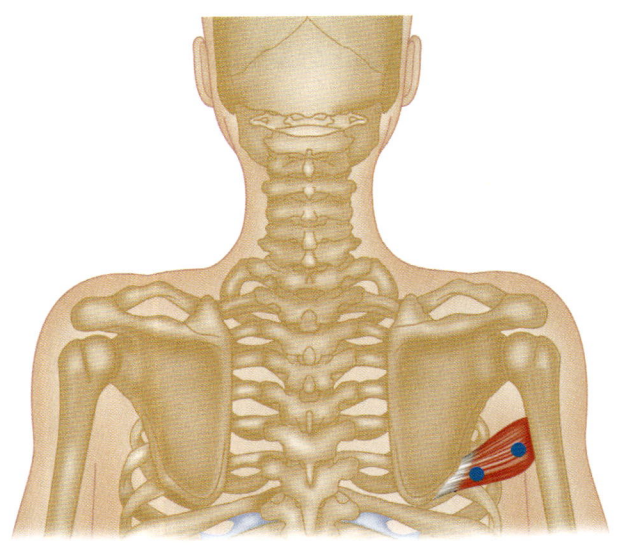

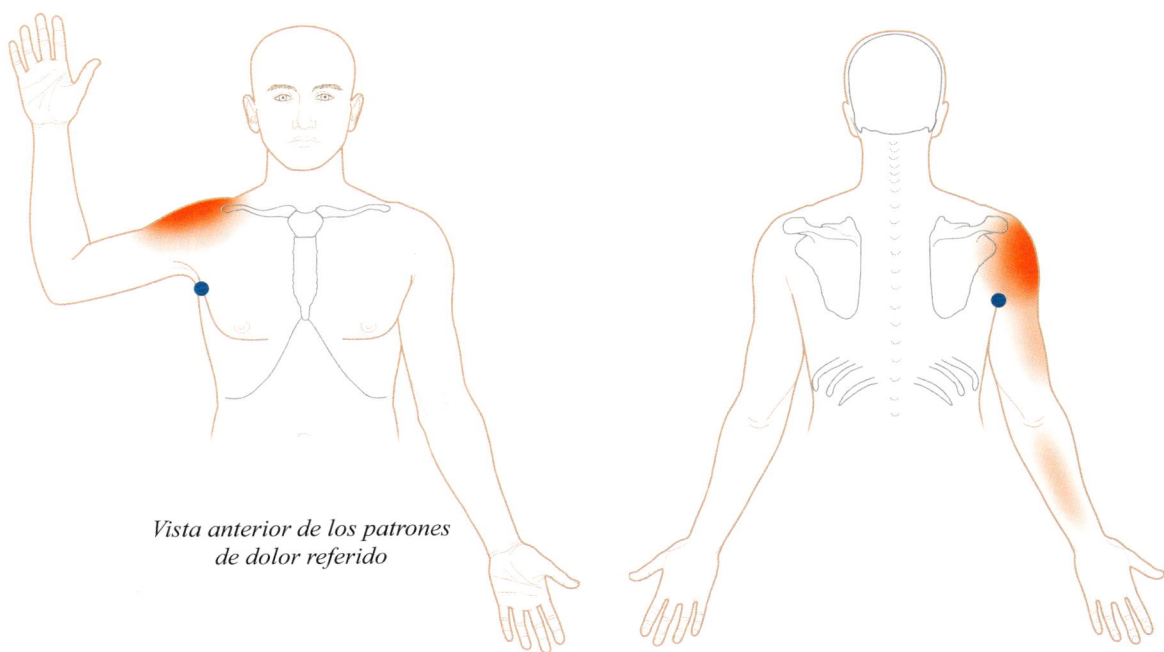

*Vista anterior de los patrones
de dolor referido*

Latín, *teres*, 'redondo, de forma fina';
major, 'grande'.

El redondo mayor, junto con el tendón
del dorsal ancho, que pasa alrededor
de él, y el escapular forma el pliegue
posterior de la axila.

ORIGEN
Zona oval del tercio inferior de la
superficie posterior del borde lateral
de la escápula.

INSERCIÓN
Labio medial de la cavidad
intertubercular del húmero (corredera
bicipital).

ACCIÓN
Aducción del húmero. Rotación
interna del húmero. Extensión del
húmero desde la posición flexionada.

INERVACIÓN
Nervio subescapular inferior, C5, **C6,**
C7, de la rama posterior del plexo
braquial.

MOVIMIENTO FUNCIONAL BÁSICO
Ejemplo: llegar al bolsillo de atrás.

PATRONES DE DOLOR REFERIDO
Dolor profundo hacia la articulación
glenohumeral y una zona oval
(5-10 cm) de dolor en la zona de la
parte posterior del deltoides (puede
irradiar con intensidad a la cabeza
larga del bíceps braquial). Dolor
difuso hacia el dorso del antebrazo.

RESUMEN

INDICACIONES
Síndrome del hombro congelado. Dolor al elevar por encima de la cabeza. Leve dolor en reposo. Dolor al conducir. Síndromes de atrapamiento. A veces mal diagnosticado como síndrome del plexo braquial.

CAUSAS
Relacionadas con el deporte, levantar de forma forzada por encima de la cabeza. Situación tras fractura o dislocación del hombro. Síndrome del hombro congelado. Carga súbita e inesperada del hombro (p. ej., caída). Situación tras fractura, inmovilidad prolongada (cabestrillo).

DIAGNÓSTICO DIFERENCIAL
Síndromes de atrapamiento. Tendinopatía del manguito de los rotadores. Neuropatrones cervicales (C6-C7). Síndrome del plexo braquial. Calcificación del supraespinoso.

CONSIDERAR TAMBIÉN
Romboides. Cabeza larga del tríceps braquial. Dorsal ancho. Redondo menor. Pectoral menor. Deltoides posterior. Tríceps braquial. Problemas con vértebras cervicales C6 o C7. Bursitis subdeltoidea.

TÉCNICAS MANUALES DEL TERAPEUTA

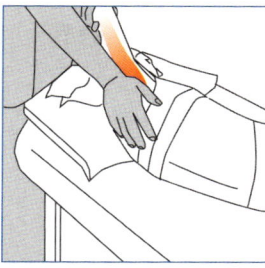
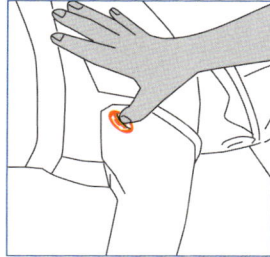
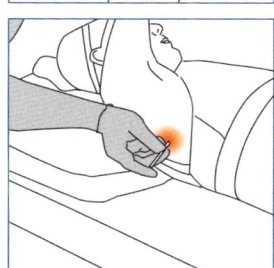

✓	✓	Rociado y estiramiento
✓	✓	Punción seca
✓	✓	Masaje de roce profundo
✓	✓	Compresión
✓	✓	Energía muscular
✓	✓	Liberación posicional
✓		Punción húmeda

Técnica de contracción relajación, contracción del antagonista (CRCA)
1. Encontrar la restricción articular/de tejido blando o «punto de mordida».
2. Contraer el agonista. Relajar (agonista).
3. Contraer el antagonista. Estirar el agonista.
4. Mantener el estiramiento durante 15 a 30 segundos.
5. Repetir 3 veces.

AUTOAYUDA

RECOMENDACIONES AL PACIENTE
Utilizar calor de moderado a fuerte, en especial duchas calientes. Evitar conducir vehículos sin dirección asistida. Controlar actividades deportivas. Utilizar una almohada por la noche (para abrazarla). Muchos autoestiramientos.

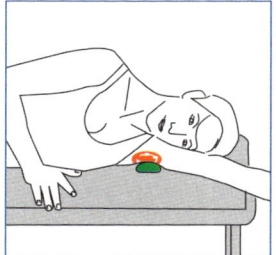
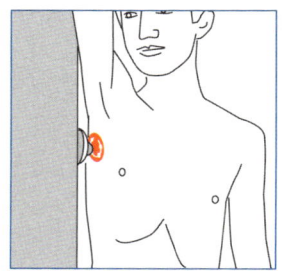
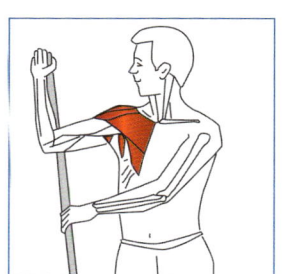

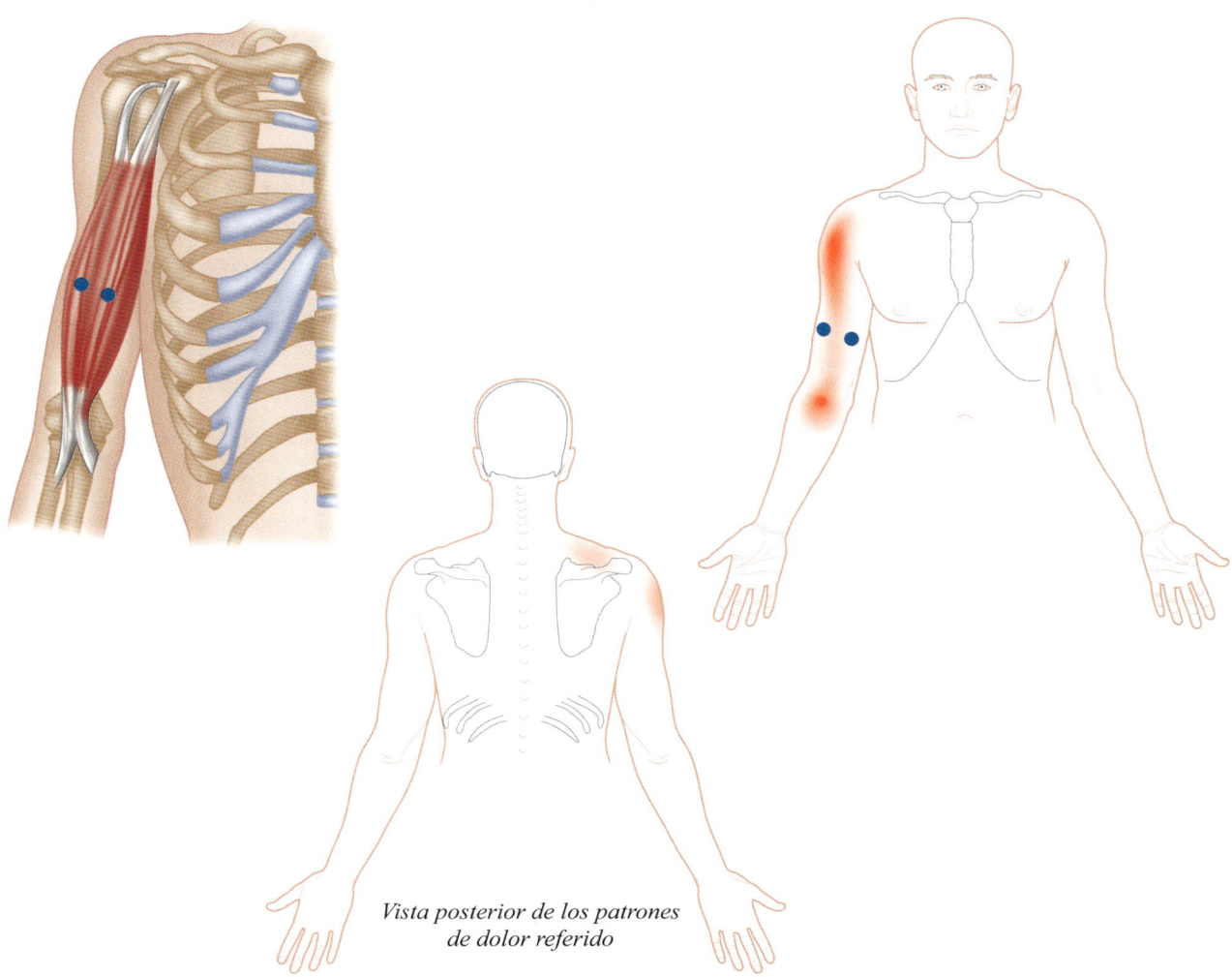

*Vista posterior de los patrones
de dolor referido*

Latín, *bíceps*, 'de dos cabezas';
brachii, 'del brazo'.

El bíceps trabaja en tres articulaciones.
En su origen posee dos cabezas
tendinosas y dos inserciones tendinosas.
En ocasiones tiene una tercera cabeza,
que se origina en la inserción del
coracobraquial. La cabeza corta forma
parte de la pared lateral de la axila,
conjuntamente con el coracobraquial y
el húmero.

ORIGEN
Cabeza corta: punta de la apófisis
coracoides de la escápula.
Cabeza larga: tubérculo
supraglenoideo de la escápula.

INSERCIÓN
Parte posterior de la tuberosidad del
radio.
Aponeurosis bicipital que lleva a la
fascia profunda de la cara medial del
antebrazo.

ACCIÓN
Flexión de la articulación del codo.
Supinación del antebrazo (se ha
descrito como el músculo que
introduce el sacacorchos y extrae el
corcho). Flexiona débilmente el brazo
en la articulación del hombro.
Antagonista: tríceps braquial.

INERVACIÓN
Nervio musculocutáneo, **C5**, **C6**.

MOVIMIENTO FUNCIONAL BÁSICO
Ejemplos: recoger un objeto. Llevar la
comida a la boca.

PATRONES DE DOLOR REFERIDO
Dolor localizado con elipse intensa,
localizada superficialmente por
encima de la cabeza larga del tendón.
Dolor referido en la fosa cubital
anterior.

RESUMEN

INDICACIONES

Dolor en el hombro anterior con disminución de la extensión del brazo. Tendinitis bicipital. Reducción de la extensión de los brazos. Reducción de la maniobra en la prueba de rascado de Apley. Síndrome del hombro congelado. Dolor encima del frente del hombro. Debilidad para voltear la palma de la mano hacia arriba. Dolor de hombro.

CAUSAS

Lesiones por movimientos repetitivos. Inducido por deportes con lanzamiento (p. ej., baloncesto, tenis). Acciones repetidas con el brazo, levantar objetos pesados con la palma hacia arriba (p. ej., entrenamiento de pesas). Tocar un instrumento musical (p. ej., violín, guitarra).

DIAGNÓSTICO DIFERENCIAL

Osteoartritis glenohumeral. Osteroartritis acromioclavicular. Subescapular. Infraespinoso. Bursitis subacromial. Tendinitis bicipital. Radiculopatía C5.

CONSIDERAR TAMBIÉN

Subescapular. Infraespinoso. Braquial. Supinador. Trapecio superior. Coracobraquial. Tríceps braquial. Deltoides anterior.

TÉCNICAS MANUALES DEL TERAPEUTA

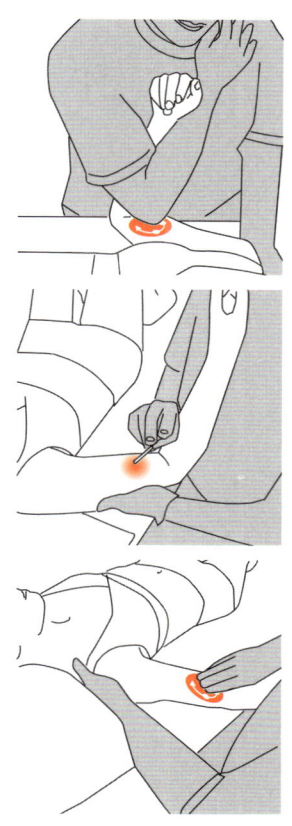

✓	✓	Rociado y estiramiento
✓	✓	Punción seca
✓	✓	Masaje de roce profundo
✓	✓	Compresión
✓	✓	Energía muscular
✓	✓	Liberación posicional
✓	✓	Punción húmeda

Técnica de contracción relajación, contracción del antagonista (CRCA)
1. Encontrar la restricción articular/de tejido blando o «punto de mordida».
2. Contraer el agonista. Relajar (agonista).
3. Contraer el antagonista. Estirar el agonista.
4. Mantener el estiramiento durante 15 a 30 segundos.
5. Repetir 3 veces.

AUTOAYUDA

Las técnicas de automasaje pueden ser útiles; puede utilizar pelotas y herramientas de presión.

RECOMENDACIONES AL PACIENTE

Ejercicio de antagonistas (tríceps braquial). Reducir la carga en el bíceps braquial al llevar algo con el brazo doblado. Posición al dormir. Postura al trabajar.

TÉCNICA DE AUTOAYUDA

1. Revisar la anatomía.
2. Identificar el punto gatillo.
3. Mantenerse sobre el punto gatillo hasta que se afloje y/o el dolor disminuya.
4. Masajear la zona después.

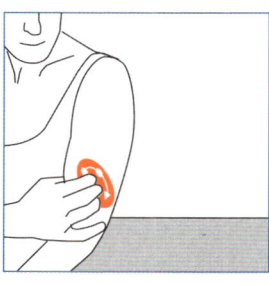
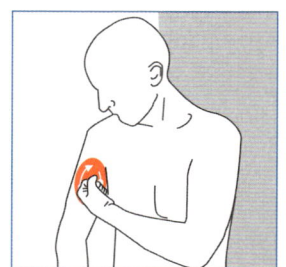
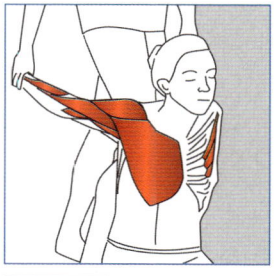
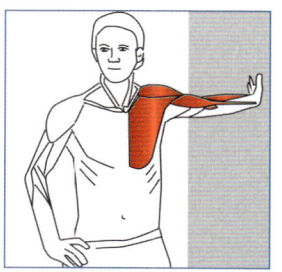

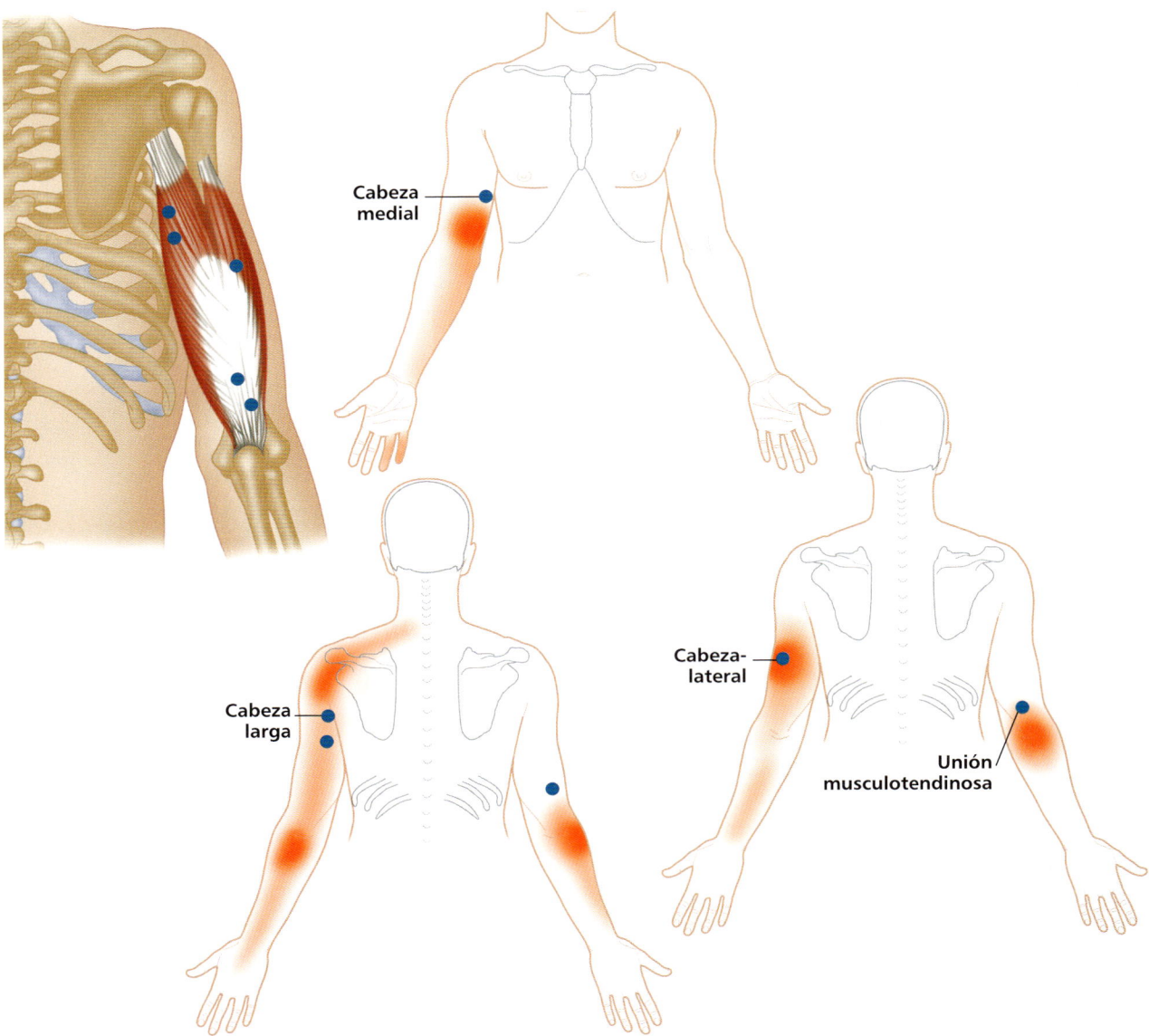

Latín, *tríceps*, 'de tres cabezas'; *brachii*, 'del brazo'.

El tríceps se origina a partir de tres cabezas y es el único músculo en la parte dorsal del brazo.

ORIGEN
Cabeza larga: tubérculo infraglenoideo de la escápula.
Cabeza lateral: mitad superior de la superficie posterior de la diáfisis del húmero (por encima y lateralmente al surco radial).
Cabeza medial: mitad inferior de la superficie posterior de la diáfisis del húmero (por debajo y medialmente al surco radial).

INSERCIÓN
Parte posterior del olécranon del cúbito.

ACCIÓN
Extensión (estiramiento) de la articulación del codo. La cabeza larga puede aducir el húmero y extenderlo desde la posición flexionada. Estabiliza la articulación del hombro. Antagonista: bíceps braquial.

INERVACIÓN
Nervio radial, C6, **C7, C8**, D1.

MOVIMIENTO FUNCIONAL BÁSICO
Ejemplos: lanzar un objeto. Empujar una puerta cerrada.

PATRONES DE DOLOR REFERIDO
a) Cabeza larga: dolor en el borde superolateral del hombro que irradia difusamente hacia abajo por la parte posterior de la extremidad superior, con una zona dura de dolor alrededor del olécranon y que se dirige vagamente al antebrazo posterior.
b) Cabeza medial: área de 5 cm de dolor en el epicóndilo interno, que irradia a lo largo del borde medial del antebrazo a los dedos 4 y 5.
c) Cabeza medial: dolor intenso en la línea media de la extremidad superior, que irradia vagamente a la parte posterior del antebrazo.

RESUMEN

INDICACIONES
Codo de golfista. Codo de tenista. Artritis de codo y/u hombro. Uso crónico de muletas/bastón para andar. Actividades mecánicas repetidas de los brazos. Deportes de raqueta. Dolor encima del frente del hombro. Debilidad para voltear la palma de la mano hacia arriba. Dolor de hombro.

CAUSAS
Lesiones por movimientos repetitivos. Inducido por deportes con lanzamiento (p. ej., baloncesto, tenis). Acciones repetidas con el brazo, levantar objetos pesados con la palma hacia arriba (p. ej., entrenamiento de pesas centradas en el tríceps). Tocar un instrumento musical (p. ej., violín, batería, guitarra).

DIAGNÓSTICO DIFERENCIAL
Lesión del nervio radial. Neuropatía cubital. Neuropatía de C7 (disco cervical).

CONSIDERAR TAMBIÉN
Redondo menor. Redondo mayor. Dorsal ancho. Ancóneo. Supinador. Braquiorradial. Extensor radial largo del carpo. Deltoides anterior.

TÉCNICAS MANUALES DEL TERAPEUTA

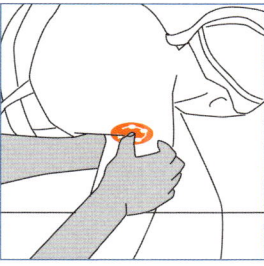
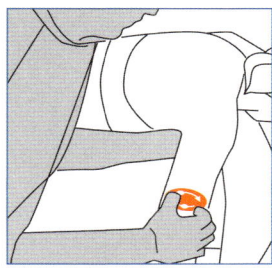
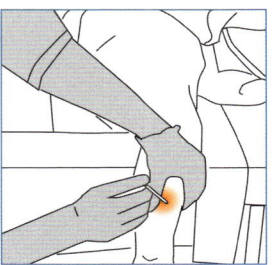

✓	✓	Rociado y estiramiento
✓	✓	Punción seca
✓	✓	Masaje de roce profundo
✓	✓	Compresión
✓	✓	Energía muscular
✓	✓	Liberación posicional
✓	✓	Punción húmeda

Técnica de contracción relajación, contracción del antagonista (CRCA)
1. Encontrar la restricción articular/de tejido blando o «punto de mordida».
2. Contraer el agonista. Relajar (agonista).
3. Contraer el antagonista. Estirar el agonista.
4. Mantener el estiramiento durante 15 a 30 segundos.
5. Repetir 3 veces.

AUTOAYUDA

Las técnicas de automasaje pueden ser útiles; puede utilizar pelotas y herramientas de presión. Los estiramientos son excelentes para relajar los puntos gatillo de los músculos del brazo.

RECOMENDACIONES AL PACIENTE
Revisar las posiciones del brazo en trabajos manuales repetitivos. Descansos regulares. Raqueta de tenis nueva o con mango más ancho. Evitar actividades por encima de la cabeza.

TÉCNICA DE AUTOAYUDA
1. Revisar la anatomía.
2. Identificar el punto gatillo.
3. Ir bajando por el hombro hasta llegar al punto gatillo y golpear.
4. Mantenerse sobre el punto gatillo hasta que se afloje.
5. Continuar hasta el final del músculo (inserción).

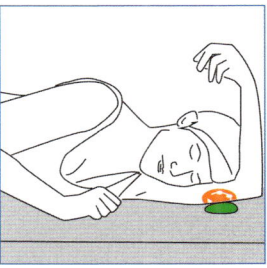
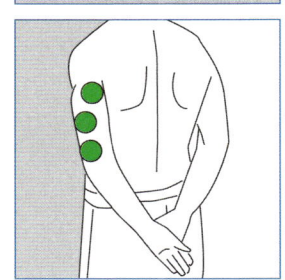
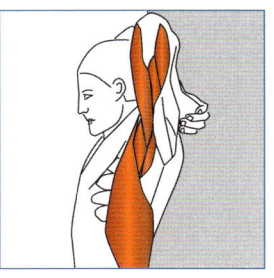
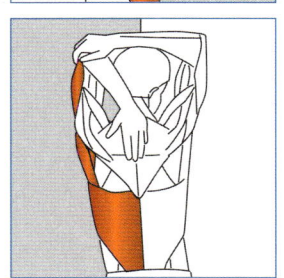

DOLOR DE HOMBRO

INDICACIONES

Los problemas de hombro afectan al 25 por ciento de la población. El tratamiento de los puntos gatillo puede ser muy eficaz en el tratamiento de una serie de problemas del hombro, incluyendo la tendinopatía del manguito de los rotadores, la tendinitis, las bursitis y el síndrome del hombro congelado. En este contexto, presento el protocolo básico del hombro que ofrece buenos resultados en la mayoría de los problemas.

PASO 1 Estudiar la anatomía y la dirección de las fibras musculares.

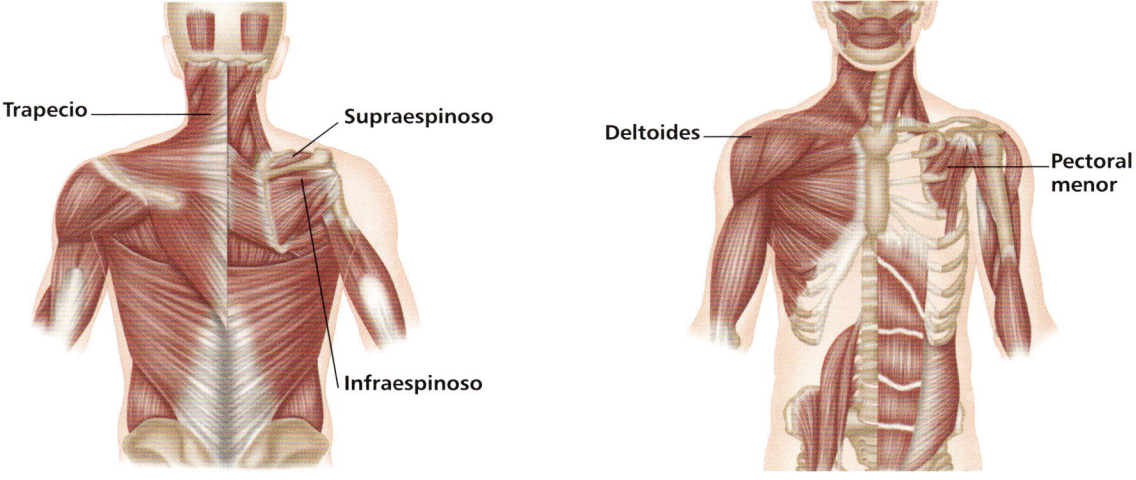

PASO 2 TCI en sedestación, aplicada en: Supraespinoso   Trapecio superior

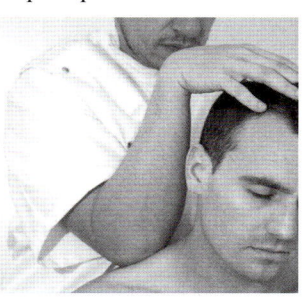
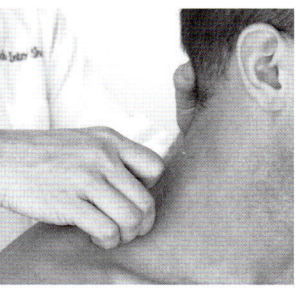

PASO 3 Masajear abundantemente la zona.

PASO 4 TCI en decúbito lateral, aplicada en: Deltoides, sólo masaje hacia arriba y parando en los puntos gatillo   Redondo menor, dejar caer la mano fuera de la camilla

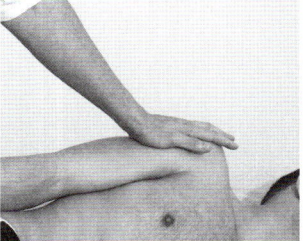
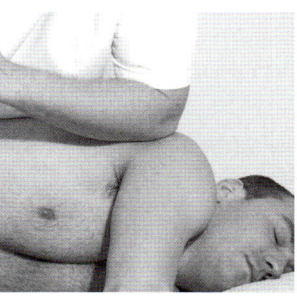

PASO 5 TCI en decúbito supino, aplicada en:

Pectoral menor e

infraespinoso (SPG). Al principio esto puede ser doloroso, pero hay que pedir al paciente que con una respiración profunda deje caer con suavidad el hombro hacia atrás sobre el aplicador.

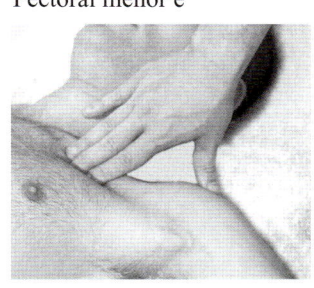
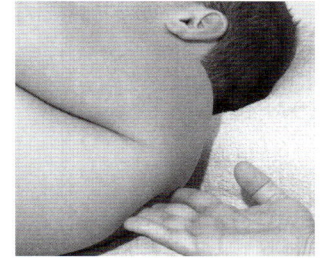

10 Músculos del antebrazo y de la mano

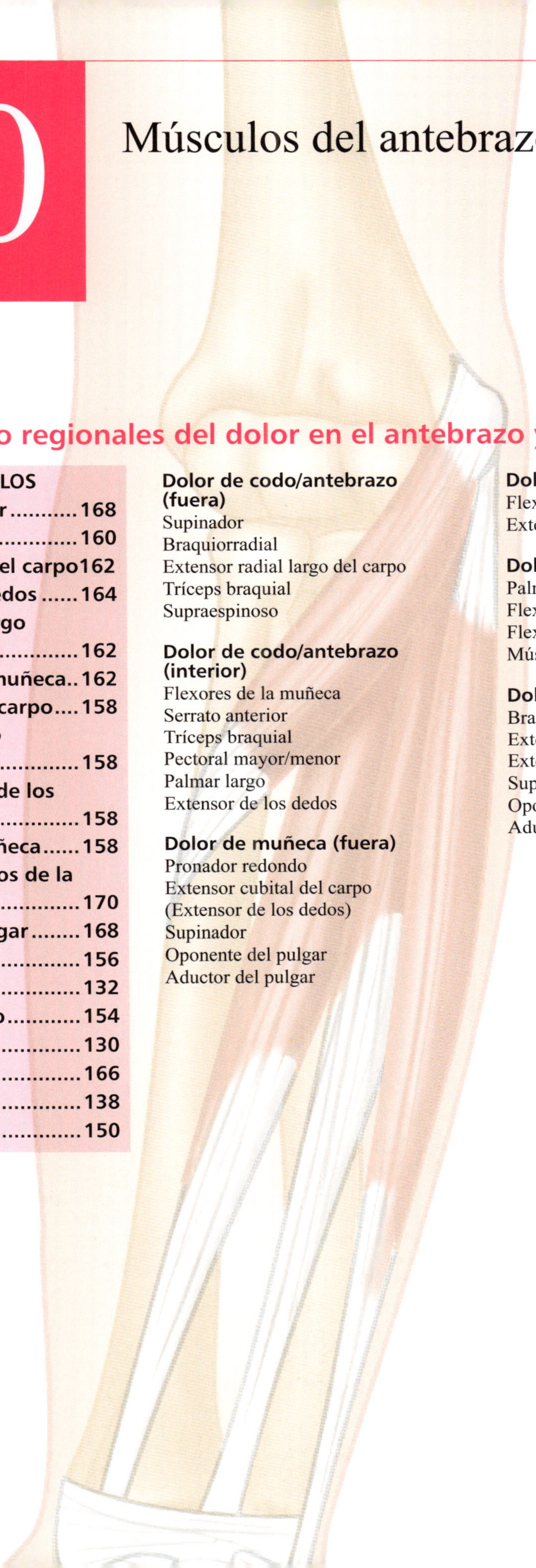

Puntos gatillo regionales del dolor en el antebrazo y la mano

ÍNDICE DE MÚSCULOS

Dolor de codo/antebrazo (fuera)
Supinador
Braquiorradial
Extensor radial largo del carpo
Tríceps braquial
Supraespinoso

Dolor de codo/antebrazo (interior)
Flexores de la muñeca
Serrato anterior
Tríceps braquial
Pectoral mayor/menor
Palmar largo
Extensor de los dedos

Dolor de muñeca (fuera)
Pronador redondo
Extensor cubital del carpo
(Extensor de los dedos)
Supinador
Oponente del pulgar
Aductor del pulgar

Dolor de muñeca (interno)
Flexor cubital del carpo
Extensor radial largo del carpo

Dolor de mano y dedos
Palmar largo
Flexor radial corto del carpo
Flexor superficial de los dedos
Músculos pequeños de la mano

Dolor en el pulgar
Braquiorradial
Extensor radial largo del carpo
Extensor de los dedos
Supinador
Oponente del pulgar
Aductor del pulgar

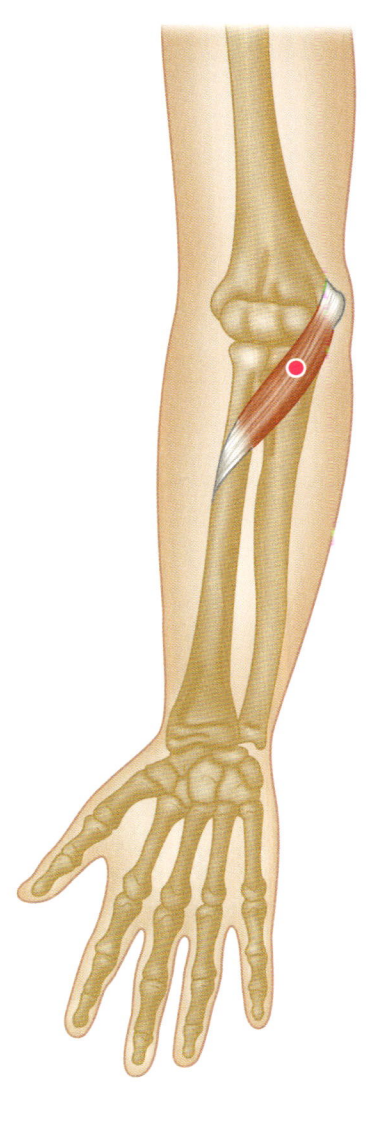

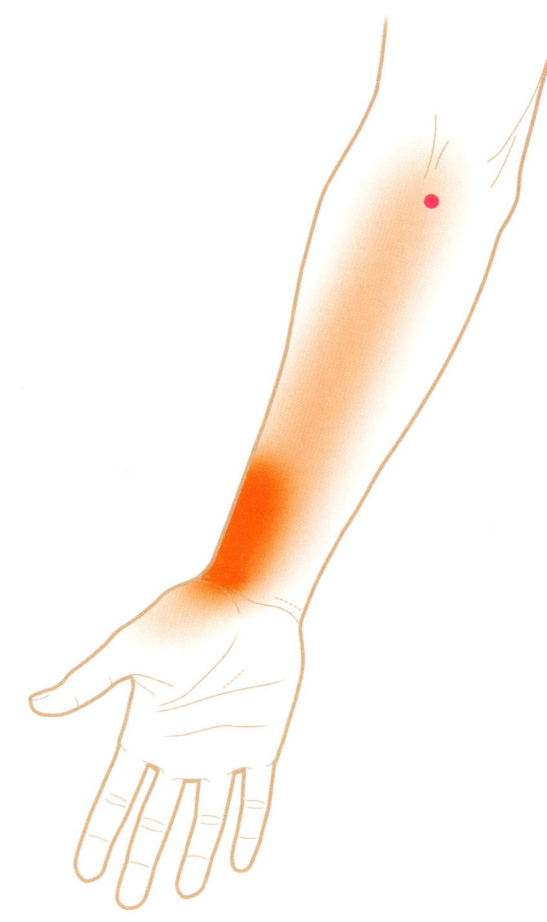

Latín, *pronare*, doblar hacia delante; *teres*, redondo, finamente formado.

ORIGEN
Cabeza humeral: tercio inferior de la cresta supracondílea y origen común de los flexores en la cara anterior del epicóndilo medial del húmero.
Cabeza cubital: borde medial de la apófisis coronoides del cúbito.

INSERCIÓN
Superficie mediolateral del radio (tuberosidad pronadora).

ACCIÓN
Pronación del antebrazo. Participa en la flexión de la articulación del codo. Antagonistas: supinador.

INERVACIÓN
Nervio mediano, **C6**, C7.

MOVIMIENTO FUNCIONAL BÁSICO
Ejemplos: vaciar el líquido de un recipiente. Girar el pomo de la puerta.

PATRONES DE DOLOR REFERIDO
Dolor intenso «profundo» en la región palmar de la muñeca (externa), que irradia hacia la parte anteroexterna del antebrazo.

RESUMEN

INDICACIONES

Dolor en la muñeca (externa). Dolor en supinación. Peluqueros (uso excesivo de las tijeras). Incapacidad de «formar un cuenco» ahuecando las manos y con extensión de la muñeca. Dolor de hombro (por compensación). Dolor en la muñeca al conducir.

CAUSAS

Agarre prolongado. Masaje. Fracturas o caídas en muñecas. Férulas. Deportes (p. ej., derechazo con raqueta, utilizar los palos de esquí). Laboral.

DIAGNÓSTICO DIFERENCIAL

Tenosinovitis de De Quervain. Inflamación del canal carpiano. Osteoartritis de la articulación proximal del pulgar. Discopatía radiocubital distal. Epicondilitis.

CONSIDERAR TAMBIÉN

Flexores de los dedos. Escalenos. Pectoral mayor. Pronador cuadrado.

TÉCNICAS MANUALES DEL TERAPEUTA

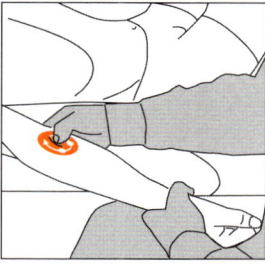

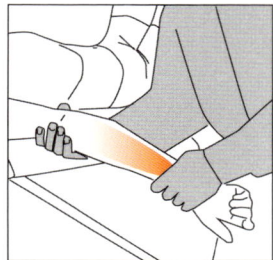

✓	✓	Rociado y estiramiento
✓		Punción seca
		Masaje de roce profundo
✓	✓	Compresión
✓	✓	Energía muscular
✓		Liberación posicional
✓		Punción húmeda

Técnica de contracción relajación, contracción del antagonista (CRCA)
Se trata de una combinación de RPI e IR.
1. Contraer el agonista.
2. Relajar.
3. Contraer el antagonista.
4. Estirar.
5. Originalmente contracción concéntrica del agonista y contracción excéntrica del antagonista.
6. Ahora la contracción isométrica se utiliza con igual facilidad, en especial en regiones complicadas dolorosas.
7. Mantener el estiramiento durante 15 a 30 segundos.
8. Repetir 3 veces.

AUTOAYUDA

Las técnicas de automasaje pueden ser útiles.

RECOMENDACIONES AL PACIENTE

Técnicas de estiramiento. Automasaje. Cambiar empuñadura y técnica en el tenis/golf. Revisar la postura al conducir y coger el volante.

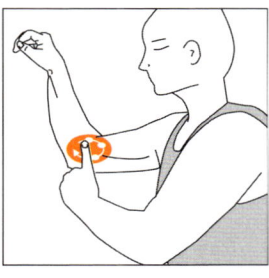

TÉCNICA DE AUTOAYUDA

1. Revisar la anatomía.
2. Identificar el punto gatillo.
3. Aplicar un masaje de roce en dirección caudal.
4. Mantenerse sobre el punto gatillo hasta que ceda.
5. Continuar con el masaje hasta el final del músculo.
6. Repetir 3 veces.

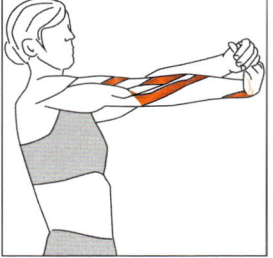

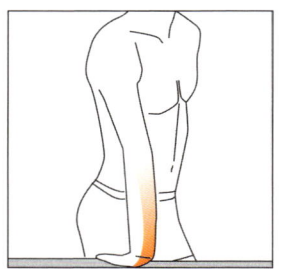

PALMAR LARGO *(PALMARIS LONGUS)*

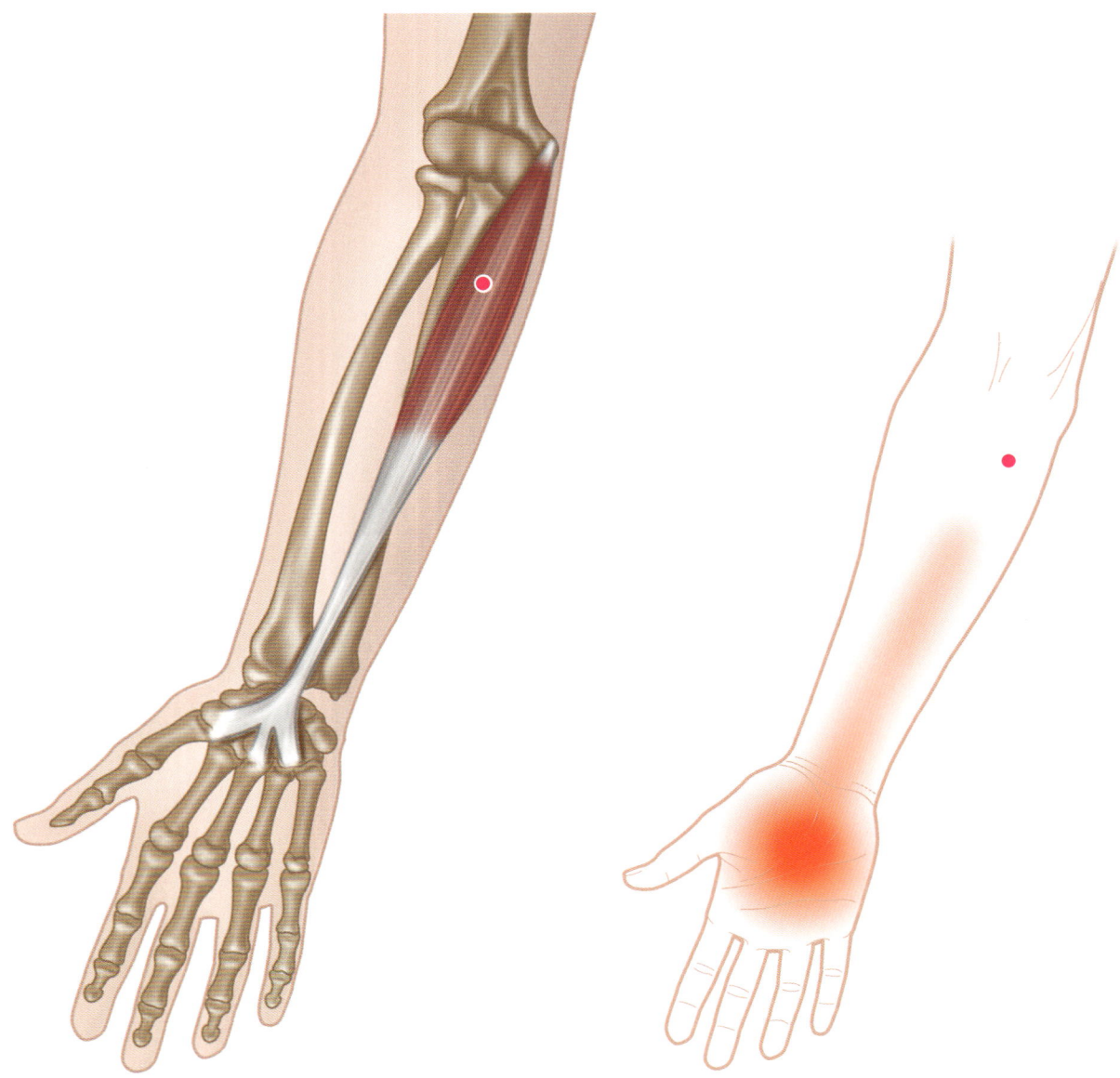

Latín, *palmaris*, de la palma; *longus*, largo.

Parte de la capa superficial que también incluye el pronador redondo, el flexor radial del carpo y el flexor cubital del carpo. El palmar largo falta en el 13 por ciento de la población.

ORIGEN
Origen flexor común en la cara anterior del epicóndilo interno (medial) del húmero.

INSERCIÓN
Superficie superficial (frontal) del retináculo flexor y ápex de la aponeurosis palmar.

ACCIÓN
Flexiona la muñeca. Tensa la fascia palmar.
Antagonistas: extensor radial corto del carpo, extensor radial largo del carpo, extensor cubital del carpo.

INERVACIÓN
Nervio mediano, C(6), **C7**, **C8**, D1.

MOVIMIENTO FUNCIONAL BÁSICO
Ejemplos: agarrar una pelota pequeña. «Formar un cuenco» ahuecando la palma para beber agua de la mano.

PATRONES DE DOLOR REFERIDO
Dolor difuso en el antebrazo anterior; dolor intenso en una zona de 2-3 cm en la palma de la mano, rodeada por una zona superficial de sensaciones de hormigueo y agujas.

RESUMEN

INDICACIONES
Dolor y molestias en la palma de la mano. Debilidad en la mano/palma. Pérdida funcional del poder de agarre. Codo de tenista.

CAUSAS
Traumatismo directo (p. ej., caída sobre el brazo hiperextendido). Laboral. Deportes de raqueta. Escarbar o cavar con la palma.

DIAGNÓSTICO DIFERENCIAL
Dolor neurógeno. Contractura de Dupuytren. Síndrome del canal carpiano. Síndrome regional de dolor complejo (distrofia simpática refleja). Escleroderma. Dermatomiositis.

CONSIDERAR TAMBIÉN
Flexor radial del carpo. Braquial. Pronador redondo. Articulaciones de la muñeca (carpianas). A menudo asociado a la cabeza media del tríceps braquial.

TÉCNICAS MANUALES DEL TERAPEUTA

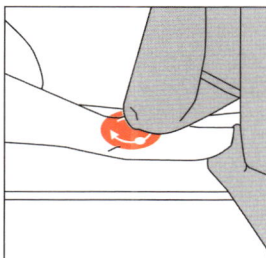

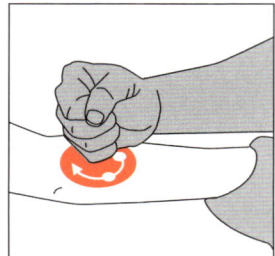

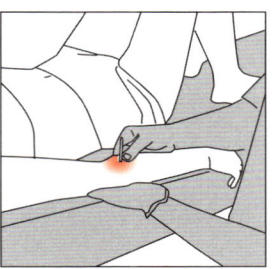

✓	✓	Rociado y estiramiento
✓	✓	Punción seca
✓	✓	Masaje de roce profundo
✓	✓	Compresión
✓	✓	Energía muscular
✓	✓	Liberación posicional
✓	✓	Punción húmeda

Técnica de relajación postisométrica (RPI)
Indicaciones: contexto subagudo a crónico.
1. Identificar el punto gatillo.
2. El paciente debe encontrarse en una postura cómoda en la que el músculo afectado/huésped pueda ser sometido a un estiramiento completo.
3. El paciente debe contraer el músculo afectado/huésped usando un 10-25 % de su fuerza y dentro de la longitud máxima indolora, mientras se le aplica una resistencia isométrica durante 3-10 segundos; debe estabilizarse esa parte del cuerpo para evitar un acortamiento muscular.
4. El paciente debe relajar el músculo («soltarlo»).
5. Durante esta fase de relajación, elongar con suavidad el músculo tensándolo hasta el punto de resistencia (pasivamente); debe apreciarse cualquier cambio en la longitud.
6. Repetir varias veces (habitualmente 3 veces).

AUTOAYUDA

Las técnicas de automasaje pueden ser útiles, en especial utilizando pelotas.

RECOMENDACIONES AL PACIENTE
Evitar agarrar de forma prolongada sobre todo herramientas eléctricas, a menudo observado en terapeutas masajistas. Estiramientos y calor. Descansos regulares.

TÉCNICA DE AUTOAYUDA
1. Revisar la anatomía.
2. Identificar el punto gatillo.
3. Aplicar un masaje de roce en dirección caudal.
4. Mantenerse sobre el punto gatillo hasta que ceda.
5. Continuar con el masaje hasta el final del músculo.
6. Repetir 3 veces.

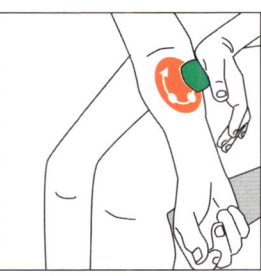

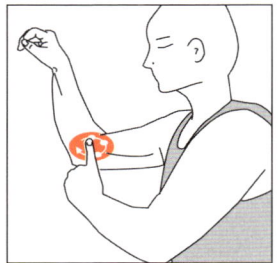

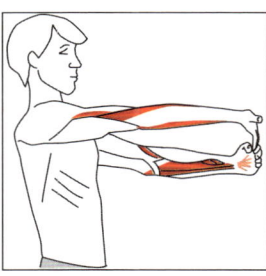

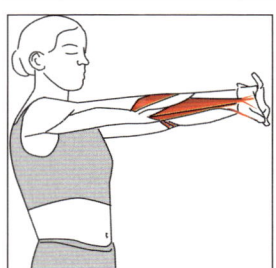

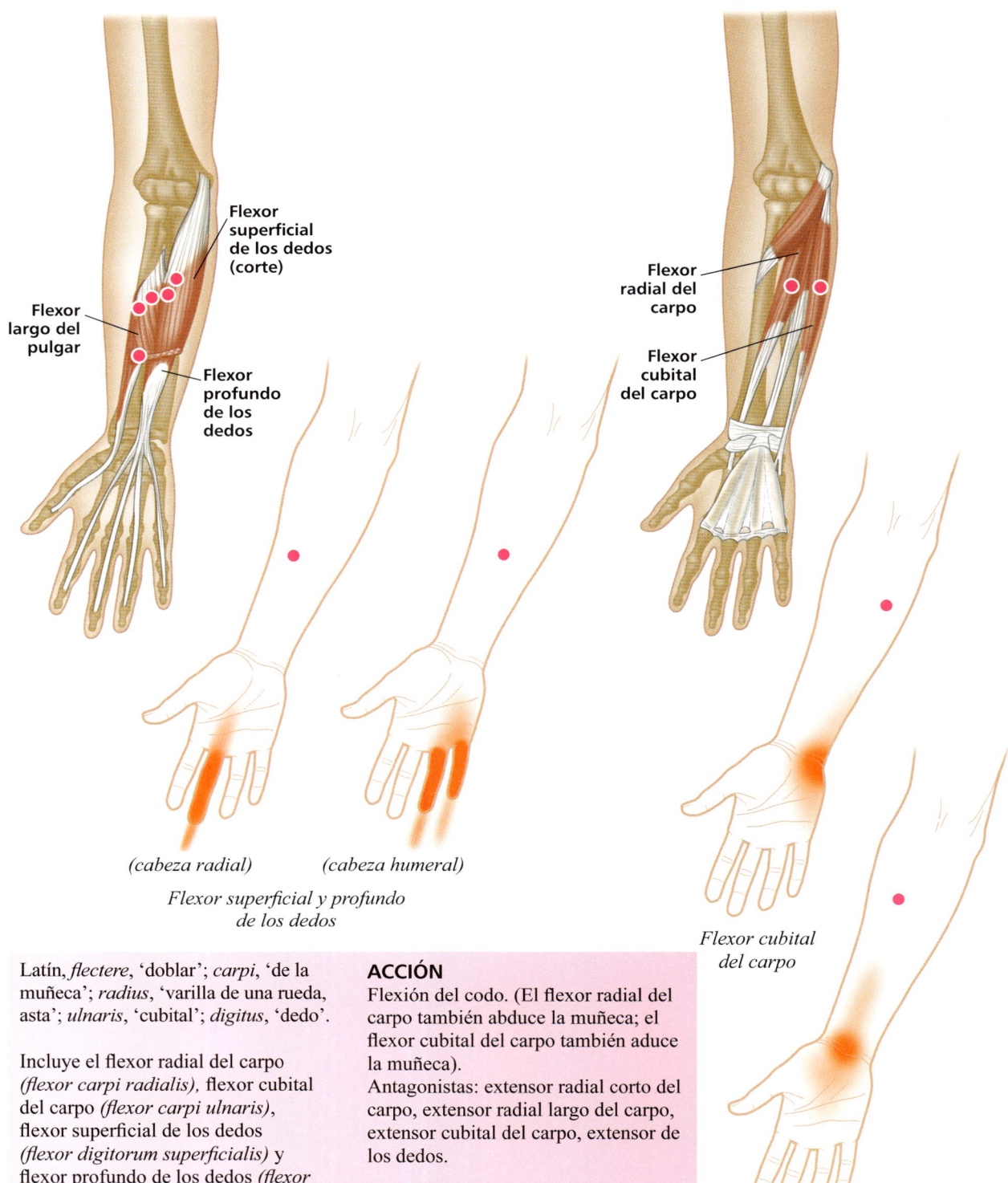

Flexor superficial de los dedos (corte)

Flexor largo del pulgar

Flexor profundo de los dedos

Flexor radial del carpo

Flexor cubital del carpo

(cabeza radial)   *(cabeza humeral)*

Flexor superficial y profundo de los dedos

Flexor cubital del carpo

Flexor radial del carpo

Latín, *flectere*, 'doblar'; *carpi*, 'de la muñeca'; *radius*, 'varilla de una rueda, asta'; *ulnaris*, 'cubital'; *digitus*, 'dedo'.

Incluye el flexor radial del carpo *(flexor carpi radialis),* flexor cubital del carpo *(flexor carpi ulnaris),* flexor superficial de los dedos *(flexor digitorum superficialis)* y flexor profundo de los dedos *(flexor digitorum profundus).*

ORIGEN
Origen flexor común en la cara anterior del epicóndilo interno del húmero (es decir, extremo medial inferior del húmero).

INSERCIÓN
Carpianos, metacarpianos y falanges.

ACCIÓN
Flexión del codo. (El flexor radial del carpo también abduce la muñeca; el flexor cubital del carpo también aduce la muñeca).
Antagonistas: extensor radial corto del carpo, extensor radial largo del carpo, extensor cubital del carpo, extensor de los dedos.

INERVACIÓN
Nervio mediano, C6, C7, C8, D1.

MOVIMIENTO FUNCIONAL BÁSICO
Ejemplos: tirar de una cuerda hacia uno mismo. Empuñar un hacha o un martillo. Verter líquido de una botella. Girar el pomo de una puerta.

PATRONES DE DOLOR REFERIDO
Los músculos individuales irradian al antebrazo, la muñeca, la mano y los dedos (véanse diagramas).

RESUMEN

INDICACIONES

Dolor en mano, muñeca y dedos. Dedo en gatillo. Cortar con tijeras. Agarre. Codo de golfista. Lesiones repetidas de distensión. Peluqueros. Girar la mano para ahuecar. Tensar los flexores de los dedos.

CAUSAS

Agarre prolongado. Masaje. Fracturas o caídas en muñecas. Férulas. Deportes (p. ej., derechazo con raqueta, utilizar los palos de esquí). Laboral. Dedo en gatillo (flexor de los dedos).

DIAGNÓSTICO DIFERENCIAL

Neuritis cubital. Neuropatías cervicales. Disfunciones de los huesos del carpo. Tenosinovitis de De Quervain. Lesiones repetidas de distensión. Artritis ósea y reumatoide. Problemas del disco (distal) radiocubital. Síndrome del canal carpiano. Epicondilitis medial.

CONSIDERAR TAMBIÉN

Músculos del hombro. Músculos del brazo. Escalenos. Flexor largo del pulgar.

TÉCNICAS MANUALES DEL TERAPEUTA

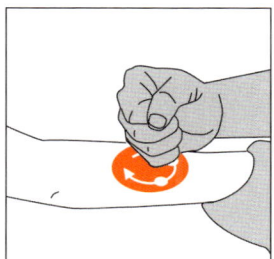

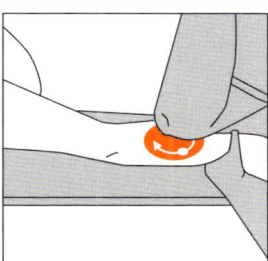

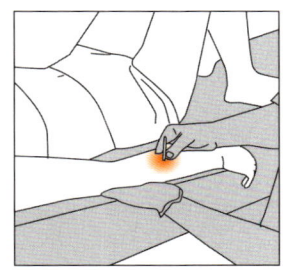

✓	✓	Rociado y estiramiento
✓	✓	Punción seca
✓	✓	Masaje de roce profundo
✓	✓	Compresión
✓	✓	Energía muscular
✓	✓	Liberación posicional
✓	✓	Punción húmeda

Técnica de contracción relajación, contracción del antagonista (CRCA)
Se trata de una combinación de RPI e IR.
1. Contraer el agonista.
2. Relajar.
3. Contraer el antagonista.
4. Estirar.
5. Originalmente contracción concéntrica del agonista y contracción excéntrica del antagonista.
6. Ahora la contracción isométrica se utiliza con igual facilidad, en especial en regiones complicadas dolorosas.
7. Mantener el estiramiento durante 15 a 30 segundos.
8. Repetir 3 veces.

AUTOAYUDA

Las técnicas de automasaje pueden ser útiles.

RECOMENDACIONES AL PACIENTE

Evitar agarres prolongados. Evitar giros repetidos (con el destornillador). Cambiar empuñadura del palo de golf. Descansar regularmente. Estiramientos regulares de los dedos.

TÉCNICA DE AUTOAYUDA

1. Revisar la anatomía.
2. Identificar el punto gatillo.
3. Aplicar un masaje de roce en dirección caudal.
4. Mantenerse sobre el punto gatillo hasta que ceda.
5. Continuar con el masaje hasta el final del músculo.
6. Repetir 3 veces.

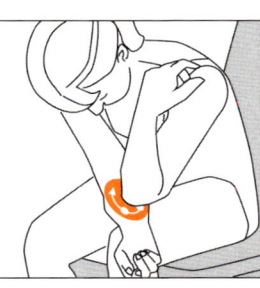

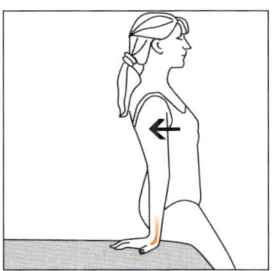

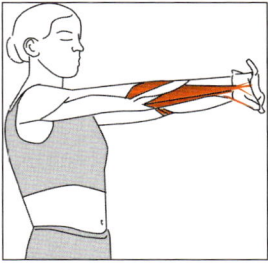

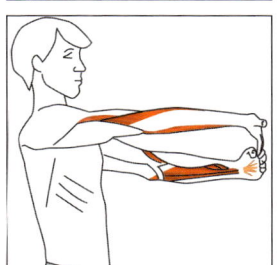

BRAQUIORRADIAL *(BRACHIORADIALIS)*

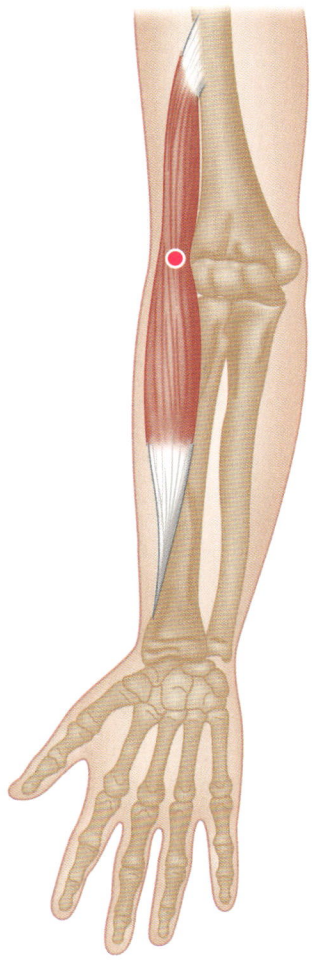

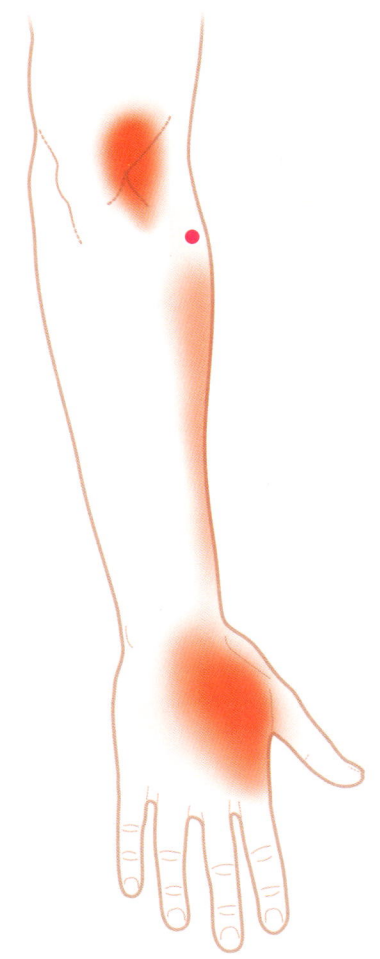

Latín, *brachialis*, 'del brazo'; *radius*, 'varilla de la rueda, asta'.

Parte del grupo superficial. El braquiorradial forma el borde lateral de la fosa cubital. El vientre del músculo es prominente cuando trabaja contra una resistencia.

ORIGEN
Dos tercios superiores de la cara anterior de la cresta supracondílea externa del húmero (es decir, parte lateral de la diáfisis del húmero, 5 a 7,5 cm por encima de la articulación del codo).

INSERCIÓN
Extremo lateral inferior del radio, justo por encima de la apófisis estiloides.

ACCIÓN
Flexión del codo. Participa en la pronación y supinación del antebrazo cuando se ofrece resistencia a estos movimientos.

INERVACIÓN
Nervio radial, **C5**, **C6**.

MOVIMIENTO FUNCIONAL BÁSICO
Ejemplo: girar un sacacorchos.

PATRONES DE DOLOR REFERIDO
Área lateral del epicóndilo, zona de 3 a 4 cm con dolor vago en el brazo (borde radial), intenso dolor localizado en el dorso del pulgar.

RESUMEN

INDICACIONES
Dolor en el codo. Dolor en el pulgar (dorso). Codo de tenista. Debilidad de agarre. Lesiones repetidas de distensión.

CAUSAS
LTR. Uso prolongado del ratón. Deportes de raqueta. Estiramientos inadecuados. Tocar un instrumento de música.

DIAGNÓSTICO DIFERENCIAL
Tenosinovitis de De Quervain. Osteoartritis del pulgar (trapecio).

CONSIDERAR TAMBIÉN
Bíceps braquial. Braquial. Extensor radial largo y corto del carpo. Supinador. Extensor de los dedos.

TÉCNICAS MANUALES DEL TERAPEUTA

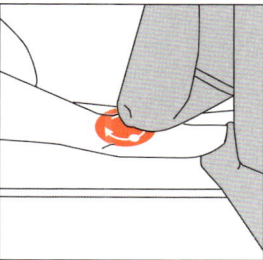

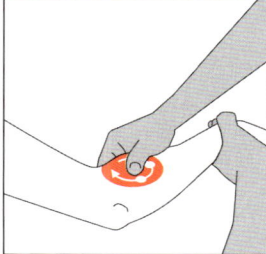

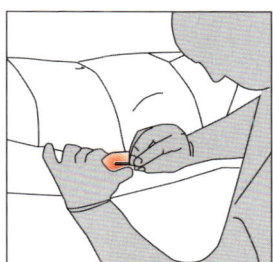

✓	✓	Rociado y estiramiento
✓	✓	Punción seca
✓	✓	Masaje de roce profundo
✓	✓	Compresión
✓	✓	Energía muscular
✓	✓	Liberación posicional
✓	✓	Punción húmeda

Técnica de compresión (inhibición) (presa en pinza)
1. Identificar el punto gatillo.
2. El paciente debe encontrarse en una postura cómoda, en la que el músculo afectado/huésped pueda ser sometido a un estiramiento completo.
3. Aplicar una presión suave en el punto gatillo. Esta presión se irá aumentando gradualmente mientras se elonga el músculo afectado/huésped hasta encontrar una barrera palpable. El paciente debe experimentar este momento como incómodo y no como doloroso.
4. Aplicar una presión mantenida hasta observar una relajación del punto gatillo. Esto puede tardar de unos segundos a unos minutos.
5. Repetir el procedimiento aumentando la presión en el punto gatillo hasta encontrar la próxima barrera, y así sucesivamente.
6. Para conseguir un mejor resultado, durante estas repeticiones se puede intentar cambiar la dirección de la presión.

AUTOAYUDA

Las técnicas de automasaje pueden ser útiles.

RECOMENDACIONES AL PACIENTE
Evitar bipedestación prolongada. Llevar pesos (cartera). Descansos regulares cuando se teclea. Utilizar muñequeras. Cambiar de empuñadura de la raqueta de tenis.

TÉCNICA DE AUTOAYUDA
1. Revisar la anatomía.
2. Identificar el punto gatillo.
3. Aplicar un masaje de roce en dirección caudal.
4. Mantenerse sobre el punto gatillo hasta que ceda.
5. Continuar con el masaje hasta el final del músculo.
6. Repetir 3 veces.

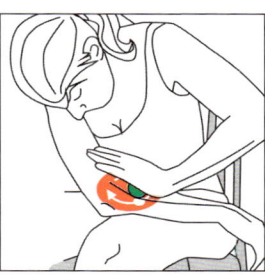

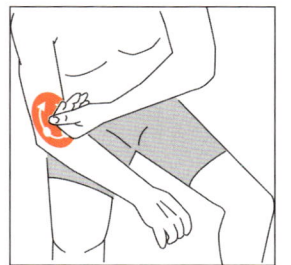

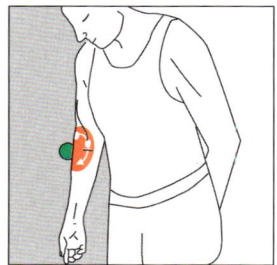

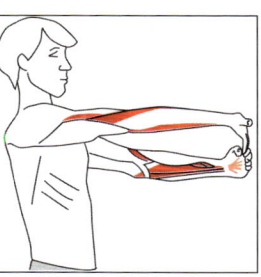

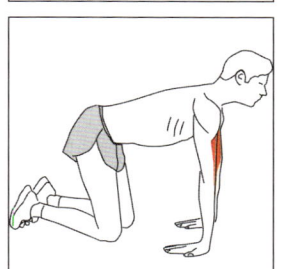

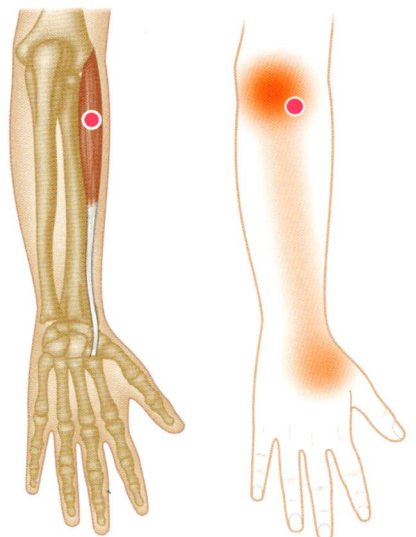

Extensor radial largo del carpo

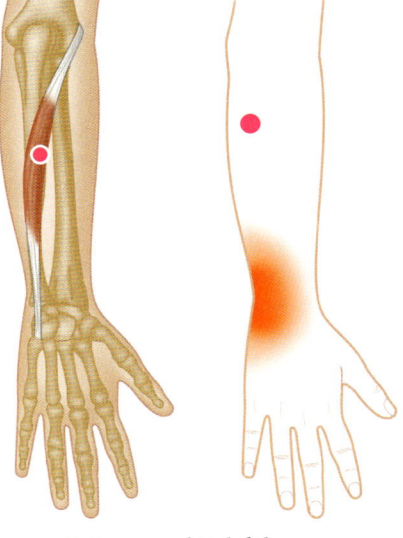

Extensor cubital del carpo

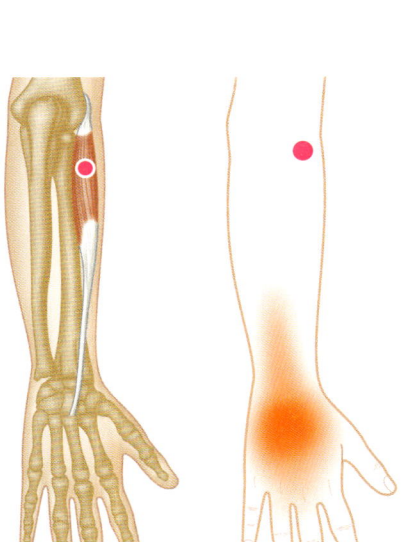

Extensor radial corto del carpo

Latín, *extendere*, 'extender'; *carpi*, 'de la muñeca'; *radius*, 'varilla de rueda'; *longus*, 'largo'; *brevis*, 'corto'; *ulnaris*, 'cubital'.

Incluye el extensor radial largo y corto del carpo *(extensor carpi radialis longus/brevis)* y el extensor cubital del carpo *(extensor carpi ulnaris)*.

ORIGEN

Tendón extensor común desde el epicóndilo externo (lateral) del húmero (es decir, extremo lateral inferior del húmero).

INSERCIÓN

Superficie dorsal de los huesos metacarpianos.

ACCIÓN

Extensión de la muñeca (los extensores radial largo y corto del carpo también abducen la muñeca; el extensor cubital del carpo también aduce la muñeca).
Antagonistas: flexor radial del carpo, flexor cubital del carpo.

INERVACIÓN

Extensor radial largo y corto: nervio radial, C5, C6, C7, C8.
Extensor cubital del carpo: nervio radial profundo (interóseo posterior), C5, C6, C7, C8.

MOVIMIENTO FUNCIONAL BÁSICO

Ejemplos: amasar una masa. Teclear. Limpiar ventanas.

PATRONES DE DOLOR REFERIDO

Extensor radial largo del carpo: zona dura dolorosa de 2-3 cm sobre el epicóndilo lateral, que se refiere difusamente al dorso de la mano por encima del pulgar.
Extensor radial corto del carpo: zona dura dolorosa 3-5 cm por encima del dorso de la mano.
Extensor cubital del carpo: dolor intenso localizado específicamente en la superficie cubital dorsal de la mano y en la muñeca.

RESUMEN

INDICACIONES

Dolor en antebrazo, codo, muñeca y mano. Rigidez de dedos. Agarre doloroso/débil. Codo de tenista. Dolor al agarrar y girar, lo que se observa en músicos/atletas/conductores de largas distancias. Pérdida de control (fino) en actividades de agarre.

CAUSAS

Ratón/teclado del ordenador. Agarre prolongado repetitivo (p. ej., escribir, planchar, utilizar herramientas, lanzar, masaje). Fracturas o caídas en muñecas (extensor cubital del carpo). Férulas. Deportes (p. ej., raqueta —codo de tenista—, palos, esquiar). Laboral. Tocar un instrumento de música (piano, violín, batería).

DIAGNÓSTICO DIFERENCIAL

Epicondilitis. Radiculopatía C5-C6. Tenosinovitis de De Quervain. Disfunción articular de la muñeca. Osteoartritis. Síndrome del canal carpiano.

CONSIDERAR TAMBIÉN

Supinador. Braquiorradial. Extensor de los dedos. Tríceps braquial. Bíceps braquial. Ancóneo.

TÉCNICAS MANUALES DEL TERAPEUTA

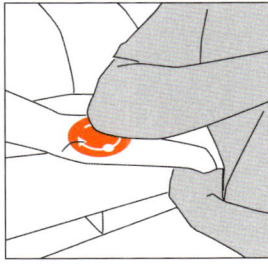

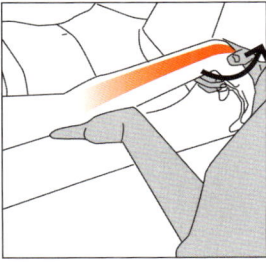

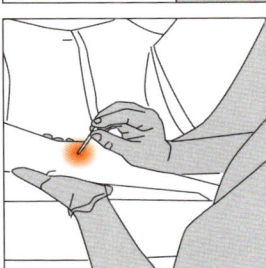

✓	✓	Rociado y estiramiento
✓	✓	Punción seca
✓	✓	Masaje de roce profundo
✓	✓	Compresión
✓	✓	Energía muscular
✓	✓	Liberación posicional
✓	✓	Punción húmeda

Técnica de contracción relajación, contracción del antagonista (CRCA)
Se trata de una combinación de RPI e IR.
1. Contraer el agonista.
2. Relajar.
3. Contraer el antagonista.
4. Estirar.
5. Originalmente contracción concéntrica del agonista y contracción excéntrica del antagonista.
6. Ahora la contracción isométrica se utiliza con la misma facilidad, en especial en regiones complicadas dolorosas.
7. Mantener el estiramiento durante 15 a 30 segundos.
8. Repetir 3 veces.

AUTOAYUDA

Las técnicas de automasaje pueden ser útiles.

RECOMENDACIONES AL PACIENTE

Hacer descansos regulares al mecanografiar. Estiramientos musculares. Cambiar de ratón cada 6 meses. Evitar agarrar demasiado fuerte en las actividades deportivas. Descansar regularmente/descansar durante la jardinería/al conducir. Explorar factores laborales/ergonómicos. Estiramientos y ejercicios en casa. Cambiar la empuñadura del palo de golf/raqueta de tenis. Utilizar muñequeras.

TÉCNICA DE AUTOAYUDA

1. Revisar la anatomía.
2. Identificar el punto gatillo.
3. Aplicar un masaje de roce en dirección caudal.
4. Mantenerse sobre el punto gatillo hasta que ceda.
5. Continuar con el masaje hasta el final del músculo.

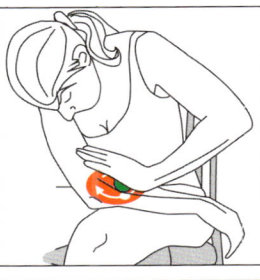

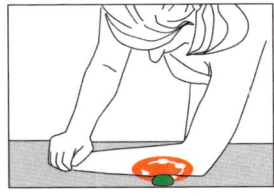

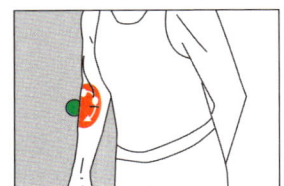

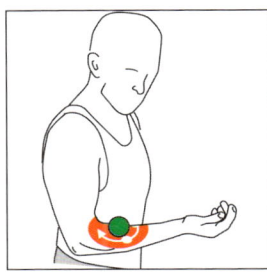

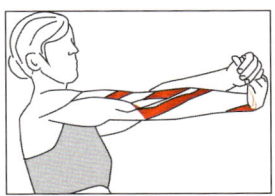

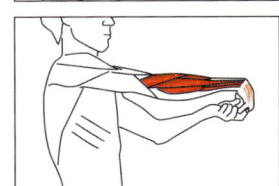

EXTENSOR DE LOS DEDOS *(EXTENSOR DIGITORUM)*

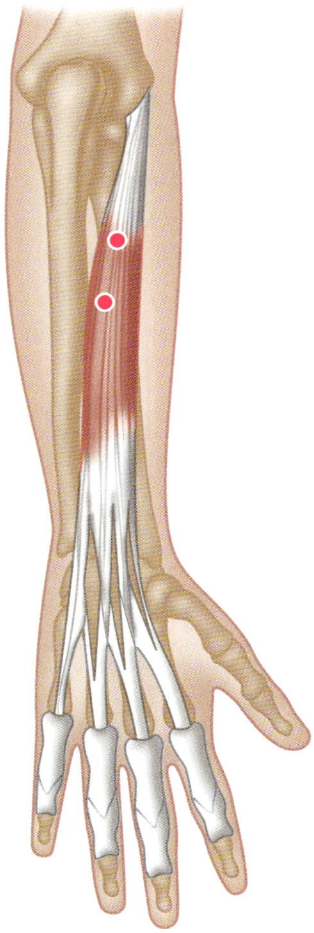

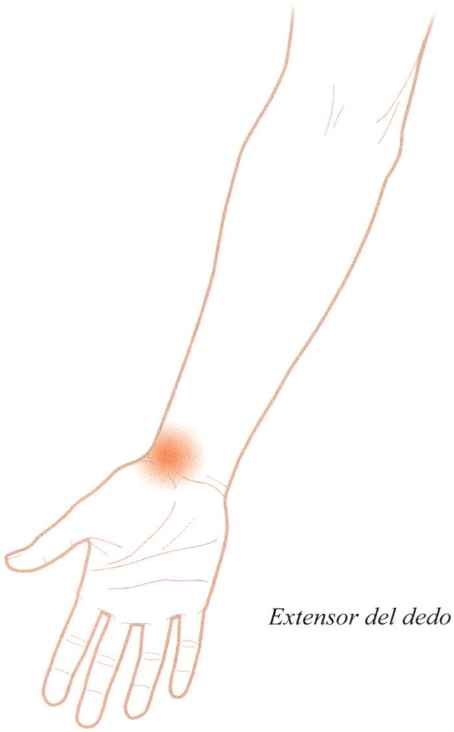

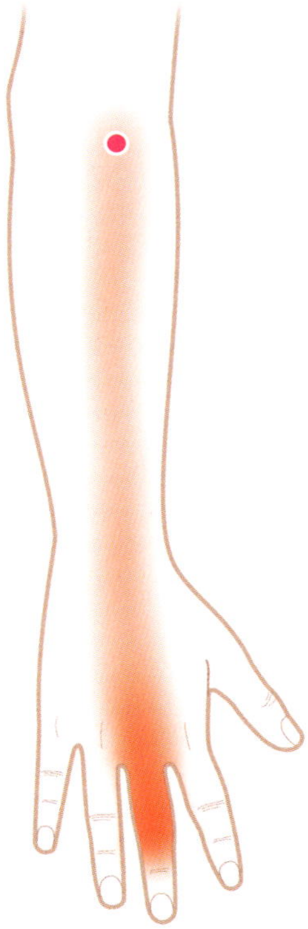

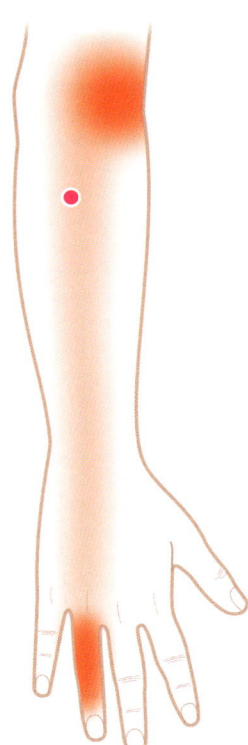

Extensor del dedo medio

Extensor del dedo anular

Latín, *extendere*, 'extensor'; *digitus*, 'dedos'.

Parte del grupo superficial. Cada tendón de los dedos extensores, por encima de cada articulación metacarpofalángica, forma una lámina membranosa triangular denominada *capucha del extensor* o *expansión del extensor*, en la que se insertan los lumbricales e interóseos de la mano. El extensor del dedo meñique y el extensor del dedo índice también se insertan en la lámina membranosa extensora.

ORIGEN
Tendón extensor común del epicóndilo externo (lateral) del húmero (es decir, extremo lateral inferior del húmero).

INSERCIÓN
Superficie dorsal de todas las falanges de los cuatro dedos (índice a meñique).

ACCIÓN
Extensión de los dedos (articulaciones metacarpofalángicas e interfalángicas). Participa en la abducción (divergencia) de los dedos, alejamiento del dedo medio.
Antagonistas: flexores superficial y profundo de los dedos.

INERVACIÓN
Nervio radial profundo (interóseo posterior), **C6**, **C7**, **C8**.

MOVIMIENTO FUNCIONAL BÁSICO
Ejemplos: soltar algo cogido con la mano.

PATRONES DE DOLOR REFERIDO
Dolor difuso desde el antebrazo, que se hace más intenso en el dedo apropiado (metacarpiano proximal). Dolor en el epicóndilo lateral.

RESUMEN

INDICACIONES

Dolor en muñeca, mano y dedos. Dolor en codo. Rigidez y dolor en dedos. Debilidad de los dedos (disminución del agarre). Codo de tenista. Dolor al asir algo con fuerza, lo que se observa a menudo en músicos profesionales (en especial guitarristas).

CAUSAS

Ratón/teclado del ordenador. Agarre prolongado repetitivo (p. ej., escribir, planchar, utilizar herramientas, lanzar, masajear). Fracturas o caídas en muñecas. Férulas. Deportes (p. ej., raqueta —codo de tenista—, palos, esquiar). Laboral. Tocar un instrumento de música (p. ej., piano, violín, batería). Dormir con las manos por debajo de la cabeza/almohada.

DIAGNÓSTICO DIFERENCIAL

Radiculopatía (cervical). Epicondilitis (codo de tenista). Osteoartritis en dedos. Tenosinovitis de De Quervain. Dolor mecánico en muñeca (carpianos).

CONSIDERAR TAMBIÉN

Braquiorradial. Supinador. Extensor radial largo del carpo. Extensor del dedo índice.

TÉCNICAS MANUALES DEL TERAPEUTA

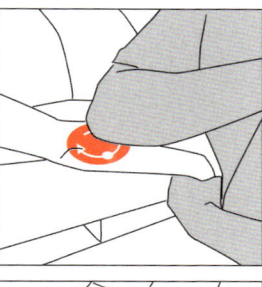

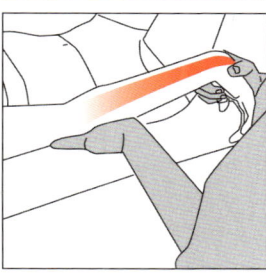

✓	✓	Rociado y estiramiento
✓	✓	Punción seca
✓	✓	Masaje de roce profundo
✓	✓	Compresión
✓	✓	Energía muscular
✓	✓	Liberación posicional
✓	✓	Punción húmeda

Técnica de contracción relajación, contracción del antagonista (CRCA)
Se trata de una combinación de RPI e IR.
1. Contraer el agonista.
2. Relajar.
3. Contraer el antagonista.
4. Estirar.
5. Originalmente contracción concéntrica del agonista y contracción excéntrica del antagonista.
6. Ahora la contracción isométrica se utiliza con la misma facilidad, en especial en regiones complicadas dolorosas.
7. Mantener el estiramiento durante 15 a 30 segundos.
8. Repetir 3 veces.

AUTOAYUDA

RECOMENDACIONES AL PACIENTE

Hacer descansos regulares mientras se está trabajando en el teclado. Estiramientos musculares. Cambiar de ratón cada 6 meses. Programa de ejercicios en casa. Autoestiramientos. Evitar mantener prolongadamente un agarre. Explorar la postura al trabajar/disposición del teclado y ratón del ordenador. Evitar las posturas habituales, como dormir con las manos debajo de la cabeza/almohada.

TÉCNICA DE AUTOAYUDA

1. Revisar la anatomía.
2. Identificar el punto gatillo.
3. Aplicar un masaje de roce en dirección caudal.
4. Mantenerse sobre el punto gatillo hasta que ceda.
5. Continuar con el masaje hasta el final del músculo.
6. Repetir 3 veces.

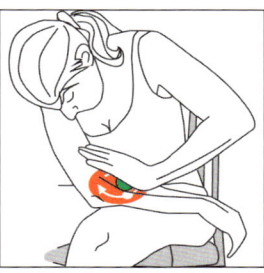

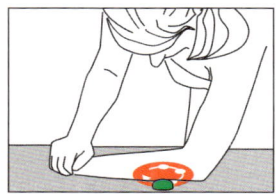

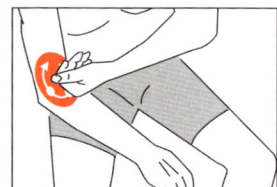

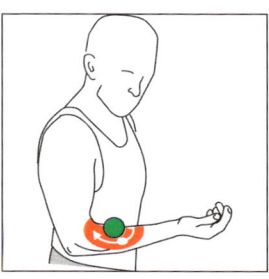

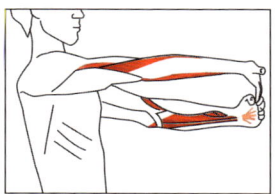

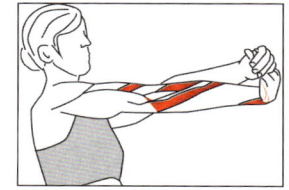

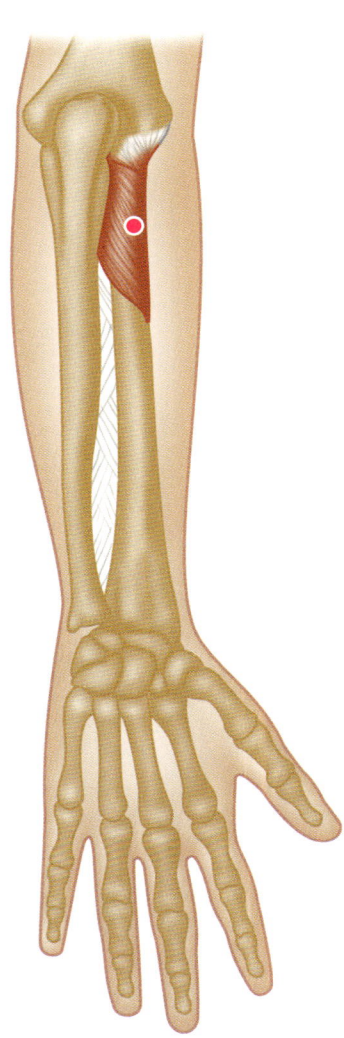

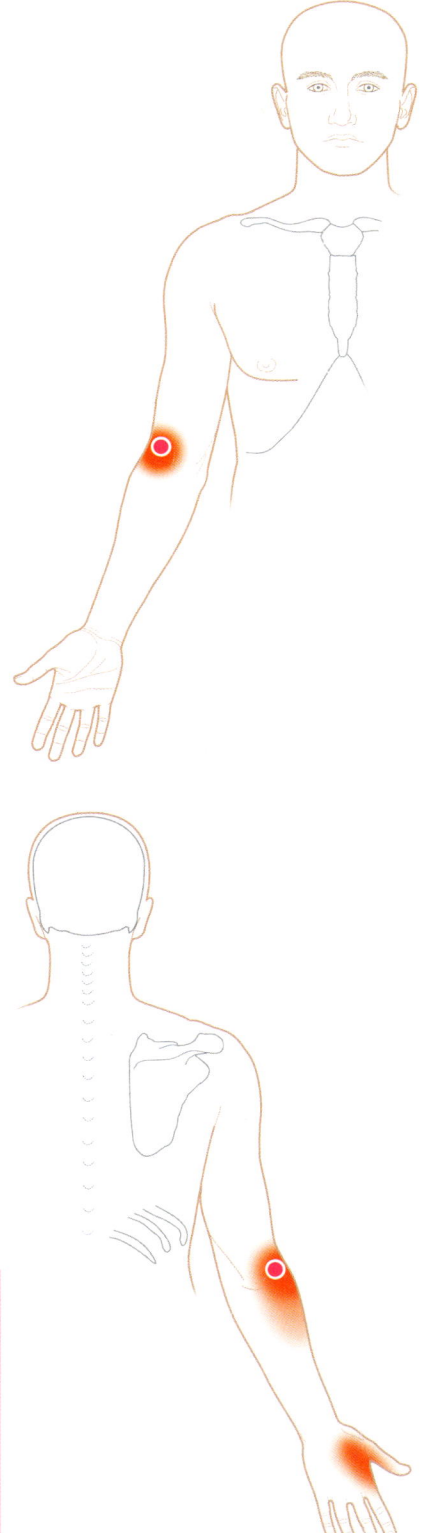

Latín, *supinus*, 'echado sobre la espalda'.

Parte del grupo profundo. El supinador se encuentra tapado casi completamente por los músculos superficiales.

ORIGEN
Epicóndilo lateral del húmero. Ligamento colateral radial (lateral) de la articulación del codo. Ligamento anular de la articulación radiocubital superior. Cresta supinadora del cúbito.

INSERCIÓN
Superficie lateral y dorsal del tercio proximal del radio.

ACCIÓN
Supinación del antebrazo (del que probablemente sea el motor principal, siendo el bíceps braquial un auxiliar). Antagonistas: pronador redondo, pronador cuadrado.

INERVACIÓN
Nervio radial profundo, C5, **C6**, C7.

MOVIMIENTO FUNCIONAL BÁSICO
Ejemplo: girar el pomo de una puerta o un destornillador.

PATRONES DE DOLOR REFERIDO
Zona de intenso dolor de 3-5 cm localizada en el epicóndilo lateral y en el dorso del pulgar.

RESUMEN

INDICACIONES
Codo de tenista. Dolor de la articulación del pulgar. Dolor en el codo (al cargar y en reposo). Dolor al girar los pomos de las puertas. Dolor localizado en la supinación. Uso crónico de un bastón para andar. Dolor al dar la mano.

CAUSAS
Movimientos repetitivos con el brazo extendido (p. ej., tenis, pasear al perro, cargar con objetos pesados). Movimientos repetitivos (p. ej., retorcer, masajear, conducir, planchar). Traumatismo/tensión. Deportes de raqueta.

DIAGNÓSTICO DIFERENCIAL
Tenosinovitis de De Quervain. Epicondilitis lateral (osteotendinosa, musculotendinosa, intramuscular). Disfunción de la cabeza radial.

CONSIDERAR TAMBIÉN
Extensores comunes. Bíceps braquial. Tríceps braquial (inserción). Ancóneo. Braquial. Palmar mayor. Braquiorradial. Extensor radial largo del carpo.

TÉCNICAS MANUALES DEL TERAPEUTA

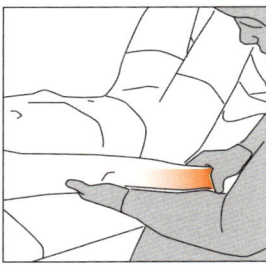

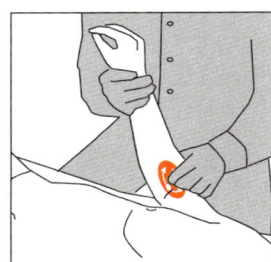

✓	✓	Rociado y estiramiento
✓		Punción seca
		Masaje de roce profundo
✓	✓	Compresión
✓	✓	Energía muscular
✓	✓	Liberación posicional
✓		Punción húmeda

Técnica de relajación postisométrica (RPI)
Indicaciones: contexto subagudo a crónico.
1. Identificar el punto gatillo.
2. El paciente debe encontrarse en una postura cómoda en la que el músculo afectado/huésped pueda ser sometido a un estiramiento completo.
3. El paciente debe contraer el músculo afectado/huésped utilizando un 10-25 % de su fuerza y dentro de la longitud máxima indolora mientras se le aplica una resistencia isométrica durante 3-10 segundos; debe estabilizarse esa parte del cuerpo para evitar un acortamiento muscular.
4. El paciente debe relajar el músculo («dejarlo ir»).
5. Durante esta fase de relajación, elongar con suavidad el músculo tensándolo hasta el punto de resistencia (pasivamente); debe apreciarse cualquier cambio en la longitud.
6. Repetir varias veces (habitualmente 3 veces).

AUTOAYUDA

El supinador es un músculo profundo y es difícil diferenciarlo del braquiorradial, por lo que los estiramientos constituyen el mejor procedimiento de autoayuda.

RECOMENDACIONES AL PACIENTE
Descansar con regularidad mientras se está trabajando en el teclado. Estiramientos musculares. Cambiar regularmente de mano cuando se pasea al perro. Soportes elásticos pueden ayudar. Cambiar de estilo en el tenis (mantener la muñeca en dorsiflexión). Cambiar la empuñadura/mango de la raqueta. Evitar agarrar o cargar cosas durante mucho tiempo. Cambiar el bastón regularmente de lado. Utilizar un vendaje a presión. Utilizar mochila.

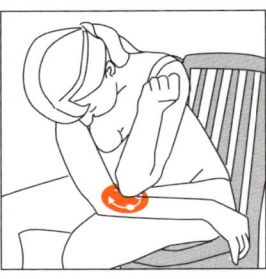

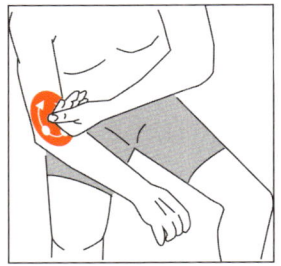

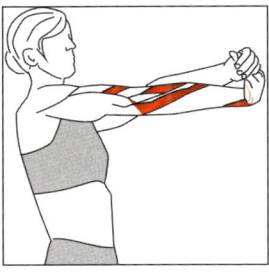

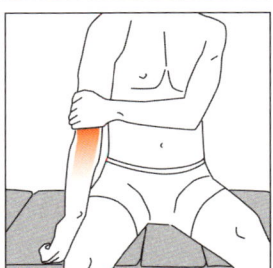

OPONENTE DEL PULGAR/ADUCTOR DEL PULGAR (OPPONENS POLLICIS/ADDUCTOR POLLICIS)

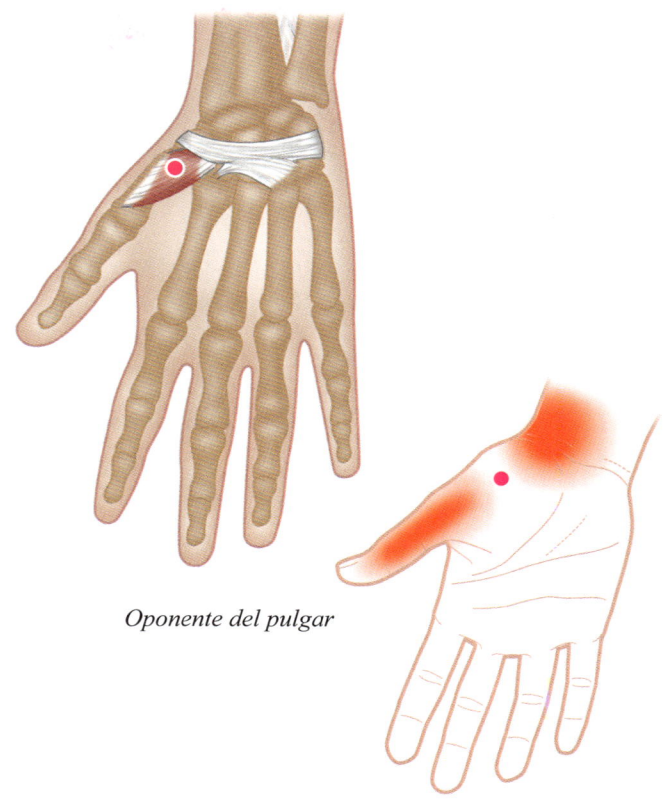

Oponente del pulgar

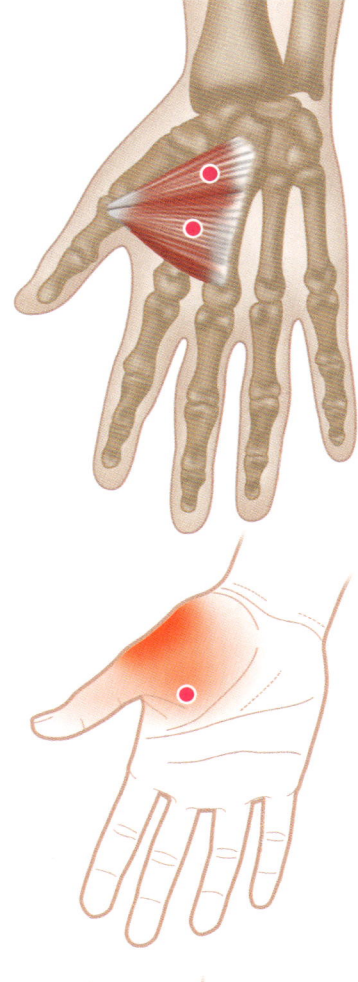

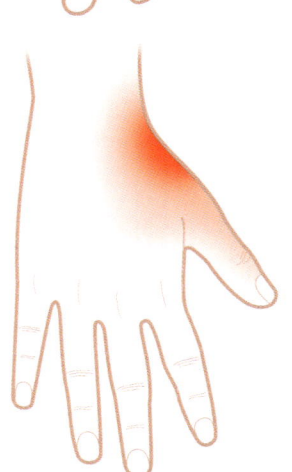

Aductor del pulgar

Latín, *opponens*, 'oponer'; *pollicis*, 'del pulgar'; *adducere*, 'acercar'.

El oponente del pulgar es un componente de los músculos de la eminencia tenar, que suele estar parcialmente fusionado con el flexor corto del pulgar y situarse en la profundidad del abductor corto del pulgar.

ORIGEN

Oponente del pulgar: retináculo flexor. Tubérculo del trapecio.
Aductor del pulgar. Fibras oblicuas: superficies anteriores de los metacarpianos segundo y tercero, hueso grande y trapezoide. Fibras transversas: superficie palmar del tercer hueso metacarpiano.

INSERCIÓN

Oponente del pulgar: toda la longitud del borde radial del primer metacarpiano. Aductor del pulgar: lado cubital (medial) de la base de la falange proximal del pulgar.

ACCIÓN

Oponente del pulgar: oposición (es decir, abducción y después leve rotación medial, seguida de flexión y aducción) del pulgar, de forma que la yema del pulgar puede entrar en contacto con las yemas de los otros dedos. Aductor del pulgar: aducción del pulgar.
Antagonistas: abductor largo y corto del pulgar.

INERVACIÓN

Oponente del pulgar: nervio mediano, C6, C7, C8, D1.
Aductor del pulgar: nervio cubital profundo, C8, D1.

MOVIMIENTO FUNCIONAL BÁSICO

Ejemplo: asir objetos pequeños entre el pulgar y los dedos (oponente del pulgar). Coger la tapa de un frasco de mermelada para enroscarla (aductor del pulgar).

PATRONES DE DOLOR REFERIDO

Oponente del pulgar: dolor palmar en la muñeca en la cabeza radial distal y en la cara palmar del pulgar.
Aductor del pulgar: superficies dorsal y palmar del pulgar, localizado alrededor de la articulación metacarpofalángica y referido a la yema del pulgar y la eminencia tenar.

OPONENTE DEL PULGAR/ADUCTOR DEL PULGAR (OPPONENS POLLICIS/ADDUCTOR POLLICIS)

INDICACIONES

Pulgar en gatillo. Dolor en el pulgar en la actividad. Dificultad para mantener el movimiento de pinza. Pulgar del «redactor de textos» y «jugador de videojuegos». Dolor al coser, escribir y al abrir tarros. Pérdida del control motor fino (p. ej., al abrochar los botones, coser, escribir y pintar, etc.).

CAUSAS

Después de fracturas de muñeca/pulgar. Ferulización de la muñeca. Coger con el pulgar. Cargar la compra. Enviar mensajes. Sostener la tableta. Masajear. Trabajo manual fino (p. ej., escribir, coser, tricotar, trabajo artístico, pintar, aerografiar). Tocar un instrumento de música.

DIAGNÓSTICO DIFERENCIAL

Tenosinovitis de De Quervain. Osteoartritis del pulgar (articulación en silla de montar). Artritis reumatoide. Síndrome del canal carpiano. Pulgar en gatillo. Discopatía de la articulación radiocubital distal. Disfunción de los huesos carpianos. Disfunción mecánica. Fractura. Subluxación.

CONSIDERAR TAMBIÉN

Abductor corto del pulgar. Flexor corto del pulgar. Flexor largo del pulgar.

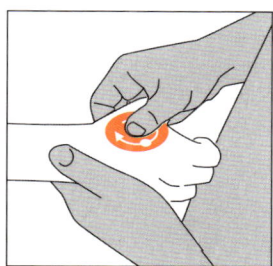

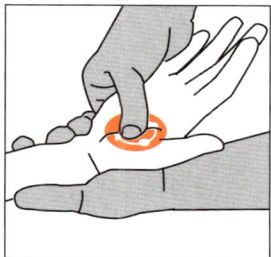

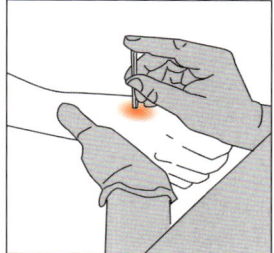

✓	✓	Rociado y estiramiento
✓	✓	Punción seca
✓		Masaje de roce profundo
✓	✓	Compresión
✓	✓	Energía muscular
✓	✓	Liberación posicional
✓		Punción húmeda

Técnica de compresión (inhibición)
1. Identificar el punto gatillo.
2. El paciente debe encontrarse en una postura cómoda, en la que el músculo afectado/huésped pueda ser sometido a un estiramiento completo.
3. Aplicar una presión suave en el punto gatillo. Esta presión se irá aumentando gradualmente mientras se elonga el músculo afectado/huésped hasta encontrar una barrera palpable. El paciente debe experimentar este momento como incómodo y no como doloroso.
4. Aplicar una presión mantenida hasta observar una relajación del punto gatillo. Esto puede tardar de unos segundos a unos minutos.
5. Repetir el procedimiento aumentando la presión en el punto gatillo hasta encontrar la próxima barrera, y así sucesivamente.
6. Para conseguir un mejor resultado, durante estas repeticiones se puede intentar cambiar la dirección de la presión.

Las técnicas de automasaje/presión pueden ser realmente útiles. Puede ser suficiente la simple localización del punto gatillo, que se presiona con el pulgar contralateral. Recuerde mantener la presión sobre el punto gatillo hasta que este ceda. De forma alternativa, se dispone de varios dispositivos de presión.

RECOMENDACIONES AL PACIENTE

Ejercicios de estiramiento en casa. Descansar regularmente. Bolígrafos ergonómicos, etc. Utilizar calor.

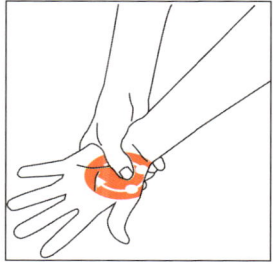

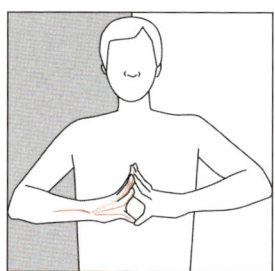

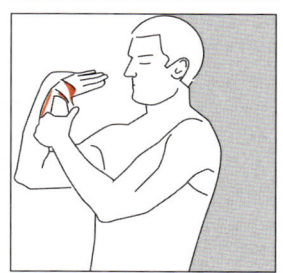

MÚSCULOS PEQUEÑOS DE LA MANO

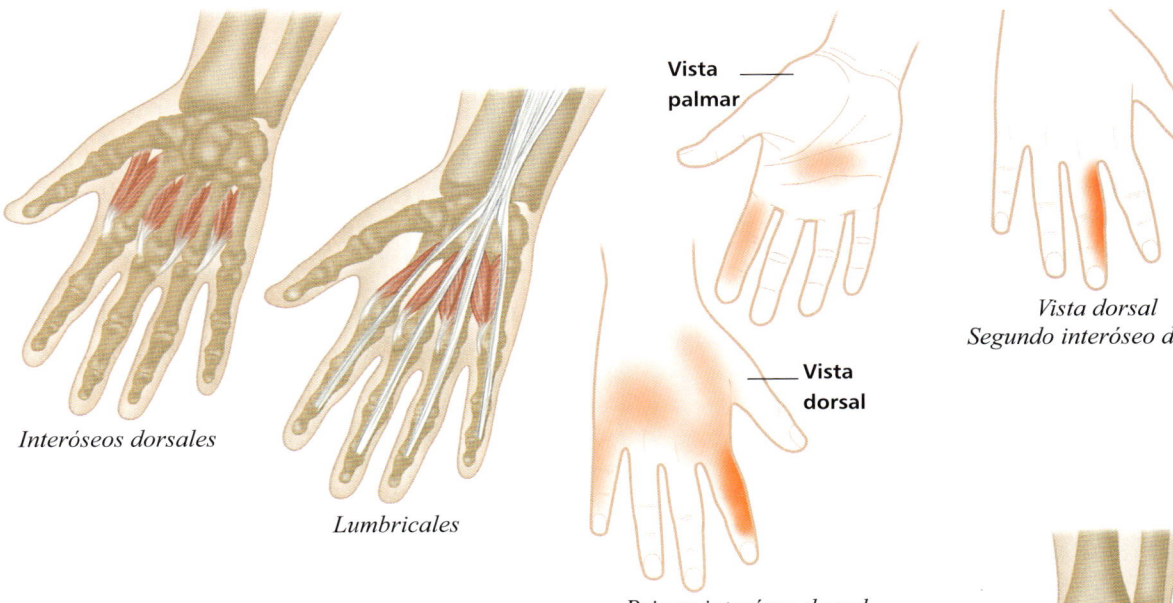

Interóseos dorsales

Lumbricales

Vista palmar

Vista dorsal

Primer interóseo dorsal

Vista dorsal
Segundo interóseo dorsal

Latín, *dorsum*, 'espalda'; *interosseus*, 'entre los huesos'; *lumbricus*, 'gusanos'; *abducere*, 'alejar'; *digitus*, 'dedo'; *minimi*, 'el más pequeño'.

Comprenden: interóseos dorsales *(interossei dorsalii)*, lumbricales y abductor del meñique *(abductor digiti minimi)*. Los cuatro interóseos tienen alrededor del doble de tamaño que el interóseo palmar. Los lumbricales están formados por pequeños músculos cilíndricos, uno para cada dedo. El abductor del dedo meñique es el músculo más superficial de la eminencia hipotenar.

ORIGEN
Interóseo dorsal: en dos cabezas, cada una procedente de los lados adyacentes de los metacarpianos.
Lumbricales: tendones del flexor profundo de los dedos en la palma.
Abductor del dedo meñique: hueso pisiforme. Tendón del flexor cubital del carpo.

INSERCIÓN
Interóseo dorsal: en la expansión extensora y la base de la falange proximal.
Lumbricales: lado lateral (radial) del tendón correspondiente del extensor de los dedos, en el dorso del correspondiente dedo.
Abductor del dedo meñique: lado cubital (medial) de la base de la falange proximal del dedo meñique.

ACCIÓN
Interóseo dorsal: abducción de los dedos, alejándolos del dedo mediano. Ayudar a la flexión de los dedos en las articulaciones metacarpofalángicas. Antagonista: palmar interóseo.
Lumbricales: extensión de las articulaciones interfalángicas y flexión simultánea de las articulaciones metacarpofalángicas de los dedos.
Abductor del dedo meñique: abducción del dedo meñique.

INERVACIÓN
Interóseo dorsal: nervio cubital, **C8**, **D1**.
Lumbricales: nervio lateral; mediano, C(6), C7, **C8**, **D1**; mediales; nervio cubital, C(7), **C8**, **D1**.
Abductor del dedo meñique: nervio cubital, C(7), **C8**, **D1**.

MOVIMIENTO FUNCIONAL BÁSICO
Ejemplo: extensión alejando los dedos entre sí. «Formar un cuenco» ahuecando las manos. Sostener una pelota grande.

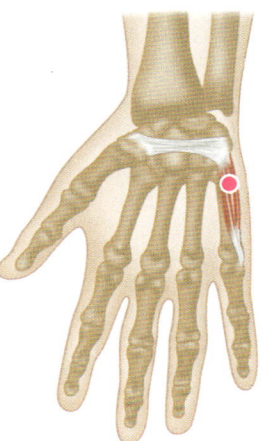

Abductor del dedo meñique

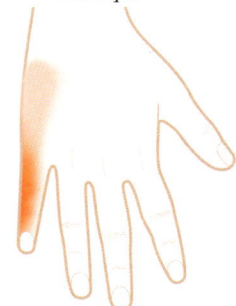

Vista dorsal
Abductor del meñique

PATRONES DE DOLOR REFERIDO
Primer interóseo dorsal: dolor fuerte en dedos en el dorso del dedo índice (mitad lateral) con dolor vago en la superficie palmar y el dorso de la mano.
Otros interóseos dorsales: dolor referido al dedo específico asociado.
Lumbricales: patrón similar al de los interóseos.
Abductor del meñique: dolor en el dorso del dedo meñique.

MÚSCULOS PEQUEÑOS DE LA MANO

RESUMEN

INDICACIONES
Dolor y rigidez en los dedos. Dolor al pinchar/pinzar, asociado a nódulo(s) de Heberden, por ejemplo, en músicos profesionales (en especial pianistas). Dolor artrítico en dedos, también observado en artistas/escultores.

CAUSAS
Agarre repetitivo. Laboral. Ratón del ordenador. Después de fractura y/o ferulización de la muñeca. Agarrar. Cargar. Ir de compras. Teclear. Masajear. Trabajo manual fino (p. ej., escribir, coser, tricotar, trabajo artístico, pintar, aerografiar). Tocar un instrumento de música (p. ej., piano, violín, guitarra). Deportes (p. ej., golf, tiro con arco, esgrima).

DIAGNÓSTICO DIFERENCIAL
Radiculopatía cervical. Neuritis cubital. Síndrome del plexo braquial. Atrapamiento del nervio digital. Disfunción articular.

CONSIDERAR TAMBIÉN
Músculos intrínsecos del pulgar. Escalenos. Dorsal ancho. Flexores y/o extensores largos de los dedos. Pectoral mayor. Cabeza lateral y/o medial del tríceps braquial.

TÉCNICAS MANUALES DEL TERAPEUTA

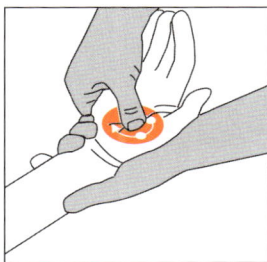
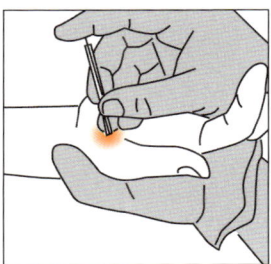

✓		Rociado y estiramiento
✓		Punción seca
✓	✓	Masaje de roce profundo
✓	✓	Compresión
✓	✓	Energía muscular
✓	✓	Liberación posicional
✓		Punción húmeda

Técnica de compresión (inhibición)
1. Identificar el punto gatillo.
2. El paciente debe encontrarse en una postura cómoda, en la que el músculo afectado/huésped pueda ser sometido a un estiramiento completo.
3. Aplicar una presión suave en el punto gatillo. Esta presión se irá aumentando gradualmente mientras se elonga el músculo afectado/huésped hasta encontrar una barrera palpable. El paciente debe experimentar este momento como incómodo y no como doloroso.
4. Aplicar una presión mantenida hasta observar una relajación del punto gatillo. Esto puede tardar de unos segundos a unos minutos.
5. Repetir el procedimiento aumentando la presión en el punto gatillo hasta encontrar la próxima barrera, y así sucesivamente.
6. Para conseguir un mejor resultado, durante estas repeticiones se puede intentar cambiar la dirección de la presión.

AUTOAYUDA

Las técnicas de automasaje/presión pueden ser realmente útiles. Puede ser suficiente la simple localización del punto gatillo, que se presiona con el pulgar contralateral. Recuerde mantener la presión sobre el punto gatillo hasta que este ceda. De forma alternativa, se dispone de varios dispositivos de presión. También se puede utilizar un lápiz con goma.

RECOMENDACIONES AL PACIENTE
Hacer pausas entre actividades repetitivas y estirar. Estiramientos y ejercicios. Examinar la postura al trabajar/ergonomía. Examinar las actividades deportivas (p. ej., agarre del palo de golf). Utilizar plumas/cubertería ergonómicas.

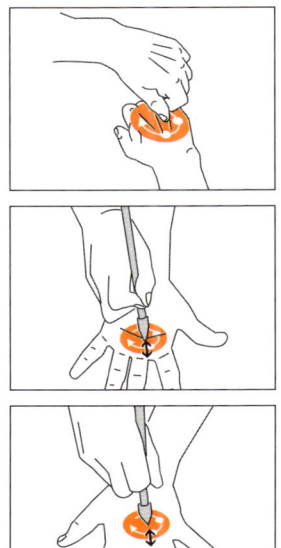
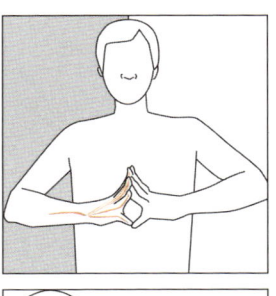
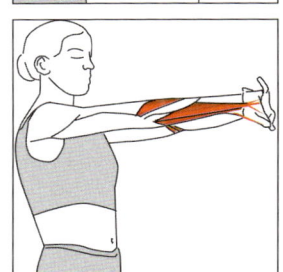

DOLOR EN LA MUÑECA

INDICACIONES

El dolor de muñeca puede ser un problema frustrante y debilitante tanto para el que lo sufre como para el terapeuta. Los movimientos laborales repetitivos, las posturas al trabajar delante del ordenador y la falta de ergonomía en el lugar de trabajo llevan a una creciente incidencia de LTR y al síndrome de sobreuso ocupacional (véase el capítulo 2 para una disposición de trabajo correcta). Los síntomas pueden incluir dolor recurrente (mialgia) o dolor en nuca, hombros, parte superior de la espalda, muñecas o manos, hormigueo, entumecimiento, frialdad o pérdida de sensación, pérdida de la fuerza de agarre, falta de resistencia y debilidad. Es importante valorar la mano y la muñeca en contexto. Debe tenerse en cuenta la mala postura crónica y los problemas en cabeza, nuca y hombros. A menudo, se encuentran muchos puntos gatillo en los flexores y extensores de la muñeca. Todos ellos deben ser documentados y tratados.

PASO 1 Estudiar la anatomía y la dirección de las fibras musculares.

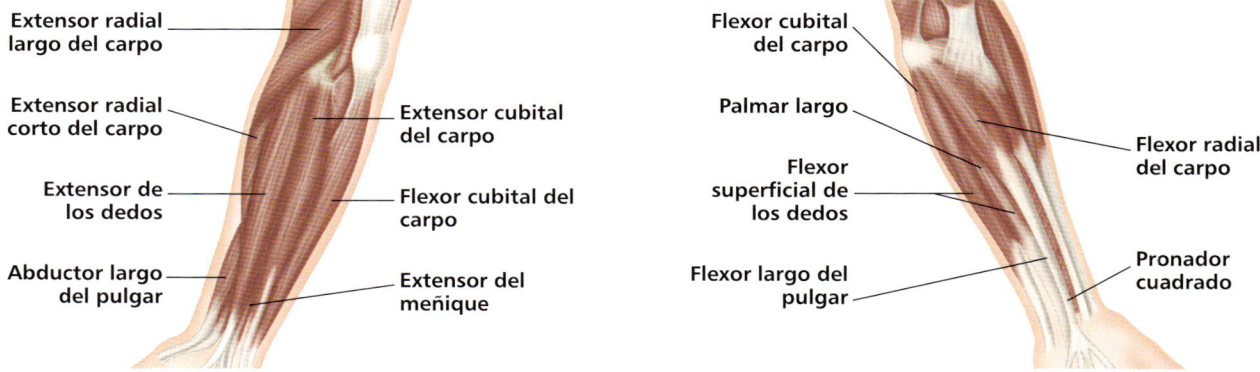

Extensor radial largo del carpo
Extensor radial corto del carpo
Extensor de los dedos
Abductor largo del pulgar
Extensor cubital del carpo
Flexor cubital del carpo
Extensor del meñique

Flexor cubital del carpo
Palmar largo
Flexor superficial de los dedos
Flexor largo del pulgar
Flexor radial del carpo
Pronador cuadrado

PASO 2 TCI en sedestación, aplicada en:
Grupo de escalenos (SPG)   Trapecio superior

Masaje lento deslizando hacia abajo sobre los romboides, mantenerse sobre los puntos gatillo.

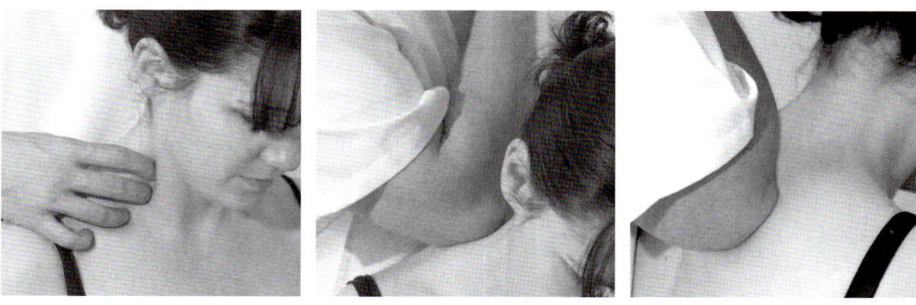

PASO 3 Masajear abundantemente la zona.

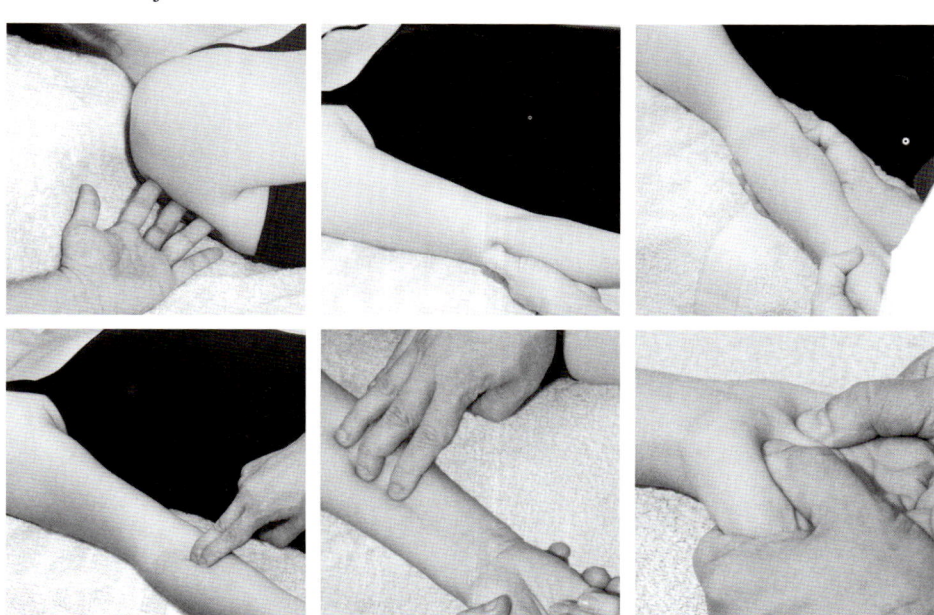

PASO 4
Infraespinoso, flexores de la muñeca, origen común de los flexores de la muñeca (mantenido), extensores de la muñeca, origen común de los extensores de la muñeca (mantenido), palmar largo (puede faltar), interóseos, membrana de radio y cúbito, y los músculos pequeños de la mano.

PASO 5 Aplicar masaje suave y exhaustivo desde el codo hasta las manos.

Músculos de la cadera y del muslo

Puntos gatillo regionales de dolor en cadera, muslo y rodilla

Dolor de muslo (cara externa) y cadera
Glúteo mínimo
Vasto externo
Piriforme
Cuadrado lumbar
Tensor de la fascia lata
Vasto intermedio
Glúteo mayor
Recto femoral

Dolor de muslo (interior)
Pectíneo
Vasto interno
Grácil
Aductor mayor
Sartorio

Dolor de muslo (parte ventral)
Recto femoral
Vasto interno
Aductor largo
Aductor corto

Dolor de muslo (parte dorsal)
Glúteo mínimo
Semitendinoso
Semimembranoso
Bíceps femoral
Piriforme

Dolor de rodilla (parte externa)
Glúteo mínimo (porción anterior)
Bíceps femoral
Vasto externo
Peroneo largo

Dolor de rodilla (interno)
Grácil
Vasto interno
Recto femoral
Sartorio
Aductor largo
Aductor corto
Semimembranoso
Semitendinoso
Gastrocnemio (cabeza interna)

Dolor de rodilla (parte ventral)
Expansión del cuádriceps
(Ligamento rotuliano)
Recto femoral
Aductor largo
Aductor corto
Vasto interno

Dolor de rodilla (parte dorsal)
Poplíteo
Sóleo
Gastrocnemio (cabeza externa)
Gastrocnemio (cabeza interna)
Bíceps femoral
Semimembranoso
Semitendinoso

GLÚTEO MAYOR *(GLUTEUS MAXIMUS)*

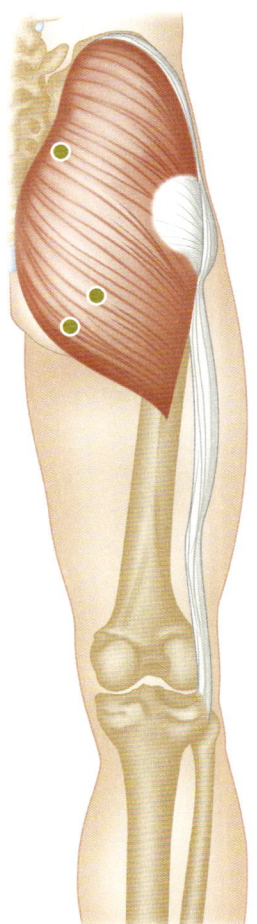

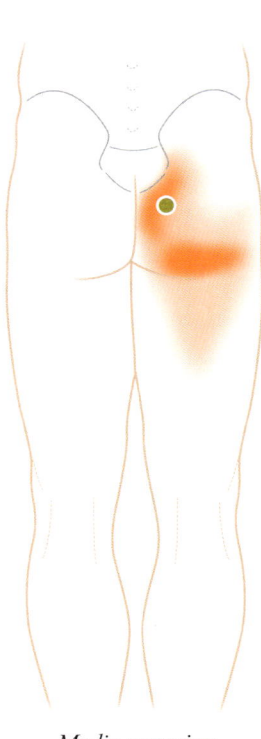

Medio superior

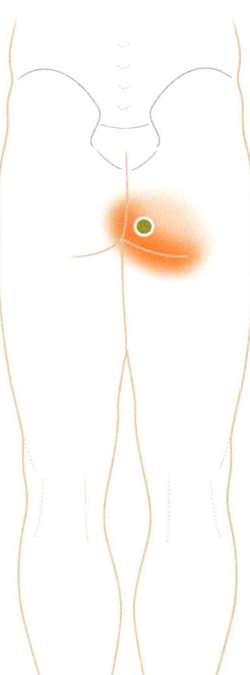

Medial inferior

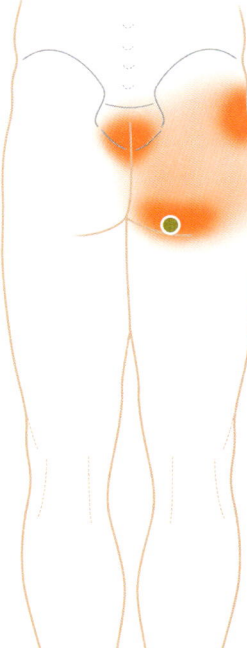

Medio inferior

Griego, *gloutos*, 'nalgas'; latín, *maximus*, 'mayor'.

El glúteo mayor es el músculo con fibras más gruesas y el más pesado de todo el cuerpo; conforma el volumen de las nalgas.

ORIGEN
Cara externa del ilion detrás de la línea glútea posterior y la porción del hueso superior y posterior a ella. Superficie adyacente posterior al sacro y al cóccix. Ligamento sacrotuberoso. Aponeurosis del erector de la columna.

INSERCIÓN
Fibras profundas de la porción distal: tuberosidad glútea del fémur. Fibras restantes: banda iliotibial de la fascia lata.

ACCIÓN
Fibras superiores: rotación lateral de la articulación de la cadera. Ayuda a la abducción de la cadera.
Fibras inferiores: extensión y rotación externa de la cadera (extensión forzada, como al correr o levantarse del asiento). Extensión del tronco. Ayuda en la aducción de la cadera. A través de su inserción en la banda iliotibial, ayuda a estabilizar la rodilla en extensión.
Antagonista: iliopsoas.

INERVACIÓN
Nervio glúteo inferior, **L5**, **S1**, **S2**.

MOVIMIENTO FUNCIONAL BÁSICO
Ejemplos: subir escaleras. Levantarse de un asiento.

PATRONES DE DOLOR REFERIDO
Tres o cuatro zonas intensas de dolor en nalgas, con dolor difuso intercomunicante, ocasionalmente justo por debajo del pliegue glúteo (5-8 cm).

RESUMEN

INDICACIONES
Dolor al estar sentado. Dolor al andar (subir una pendiente). Dolor en la flexión. Dolor en nalgas en agua fría, al nadar. Dolor en nalgas después de caerse o tropezar. Dolor nocturno. Flexión limitada de cadera/muslo. Marcha tambaleante. Calambres por frío. Dolor en la rabadilla (zona del cóccix). Sobre un asiento duro, es como si estuviera «sentado sobre un clavo». Dolor lumbar. Caderas rígidas.

CAUSAS
Sentado sobre la cartera en el bolsillo trasero. Conducir/estar sentado durante largo tiempo por trabajo (en especial al reclinarse). Dormir sobre un solo lado. Nadar. Traumatismo (p. ej., caída). Inyección intramuscular. Pierna corta (APEI), anomalía en la columna. Disfunción de la articulación sacroilíaca. Escalar. Determinados sillones de oficina/asientos de coche.

DIAGNÓSTICO DIFERENCIAL
Coccigodinia. Dolor pélvico inflamatorio. Discopatía lumbar inferior. Sacroileítis. Bursitis (tuberosidad ciática/trocantérea). Dolor lumbar mecánico.

CONSIDERAR TAMBIÉN
Otros músculos glúteos. Cuadrado lumbar. Pubococcígeo. Músculos isquiotibiales (puntos gatillo accesorios). Abdominales.

TÉCNICAS MANUALES DEL TERAPEUTA

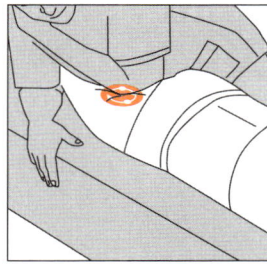

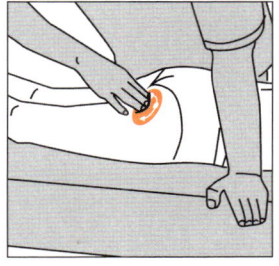

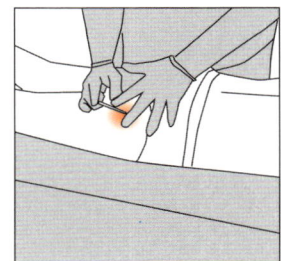

✓	✓	Rociado y estiramiento
✓	✓	Punción seca
✓	✓	Masaje de roce profundo
✓	✓	Compresión
✓	✓	Energía muscular
✓	✓	Liberación posicional
✓	✓	Punción húmeda

Técnica de compresión (inhibición)
1. Identificar el punto gatillo.
2. El paciente debe encontrarse en una postura cómoda, en la que el músculo afectado/huésped pueda ser sometido a un estiramiento completo.
3. Aplicar una presión suave en el punto gatillo. Esta presión se irá aumentando gradualmente mientras se elonga el músculo afectado/huésped hasta encontrar una barrera palpable. El paciente debe experimentar este momento como incómodo y no como doloroso.
4. Aplicar una presión mantenida hasta observar una relajación del punto gatillo. Esto puede tardar de unos segundos a unos minutos.
5. Repetir el procedimiento aumentando la presión en el punto gatillo hasta encontrar la próxima barrera, y así sucesivamente.
6. Para conseguir un mejor resultado, durante estas repeticiones se puede intentar cambiar la dirección de la presión.

AUTOAYUDA

El masaje lento y profundo de los puntos gatillo puede ser útil. Los productos de presión, las pelotas y los rodillos de espuma son excelentes para este músculo. También se puede recurrir a la técnica de compresión inhibición y/o al masaje de roce profundo.

RECOMENDACIONES AL PACIENTE
Calor y estiramiento. Análisis de la marcha y de la postura. Almohada entre o debajo de las rodillas cuando duerme. Programa de estiramiento. Natación (no crol). Evitar cruzar las piernas. Doblar las piernas y mantener la espalda erguida al levantarse. No estar sentado durante más de 25 minutos. No dormir sobre el lado afectado.

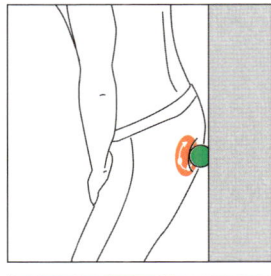

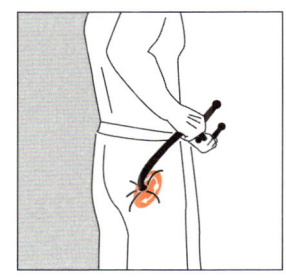

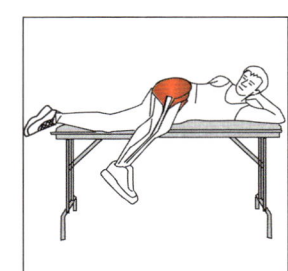

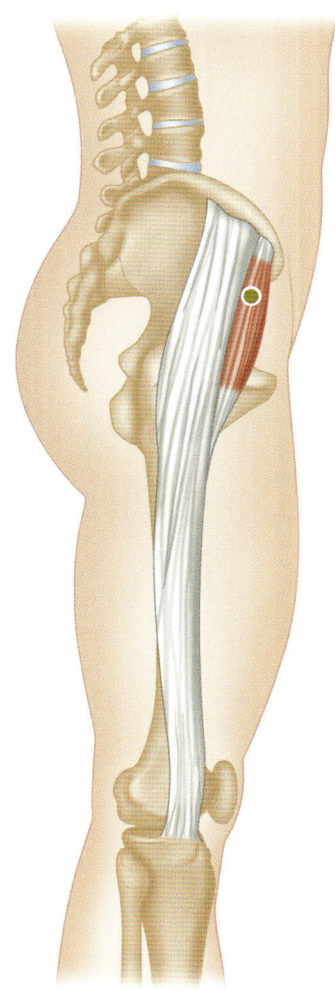

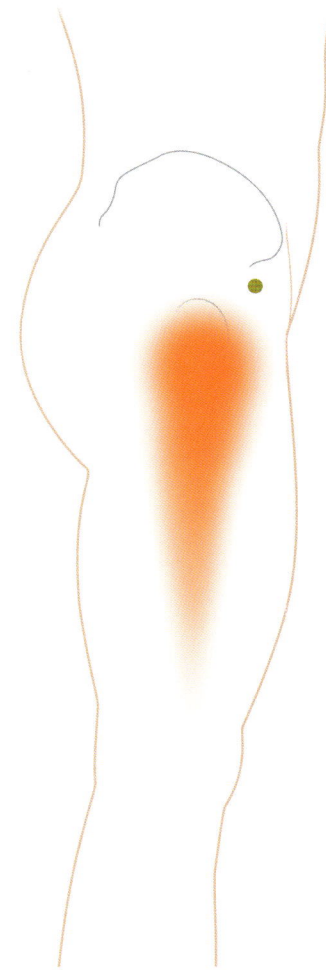

Latín, *tendere*, 'tensar'; *fasciae*, 'banda'; *latae*, 'amplio'.

Este músculo se sitúa anterior al glúteo mayor, en la cara lateral de la cadera.

ORIGEN
Parte anterior del labio externo de la cresta ilíaca y superficie externa de la espina ilíaca anterosuperior.

INSERCIÓN
Se une a la banda iliotibial justo por debajo del nivel del trocánter mayor.

ACCIÓN
Flexión, abducción y rotación interna de la articulación de la cadera.
Tensión de la fascia lata, con lo que se estabiliza la rodilla. Redirección de las fuerzas de rotación producidas por el glúteo mayor.

INERVACIÓN
Nervio glúteo superior, **L4, L5, S1**.

MOVIMIENTO FUNCIONAL BÁSICO
Ejemplo: marcha.

PATRONES DE DOLOR REFERIDO
Zona elíptica intensa de dolor, desde el trocánter mayor inferolateralmente hacia el peroné.

RESUMEN

INDICACIONES

Dolor en cadera y rodilla (lateral). Dolor al estar echado de lado. Dolor al andar rápido. Dolor al estar sentado con las rodillas flexionadas hacia arriba. Rehabilitación de prótesis de cadera. Rehabilitación de fractura del cuello del fémur. Rigidez matutina de cadera.

CAUSAS

Pronación del pie al correr (para compensar problemas de los pies). Pierna corta. Bursitis de la cadera. Disfunción de la articulación iliosacra. Mala técnica de *sit-up*. Escalar. Levantar objetos pesados. Sobrepeso.

DIAGNÓSTICO DIFERENCIAL

Bursitis trocantérea. Cadera osteoartrítica. Sacroileítis. Espondilosis lumbar.

CONSIDERAR TAMBIÉN

Glúteos. Vasto externo. Recto femoral. Sartorio. Cuadrado lumbar. Iliopsoas. Paraespinal.

TÉCNICAS MANUALES DEL TERAPEUTA

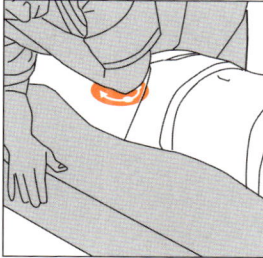
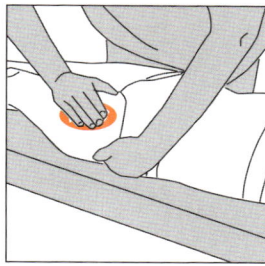
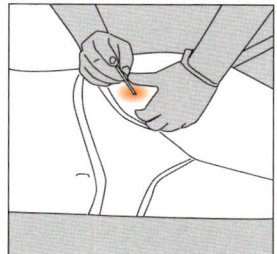

✓	✓	Rociado y estiramiento
✓	✓	Punción seca
✓	✓	Masaje de roce profundo
✓	✓	Compresión
✓	✓	Energía muscular
✓	✓	Liberación posicional
✓	✓	Punción húmeda

Técnica de compresión (inhibición)
1. Identificar el punto gatillo.
2. El paciente debe encontrarse en una postura cómoda, en la que el músculo afectado/huésped pueda ser sometido a un estiramiento completo.
3. Aplicar una presión suave en el punto gatillo. Esta presión se irá aumentando gradualmente mientras se elonga el músculo afectado/huésped hasta encontrar una barrera palpable. El paciente debe experimentar este momento como incómodo y no como doloroso.
4. Aplicar una presión mantenida hasta observar una relajación del punto gatillo. Esto puede tardar de unos segundos a unos minutos.
5. Repetir el procedimiento aumentando la presión en el punto gatillo hasta encontrar la próxima barrera, y así sucesivamente.
6. Para conseguir un mejor resultado, durante estas repeticiones se puede intentar cambiar la dirección de la presión.

AUTOAYUDA

RECOMENDACIONES AL PACIENTE

Evitar posiciones prolongadas (flexión). Evitar posturas habituales (piernas cruzadas o estar de pie sobre una pierna). Almohada entre las rodillas por la noche. Evaluación del estilo de correr, la marcha y la postura. Precalentamiento. Estiramientos regulares.

TÉCNICA DE AUTOAYUDA

1. Observar la dirección de las fibras musculares en la anatomía.
2. Bajar desde la parte superior de la pelvis hasta la parte anterior del muslo identificando y palpando los puntos y nódulos dolorosos.
3. Subir en dirección opuesta hacia la pelvis.
4. Trabajar con los pulgares realizando pequeños movimientos circulares.
5. Mantenerse en los nódulos dolorosos hasta que remita el dolor y después continuar con el masaje hasta el final del músculo.

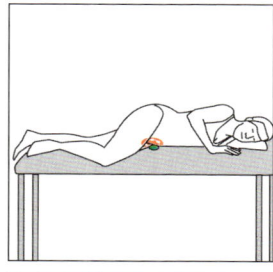
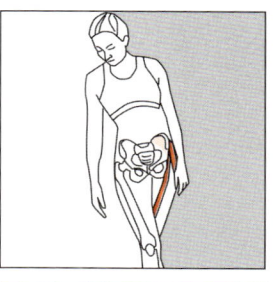
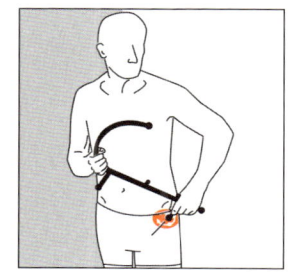
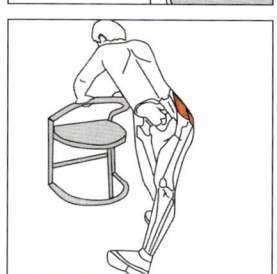

GLÚTEO MEDIO (GLUTEUS MEDIUS)

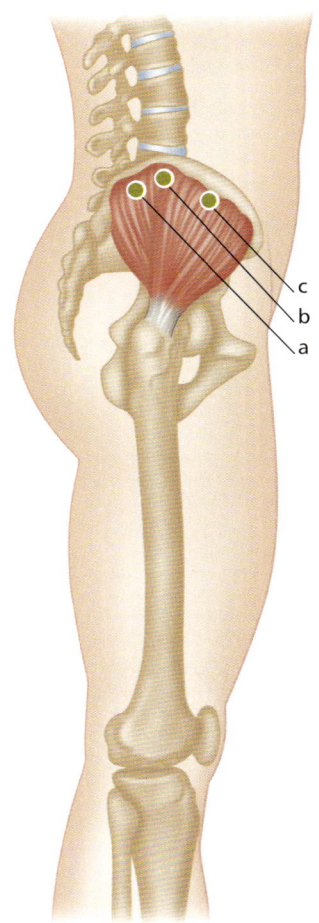

c
b
a

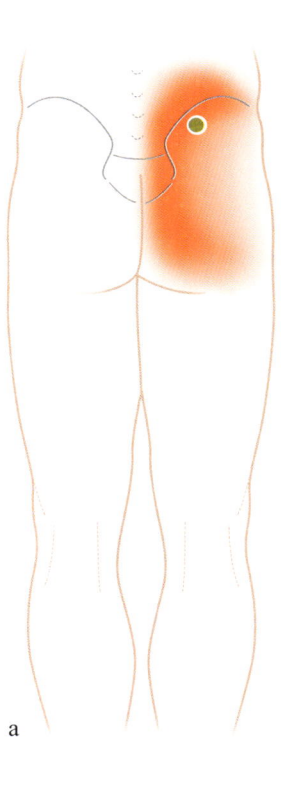

a

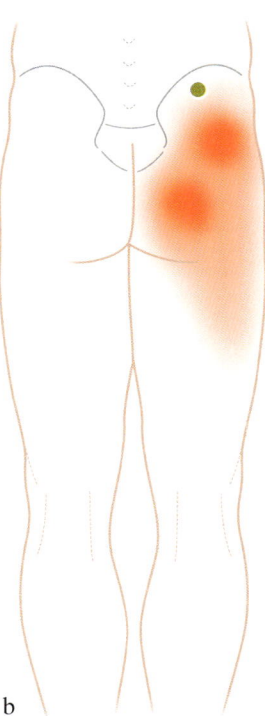

b

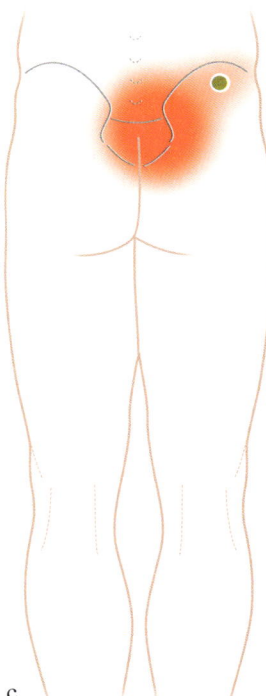

c

Griego, *gloutos*, 'nalgas'; latín, *medius*, 'medio'.

La mayor parte de este músculo suele situarse en la profundidad del glúteo mayor, por lo que queda encubierto por este, aunque emerge a la superficie entre el glúteo mayor y el tensor de la fascia lata. Al andar, el glúteo medio y el menor impiden que la pelvis caiga hacia la pierna que no lleva la carga.

ORIGEN
Superficie exterior del hueso ilíaco inferior, justo por debajo de la cresta ilíaca, entre la línea glútea posterior y la línea glútea anterior.

INSERCIÓN
Borde oblicuo en la superficie lateral o externa del trocánter mayor del fémur.

ACCIÓN
Abducción de la articulación de la cadera.
Fibras anteriores: rotación interna y participación en la flexión de la articulación de la cadera.
Fibras posteriores: rotación externa leve de la articulación de la cadera.
Antagonistas: grupo de rotadores externos.

INERVACIÓN
Nervio glúteo superior, **L4**, **L5**, **S1**.

MOVIMIENTO FUNCIONAL BÁSICO
Ejemplo: andar de lado sobre algo como, por ejemplo, una valla baja.

PATRONES DE DOLOR REFERIDO
Dolor lumbar, parte interna de las nalgas, sacro y parte externa de la cadera, que irradia hacia el muslo superior.

GLÚTEO MEDIO *(GLUTEUS MEDIUS)*

RESUMEN

INDICACIONES
Dolor y sensibilidad en zona lumbar y nalgas (p. ej., al levantar peso). Dolor nocturno. Dolor al estar echado de lado. Postintervención quirúrgica de cadera o columna vertebral. Sentado sobre la cartera. Discrepancia en la longitud de las piernas. Dolor de cadera/espalda en la cama. Cadera artrítica. Dolor de caderas. Después de fractura/cirugía de cadera. Embarazo.

CAUSAS
Lesión deportiva (tenis, correr, aeróbic, ir en bicicleta erguido). Traumatismo por caída. Ir en moto. Inyecciones en nalgas. Estar de pie sobre una pierna. Sentado con las piernas cruzadas.

DIAGNÓSTICO DIFERENCIAL
Radiculopatía (lumbosacra). Sacroileítis. Disfunción de la articulación de la cadera. Coccigodinia. Bursitis de la tuberosidad mayor. Dolor mecánico en la zona lumbar. Claudicación intermitente.

CONSIDERAR TAMBIÉN
Cuadrado lumbar. Otros músculos glúteos. Pubococcígeo. Tensor de la fascia lata. Banda iliotibial. Piriforme. Erector de la columna lumbar.

TÉCNICAS MANUALES DEL TERAPEUTA

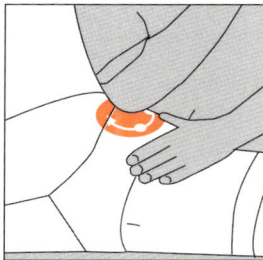
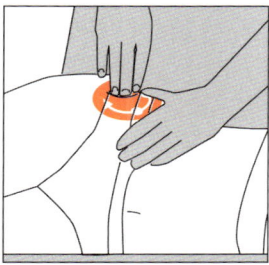
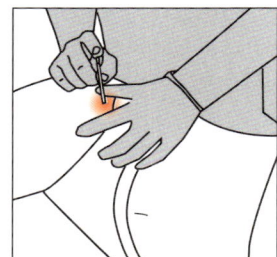

✓	✓	Rociado y estiramiento
✓	✓	Punción seca
✓	✓	Masaje de roce profundo
✓	✓	Compresión
✓	✓	Energía muscular
✓	✓	Liberación posicional
✓	✓	Punción húmeda

Técnica de compresión (inhibición)
1. Identificar el punto gatillo.
2. El paciente debe encontrarse en una postura cómoda, en la que el músculo afectado/huésped pueda ser sometido a un estiramiento completo.
3. Aplicar una presión suave en el punto gatillo. Esta presión se irá aumentando gradualmente mientras se elonga el músculo afectado/huésped hasta encontrar una barrera palpable. El paciente debe experimentar este momento como incómodo y no como doloroso.
4. Aplicar una presión mantenida hasta observar una relajación del punto gatillo. Esto puede tardar de unos segundos a unos minutos.
5. Repetir el procedimiento aumentando la presión en el punto gatillo hasta encontrar la próxima barrera, y así sucesivamente.
6. Para conseguir un mejor resultado, durante estas repeticiones se puede intentar cambiar la dirección de la presión.

AUTOAYUDA

RECOMENDACIONES AL PACIENTE
Análisis de la marcha y la postura. Almohada entre las rodillas. Posturas habituales. Técnicas de estiramientos.

TÉCNICA DE AUTOAYUDA
1. Observar la dirección de las fibras musculares en la anatomía.
2. Bajar desde la parte superior de la pelvis hasta la parte anterior del muslo, identificando y palpando los puntos y nódulos dolorosos.
3. Trabajar con los pulgares, realizando pequeños movimientos circulares.
4. Mantenerse en los nódulos dolorosos hasta que el dolor remita; si se quiere aumentar la presión, se pide a alguien que utilice su codo.
5. Continuar con el masaje hasta el final del músculo.

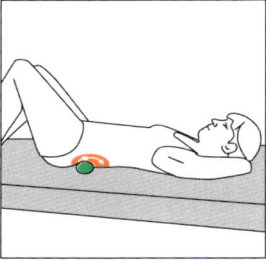
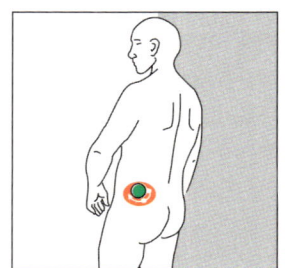
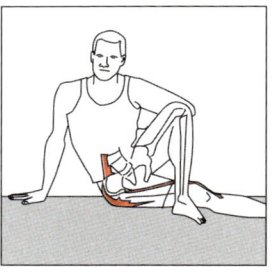
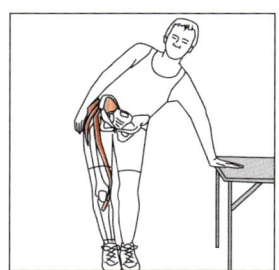

GLÚTEO MENOR O MÍNIMO *(GLUTEUS MINIMUS)*

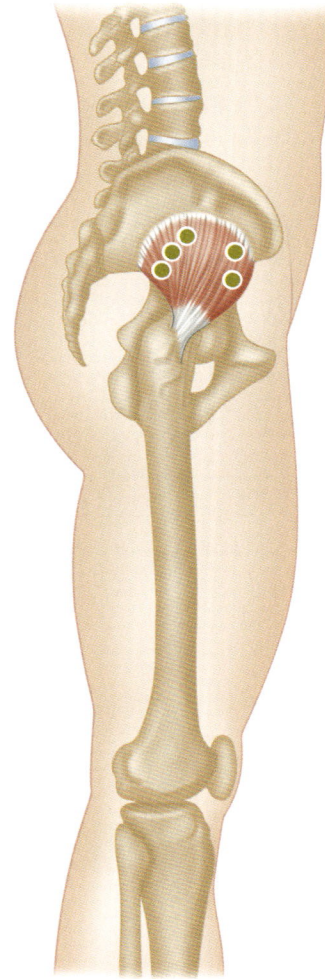

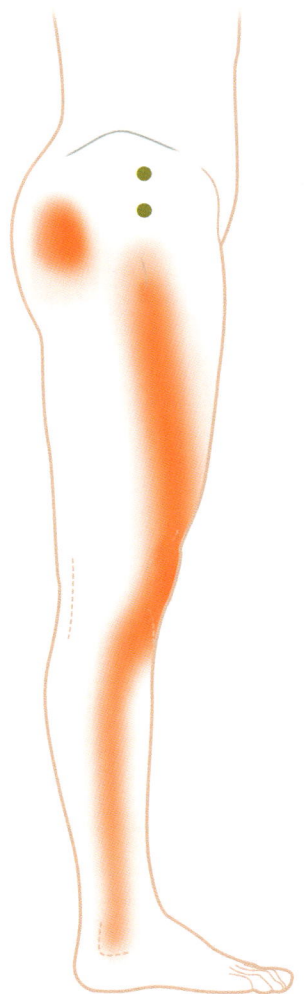

Porción anterior

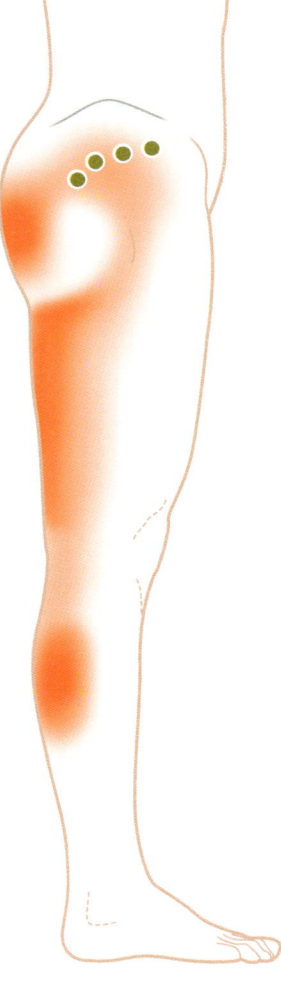

Puntos gatillo múltiples

Griego, *gloutos*, 'nalgas'; latín, *minor*, 'menor, más pequeño'.

Este músculo se sitúa a nivel anteroinferior y profundo del glúteo medio, cuyas fibras lo cubren.

ORIGEN
Cara lateral o externa del hueso ilíaco entre las líneas glúteas anteriores e inferiores.

INSERCIÓN
Borde anterior del trocánter mayor del fémur.

ACCIÓN
Abducción, rotación medial o interna y participación en la flexión de la articulación de la cadera.
Antagonistas: grupo de los rotadores externos.

INERVACIÓN
Nervio glúteo superior, **L4**, **L5**, **S1**.

MOVIMIENTO FUNCIONAL BÁSICO
Ejemplo: andar de lado sobre algo como, por ejemplo, una valla baja.

PATRONES DE DOLOR REFERIDO
Músculo multipennado con puntos gatillo múltiples anteriores, medios y posteriores, que irradian dolor intenso en nalgas inferiores, cadera y parte externa de la extremidad inferior más allá de la rodilla, hacia el tobillo y la pantorrilla.

RESUMEN

INDICACIONES

Dolor al pasar de estar sentado a estar de pie. Dolor en reposo/al andar/al estar acostado de lado. Dolor nocturno (puede despertar). Prótesis de cadera. Ciática/pseudociática. Discrepancia de la longitud de las piernas. Problemas posturales. Dolor de cadera en la cama. Cadera artrítica. Problemas después de una intervención en la cadera.

CAUSAS

Sentado sobre la cartera, lesión deportiva (tenis, correr, ir en bicicleta). Traumatismo por caída. Ir en moto. Estar de pie sobre una pierna. Sentado con las piernas cruzadas. Lesión/fractura en cadera/rodilla/tobillo. Férulas en piernas.

DIAGNÓSTICO DIFERENCIAL

Radiculopatía (lumbar). Sacroileítis. Disfunción de la articulación de la cadera. Irritación ciática. Bursitis de la cadera.

CONSIDERAR TAMBIÉN

Tensor de la fascia lata. Otros músculos glúteos. Vasto externo. Banda iliotibial. Cuadrado lumbar. Músculos del peroné. Piriforme. Alineación de la pelvis.

TÉCNICAS MANUALES DEL TERAPEUTA

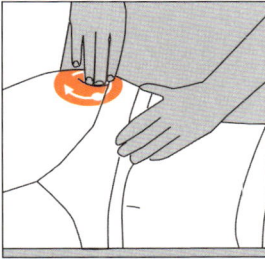
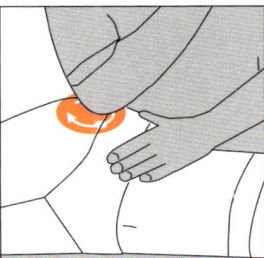
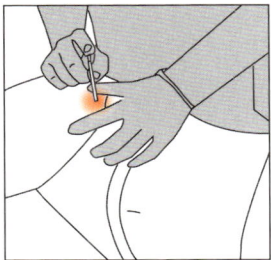

✓	✓	Rociado y estiramiento
✓	✓	Punción seca
✓	✓	Masaje de roce profundo
✓	✓	Compresión
✓	✓	Energía muscular
✓	✓	Liberación posicional
✓		Punción húmeda

Técnica de contracción relajación, contracción del antagonista (CRCA)
Se trata de una combinación de RPI e IR.
1. Contraer el agonista.
2. Relajar.
3. Contraer el antagonista.
4. Estirar.
5. Originalmente contracción concéntrica del agonista y contracción excéntrica del antagonista.
6. Ahora la contracción isométrica se utiliza con la misma facilidad, en especial en regiones complicadas y dolorosas.
7. Mantener el estiramiento durante 15 a 30 segundos.
8. Repetir 3 veces.

AUTOAYUDA

Una gran parte de los dolores de pierna, incluyendo la ciática, está relacionada con el glúteo menor y los isquiotibiales.

RECOMENDACIONES AL PACIENTE

Marcha y postura. Posturas habituales. Sobrecarga. Dejar las piernas colgando fuera de la cama.

TÉCNICA DE AUTOAYUDA

1. Observar la dirección de las fibras musculares en la anatomía. Recordar que es más pequeño y profundo que el glúteo medio.
2. Bajar desde la cresta de la pelvis hacia la articulación de la cadera, identificando y palpando los puntos y nódulos dolorosos.
3. Mantenerse en los nódulos dolorosos hasta que el dolor remita; si se quiere aumentar la presión, se puede pedir a alguien que utilice su codo.
4. Continuar con el masaje hasta el final del músculo.
5. Repetir.

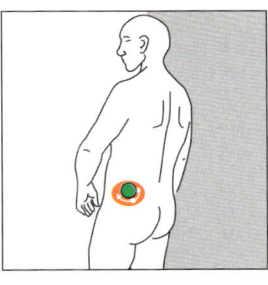
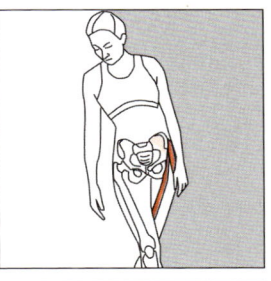
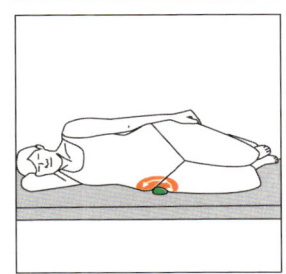
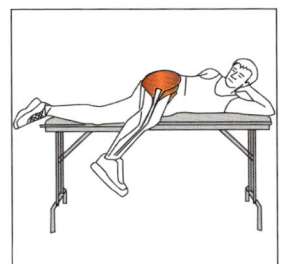

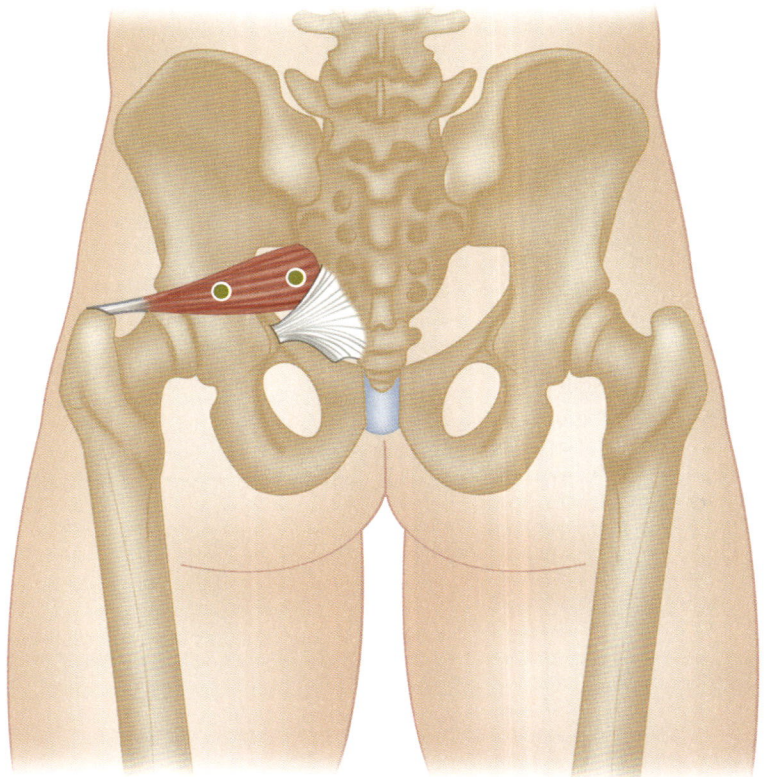

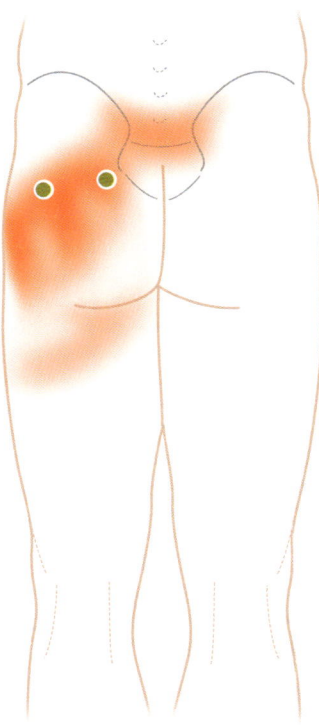

Latín, *pirum*, 'pera'; *formis*, 'en forma de'.

El piriforme abandona la pelvis al pasar por el agujero ciático mayor.

ORIGEN
Cara interior del sacro. Ligamento sacrotuberoso.

INSERCIÓN
Borde superior del trocánter mayor del fémur.

ACCIÓN
Rotación externa de la articulación de la cadera. Abducción del muslo cuando flexiona la cadera. Ayuda a mantener la cabeza del fémur en el acetábulo.

INERVACIÓN
Ramas ventrales del nervio lumbar, L(5) y nervios sacros, **S1, S2**.

MOVIMIENTO FUNCIONAL BÁSICO
Ejemplo: la pierna que se saca primero al salir del coche.

PATRONES DE DOLOR REFERIDO
Dos zonas duras dolorosas:
1) Zona de 3 a 4 cm en la zona lateral al cóccix.
2) Zona de 7 a 10 cm posterolateral a nalgas/articulación de la cadera. Asimismo, un desbordamiento amplio de dolor difuso entre 1 y 2 y que baja por el muslo hasta por encima de la rodilla.

RESUMEN

INDICACIONES
Dolor constante «profundo» en las nalgas. Ciática (pseudociática). Compresión vascular de las piernas posteriores. Dolor en zona lumbar/nalgas (empeora al estar sentado). A menudo empieza después de una caída, o al estar sentado sobre la nalga al conducir. Dolor en el pie. Dolor rectal. Disfunción sexual (dispareunia). Síndrome del piriforme (ciática, dolor local y dolor pélvico). Es hasta seis veces más frecuente en mujeres. Dolor peor al estar sentado.

CAUSAS
Conducir durante largo tiempo. Traumatismo por caída. Ir en bicicleta/moto. Estar de pie sobre una pierna. Intervención quirúrgica en la cadera. Sentado con las piernas cruzadas. Lesión/fractura en cadera/rodilla/tobillo. Férulas en piernas. Calzado de tacón alto. Enfermedad inflamatoria en la pelvis (EIP). Posición durante el coito. Parto. Cadera artrítica. Disfunción de la articulación sacroilíaca. APEI. Ortopedia inadecuada/vieja.

DIAGNÓSTICO DIFERENCIAL
Sacroileítis. Radiculopatía lumbar. Coccigodinia. Cadera osteoartrítica. Patología HLA (antígeno leucocitario humano), B27. Estenosis vertebral. Discopatía (lumbar).

TÉCNICAS MANUALES DEL TERAPEUTA

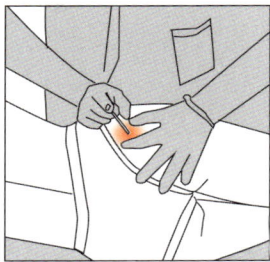

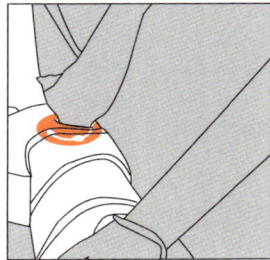

CONSIDERAR TAMBIÉN
Discrepancia de la longitud de las piernas. Músculos glúteos. Cuadrado lumbar. Puntos gatillo accesorios (origen). Isquiotibiales. Gemelos. Obturadores. Cuadrado femoral. Elevador del ano. Coccígeo.

✓		Rociado y estiramiento
✓	✓	Punción seca
✓		Masaje de roce profundo
✓	✓	Compresión
✓	✓	Energía muscular
✓	✓	Liberación posicional
✓	✓	Punción húmeda

Técnica de relajación postisométrica (RPI)
Indicaciones: contexto subagudo a crónico.
1. Identificar el punto gatillo.
2. El paciente debe encontrarse en una postura cómoda en la que el músculo afectado/huésped pueda ser sometido a un estiramiento completo.
3. El paciente debe contraer el músculo afectado/huésped usando un 10-25 % de su fuerza y dentro de la longitud máxima indolora, mientras se le aplica una resistencia isométrica durante 3-10 segundos; debe estabilizarse esa parte del cuerpo para evitar un acortamiento muscular.
4. El paciente debe relajar el músculo («saltarlo»).
5. Durante esta fase de relajación, elongar con suavidad el músculo tensándolo hasta el punto de resistencia (pasivamente); debe apreciarse cualquier cambio en la longitud.
6. Repetir varias veces (habitualmente 3 veces).

AUTOAYUDA

El piriforme es un músculo profundo que, cuando se irrita, puede tardar algún tiempo en asentarse. Sin embargo, la mejor forma de tratarlo es que un terapeuta lo someta a estiramientos: en muchos casos, unas pelotas son de suma utilidad.

RECOMENDACIONES AL PACIENTE
Evitar las posturas habituales (p. ej., estar sentado con las piernas cruzadas). Análisis de la marcha y la postura con referencia a la posición del pie. Postura al conducir (pie). Autoestiramiento. Uso de herramientas de automasaje.

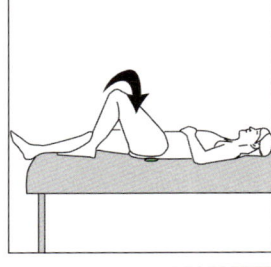

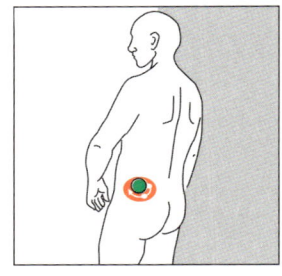

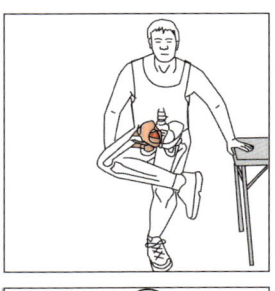

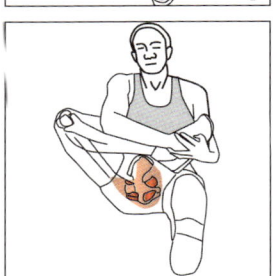

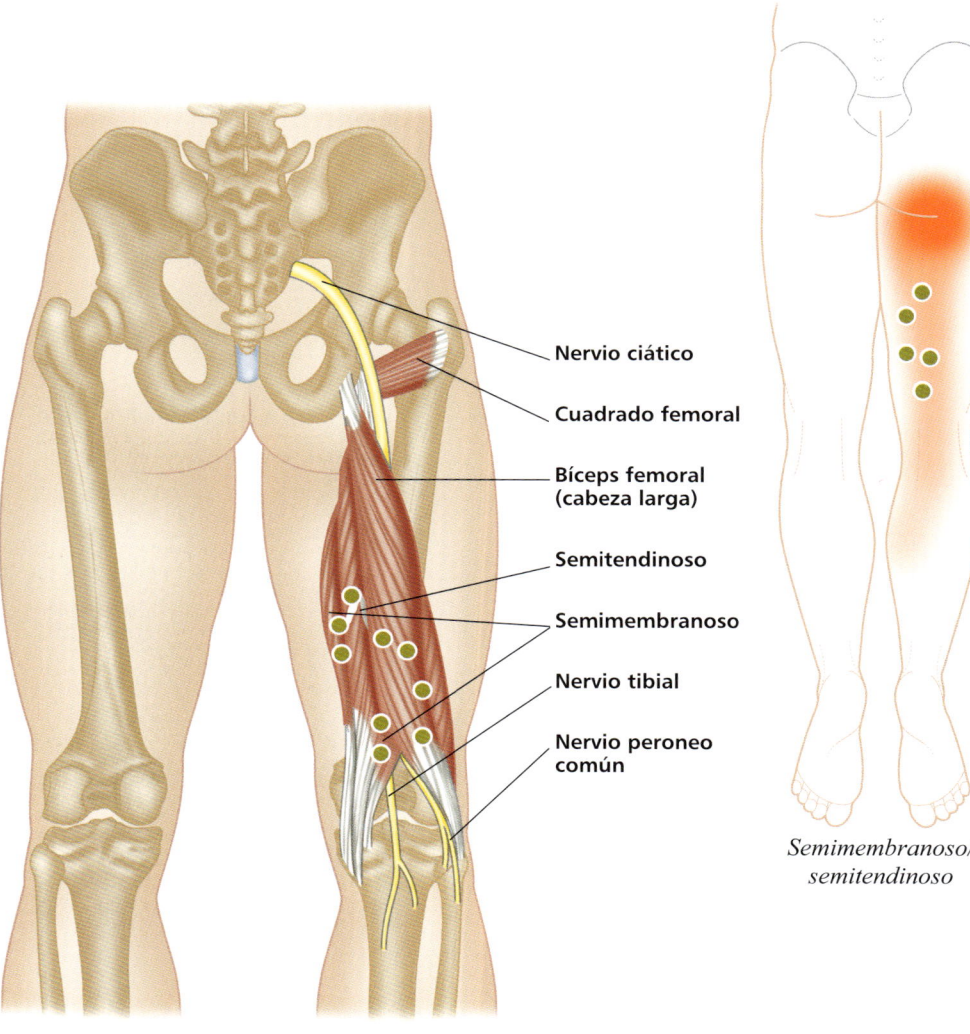

Nervio ciático

Cuadrado femoral

Bíceps femoral
(cabeza larga)

Semitendinoso

Semimembranoso

Nervio tibial

Nervio peroneo
común

*Semimembranoso/
semitendinoso*

*Bíceps femoral
(cabezas corta y larga)*

Latín, *semi*, 'medio'; *tendinosus*, 'tendinoso'; *membranosus*, 'membranoso'; *bíceps*, 'de dos cabezas'; *femoris*, 'femoral'.

Los isquiotibiales constan de tres músculos. Desde medial a lateral son: semimembranoso *(semimembranosus)*, semitendinoso *(semitendinosus)* y bíceps femoral *(bíceps femoris)*.

ORIGEN
Tuberosidad isquiática (hueso de la sedestación). Bíceps femoral que también se origina en la parte posterior del fémur.

INSERCIÓN
Semimembranoso: parte posterior del cóndilo interno de la tibia (parte superior de la tibia).
Semitendinoso: superficie superior interna de la diáfisis de la tibia.
Bíceps femoral: cara externa de la cabeza del peroné. Cóndilo tibial lateral.

ACCIÓN
Flexión de la articulación de la rodilla.
Extensión de la articulación de la cadera.
Los músculos semitendinoso y semimembranoso también provocan rotación interna de la pierna cuando la rodilla está en flexión.
El bíceps femoral da lugar a la rotación externa de la pierna cuando la rodilla está en flexión.
Antagonista: cuádriceps.

INERVACIÓN
Ramas del nervio ciático, L4, **L5**, **S1**, **S2**, S3.

MOVIMIENTO FUNCIONAL BÁSICO
Al correr, los isquiotibiales enlentecen la pierna al final del avance e impiden que el tronco se flexione en la articulación de la cadera.

PATRONES DE DOLOR REFERIDO
Semimembranoso y semitendinoso: zona intensa de dolor de 10 cm, pliegue glúteo inferior con dolor difuso en las piernas a nivel posterointerno en relación con el tendón de Aquiles.
Bíceps femoral: dolor difuso, posterointerno en piernas con una zona intensa de 10 cm posterior a la articulación de la rodilla.

RESUMEN

INDICACIONES
Dolor en muslo posterior al estar sentado y al andar (peor por la noche). Sensibilidad en la parte posterior de las piernas que puede causar cojera. Dolor peor en sedestación. Problemas tras intervención quirúrgica en la espalda. Dolor en isquiotibiales al ir en bicicleta/jugar a baloncesto, tenis, fútbol o fútbol americano.

CAUSAS
Conducir durante largo tiempo. Mala postura al estar sentado/trabajar con una silla que se clava en el dorso de los muslos. Intervención quirúrgica en la cadera. Sentado con las piernas cruzadas. Lesión/fractura en cadera/rodilla/tobillo. Férulas en piernas. Calzado de tacón alto. APEI. Disfunción de la articulación sacroilíaca. Estiramientos inadecuados antes/después de hacer ejercicio.

DIAGNÓSTICO DIFERENCIAL
Ciática. Radiculopatía. Desgarros musculares. Osteítis. Osteoartritis bursítica de la rodilla. Disfunción de la articulación de la rodilla. Tenosinovitis.

CONSIDERAR TAMBIÉN
Piriforme. Poplíteo. Músculos glúteos. Obturador interno. Vasto externo. Plantar. Gastrocnemio. Músculos paraespinales dorsolumbares.

TÉCNICAS MANUALES DEL TERAPEUTA

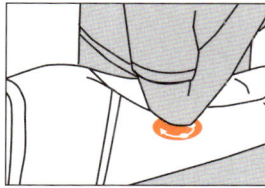
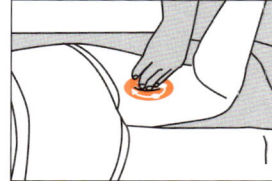
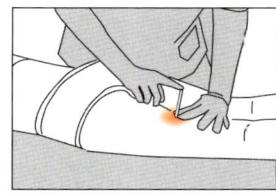
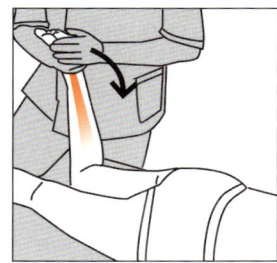

✓	✓	Rociado y estiramiento
✓	✓	Punción seca
✓	✓	Masaje de roce profundo
✓	✓	Compresión
✓	✓	Energía muscular
✓	✓	Liberación posicional
✓	✓	Punción húmeda

Técnica de contracción relajación, contracción del antagonista (CRCA)
Se trata de una combinación de RPI e IR.
1. Contraer el agonista.
2. Relajar.
3. Contraer el antagonista.
4. Estirar.
5. Originalmente contracción concéntrica del agonista y contracción excéntrica del antagonista.
6. Ahora la contracción isométrica se utiliza con la misma facilidad, en especial en regiones complicadas dolorosas.
7. Mantener el estiramiento durante 15 a 30 segundos.
8. Repetir 3 veces.

AUTOAYUDA

Los puntos gatillo en los isquiotibiales a menudo se forman por estiramientos inadecuados antes y después de hacer ejercicio. Es muy importante aplicar correctamente las técnicas de estiramiento. Las pelotas y los rodillos de espuma pueden ser muy útiles para aliviar el dolor y la rigidez cuando el paciente está en casa.

RECOMENDACIONES AL PACIENTE
Estiramientos regulares con calor y/o frío. Precalentamiento y enfriamiento antes y después de los ejercicios, respectivamente. Duchas/baños calientes. Postura al estar sentado en el coche. Postura de trabajo. Posiciones en la bicicleta.

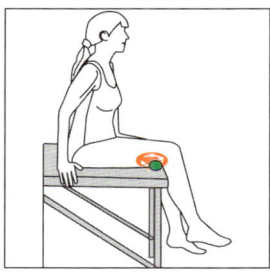
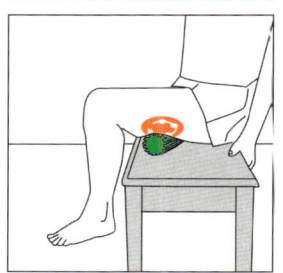
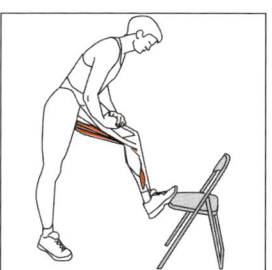
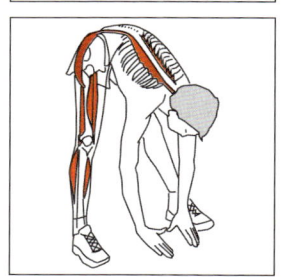

ADUCTORES

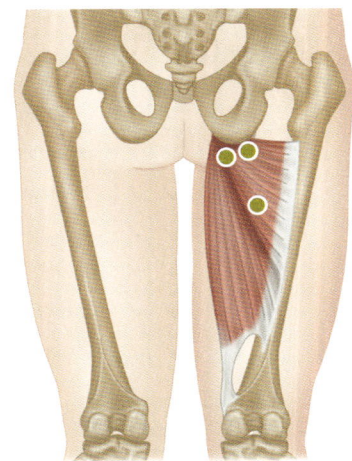

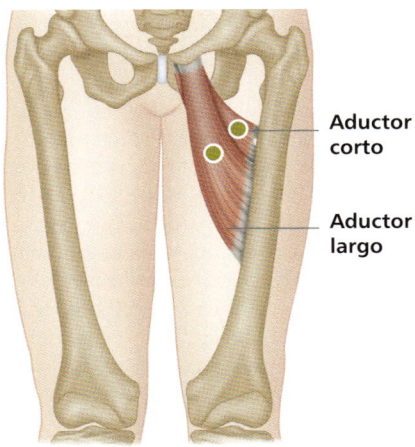

Aductor corto

Aductor largo

Aductor mayor, vista posterior

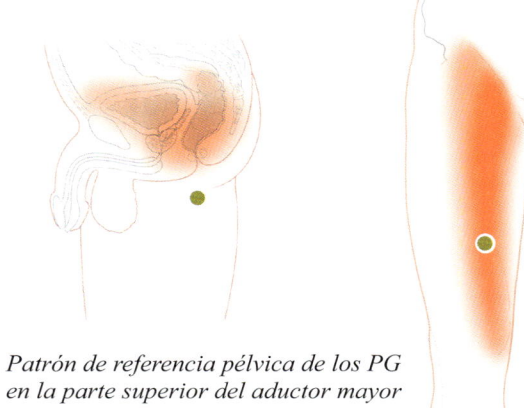

*Patrón de referencia pélvica de los PG
en la parte superior del aductor mayor*

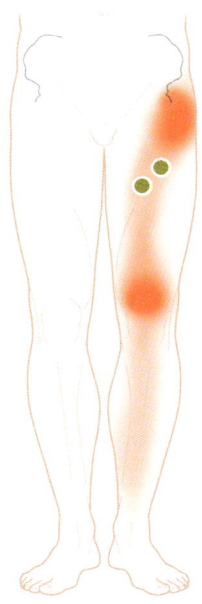

Aductor corto y aductor largo

Latín, *adducere*, 'acercar'; *magnus*, 'grande'; *brevis*, 'corto'; *longus*, 'largo'.

El aductor mayor *(adductor magnus)* es el más grande del grupo de los aductores que también incluye el aductor corto *(aductor brevis)* y el aductor largo *(adductor longus)*. El aductor largo es el más anterior de los tres. El aductor corto se sitúa anterior al aductor mayor. El borde lateral de las fibras superiores del aductor largo forma el borde interno del *triángulo femoral* (el sartorio conforma el límite externo y el ligamento inguinal forma el límite superior).

ORIGEN
Parte anterior del pubis (rama). El aductor mayor también se origina en la tuberosidad isquiática.

INSERCIÓN
Toda la longitud de la cara medial del fémur, desde la cadera hasta la rodilla.

ACCIÓN
Aducción y rotación externa de la articulación de la cadera. Los aductores largo y corto también flexionan el fémur extendido y extienden el fémur flexionado.

INERVACIÓN
Mayor: división posterior del nervio obturador, L2, **L3**, **L4**. Porción tibial del nervio ciático, **L4**, L5, S1.
Corto: división anterior del nervio obturador (L2- L4). A veces la división posterior también emite alguna rama al músculo.
Largo: división anterior del nervio obturador, **L2**, **L3**, **L4**.

MOVIMIENTO FUNCIONAL BÁSICO
Ejemplo: segunda pierna al salir o al entrar en el coche.

PATRONES DE DOLOR REFERIDO
Existen varias zonas de dolor referido:
1) Dos zonas localizadas alrededor de la zona anterior de la cadera, 5-8 cm, y por encima de la rodilla, 5-8 cm.
2) Toda la parte anterointerna del muslo desde el ligamento inguinal hasta la parte interna de la articulación de la rodilla.
3) Parte interna del muslo desde la cadera hasta la rodilla.

RESUMEN

INDICACIONES
Dolor profundo y sensibilidad en la cara interna del muslo. Rigidez de cadera/pierna en la abducción. Dolor en la cadera que soporta el peso y/o se encuentra en rotación. Cadera en resorte. Dolor ardiente/punzante debajo del muslo. Tensión inguinal. Rehabilitación tras prótesis o fractura de cadera. Acidosis tubular renal. Hinchazón de piernas. Osteoartritis de la cadera.

CAUSAS
Férula/escayola en pierna. Problemas de pie/tobillo. Sobrecarga súbita debido a gimnasia. Fútbol americano/patinaje sobre hielo. Ir a caballo. Esquiar. Sentado con las piernas cruzadas.

DIAGNÓSTICO DIFERENCIAL
Avulsión. Disfunción de la sínfisis púbica. Neuropatía. Linfadenopatía. Hernia. Dolor de rodilla (mecánico). Cadera osteoartrítica. Hernia femoral.

CONSIDERAR TAMBIÉN
Pectíneo. Vasto interno. Psoas-ilíaco. Vasto externo. Sartorio (extremo inferior).

TÉCNICAS MANUALES DEL TERAPEUTA

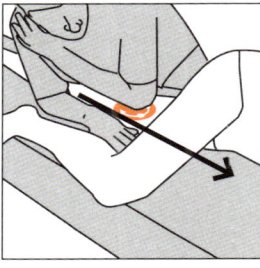

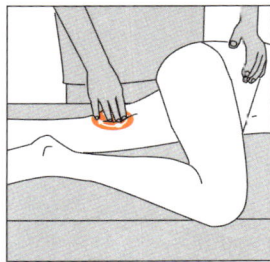

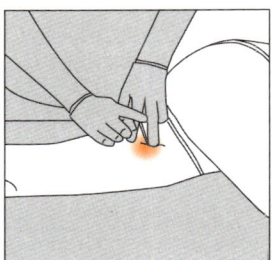

✓		Rociado y estiramiento
✓		Punción seca
✓	✓	Masaje de roce profundo
✓	✓	Compresión
✓	✓	Energía muscular
✓	✓	Liberación posicional
✓		Punción húmeda

Técnica de relajación postisométrica (RPI)
Indicaciones: contexto subagudo a crónico.
1. Identificar el punto gatillo.
2. El paciente debe encontrarse en una postura cómoda en la que el músculo afectado/huésped pueda ser sometido a un estiramiento completo.
3. El paciente debe contraer el músculo afectado/huésped usando un 10-25 % de su fuerza y dentro de la longitud máxima indolora, mientras se le aplica una resistencia isométrica durante 3-10 segundos; debe estabilizarse esa parte del cuerpo para evitar un acortamiento muscular.
4. El paciente debe relajar el músculo («soltarlo»).
5. Durante esta fase de relajación, elongar con suavidad el músculo tensándolo hasta el punto de resistencia (pasivamente); debe apreciarse cualquier cambio en la longitud.
6. Repetir varias veces (habitualmente 3 veces).

AUTOAYUDA

Utilizar presión digital directa, pelotas y/o un bastón terapéutico (Theracane).

RECOMENDACIONES AL PACIENTE
Modificar las actividades hasta que disminuyen los puntos gatillo. Programa de estiramientos en casa. Evitar uso excesivo en el gimnasio. Exploración de las posturas habituales. Técnicas de esquí/bicicleta. Deficiencia de vitaminas/minerales.

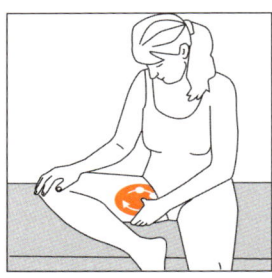

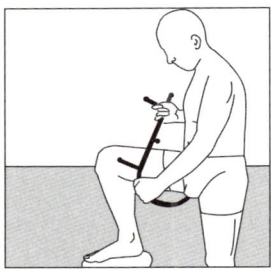

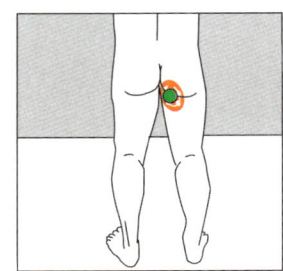

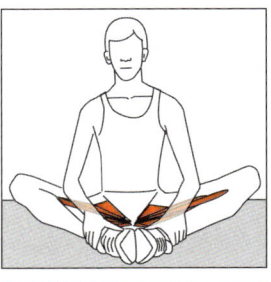

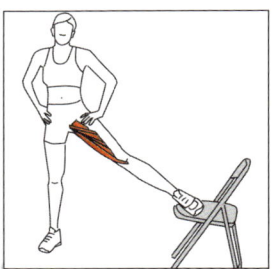

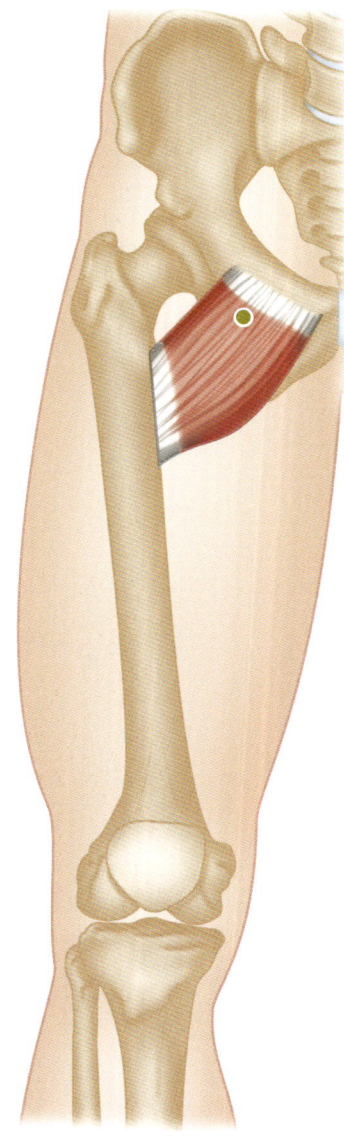

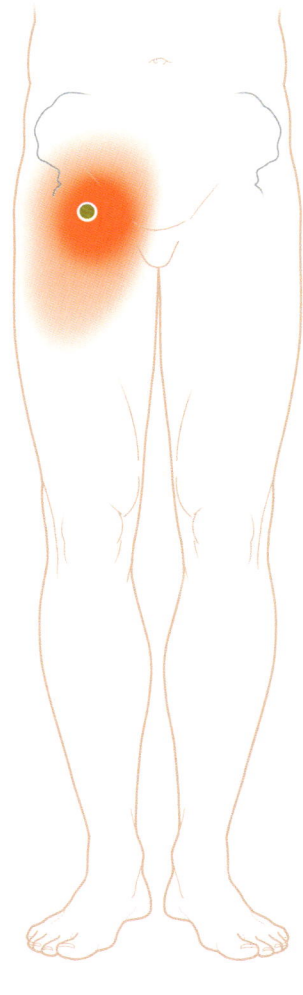

Latín, *pectinatus*, 'en forma de peine'.

El pectíneo se encuentra emparedado entre el psoas mayor y el aductor largo.

ORIGEN
Cresta del pubis entre la eminencia iliopúbica (ileopectínea) y el tubérculo del pubis.

INSERCIÓN
Línea pectínea que va desde el trocánter menor hacia la línea áspera del fémur.

ACCIÓN
Aducción de la articulación de la cadera. Flexión de la cadera.

INERVACIÓN
Nervio femoral, **L2**, **L3**, **L4**. En ocasiones recibe una rama adicional del nervio obturador L3.

MOVIMIENTO FUNCIONAL BÁSICO
Ejemplo: andar en línea recta.

PATRONES DE DOLOR REFERIDO
Zona intensa de dolor de 8 a 12 cm en la parte anterior de la ingle con dolor referido más difuso en forma oval hacia la cara anterointerna del muslo.

RESUMEN

INDICACIONES
Dolor inguinal interno persistente. Esguince inguinal. Dolor de cadera. Rehabilitación después de prótesis de cadera. Después de fractura de cadera. Embarazo. Postparto. Dolor durante el acto sexual. Dolor durante ejercicios de aducción de la cadera (gimnasio). Osteoartritis de cadera.

CAUSAS
Férula/escayola en pierna. Problemas de pie/tobillo. Sobrecarga súbita debido a gimnasia. Fútbol americano/patinaje sobre hielo. Ir a caballo. Esquiar. Sentado con las piernas cruzadas.

DIAGNÓSTICO DIFERENCIAL
Hernia inguinal. Hernia femoral. Linfadenopatía. Meralgia parestésica. Radiculopatía lumbar. Incompetencia vascular.

CONSIDERAR TAMBIÉN
Aductores largo y corto. Psoas-ilíaco. Discrepancia de longitud de las extremidades.

TÉCNICAS MANUALES DEL TERAPEUTA

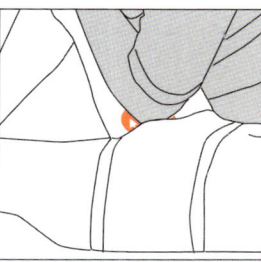
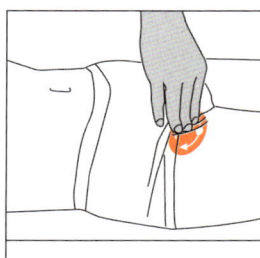
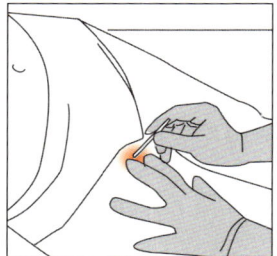

✓		Rociado y estiramiento
✓		Punción seca
✓		Masaje de roce profundo
✓	✓	Compresión
✓	✓	Energía muscular
✓	✓	Liberación posicional
✓		Punción húmeda

Técnica de relajación postisométrica (RPI)
Indicaciones: contexto subagudo a crónico.
1. Identificar el punto gatillo.
2. El paciente debe encontrarse en una postura cómoda en la que el músculo afectado/huésped pueda ser sometido a un estiramiento completo.
3. El paciente debe contraer el músculo afectado/huésped usando un 10-25 % de su fuerza y dentro de la longitud máxima indolora, mientras se le aplica una resistencia isométrica durante 3-10 segundos; debe estabilizarse esa parte del cuerpo para evitar un acortamiento muscular.
4. El paciente debe relajar el músculo («soltarlo»).
5. Durante esta fase de relajación, elongar con suavidad el músculo tensándolo hasta el punto de resistencia (pasivamente); debe apreciarse cualquier cambio en la longitud.
6. Repetir varias veces (habitualmente 3 veces).

AUTOAYUDA

Utilizar presión digital directa, técnicas de estiramiento, pelota y/o un bastón terapéutico (Theracane).

RECOMENDACIONES AL PACIENTE
Modificar las actividades hasta que disminuyan los puntos gatillo. Evitar aducción y flexión repetidas de cadera, como posiciones de yoga (loto). Evitar sentarse con las piernas cruzadas.

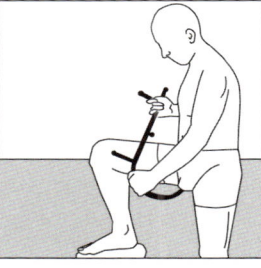
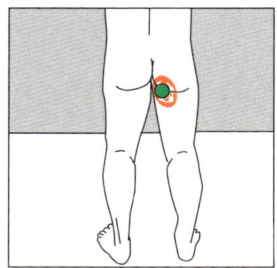
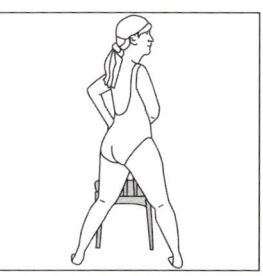
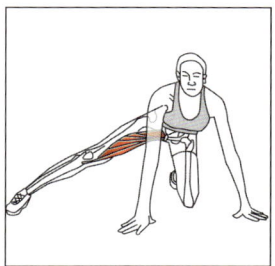
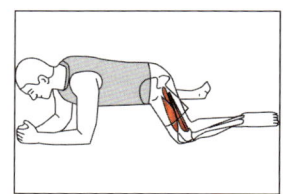

SARTORIO (SARTORIUS)

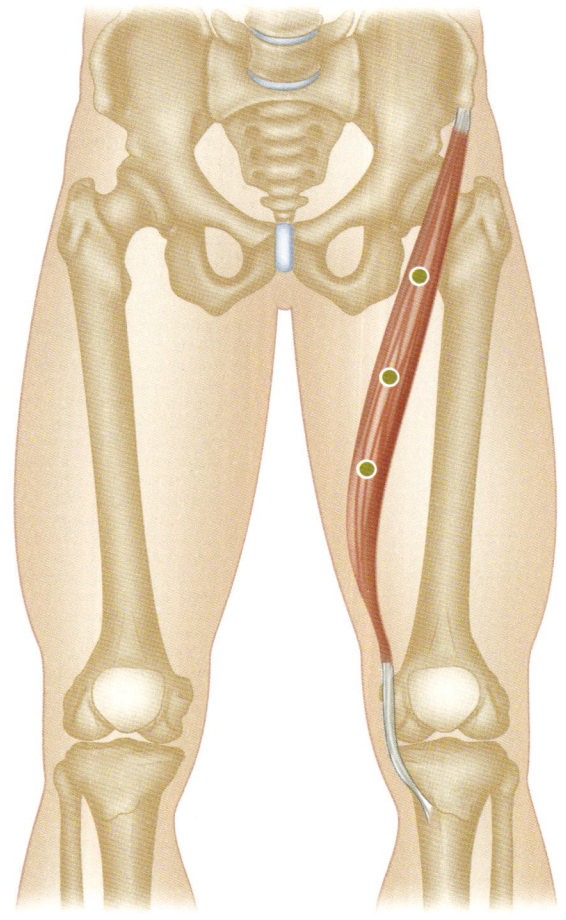

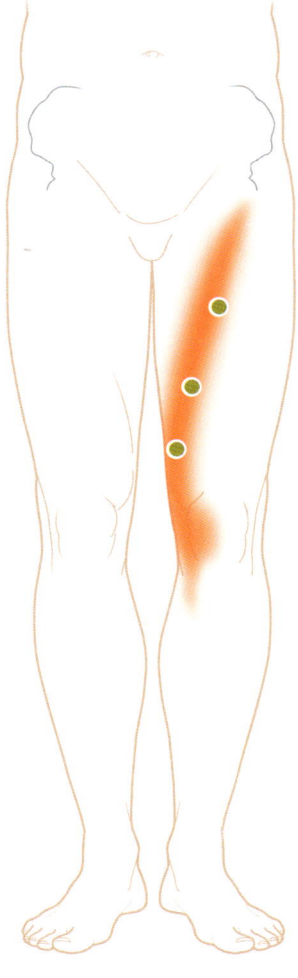

Latín, *sartorius*, 'sastre'.

El músculo sartorio es el músculo más superficial de la cara anterior del muslo. También es el músculo en banda más largo del cuerpo. El borde interno del tercio superior de este músculo forma el límite externo del triángulo femoral (el aductor largo forma el límite interno y el ligamento inguinal, el límite superior). La acción del sartorio es colocar las extremidades inferiores en la posición de sastre (con las piernas cruzadas, de donde le viene el nombre).

ORIGEN
Espina ilíaca anterosuperior y zona justo por debajo.

INSERCIÓN
Parte superior de la superficie interna de la tibia, cerca del borde anterior.

ACCIÓN
Flexión de la articulación de la cadera (ayudando a llevar la pierna hacia delante al andar o correr). Rotación externa del muslo y abducción de la articulación de la cadera. Flexión de la rodilla. Participación en la rotación interna de la tibia sobre el fémur en flexión. Estas acciones pueden resumirse diciendo que sitúa el talón en la rodilla de la extremidad contralateral.

INERVACIÓN
Dos ramas del nervio femoral, **L2**, **L3**, L(4).

MOVIMIENTO FUNCIONAL BÁSICO
Ejemplo: estar sentado con las piernas cruzadas.

PATRONES DE DOLOR REFERIDO
Hormigueo vago desde la EIAS anterointerna medialmente a lo largo del muslo, hacia la parte interna de la articulación de la rodilla.

RESUMEN

INDICACIONES
Dolor en la cara anterior del muslo. Dolor agudo y/u hormigueo desde la cadera hasta la cara interna de la rodilla. Dolor tras una caída con retorcimiento.

CAUSAS
Problemas de marcha/postura. Sobrecarga súbita durante los ejercicios de gimnasia. Fútbol americano/patinaje sobre hielo. Ir a caballo. Esquiar. Caídas.

DIAGNÓSTICO DIFERENCIAL
Meralgia parestésica. Patología de la articulación de la rodilla. Radiculopatía lumbar. Linfadenopatía inguinal. Patología vascular. Hernia inguinal y/o femoral.

CONSIDERAR TAMBIÉN
Vasto interno. Bíceps femoral. Grácil. Pectíneo. Tensor de la fascia lata.

TÉCNICAS MANUALES DEL TERAPEUTA

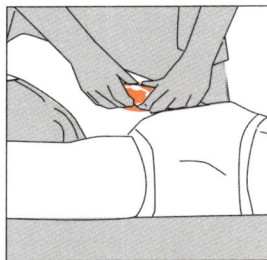

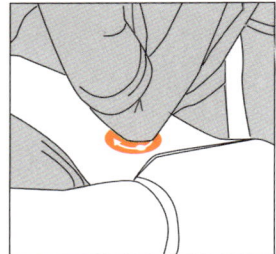

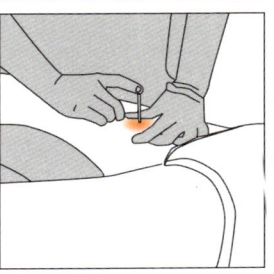

✓	✓	Rociado y estiramiento
✓	✓	Punción seca
✓	✓	Masaje de roce profundo
✓	✓	Compresión
✓	✓	Energía muscular
✓	✓	Liberación posicional
✓	✓	Punción húmeda

Técnica de compresión (inhibición)
1. Identificar el punto gatillo.
2. El paciente debe encontrarse en una postura cómoda, en la que el músculo afectado/huésped pueda ser sometido a un estiramiento completo.
3. Aplicar una presión suave en el punto gatillo. Esta presión se irá aumentando gradualmente mientras se elonga el músculo afectado/huésped hasta encontrar una barrera palpable. El paciente debe experimentar este momento como incómodo y no como doloroso.
4. Aplicar una presión mantenida hasta observar una relajación del punto gatillo. Esto puede tardar de unos segundos a unos minutos.
5. Repetir el procedimiento aumentando la presión en el punto gatillo hasta encontrar la próxima barrera, y así sucesivamente.
6. Para conseguir un mejor resultado, durante estas repeticiones se puede intentar cambiar la dirección de la presión.

AUTOAYUDA

El automasaje es la mejor opción, porque la zona puede ser dolorosa y bastante sensible. En caso de estar sometido a medicación anticoagulante, hay que tener cuidado de no causar magulladuras.

RECOMENDACIONES AL PACIENTE
Análisis de la marcha y la postura. Sedestación prolongada con las rodillas cruzadas. Posturas habituales. Puede ser hiperactivo, secundario a la obesidad y/o el ejercicio (p. ej., correr con el pie evertido). Ejercicios de estiramiento. Almohada entre las rodillas.

TÉCNICA DE AUTOAYUDA
1. Identificar el músculo.
2. Empezar en la zona interna del muslo; trabajar bajando por el músculo con un masaje deslizante/suave hasta localizar el punto gatillo.
3. Aplicar presión sostenida hasta que ceda el punto gatillo.
4. Continuar con el masaje suave hasta la inserción en la rodilla.

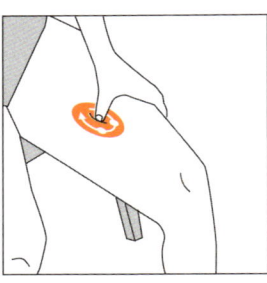

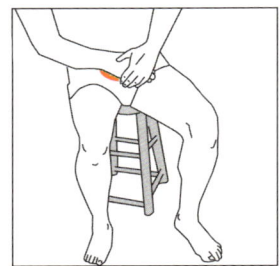

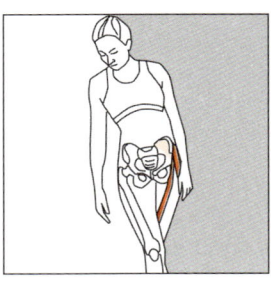

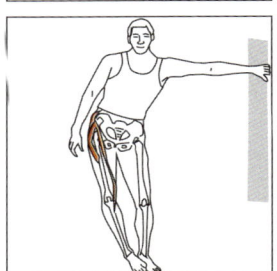

CUÁDRICEPS *(QUADRICEPS)*

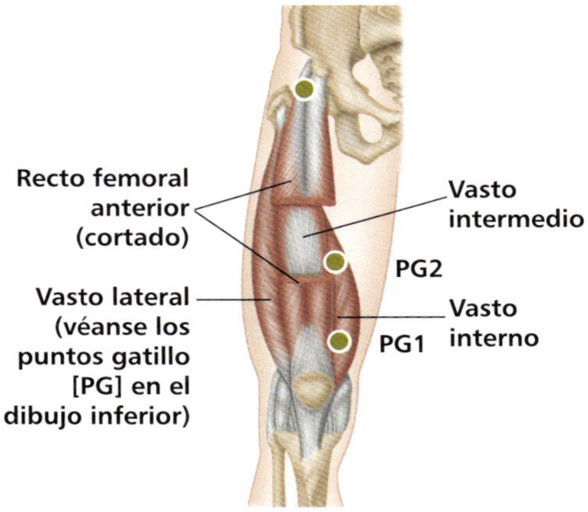

Recto femoral anterior (cortado)

Vasto intermedio

PG2

Vasto lateral (véanse los puntos gatillo [PG] en el dibujo inferior)

Vasto interno

PG1

Vista frontal

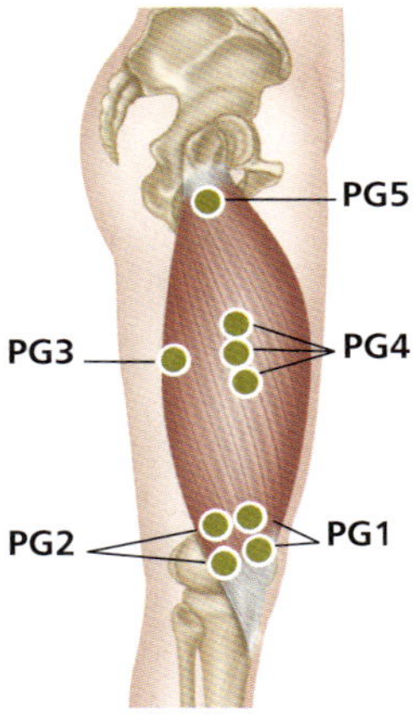

PG5

PG3

PG4

PG2

PG1

Hay que separar la rótula para poder acceder a los PG1

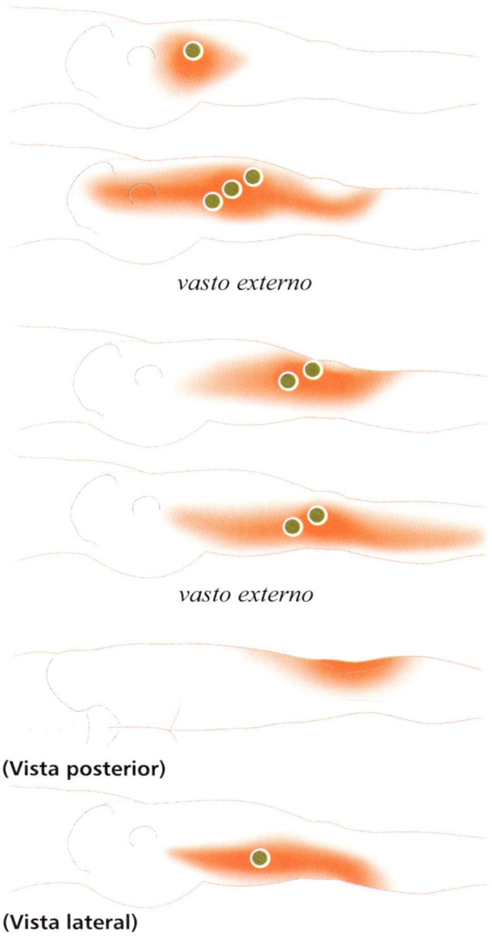

vasto externo

vasto externo

(Vista posterior)

(Vista lateral)

vasto externo

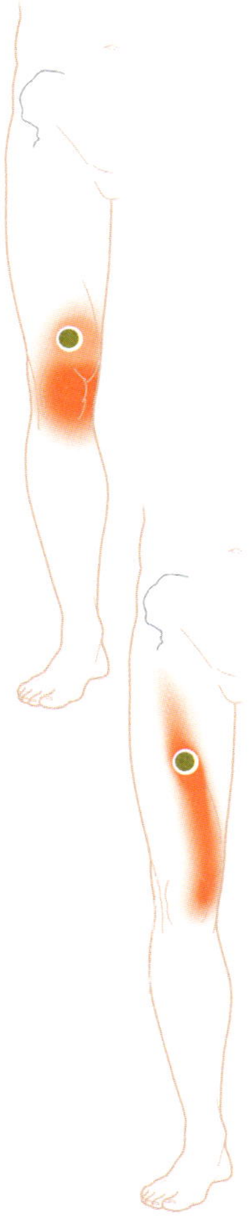

Vasto interno

Latín, *quadriceps*, 'de cuatro cabezas'; *rectus*, 'recto'; *femoris*, 'del muslo'; *vastus*, 'grande'; *lateralis*, 'perteneciente a un lado'; *medialis*, 'en el centro'; *intermedius*, 'intermedio'.

Los cuatro músculos del cuádriceps son: recto anterior femoral *(rectus femoris)*, vasto externo *(vastus lateralis)*, vasto interno *(vastus medialis)* y vasto intermedio *(vastus intermedius)*. Todos cruzan la articulación de la rodilla, pero el recto femoral es el único con dos cabezas de origen y que también cruza la articulación de la rodilla. El cuádriceps extiende la rodilla cuando nos levantamos del asiento, durante la marcha y al escalar. Los músculos vastos como grupo controlan el movimiento al sentarnos.

ORIGEN
Grupo de vastos: mitad superior de la diáfisis del fémur.
Recto femoral: parte frontal del hueso

ilíaco (espina ilíaca anteroinferior) y margen superior del acetábulo.

INSERCIÓN
Rótula, después pasan por el ligamento rotuliano a la parte anterior superior de la tibia (tuberosidad tibial).

ACCIÓN
Grupo de vastos: extensión de la rodilla.
Recto femoral: extensión de la rodilla y flexión de la cadera (en especial en conjunto, como chutar una pelota).

INERVACIÓN
Nervio femoral, L2, L3, L4.

MOVIMIENTO FUNCIONAL BÁSICO
Ejemplos: subir escaleras. Ir en bicicleta.

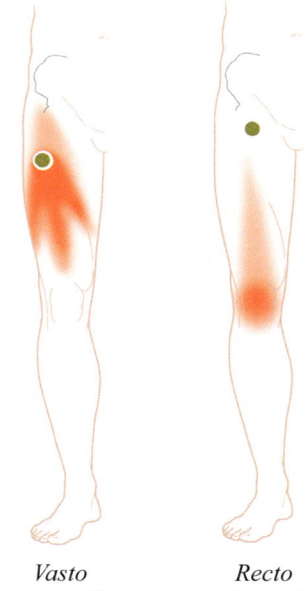

Vasto intermedio

Recto femoral

PATRONES DE DOLOR REFERIDO
Dolor en la parte anterior, interna y/o externa del muslo. El vasto externo tiene muchos puntos de dolor referido.

INDICACIONES

Dolor y debilidad del muslo. «Se dobla» la rodilla (se desencaja). Dolor nocturno. Dolor en la rodilla en extensión. Tras fractura de cadera. Tras fractura/férula de fémur. Disminución del «deslizamiento» de la articulación femororrotuliana. Dolor al cargar peso. Dolor inexplicable en la rodilla de personas jóvenes. Dolor/debilidad al bajar escaleras (recto femoral). Dolor «como de muelas» cerca de la rodilla y «distorsión» de la rodilla (vasto interno/intermedio). Problemas rotulianos, condromalacia rotuliana (vasto interno). Rodilla del saltador/corredor. Síndrome de las piernas inquietas. Dolor de menisco.

CAUSAS

Problemas en los isquiotibiales. Sobrecarga o técnica inadecuada al hacer deporte/gimnasia (en especial esquí, fútbol y *squats*). Mala biomecánica de pie/tobillo. Niño en el regazo/presión sobre el regazo.

DIAGNÓSTICO DIFERENCIAL

Síndrome de la banda iliotibial. Disfunción de la articulación femororrotuliana. Lesión de extensión del cuádriceps. Tendinitis. Radiculopatía lumbar. Patología del nervio femoral. Problemas/disfunción de la rodilla (multipennado).

CONSIDERAR TAMBIÉN

Psoas-ilíaco. Tensor de la fascia lata. Grupo de músculos glúteos. Sartorio.

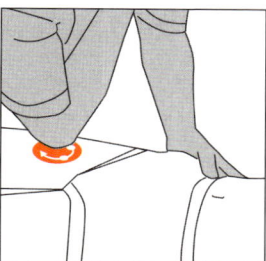

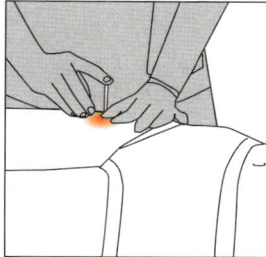

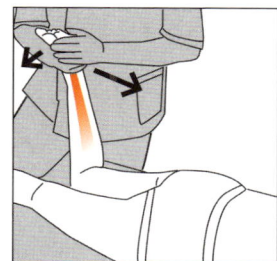

✓	✓	Rociado y estiramiento
✓	✓	Punción seca
✓	✓	Masaje de roce profundo
✓	✓	Compresión
✓	✓	Energía muscular
✓	✓	Liberación posicional
✓	✓	Punción húmeda

Técnica de contracción relajación, contracción del antagonista (CRCA)
Se trata de una combinación de RPI e IR.
1. Contraer el agonista.
2. Relajar.
3. Contraer el antagonista.
4. Estirar.
5. Originalmente contracción concéntrica del agonista y contracción excéntrica del antagonista.
6. Ahora la contracción isométrica se utiliza con la misma facilidad, en especial en regiones complicadas dolorosas.
7. Mantener el estiramiento durante 15 a 30 segundos.
8. Repetir 3 veces.

Las pelotas, los rodillos de espuma o el bastón terapéutico (Theracane) son excelentes herramientas de automasaje para los puntos gatillo del cuádriceps.

RECOMENDACIONES AL PACIENTE

Técnicas de levantar peso correctamente. Tubigrip. Evitar inmovilidad prolongada. Autoestiramientos en casa. Evaluación de marcha y postura. Evitar *squats* o sentadillas pesadas en el gimnasio. Calor húmedo, baños fríos o calientes y estiramiento. Períodos de reposo al ir en bicicleta. Evitar la forma habitual de sentarse (p. ej., sobre los pies, en cuclillas). Dormir con almohada entre las rodillas.

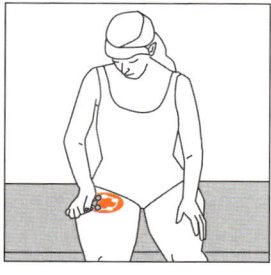

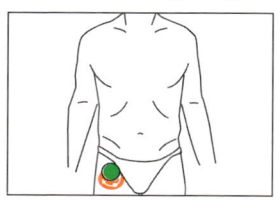

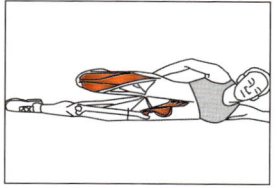

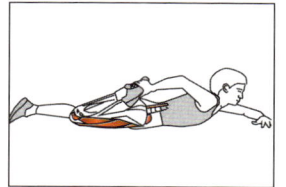

DOLOR PÉLVICO

INDICACIONES

Los síntomas incluyen dolor durante las relaciones sexuales, calambres o dolores cortantes, pesadez o sensación de presión dentro de la pelvis, dolor extremo y constante, dolor intermitente, dolor sordo, dolor durante el peristaltismo y dismenorrea. El autotratamiento de los puntos gatillo puede constituir una intervención útil y no invasiva.

PASO 1 Estudiar la anatomía y la dirección de las fibras musculares.

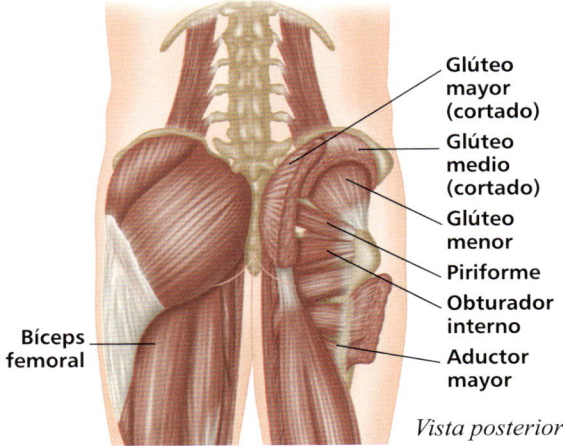

Glúteo mayor (cortado)
Glúteo medio (cortado)
Glúteo menor
Piriforme
Obturador interno
Aductor mayor
Bíceps femoral

Vista posterior

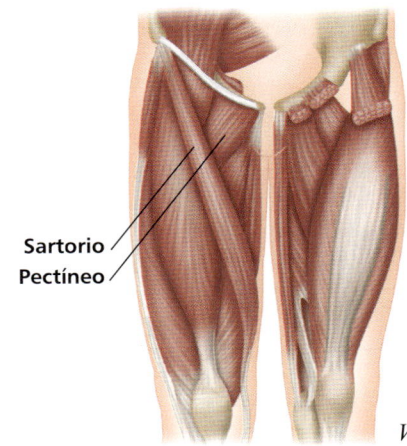

Sartorio
Pectíneo

Vista anterior

PASO 2 TCI en decúbito prono, aplicada en:

Glúteo mayor, interno inferior, medio inferior

Piriforme

Origen del bíceps femoral

Músculos de la columna
Músculos del suelo de la pelvis

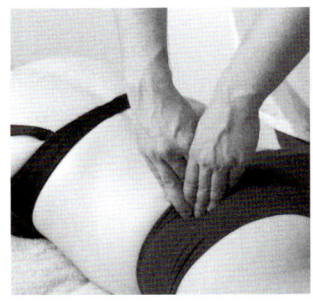
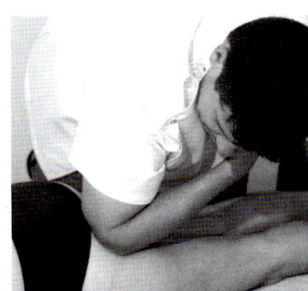
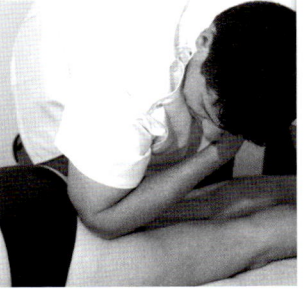
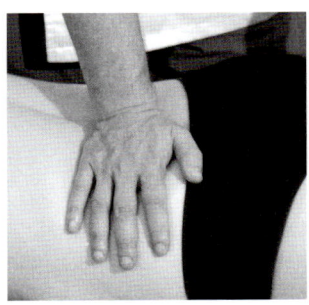

PASO 3 TCI en decúbito lateral, aplicada en:

Pectíneo (en el lado afectado)
Aductor mayor (origen)

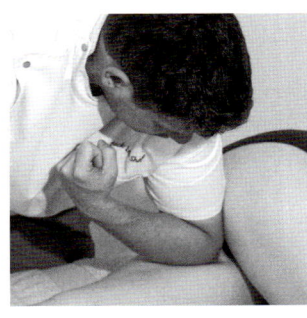

PASO 4 TCI exhaustiva en decúbito supino, aplicada en:

Recto abdominal (inferior [SPG]), véase el diagrama
Psoas mayor, con la rodilla flexionada en el mismo lado
Flexor corto de los dedos (planta del pie)
Tendón del sartorio (inserción)
Obturador interno/externo (rodilla flexionada)

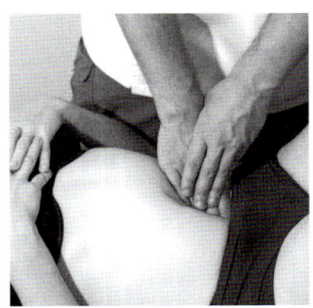

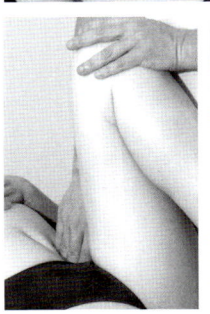
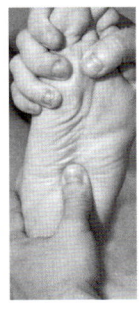
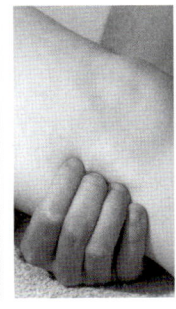
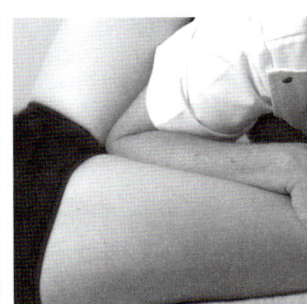

INDICACIONES

Los signos y síntomas de los problemas de la rodilla pueden ser muy variados. La rodilla es una articulación extremadamente compleja, en la que intervienen muchos huesos, articulaciones y tejidos blandos. Si a ello añadimos el gran uso que se le da a lo largo de la vida y su vulnerabilidad a una serie de lesiones y enfermedades, es evidente que la rodilla es una fuente habitual de dolores. Las lesiones comunes son distensiones de ligamentos, lesiones de los meniscos, bursitis y lesiones tendinosas. Es esencial investigar con cuidado la causa del dolor. Sin embargo, he podido comprobar que el siguiente protocolo es extremadamente eficaz en un gran número de problemas de la rodilla.

PASO 1 Estudiar la anatomía y la dirección de las fibras musculares.

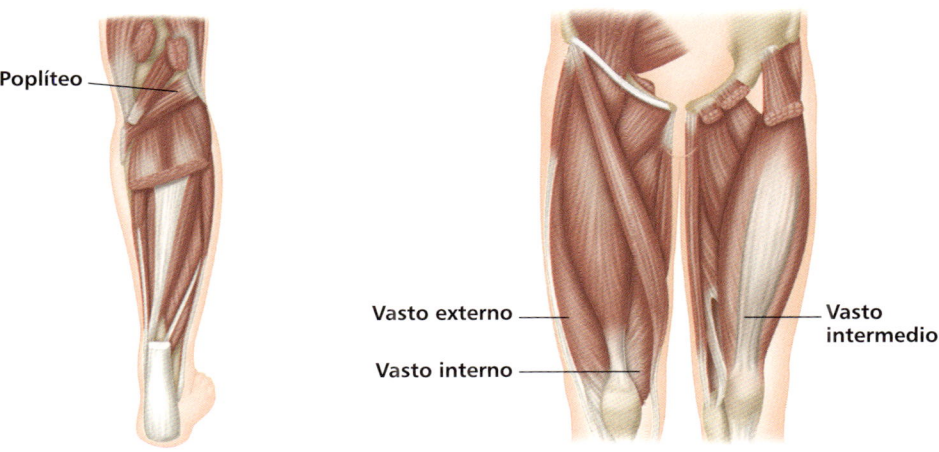

PASO 2 TCI en decúbito prono, aplicada en:

Poplíteo

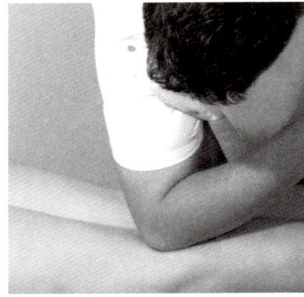

PASO 3 Roce profundo: masajear abundantemente la zona, solo en dirección craneal.

PASO 4 Decúbito supino. Brecha interna y externa de la articulación hacia la rodilla, con la rodilla en leve flexión.

A continuación, TCI aplicada en:
Inserción del vasto interno y/o externo
Extensión del cuádriceps, justo por encima de la rótula
Ligamento rotuliano, justo por debajo de la rótula (SPG)

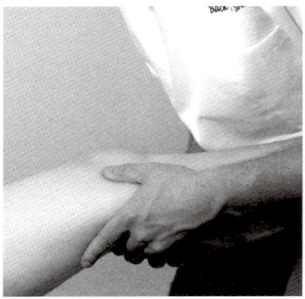
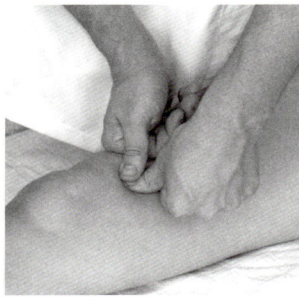
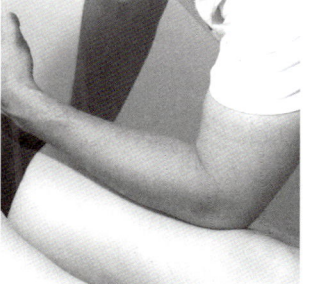
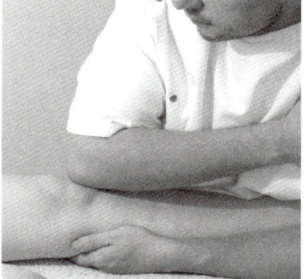

Puntos gatillo regionales del dolor en pierna, tobillo y pie

Dolor en pierna (parte ventral)
Tibial anterior
Aductor largo
Aductor corto

Dolor en pierna (parte dorsal)
Sóleo
Glúteo menor
Gastrocnemio
Semitendinoso
Semimembranoso
Sóleo
Flexor largo de los dedos
Tibial posterior
Plantar

Dolor en pierna (lado)
Gastrocnemio
Glúteo menor
Peroneo largo
Peroneo corto
Vasto externo

Dolor en tobillo (parte ventral)
Tibial anterior
Peroneo tercero
Extensor largo de los dedos
Extensor largo del dedo gordo

Dolor en tobillo (parte dorsal)
Tibial posterior
Sóleo

Dolor en tobillo (lado)
Peroneo largo
Peroneo corto } Grupo peroneo
Peroneo tercero

Dolor en tobillo (interno)
Abductor del dedo gordo
Flexor largo de los dedos

Dolor de pie (dorso)
Extensor corto de los dedos
Extensor corto del dedo gordo
Extensor largo de los dedos
Extensor largo del dedo gordo
Flexor corto del dedo gordo
Interóseos
Tibial anterior

Dolor en pie (planta)
Sóleo
Gastrocnemio (cabeza interna)
Flexor largo de los dedos
Tibial posterior
Abductor del dedo gordo
Interóseos

Dolor en talón
Sóleo
Cuadrado plantar
Abductor del dedo gordo
Tibial posterior

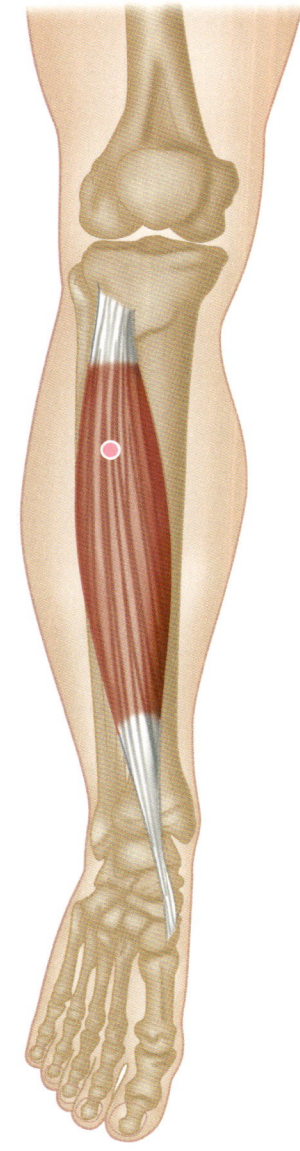

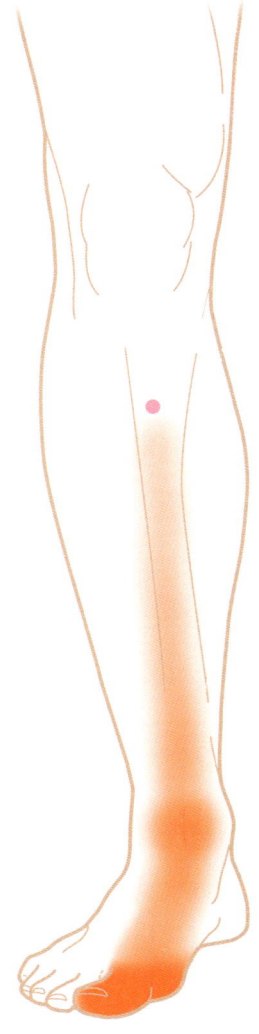

Latín, *tibia*, 'flauta o pipa/espinilla'; *anterior*, 'delante'.

ORIGEN
Cóndilo externo (lateral) de la tibia. Mitad superior de la superficie externa de la tibia. Membrana interósea.

INSERCIÓN
Superficie interna y plantar del cuneiforme medial o interno. Base del primer hueso metatarsiano.

ACCIÓN
Flexión dorsal del tobillo. Inversión del pie.
Antagonistas: peroneo largo, gastrocnemio, sóleo, plantar, tibial posterior.

INERVACIÓN
Nervio peroneo profundo, L4, **L5,** S1.

MOVIMIENTO FUNCIONAL BÁSICO
Ejemplo: andar y correr (impide que el pie dé en el suelo de cualquier manera después de que el talón contacte. Levanta el pie del suelo conforme la pierna oscila hacia delante).

PATRONES DE DOLOR REFERIDO
Dolor anterointerno vago a lo largo de la espinilla con una zona de dolor de 3 a 5 cm en la articulación del tobillo (anterior) que culmina en dolor en el dedo gordo (todo el dedo).

INDICACIONES

Dolor y molestias del tobillo. Dolor en el dedo gordo. *Shin splints* (síndrome compartimental tibial anterior por tensión). Arrastrar el pie. Debilidad de tobillo (niños). Gota en dedos de los pies. Dedo de césped (torcedura del dedo gordo). Caídas. Problemas de equilibrio.

CAUSAS

Traumatismo directo. Tobillo torcido. Botas/zapatos mal ajustados. Mala ortopedia. Caminar sobre terreno escarpado. Aplastamiento del dedo gordo. Sobrecarga (p. ej., caminar, pedales del coche).

DIAGNÓSTICO DIFERENCIAL

Discopatía lumbar. Artritis en los dedos de los pies. Síndrome compartimental tibial anterior. Lesión por sobrecarga tibial (anterior). Venas varicosas.

CONSIDERAR TAMBIÉN

Extensor largo del dedo gordo. Peroneo tercero. Extensor corto del dedo gordo. Extensor corto de los dedos. Extensor largo de los dedos. Flexor largo del dedo gordo. Primer interóseo dorsal.

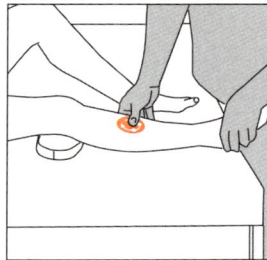

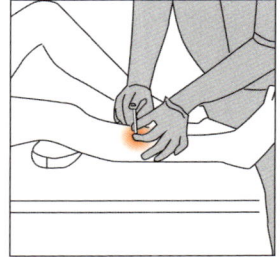

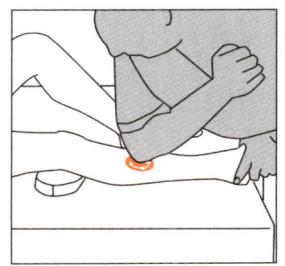

✓	✓	Rociado y estiramiento
✓		Punción seca
✓	✓	Masaje de roce profundo
✓	✓	Compresión
✓	✓	Energía muscular
✓	✓	Liberación posicional
✓		Punción húmeda

Técnica de compresión (inhibición)
1. Identificar el punto gatillo.
2. El paciente debe encontrarse en una postura cómoda, en la que el músculo afectado/huésped pueda ser sometido a un estiramiento completo.
3. Aplicar una presión suave en el punto gatillo. Esta presión se irá aumentando gradualmente mientras se elonga el músculo afectado/huésped hasta encontrar una barrera palpable. El paciente debe experimentar este momento como incómodo y no como doloroso.
4. Aplicar una presión mantenida hasta observar una relajación del punto gatillo. Esto puede tardar de unos segundos a unos minutos.
5. Repetir el procedimiento aumentando la presión en el punto gatillo hasta encontrar la próxima barrera, y así sucesivamente.
6. Para conseguir un mejor resultado, durante estas repeticiones se puede intentar cambiar la dirección de la presión.

Las técnicas de automasaje pueden ser útiles. Hay que tener cuidado con las varices. Dado que el músculo es bastante superficial, las pelotas, los ganchos y las herramientas de presión también pueden ser útiles.

RECOMENDACIONES AL PACIENTE

Evitar viajes largos en coche y uso de los pedales. Cambiar de superficie y calzado para correr. Evitar andar (de forma prolongada) sobre superficies resbaladizas. Desarrollar un programa de estiramientos (calor/frío). Ajustar el asiento del coche. Utilizar cuñas debajo del talón del pie para el pedal del coche.

TÉCNICA DE AUTOAYUDA

1. Revisar la anatomía.
2. Identificar el punto gatillo.
3. Utilizar el masaje de roce hacia abajo.
4. Continuar en el punto gatillo hasta que se ablande.
5. Continuar con el masaje hasta el final del músculo.
6. Repetir 3 veces.

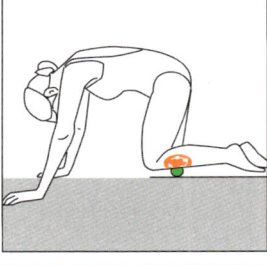

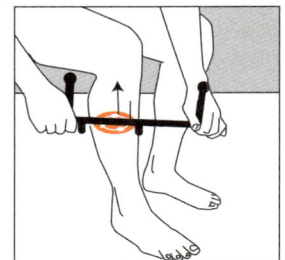

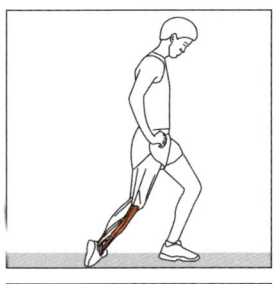

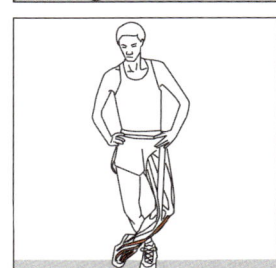

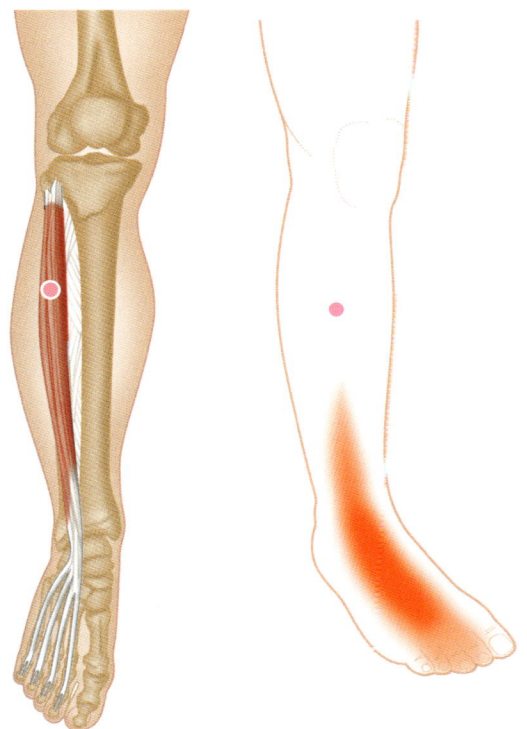
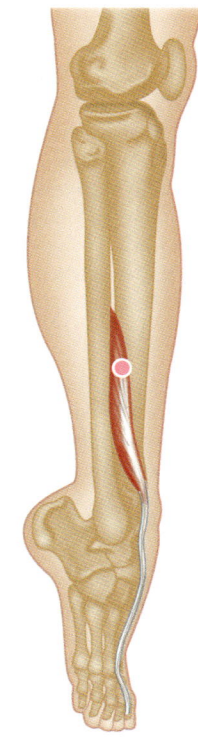

Extensor largo de los dedos

Latín, *extendere*, 'extender'; *digitus*, 'dedo'; *hallux*, 'dedo gordo del pie'; *longus*, 'largo'.

Al igual que los correspondientes tendones de la mano, el extensor largo de los dedos forma expansiones extensoras en el dorso de las falanges proximales del pie. Estas expansiones se unen por los tendones de los lumbricales y el extensor corto de los dedos, pero no por los interóseos. El extensor largo del dedo gordo se sitúa entre y en la profundidad del tibial anterior y del extensor largo de los dedos.

ORIGEN
Extensor largo de los dedos: cóndilo externo o lateral de la tibia. Dos tercios superiores de la superficie anterior del peroné. Parte superior de la membrana interósea.
Extensor largo del dedo gordo: mitad de la superficie anterior del peroné y membrana interósea adyacente.

INSERCIÓN
Extensor largo de los dedos: a lo largo de la superficie dorsal de los cuatro dedos más pequeños. Cada tendón se divide para fijarse en las bases de las falanges medias y distales.
Extensor largo del dedo gordo: base de la falange distal del dedo gordo.

ACCIÓN
Extensor largo de los dedos: extensión de los dedos en las articulaciones metatarsofalángicas. Participa en la extensión de las articulaciones interfalángicas. Ayuda a la flexión dorsal de la articulación del tobillo y la eversión del pie.
Antagonistas: flexor largo/corto de los dedos.
Extensor largo del dedo gordo: extensión de todas las articulaciones del dedo gordo. Dorsiflexión del tobillo. Participa en la inversión del pie.
Antagonistas: flexor corto/largo del dedo gordo.

INERVACIÓN
Nervio peroneo profundo, **L4, L5, S1.**

MOVIMIENTO FUNCIONAL BÁSICO
Ejemplo: subir escaleras (asegurar que los dedos dejan el escalón).

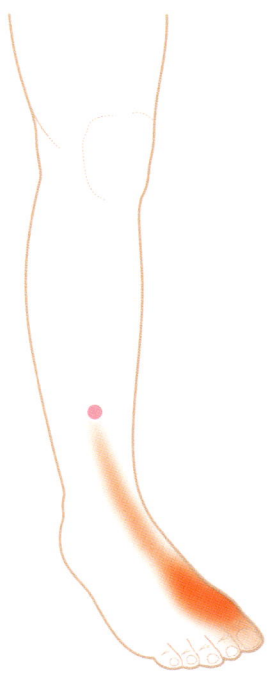

Extensor largo del dedo gordo

PATRONES DE DOLOR REFERIDO
Extensor largo de los dedos: dolor en el dorso del pie que se extiende a los tres dedos medios.
Extensor largo del dedo gordo: dolor en el dorso del dedo gordo.

EXTENSOR LARGO DE LOS DEDOS/EXTENSOR LARGO DEL DEDO GORDO
(EXTENSOR DIGITORUM LONGUS/EXTENSOR HALLUCIS LONGUS)

INDICACIONES
Dolor dorsal del pie. Metatarsalgia. Dolor en el dedo gordo (el dolor es persistente). Calambres nocturnos. Síndrome compartimental anterior. Dedo en martillo/garra.

CAUSAS
Traumatismo directo. Tobillo torcido. Botas/zapatos mal ajustados. Mala ortopedia. Caminar sobre terreno escarpado. Fractura por sobrecarga. Ferulización. Aplastamiento del dedo gordo. Deportes (p. ej., fútbol, ir en bicicleta, escalar).

DIAGNÓSTICO DIFERENCIAL
Dedos en martillo. Dedos en garra. Juanetes. Lesiones de la cabeza peronea. Síndromes compartimentales. Pie caído (neurona motora superior). Tendinitis. Lesión tendinosa.

CONSIDERAR TAMBIÉN
Músculos peroneos. Tibial anterior.

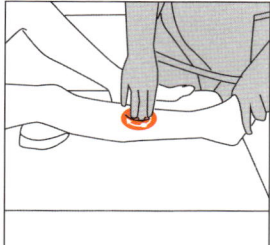

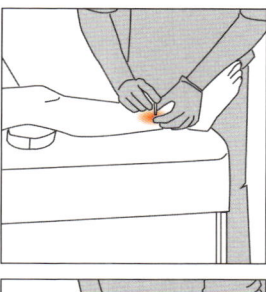

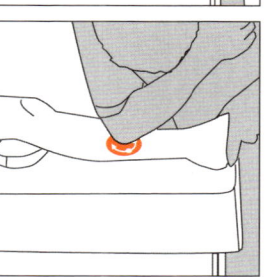

✓	✓	Rociado y estiramiento
✓	✓	Punción seca
✓	✓	Masaje de roce profundo
✓	✓	Compresión
✓	✓	Energía muscular
✓	✓	Liberación posicional
✓		Punción húmeda

Técnica de relajación postisométrica (RPI)
Indicaciones: contexto subagudo a crónico.
1. Identificar el punto gatillo.
2. El paciente debe encontrarse en una postura cómoda en la que el músculo afectado/huésped pueda ser sometido a un estiramiento completo.
3. El paciente debe contraer el músculo afectado/huésped usando un 10-25 % de su fuerza y dentro de la longitud máxima indolora mientras se le aplica una resistencia isométrica durante 3-10 segundos; debe estabilizarse la parte del cuerpo para evitar un acortamiento muscular.
4. El paciente debe relajar el músculo («soltarlo»).
5. Durante esta fase de relajación, elongar con suavidad el músculo tensándolo hasta el punto de resistencia (pasivamente); debe registrarse cualquier cambio en la longitud.
6. Repetir varias veces (habitualmente 3 veces).

Las técnicas de automasaje pueden ser útiles. Dado que los músculos son profundos, no deben utilizarse pelotas o herramientas de presión.

RECOMENDACIONES AL PACIENTE
Calzado. Marcha. Posición del pie durante la conducción/sueño. Ortopedia. Revisar los ejercicios de carga de peso. Posturas en el trabajo.

TÉCNICA DE AUTOAYUDA
1. Revisar la anatomía.
2. Identificar el punto gatillo.
3. Utilizar el masaje de roce hacia abajo.
4. Continuar en el punto gatillo hasta que se ablande.
5. Continuar con el masaje hasta el final del músculo.
6. Repetir 3 veces.

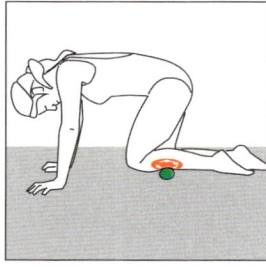

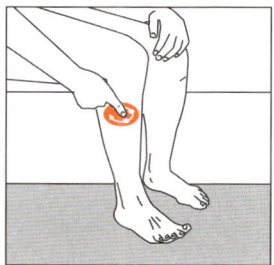

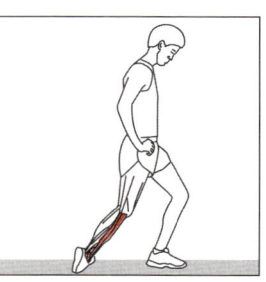

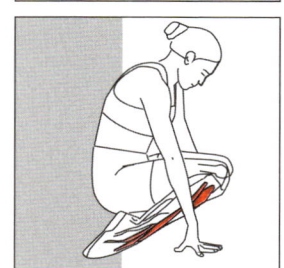

PERONEO LARGO/CORTO/TERCERO
(FIBULARIS [PERONEUS] LONGUS, BREVIS, TERTIUS)

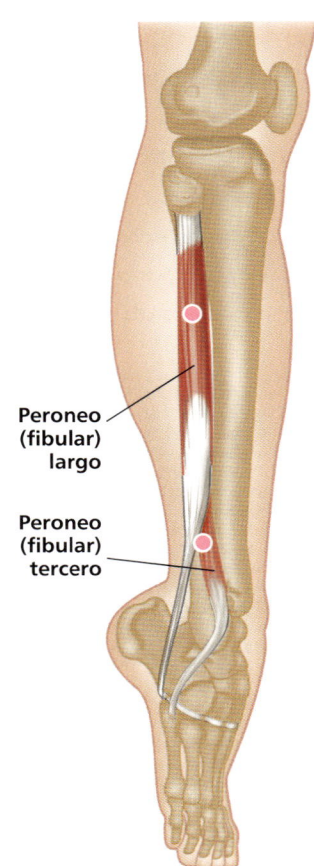

Peroneo (fibular) largo

Peroneo (fibular) tercero

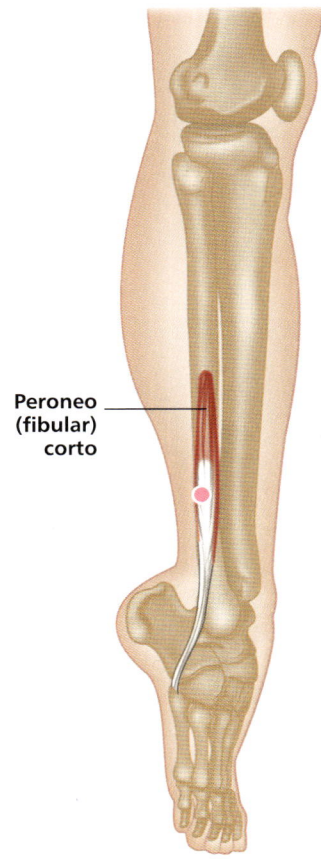

Peroneo (fibular) corto

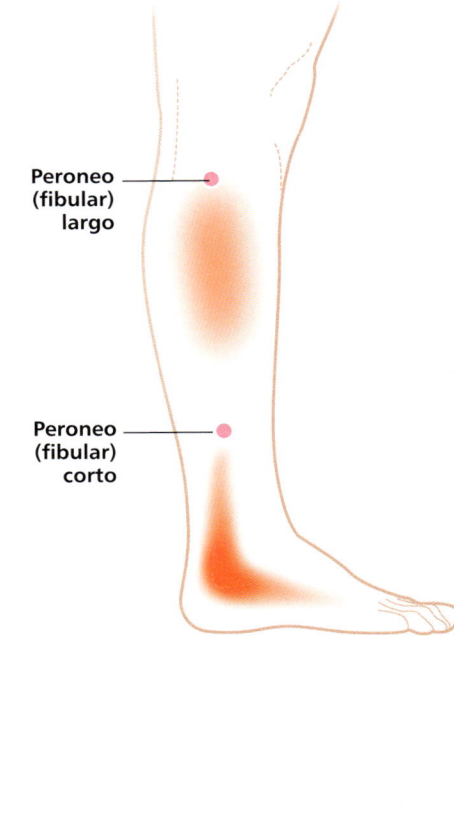

Peroneo (fibular) largo

Peroneo (fibular) corto

Latín, *fíbula*, 'aguja, hebilla'; *longus*, 'largo'; *brevis*, 'corto'; *tertius*, 'tercero'.

El curso del tendón de inserción del peroneo largo ayuda a mantener los arcos longitudinales transversos y laterales del pie. Una parte del músculo del peroneo corto se une a menudo al tendón del extensor largo del quinto dedo, en donde se denomina *peroneo del quinto dedo*. El tercer peroneo es una parte lateral inferior parcialmente separada del extensor largo de los dedos.

ORIGEN
Largo: dos tercios superiores de la superficie lateral o externa del peroné. Cóndilo lateral de la tibia.
Corto: dos tercios inferiores de la superficie lateral del peroné. Septo intermuscular adyacente.
Tercero: tercio inferior de la superficie anterior del peroné y membrana interósea.

INSERCIÓN
Largo: cara lateral o externa del cuneiforme interno. Base del primer metatarsiano.
Corto: cara lateral de la base del quinto metatarsiano.
Tercero: superficie dorsal de la base del quinto metatarsiano.

ACCIÓN
Largo: eversión del pie. Participación en la flexión plantar de la articulación del tobillo.
Antagonista: tibial anterior.
Corto: eversión de la articulación del tobillo.
Tercero: flexión dorsal de la articulación del tobillo. Eversión del pie.

INERVACIÓN
Nervio peroneo superficial, **L4, L5, S1**.

MOVIMIENTO FUNCIONAL BÁSICO
Ejemplos: andar y correr. Andar sobre superficies desiguales.

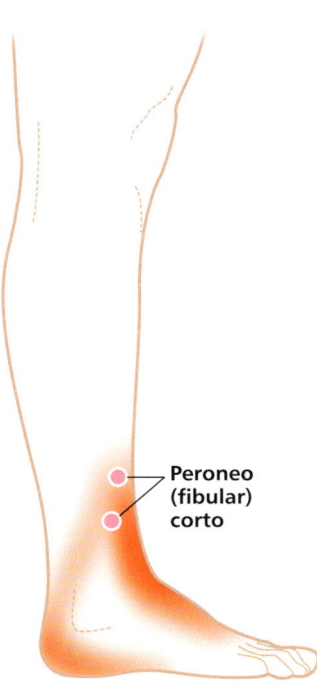

Peroneo (fibular) corto

PATRONES DE DOLOR REFERIDO
Principalmente sobre el maléolo externo o lateral anterior y posteriormente en una distribución lineal. Lateralmente a lo largo del pie; en ocasiones, dolor vago en el tercio medio de la cara lateral o externa de la pierna.

RESUMEN

INDICACIONES

Pronación de los pies. Lesión repetida de inversión/eversión. Sensibilidad alrededor del maléolo. Debilidad del tobillo. Rehabilitación tras fractura (y férula). Problemas en los pies (p. ej., callos, verrugas y neuromas). Osteoartritis de los dedos. Metatarsalgia. Rigidez de tobillo. Síndrome del compartimento lateral o externo.

CAUSAS

Traumatismo directo. Después de fracturas. Tobillo torcido. Botas/zapatos mal ajustados. Mala ortopedia. Caminar sobre terreno escarpado. Ferulización (escayola). Deportes (p. ej., correr, fútbol, ir en bicicleta, escalar, nadar). Calzado (tacones altos). Calcetines estrechos. Largo rato con las piernas cruzadas. Dormir sobre el estómago con los dedos de los pies en punta.

DIAGNÓSTICO DIFERENCIAL

Rotura. Fractura del pie. Fractura del primer metatarsiano (apófisis estiloides). Problemas en los pies. Disfunción de la cabeza peronea (nervio peroneo común). Problemas en los dedos de los pies. Problemas en el tobillo (artritis). Disfunción de la marcha. Síndromes compartimentales (lateral). Osteoartritis de cadera.

CONSIDERAR TAMBIÉN

Tensor de la fascia lata. Glúteo menor. Extensor largo de los dedos. Extensor corto del dedo gordo. Extensor corto de los dedos.

TÉCNICAS MANUALES DEL TERAPEUTA

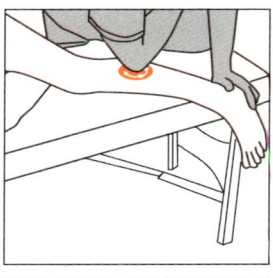

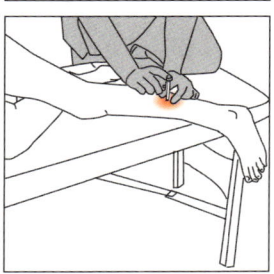

✓	✓	Rociado y estiramiento
✓	✓	Punción seca
✓	✓	Masaje de roce profundo
✓	✓	Compresión
✓	✓	Energía muscular
✓	✓	Liberación posicional
✓	✓	Punción húmeda

Técnica de relajación postisométrica (RPI)

Indicaciones: contexto subagudo a crónico.
1. Identificar el punto gatillo.
2. El paciente debe encontrarse en una postura cómoda en la que el músculo afectado/huésped pueda ser sometido a un estiramiento completo.
3. El paciente debe contraer el músculo afectado/huésped usando un 10-25 % de su fuerza y dentro de la longitud máxima indolora, mientras se le aplica una resistencia isométrica durante 3-10 segundos; debe estabilizarse esa parte del cuerpo para evitar un acortamiento muscular.
4. El paciente debe relajar el músculo («soltarlo»).
5. Durante esta fase de relajación, elongar con suavidad el músculo tensándolo hasta el punto de resistencia (pasivamente); debe registrarse cualquier cambio en la longitud.
6. Repetir varias veces (habitualmente 3 veces).

AUTOAYUDA

Las técnicas de automasaje pueden ser útiles. Dado que los músculos son superficiales, también pueden ser útiles las pelotas y las herramientas de presión.

RECOMENDACIONES AL PACIENTE

Evitar llevar tacón alto o calzado plano. Estiramiento regular con calor y/o frío. Vendaje/soporte de tobillo. Utilizar cuñas de talón y/u ortopedia. Indicaciones de postura y marcha. Examen del calzado.

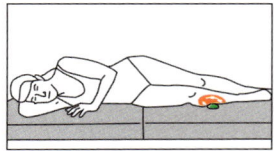

TÉCNICA DE AUTOAYUDA

1. Revisar la anatomía.
2. Identificar el punto gatillo.
3. Utilizar el masaje de roce hacia abajo.
4. Continuar en el punto gatillo hasta que se ablande.
5. Continuar con el masaje hasta el final del músculo.
6. Repetir 3 veces.

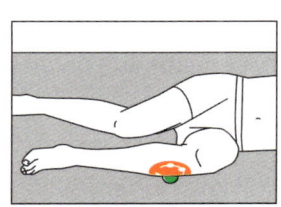

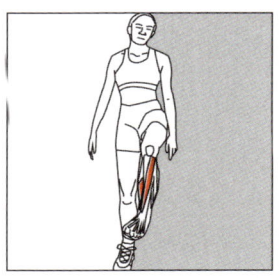

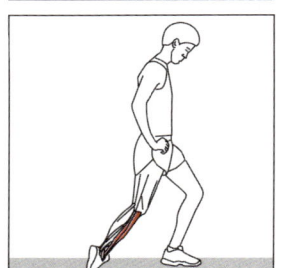

GASTROCNEMIO *(GASTROCNEMIUS)*

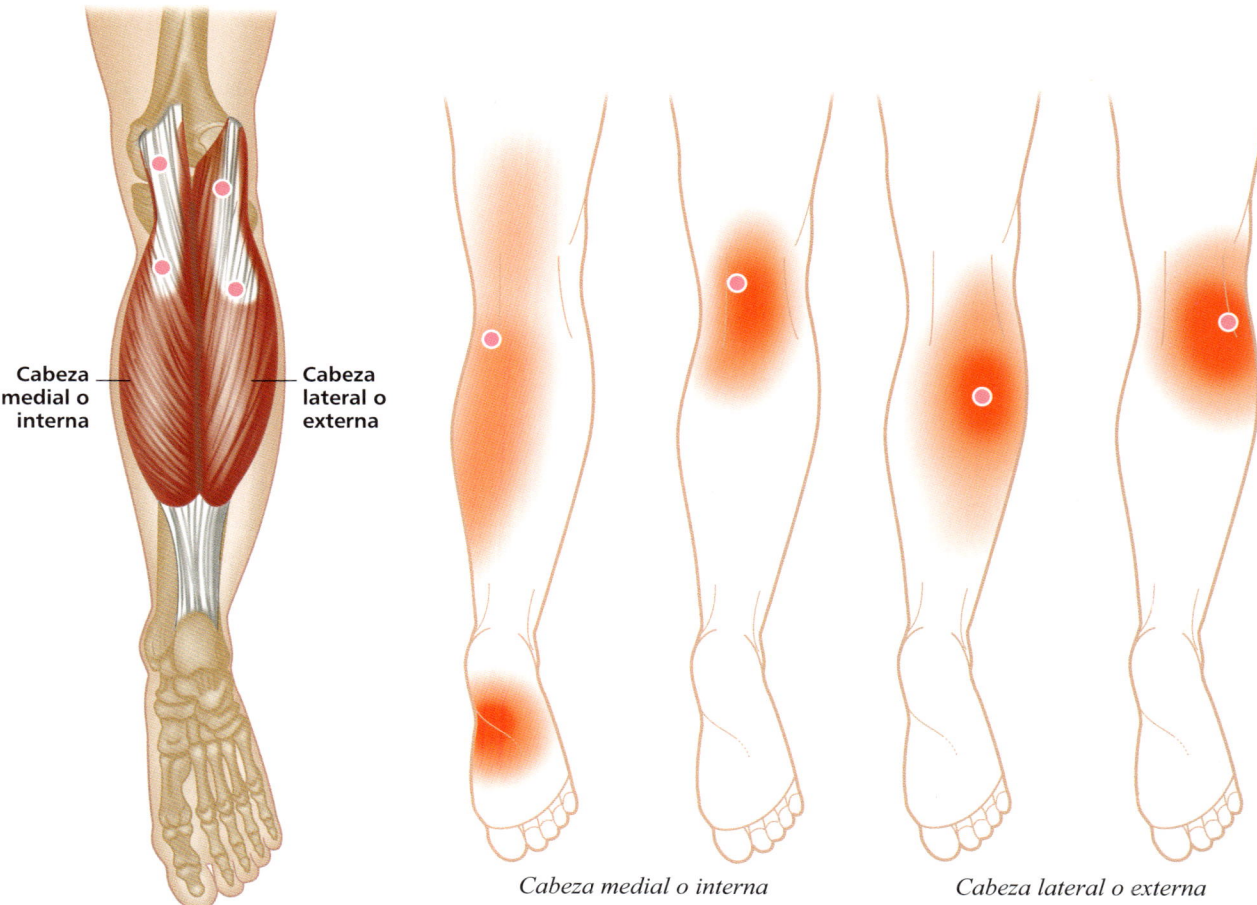

Cabeza medial o interna

Cabeza
medial o
interna

Cabeza
lateral o
externa

Cabeza medial o interna

Cabeza lateral o externa

Griego, *gaster*, 'estómago'; *kneme*, 'pierna'.

El gastrocnemio es parte del músculo compuesto conocido como *tríceps sural*, que forma el contorno prominente de la pantorrilla. El tríceps sural comprende gastrocnemio, sóleo y plantar. La fosa poplítea en la parte posterior de la rodilla está formada inferiormente por los vientres del gastrocnemio y el plantar, lateralmente por el tendón del bíceps femoral y medialmente por los tendones del semimembranoso y el semitendinoso.

ORIGEN
Cabeza medial o interna: superficie poplítea del fémur por encima del cóndilo interno.
Cabeza lateral o externa: cóndilo externo y superficie posterior del fémur.

INSERCIÓN
Superficie posterior del calcáneo (a través del tendón calcáneo, una fusión de los tendones del gastrocnemio y el sóleo).

ACCIÓN
Flexión plantar de la articulación del tobillo. Participa en la flexión de la articulación de la rodilla. Constituye una fuerza principal propulsora al andar y al correr.
Antagonista: tibial anterior.

INERVACIÓN
Nervio tibial, S1, S2.

MOVIMIENTO FUNCIONAL BÁSICO
Ejemplo: ponerse de puntillas (sobre la punta de los dedos de los pies).

PATRONES DE DOLOR REFERIDO
Varios puntos gatillo en cada vientre muscular y puntos gatillo accesorios en el talón. En las figuras se indican los cuatro puntos más comunes de las cabezas mediales y laterales.

RESUMEN

INDICACIONES
Dolor y rigidez de pantorrilla. Calambres nocturnos. Dolor en el pie (arco). Dolor en el dorso de la rodilla en actividad mecánica. Pie plano (arcadas caídas).

CAUSAS
Traumatismo directo. Después de fracturas. Tobillo torcido. Botas/zapatos mal ajustados. Mala ortopedia. Caminar sobre terreno escarpado (montaña arriba). Ferulización (escayola). Conducción prolongada. Ocupacional. Deportes (en cuclillas [p. ej., correr, fútbol, ir en bicicleta, escalar, nadar]). Calzado (tacones altos). Calcetines estrechos. Largo rato con las piernas cruzadas. Dormir sobre el estómago con los dedos de los pies en punta. Calambres en pantorrilla. Problemas bioquímicos (vitamina/mineral) inducidos por fármacos (efectos secundarios).

DIAGNÓSTICO DIFERENCIAL
Tromboflebitis. Trombosis venosa profunda (venas varicosas, claudicación intermitente). Radiculopatía S1. Quiste de Baker. Síndrome compartimental tibial posterior. Tendinitis de Aquiles. Enfermedad de Sever. Bursitis.

TÉCNICAS MANUALES DEL TERAPEUTA

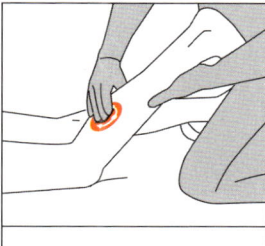

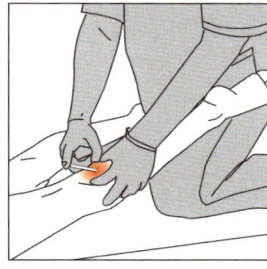

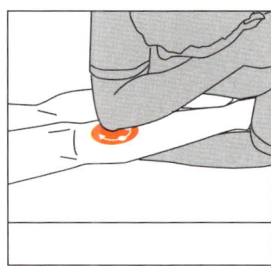

CONSIDERAR TAMBIÉN
Sóleo. Plantar. Tibial posterior. Tibial anterior. Flexores de los dedos (largos). Extensores de los dedos.

✓	✓	Rociado y estiramiento
✓	✓	Punción seca
✓	✓	Masaje de roce profundo
✓	✓	Compresión
✓	✓	Energía muscular
✓	✓	Liberación posicional
✓		Punción húmeda

Técnica de relajación postisométrica (RPI)
Indicaciones: contexto subagudo a crónico.
1. Identificar el punto gatillo.
2. El paciente debe encontrarse en una postura cómoda en la que el músculo afectado/huésped pueda ser sometido a un estiramiento completo.
3. El paciente debe contraer el músculo afectado/huésped usando un 10-25 % de su fuerza y dentro de la longitud máxima indolora, mientras se le aplica una resistencia isométrica durante 3-10 segundos; debe estabilizarse esa parte del cuerpo para evitar un acortamiento muscular.
4. El paciente debe relajar el músculo («soltarlo»).
5. Durante esta fase de relajación, elongar con suavidad el músculo tensándolo hasta el punto de resistencia (pasivamente); debe registrarse cualquier cambio en la longitud.
6. Repetir varias veces (habitualmente 3 veces).

AUTOAYUDA

Las técnicas de automasaje pueden ser útiles. También se puede utilizar la rodilla contralateral. Dado que el músculo es bastante superficial, también pueden ser útiles las pelotas y las herramientas de presión. Los estiramientos son excelentes para relajar los puntos gatillo en los músculos de la pantorrilla.

RECOMENDACIONES AL PACIENTE
Evitar calzado de tacón alto. Estiramientos regulares. Precalentamiento antes y enfriamiento después de los ejercicios. Utilizar aplicaciones frías/estiramiento y calor y estiramiento. Cambiar regularmente los zapatos para correr. Postura.

TÉCNICA DE AUTOAYUDA
1. Revisar la anatomía.
2. Identificar el punto gatillo.
3. Continuar en el punto gatillo hasta que se ablande.

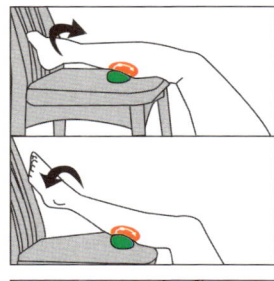

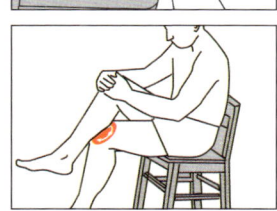

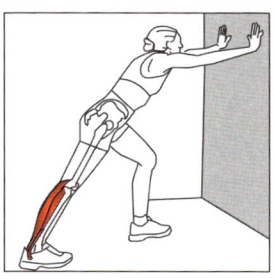

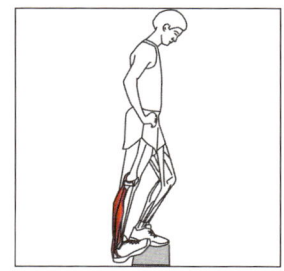

PLANTAR (*PLANTARIS*)

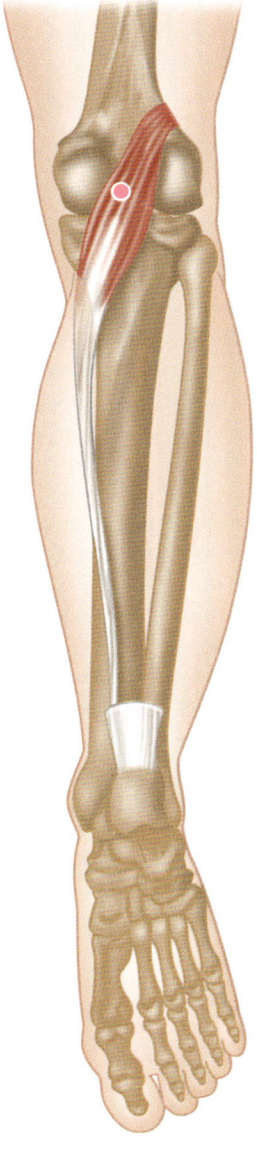

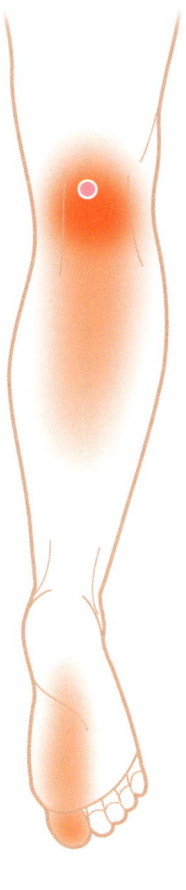

Latín, *planta*, 'planta del pie'.

Parte del tríceps sural. Su tendón largo y esbelto es equivalente al tendón del palmar largo del antebrazo.

ORIGEN
Parte inferior de la cresta supracondílea externa del fémur y la parte adyacente de su superficie poplítea. Ligamento poplíteo oblicuo de la articulación de la rodilla.

INSERCIÓN
Superficie posterior del calcáneo (o a veces en la superficie interna del tendón del calcáneo).

ACCIÓN
Flexión plantar del tobillo. Flexión débil de la articulación de la rodilla. Antagonista: tibial anterior.

INERVACIÓN
Nervio tibial, L4, **L5**, **S1**, S(2).

MOVIMIENTO FUNCIONAL BÁSICO
Ejemplo: ponerse de puntillas.

PATRONES DE DOLOR REFERIDO
Dolor en fosa poplítea en una zona de 2 a 3 cm que irradia 5-10 cm caudalmente a la pantorrilla.

RESUMEN

INDICACIONES

Dolor en la pantorrilla. Dolor en el talón. Dolor en la parte posterior de la rodilla. Uso crónico y a largo plazo de calzado de tacón alto. Pie plano (arcada caída). *Shin splints*. Dolor al ascender las escaleras. Dolor de crecimiento en niños.

CAUSAS

Después de fracturas. Mala ortopedia. Conducir durante largo tiempo. Deportes (p. ej., correr, fútbol, ir en bicicleta, escalar, nadar). Calzado (tacones altos). Calcetines estrechos. Sentado con las piernas sobre la silla/mesa. APEI.

DIAGNÓSTICO DIFERENCIAL

Tendinitis de Aquiles. Síndrome compartimental. Enfermedad vascular. Espolón calcáneo. Fascitis. Problemas en la articulación subtalar o subastragalina. Mecanismos de bomba venosa. Rotura del tendón. Quiste de Baker. *Shin splints*. Fractura por estrés. Discrepancia de longitud de las piernas.

CONSIDERAR TAMBIÉN

Poplíteo. Gastrocnemio. Tibial posterior. Cuadrado plantar (del pie). Abductor del dedo gordo (del pie). Glúteo menor.

TÉCNICAS MANUALES DEL TERAPEUTA

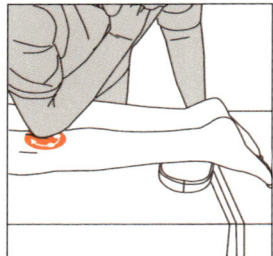
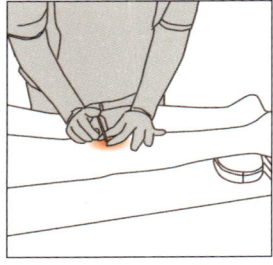
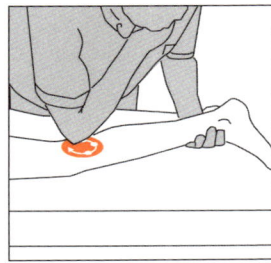
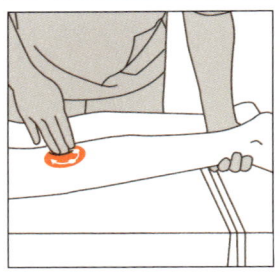

		Rociado y estiramiento
✓		Punción seca
		Masaje de roce profundo
✓	✓	Compresión
✓	✓	Energía muscular
✓	✓	Liberación posicional
		Punción húmeda

Técnica de compresión (inhibición)
1. Identificar el punto gatillo.
2. El paciente debe encontrarse en una postura cómoda, en la que el músculo afectado/huésped pueda ser sometido a un estiramiento completo.
3. Aplicar una presión suave en el punto gatillo. Esta presión se irá aumentando gradualmente mientras se elonga el músculo afectado/huésped hasta encontrar una barrera palpable. El paciente debe experimentar este momento como incómodo y no como doloroso.
4. Aplicar una presión mantenida hasta observar una relajación del punto gatillo. Esto puede tardar de unos segundos a unos minutos.
5. Repetir el procedimiento aumentando la presión en el punto gatillo hasta encontrar la próxima barrera, y así sucesivamente.
6. Para conseguir un mejor resultado, durante estas repeticiones se puede intentar cambiar la dirección de la presión.

AUTOAYUDA

Los novatos no deben utilizar pelotas ni herramientas de presión, porque el músculo es profundo y hay muchas venas superficiales y profundas en la zona. Los estiramientos son excelentes para relajar los puntos gatillo en los músculos de la pantorrilla.

RECOMENDACIONES AL PACIENTE

Cambio de calzado. Cambiar y variar las técnicas al correr y la superficie sobre la que se corre. Cambiar/evitar calzado de tacón alto. Estiramiento regular. Reposapiés en casa y en el trabajo. Uso de aplicaciones frías. Masaje después del deporte. Precalentamiento antes y enfriamiento gradual después del ejercicio. Postura.

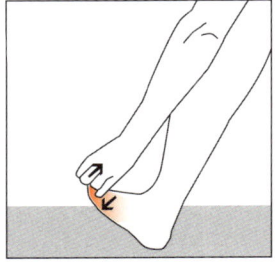
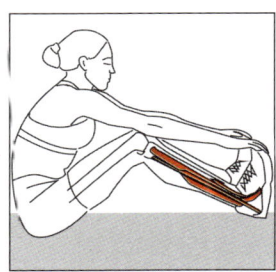
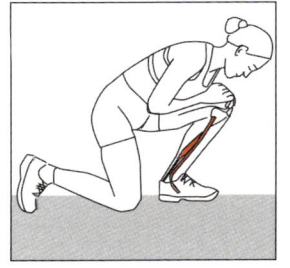

SÓLEO (SOLEUS)

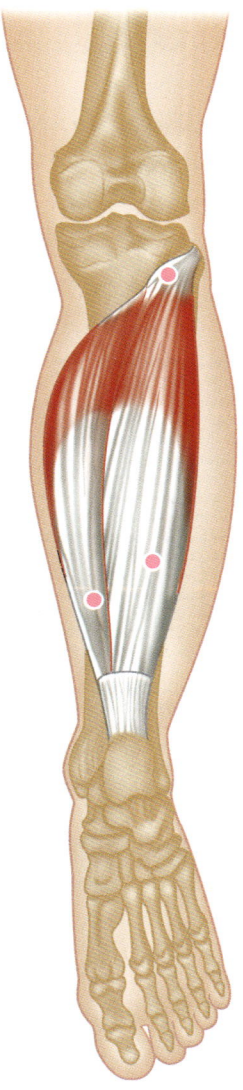
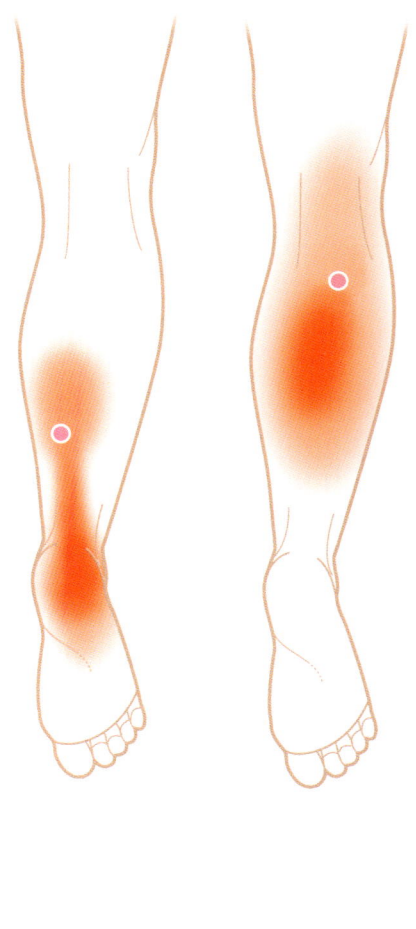
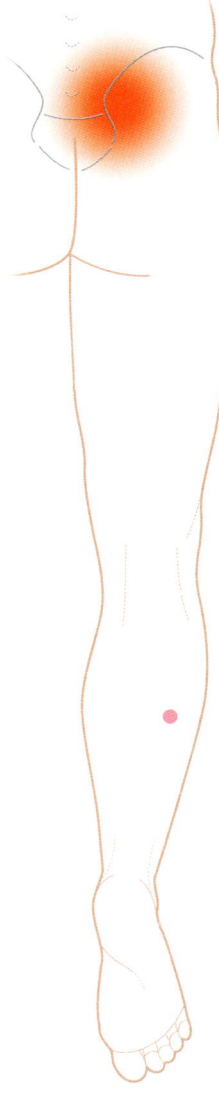

Latín, *soleus*, 'en forma de lenguado' (pez).

Parte del *tríceps sural*. El sóleo recibe su nombre por parecerse a un pez. El tendón calcáneo (de Aquiles) del sóleo y del gastrocnemio es el más grueso y potente del organismo.

ORIGEN
Superficies posteriores de la cabeza del peroné y tercio superior de la diáfisis del peroné. Línea del sóleo y tercio medio del borde interno de la tibia. Arco tendinoso entre la tibia y el peroné.

INSERCIÓN
Con el tendón del gastrocnemio en la superficie posterior del calcáneo.

ACCIÓN
Flexión plantar de la articulación del tobillo. Con frecuencia el sóleo participa en la contracción durante la bipedestación para prevenir que el cuerpo caiga hacia delante en la articulación del tobillo; es decir, para compensar la línea de tracción del centro de gravedad del cuerpo. De este modo, ayuda a mantener la posición erecta.
Antagonista: tibial anterior

INERVACIÓN
Nervio tibial, L5, **S1**, **S2**.

MOVIMIENTO FUNCIONAL BÁSICO
Ejemplo: ponerse de puntillas.

PATRONES DE DOLOR REFERIDO
Dolor en el tendón de Aquiles distal y el talón hacia la mitad posterior del pie. Dolor en la pantorrilla desde la rodilla justo por encima del origen del tendón de Aquiles. Zona de dolor de 4 a 5 cm en la región sacroilíaca ipsolateral (raro).

RESUMEN

INDICACIONES
Dolor en la pantorrilla. Dolor en el talón. Dolor en la parte posterior de la rodilla. Uso crónico y a largo plazo de calzado de tacón alto. Fascitis plantar. Acortamiento crónico de la pantorrilla. Dolor en la pantorrilla al subir escaleras. Dolor lumbar. Calambres en la pierna.

CAUSAS
Después de fracturas. Ferulización. Mala ortopedia. Conducir durante largo tiempo. Deportes (p. ej., correr, fútbol, ir en bicicleta, escalar, esquiar, máquina de remos). Calzado (tacones altos). APEI. Trabajo en bipedestación. Golpe/traumatismo directo, presión en la pantorrilla.

DIAGNÓSTICO DIFERENCIAL
Tendinitis del Aquiles. Síndrome compartimental. Enfermedad vascular. Espolón calcáneo. Fascitis. Problemas en la articulación subastragalina. Mecanismos de bomba venosa. Rotura del tendón. Quiste de Baker. *Shin splints.* Fractura por estrés. Discrepancia de la longitud de las piernas.

CONSIDERAR TAMBIÉN
Poplíteo. Gastrocnemio. Tibial posterior. Cuadrado plantar (del pie). Abductor del dedo gordo. Piriforme. Ocasionalmente el maxilar.

TÉCNICAS MANUALES DEL TERAPEUTA

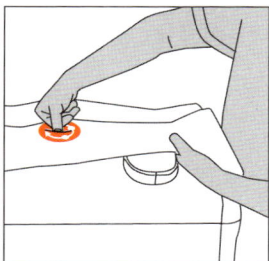
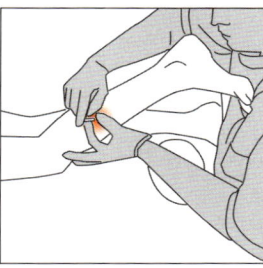
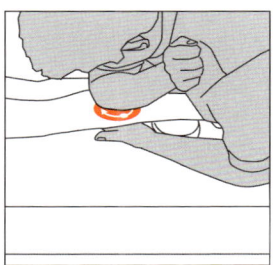

✓	✓	Rociado y estiramiento
✓		Punción seca
✓	✓	Masaje de roce profundo
✓	✓	Compresión
✓	✓	Energía muscular
✓	✓	Liberación posicional
		Punción húmeda

Técnica de compresión (inhibición)
1. Identificar el punto gatillo.
2. El paciente debe encontrarse en una postura cómoda, en la que el músculo afectado/huésped pueda ser sometido a un estiramiento completo.
3. Aplicar una presión suave en el punto gatillo. Esta presión se irá aumentando gradualmente mientras se elonga el músculo afectado/huésped hasta encontrar una barrera palpable. El paciente debe experimentar este momento como incómodo y no como doloroso.
4. Aplicar una presión mantenida hasta observar una relajación del punto gatillo. Esto puede tardar de unos segundos a unos minutos.
5. Repetir el procedimiento aumentando la presión en el punto gatillo hasta encontrar la próxima barrera, y así sucesivamente.
6. Para conseguir un mejor resultado, durante estas repeticiones se puede intentar cambiar la dirección de la presión.

AUTOAYUDA

Las técnicas de automasaje pueden ser útiles, incluso se puede utilizar la rodilla contralateral. Pueden utilizarse pelotas y herramientas de presión, pero hay que tener experiencia, ya que el músculo es profundo y hay muchas venas superficiales y profundas en la zona. Los estiramientos son excelentes para relajar los puntos gatillo en los músculos de la pantorrilla. El uso de rodillos de espuma puede ser eficaz.

RECOMENDACIONES AL PACIENTE
Cambio de calzado. Cambiar y variar las técnicas al correr y la superficie sobre la que se corre. Cambiar/evitar calzado de tacón alto. Estiramiento regular. Reposapiés en casa y en el trabajo. Uso de aplicaciones frías. Masaje después del deporte. Precalentamiento antes y enfriamiento gradual después del ejercicio. Postura.

TÉCNICA DE AUTOAYUDA
1. Revisar la anatomía.
2. Identificar el punto gatillo.
3. Continuar en el punto gatillo con la rodilla contralateral hasta que se ablande.

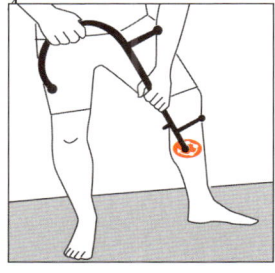
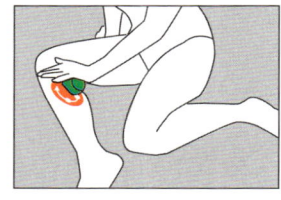
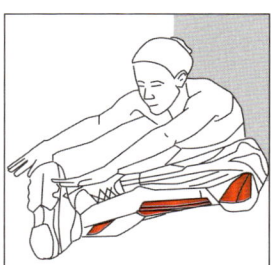
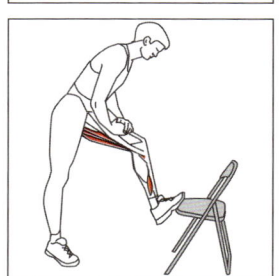

POPLÍTEO (POPLITEUS)

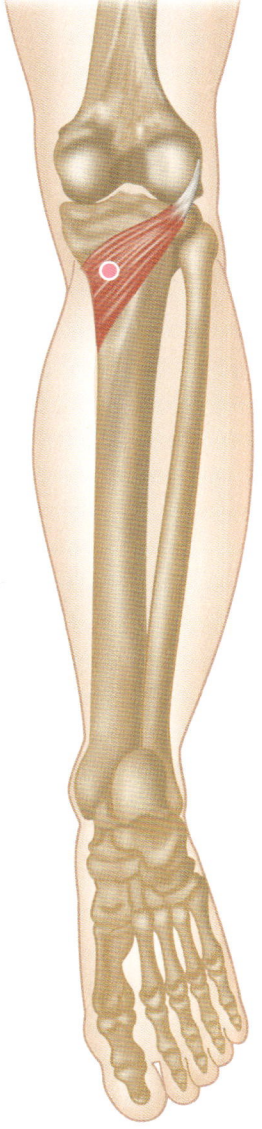

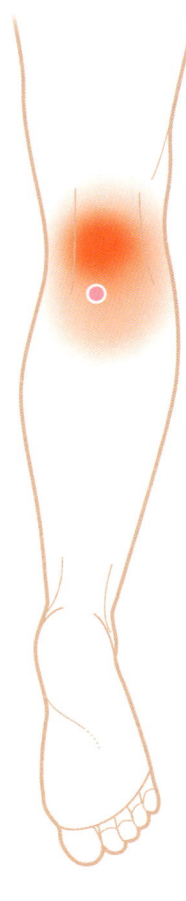

Latín, *poples*, 'jamón'.

El tendón desde el origen del poplíteo se sitúa en el interior de la cápsula de la articulación de la rodilla.

ORIGEN
Superficie externa del cóndilo lateral del fémur. Ligamento poplíteo oblicuo de la articulación de la rodilla.

INSERCIÓN
Parte superior de la superficie posterior de la tibia, superior a la línea del sóleo.

ACCIÓN
Rotación lateral del fémur en la tibia cuando el pie está fijo en el suelo. Rotación medial de la tibia sobre el fémur cuando la pierna no carga el peso. Ayuda a la flexión de la rodilla (el poplíteo «desbloquea» la articulación de la rodilla para iniciar la flexión de la pierna). Ayuda a reforzar los ligamentos posteriores de esta articulación.

INERVACIÓN
Nervio tibial, **L4**, **L5**, **S1**.

MOVIMIENTO FUNCIONAL BÁSICO
Ejemplo: andar.

PATRONES DE DOLOR REFERIDO
Zona de dolor localizado de 5-6 cm (articulación de la rodilla posterior y central) con algo de dolor difuso que irradia en todas las direcciones, en especial hacia abajo.

RESUMEN

INDICACIONES
Dolor en la parte posterior de la rodilla al ponerse en cuclillas, agacharse, andar y/o correr. Dolor detrás de la rodilla o la pantorrilla al subir por una cuesta y al bajar escaleras. Rodilla rígida en flexión pasiva y extensión. Fascitis plantar. Acortamiento crónico de la pantorrilla. Dolor lumbar. Calambres en pierna.

CAUSAS
Después de fracturas. Ferulización. Mala ortopedia. Conducir durante largo tiempo. Deportes con giros o rotaciones (p. ej., fútbol, escalar, esquiar, baloncesto, fútbol americano). Asociado a muchos problemas de la rodilla.

DIAGNÓSTICO DIFERENCIAL
Avulsión. Ligamentos cruzados (inestabilidad). Quiste de Baker. Osteoartiritis. Tendinitis. Lesión de cartílago (menisco). Vascular (trombosis venosa profunda, trombosis). Tenosinovitis.

CONSIDERAR TAMBIÉN
Isquiotibiales (bíceps femoral). Gastrocnemio (ligamento rotuliano). Plantar.

TÉCNICAS MANUALES DEL TERAPEUTA

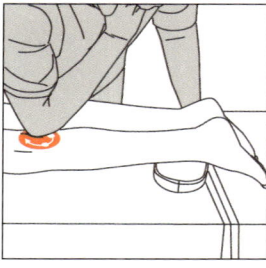
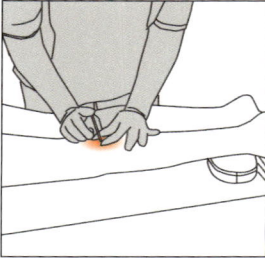
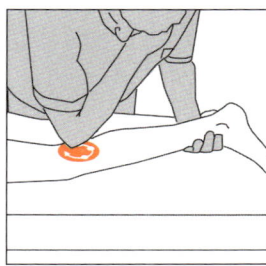
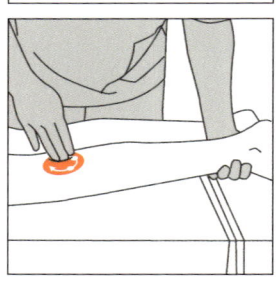

		Rociado y estiramiento
✓		Punción seca
		Masaje de roce profundo
✓	✓	Compresión
✓	✓	Energía muscular
✓	✓	Liberación posicional
		Punción húmeda

Técnica de compresión (inhibición)
1. Identificar el punto gatillo.
2. El paciente debe encontrarse en una postura cómoda, en la que el músculo afectado/huésped pueda ser sometido a un estiramiento completo.
3. Aplicar una presión suave en el punto gatillo. Esta presión se irá aumentando gradualmente mientras se elonga el músculo afectado/huésped hasta encontrar una barrera palpable. El paciente debe experimentar este momento como incómodo y no como doloroso.
4. Aplicar una presión mantenida hasta observar una relajación del punto gatillo. Esto puede tardar de unos segundos a unos minutos.
5. Repetir el procedimiento aumentando la presión en el punto gatillo hasta encontrar la próxima barrera, y así sucesivamente.
6. Para conseguir un mejor resultado, durante estas repeticiones se puede intentar cambiar la dirección de la presión.

AUTOAYUDA

Las técnicas de automasaje pueden ser útiles. Pueden utilizarse pelotas y herramientas de presión, pero hay que tener experiencia, ya que el músculo es profundo y hay muchas venas superficiales y profundas en la zona. Los estiramientos son excelentes para relajar los puntos gatillo en los músculos de la pantorrilla.

RECOMENDACIONES AL PACIENTE
Evitar sobrecarga en actividades de carga de peso. Calzado ortopédico. Programa de estiramientos. Posición de bicicleta.

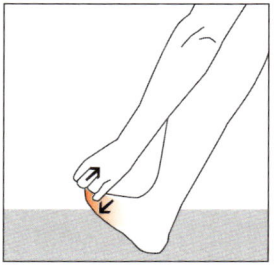
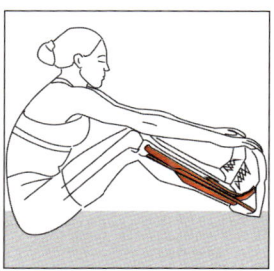
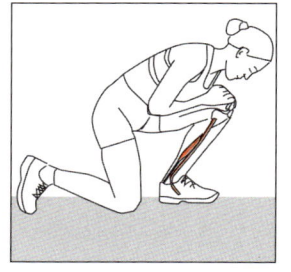

FLEXOR LARGO DE LOS DEDOS/FLEXOR LARGO DEL DEDO GORDO
(FLEXOR DIGITORUM LONGUS/FLEXOR HALLUCIS LONGUS)

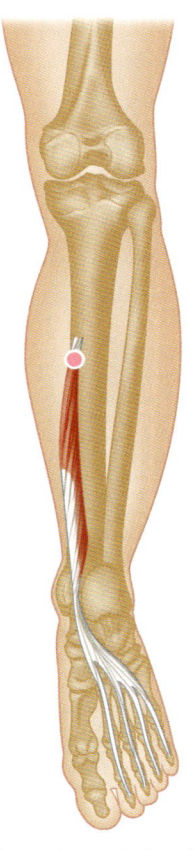

Flexor largo de los dedos

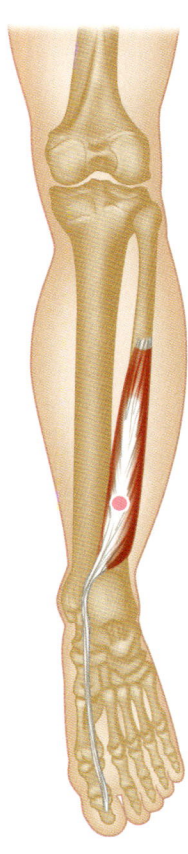

Flexor largo del dedo gordo

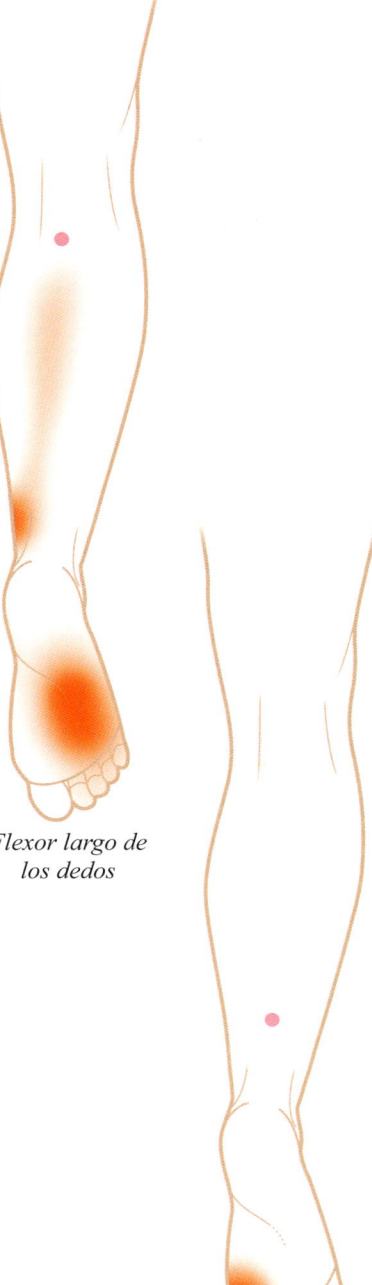

Flexor largo de los dedos

Flexor largo del dedo gordo

Latín, *flectere*, 'doblar'; *digitus*, 'dedo'; *longus*, 'largo'; *hallux*, 'dedo gordo'.

La inserción de los tendones del flexor largo de los dedos en los cuatro dedos laterales es similar a la inserción del flexor profundo de los dedos de la mano. El flexor largo del dedo gordo ayuda a mantener el arco longitudinal medial o interno del pie.

ORIGEN
Flexor largo de los dedos; parte interna o medial de la superficie posterior de la tibia, debajo de la línea del sóleo. Flexor largo del dedo gordo: dos tercios inferiores de la superficie posterior del peroné. Membrana interósea. Septo intermuscular adyacente.

INSERCIÓN
Flexor largo de los dedos: base de la falange distal de los dedos segundo a quinto.
Flexor largo del dedo gordo: base de la falange distal del dedo gordo.

ACCIÓN
Flexor largo de los dedos: flexión de todas las articulaciones de los cuatro dedos laterales. Participa en la flexión plantar del tobillo y la inversión del pie.
Antagonista: extensor largo de los dedos, extensor corto de los dedos.
Flexor largo del dedo gordo: flexión de todas las articulaciones del dedo gordo del pie; y es importante en el empuje propulsor final al andar. Participa en la flexión plantar del tobillo y la inversión del pie.
Antagonista: extensor largo del dedo gordo.

INERVACIÓN
Nervio tibial, **L5**, **S1**, S(2).

MOVIMIENTO FUNCIONAL BÁSICO
Caminar o empujar contra la superficie sobre la que se anda (en especial descalzo sobre un suelo irregular). Ponerse de puntillas.

PATRONES DE DOLOR REFERIDO
Flexor largo de los dedos: dolor lineal vago en la cara medial de la pantorrilla, con los síntomas principales de dolor plantar en el antepié.
Flexor largo del dedo gordo: dolor intenso en el dedo gordo, tanto plantar como hacia la cabeza del primer metatarsiano.

FLEXOR LARGO DE LOS DEDOS/FLEXOR LARGO DEL DEDO GORDO
(FLEXOR DIGITORUM LONGUS/FLEXOR HALLUCIS LONGUS)

INDICACIONES
Dolor en el pie al cargar peso. Dolor en el pie sobre superficies desiguales. Dolor en el dedo gordo del pie. Calambres en la pierna. Entumecimiento del dedo gordo.

CAUSAS
Dedo (gordo) artrítico. Calzado/ortopedia con mal ajuste. Deportes (p. ej., caminar, jogging, correr). Tobillos con hipomovilidad. Pies planos. Gota en los dedos del pie.

DIAGNÓSTICO DIFERENCIAL
Shin splints. Síndromes compartimentales. Roturas de tendones. Inestabilidad del pie/tobillo (medial). Fractura por estrés (marcha). Neuroma de Morton. Dedo en martillo/en garra. *Hallux valgus.* Metatarsalgia. Osteoartritis de la primera articulación metatarsofalángica. Gota. Fascitis plantar.

CONSIDERAR TAMBIÉN
Músculos intrínsecos superficiales y profundos del pie. Tibial posterior. Extensores largos y cortos de los dedos.

TÉCNICAS MANUALES DEL TERAPEUTA

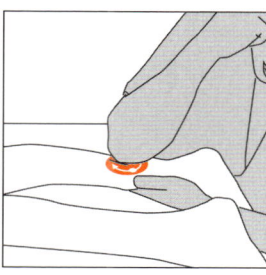

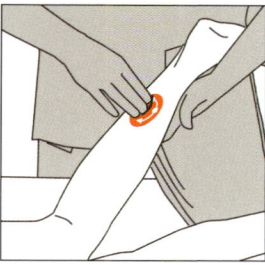

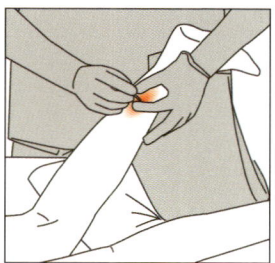

✓	✓	Rociado y estiramiento
✓		Punción seca
✓		Masaje de roce profundo
✓	✓	Compresión
✓	✓	Energía muscular
✓	✓	Liberación posicional
		Punción húmeda

Técnica de relajación postisométrica (RPI)
Indicaciones: contexto subagudo a crónico
1. Identificar el punto gatillo.
2. El paciente debe encontrarse en una postura cómoda en la que el músculo afectado/huésped pueda ser sometido a un estiramiento completo.
3. El paciente debe contraer el músculo afectado/huésped usando un 10-25 % de su fuerza y dentro de la longitud máxima indolora, mientras se le aplica una resistencia isométrica durante 3-10 segundos; debe estabilizarse la parte del cuerpo para evitar un acortamiento muscular.
4. El paciente debe relajar el músculo («soltarlo»).
5. Durante esta fase de relajación, elongar con suavidad el músculo tensándolo hasta el punto de resistencia (pasivamente); debe registrarse cualquier cambio en la longitud.
6. Repetir varias veces (habitualmente 3 veces).

AUTOAYUDA

Los estiramientos son excelentes para relajar los puntos gatillo en los músculos de la pantorrilla. La natación es un buen ejercicio para los dedos de los pies.

RECOMENDACIONES AL PACIENTE
Examinar/cambiar el calzado. Análisis de la marcha y la postura. Estiramientos regulares. Indicaciones para la técnica de correr (p. ej., correr sobre una superficie plana).

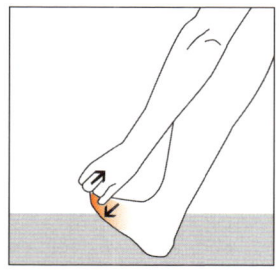

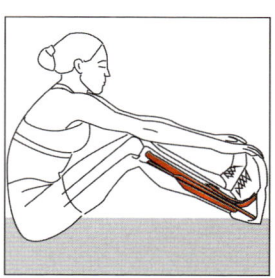

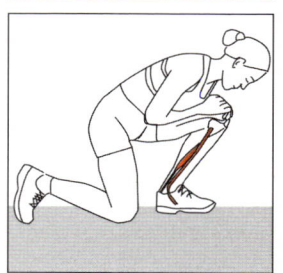

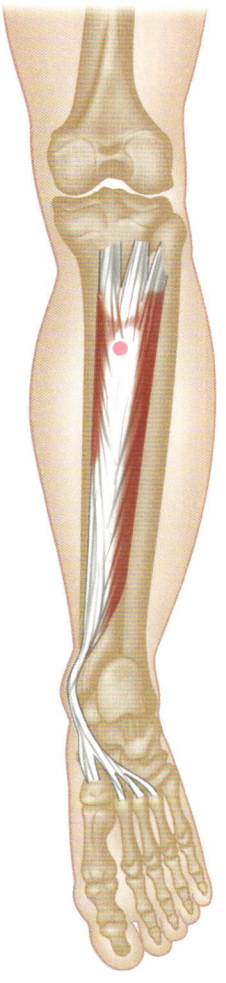

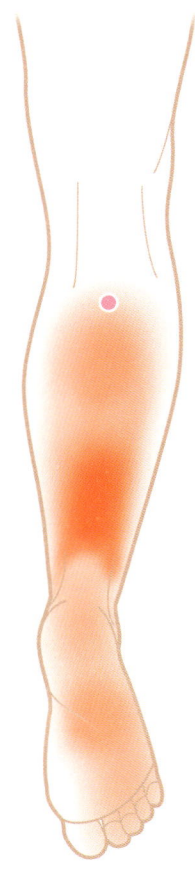

Latín, *tibia*, 'pipa o flauta/espinilla'; *posterior*, 'detrás'.

El tibial posterior es el músculo más profundo en la parte posterior de la pierna. Ayuda a mantener los arcos del pie.

ORIGEN
Parte lateral de la superficie posterior de la tibia. Dos tercios superiores de la superficie posterior del peroné. Mayor parte de la membrana interósea.

INSERCIÓN
Tuberosidad navicular. Por expansiones fibrosas al *sustentaculum tali*, tres cuneiformes, cuboides y bases de los metatarsianos segundo, tercero y cuarto.

ACCIÓN
Inversión del pie. Participa en la flexión plantar de la articulación del tobillo.
Antagonista: tibial anterior.

INERVACIÓN
Nervio tibial, **L(4)**, **L5**, **S1**.

MOVIMIENTO FUNCIONAL BÁSICO
Ejemplos: ponerse de puntillas. Apretar el pedal del coche.

PATRONES DE DOLOR REFERIDO
Dolor vago en la pantorrilla con aumento de la intensidad a lo largo del tendón de Aquiles hacia el talón/planta del pie.

INDICACIONES

Tendinitis del Aquiles. Dolor en la pantorrilla. Dolor en el talón. Fascitis plantar. Dolor al correr/andar sobre superficies desiguales. Neuroma de Morton. Entumecimiento del pie alrededor de los metatarsianos por zonas. Calambres en los dedos de los pies. Dedos de los pies en martillo/garra. Síndrome del túnel tarsiano.

CAUSAS

Dedos del pie artríticos. Calzado/ortopedia mal ajustados. Deportes (p. ej., caminar, *jogging*, correr, carreras de velocidad). Tobillos con hipomovilidad. Pies planos. Conducir durante largo tiempo (pedales).

DIAGNÓSTICO DIFERENCIAL

Shin splints. Síndrome compartimental tibial posterior (profundo). Rotura de tendón. Tenosinovitis. Cardiovascular. Tendinitis del Aquiles. Trombosis venosa profunda.

CONSIDERAR TAMBIÉN

Flexor largo de los dedos. Músculos peroneos. Flexor largo del dedo gordo. Mecánica del pie.

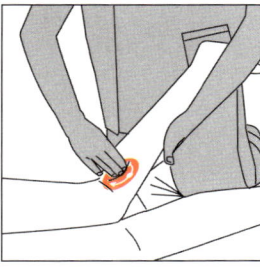

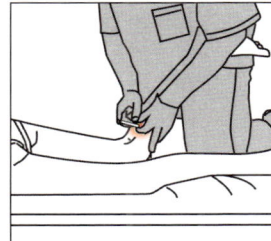

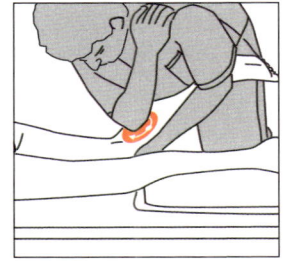

✓	✓	Rociado y estiramiento
		Punción seca
✓		Masaje de roce profundo
✓	✓	Compresión
✓	✓	Energía muscular
✓	✓	Liberación posicional
		Punción húmeda

Técnica de compresión (inhibición)

1. Identificar el punto gatillo.
2. El paciente debe encontrarse en una postura cómoda, en la que el músculo afectado/huésped pueda ser sometido a un estiramiento completo.
3. Aplicar una presión suave en el punto gatillo. Esta presión se irá aumentando gradualmente mientras se elonga el músculo afectado/huésped hasta encontrar una barrera palpable. El paciente debe experimentar este momento como incómodo y no como doloroso.
4. Aplicar una presión mantenida hasta observar una relajación del punto gatillo. Esto puede tardar de unos segundos a unos minutos.
5. Repetir el procedimiento aumentando la presión en el punto gatillo hasta encontrar la próxima barrera, y así sucesivamente.
6. Para conseguir un mejor resultado, durante estas repeticiones se puede intentar cambiar la dirección de la presión.

Los estiramientos son excelentes para relajar los puntos gatillo en los músculos de la pantorrilla. La natación es un buen ejercicio para los dedos de los pies. Dado que en la zona los músculos son profundos y hay muchas venas finas, no se recomiendan la autopresión ni las pelotas o herramientas de presión.

RECOMENDACIONES AL PACIENTE

Soporte/ortopedia del arco. Cambio del calzado para correr. Cambio de la superficie al correr. Programa de estiramientos en casa. Uso de aplicaciones frías y estiramientos.

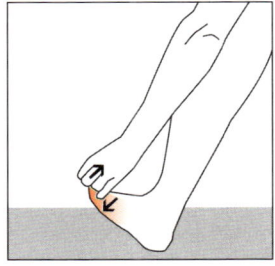

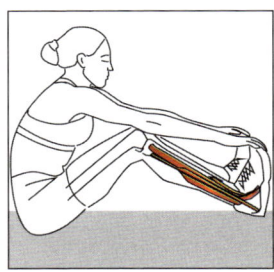

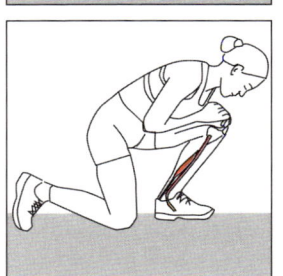

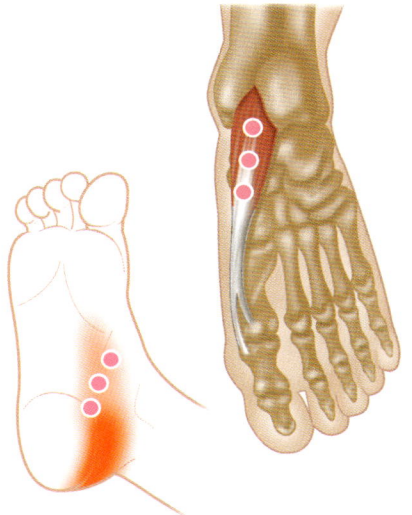

Abductor del dedo gordo

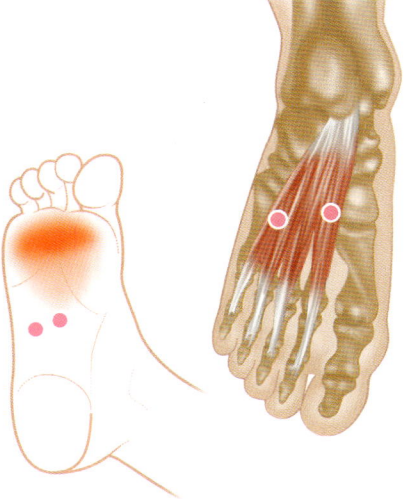

Flexor corto de los dedos

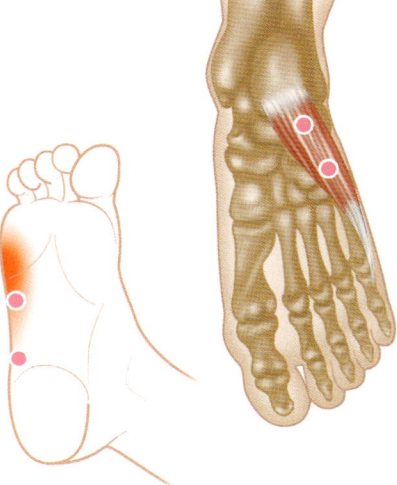

Abductor del quinto dedo

Latín, *abducere*, 'alejar'; *hallux*, 'dedo gordo del pie'; *flectere*, 'flexionar'; *digitus*, 'dedo'; *brevis*, 'corto'; *minimi*, 'más pequeño'; extensor, 'extender'.

Engloban el abductor del dedo gordo *(abductor hallucis)*, el flexor corto de los dedos *(flexor digitorum brevis)*, el abductor del quinto dedo *(abductor digiti minimi)* y el extensor corto de los dedos *(extensor digitorum brevis)*.

ORIGEN

Abductor del dedo gordo: tuberosidad del calcáneo. Retináculo de los flexores. Aponeurosis plantar.
Flexor corto de los dedos, abductor del quinto dedo: tuberosidad del calcáneo. Aponeurosis plantar. Septo intermuscular adyacente.
Extensor corto de los dedos: parte anterior de las superficies superiores y laterales del calcáneo. Ligamento astragalocalcáneo externo. Retináculo inferior de los extensores.

INSERCIÓN

Abductor del dedo gordo: lado interno de la base de la falange proximal del dedo gordo.
Flexor corto de los dedos: falanges mediales del segundo al quinto dedo.
Abductor del dedo pequeño: lado externo de la base de la falange proximal del quinto dedo.
Extensor corto de los dedos: base de la falange proximal del dedo gordo. Lados laterales de los tendones del extensor largo de los dedos hasta el segundo, tercero y cuarto dedos.

ACCIÓN

Abductor del dedo gordo: abducción y asistencia en la flexión del dedo gordo del pie en la articulación metatarsofalángica.
Antagonista: aductor del dedo gordo del pie.
Flexor corto de los dedos: flexión de todas las articulaciones de los cuatro dedos laterales a excepción de las articulaciones interfalángicas distales.
Antagonistas: extensor largo de los dedos, extensor corto de los dedos.
Abductor del quinto dedo: abducción del quinto dedo.
Antagonista: flexor corto del quinto dedo.
Extensor corto de los dedos: extensión de las articulaciones de los cuatro dedos mediales.
Antagonistas: flexor largo de los dedos, flexor corto de los dedos.

INERVACIÓN

Abductor del dedo gordo, flexor corto de los dedos: nervio plantar medial, L4, **L5**, **S1**.
Abductor del dedo pequeño: nervio plantar lateral, **S2**, S3.
Extensor corto de los dedos: nervio peroneo profundo, L4, **L5**, **S1**.

MOVIMIENTO FUNCIONAL BÁSICO

Ejemplo: facilitan la marcha. Participan en la estabilización y en dar fuerza al andar y correr. Ayudan a recoger algo debajo del pie, implicando al dedo gordo.

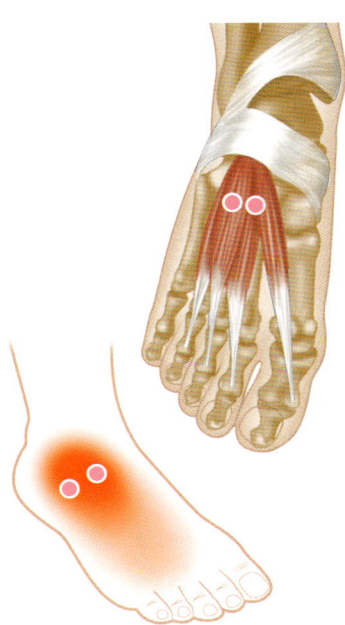

Extensor corto de los dedos

PATRONES DE DOLOR REFERIDO

Abductor del dedo gordo: dolor medial en talón que irradia a lo largo del borde interno del pie.
Flexor corto de los dedos: dolor en la cara plantar del pie debajo de las cabezas metatarsianas (2.º-4.º).
Abductor del quinto dedo: dolor en la cara plantar del pie debajo de la cabeza metatarsiana (5.º).
Extensor corto de los dedos: zona ovalada solapada de dolor intenso (4-5 cm) en el dorso lateral del pie, justo debajo del maléolo externo.

RESUMEN

INDICACIONES

Dolor de pie (dorsal y plantar). Molestias al andar con «dolor» en reposo. Dolor en la «punta de los dedos». Dolor al cargar peso o al levantarse después de estar sentado. Llevar crónicamente calzado de tacón alto. Neuroma de Morton. Calambres en los dedos de los pies. Dedos de los pies en martillo/garra. Entumecimiento del pie por zonas.

CAUSAS

Dedos del pie artríticos. Calzado/ortopedia mal ajustados. Deportes (p. ej., nadar, caminar, *jogging*, correr, carrera de velocidad). Tobillos con hipomovilidad. Dedos del pie en garra. Traumatismo.

DIAGNÓSTICO DIFERENCIAL

Fractura avulsiva de la apófisis estiloides. *Hallux valgus*. Pie plano. *Hallux rigidus* o con hipermovilidad. Metatarsalgia. Deformaciones tipo dedo en martillo/en garra. Espolón del calcáneo. Fractura por estrés (marcha). Síndromes compartimentales. Varo y valgo del pie.

CONSIDERAR TAMBIÉN

Interóseos plantares. Cuadrado plantar. Aductor del dedo gordo. Extensor largo de los dedos. Extensor corto de los dedos. Flexor corto de los dedos.

TÉCNICAS MANUALES DEL TERAPEUTA

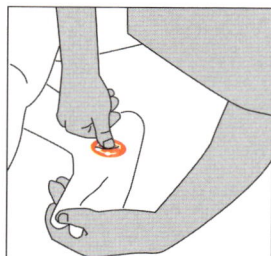
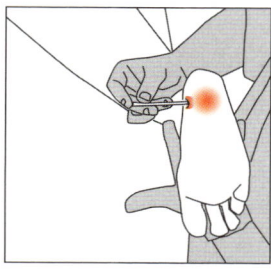
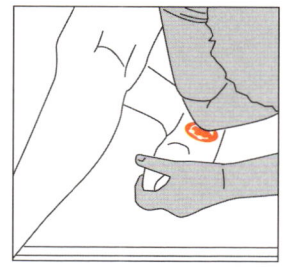

✓	✓	Rociado y estiramiento
✓		Punción seca
✓		Masaje de roce profundo
✓	✓	Compresión
✓	✓	Energía muscular
✓	✓	Liberación posicional
✓		Punción húmeda

Técnica de compresión (inhibición)
1. Identificar el punto gatillo.
2. El paciente debe encontrarse en una postura cómoda, en la que el músculo afectado/huésped pueda ser sometido a un estiramiento completo.
3. Aplicar una presión suave en el punto gatillo. Esta presión se irá aumentando gradualmente mientras se elonga el músculo afectado/huésped hasta encontrar una barrera palpable. El paciente debe experimentar este momento como incómodo y no como doloroso.
4. Aplicar una presión mantenida hasta observar una relajación del punto gatillo. Esto puede tardar de unos segundos a unos minutos.
5. Repetir el procedimiento aumentando la presión en el punto gatillo hasta encontrar la próxima barrera, y así sucesivamente.
6. Para conseguir un mejor resultado, durante estas repeticiones se puede intentar cambiar la dirección de la presión.

Mecánica de cadera, rodilla, tobillo y pie. Extensor corto del dedo gordo. Abductor del dedo gordo.

AUTOAYUDA

Dado que estos músculos son superficiales y responden bien a la presión, se recomiendan la autopresión y/o las herramientas de presión.

RECOMENDACIONES AL PACIENTE

Análisis de postura y marcha. Calzado. Ortopedia. Estiramiento en casa, utilizando pelota de golf/tenis o rodillo. Utilizar tacón bajo. Aplicaciones de calor y estiramiento.

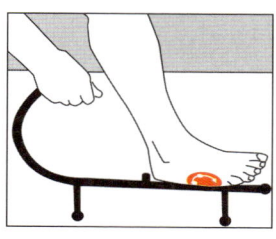
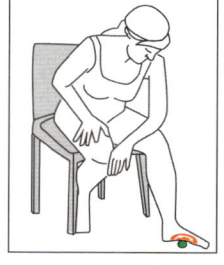
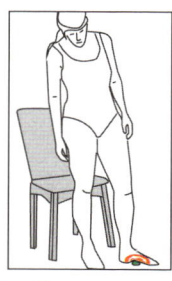
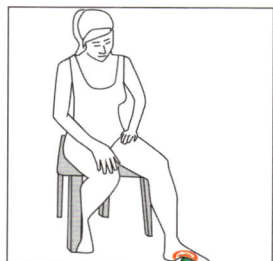
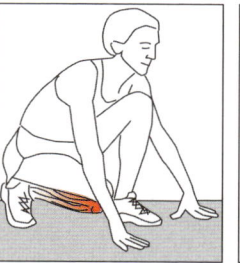
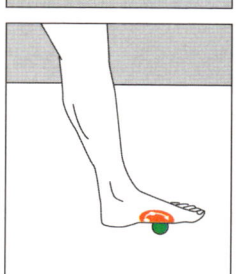
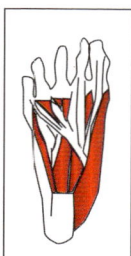
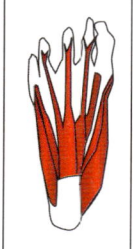

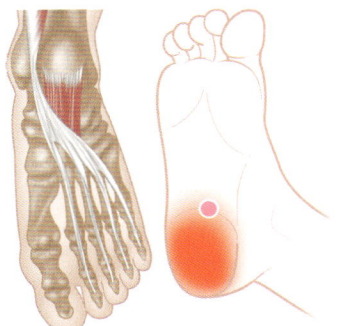

Cuadrado plantar

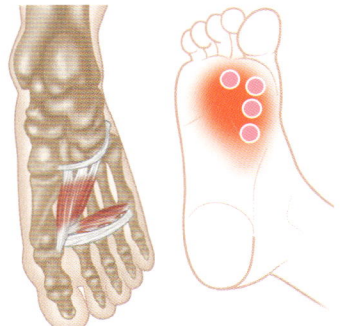

Aductor del dedo gordo

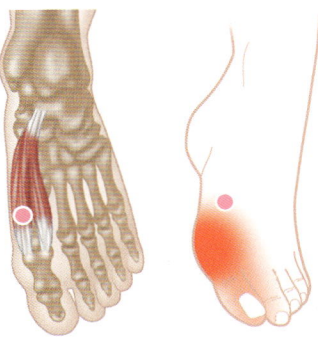

Flexor corto del dedo gordo

Latín, *quadratus*, 'cuadrado; planta, planta del pie'; *adducere*, 'acercar'; *hallux*, 'dedo gordo del pie'; *flectere*, 'doblar'; *brevis*, 'corto'; *dorsum*, 'espalda'; *interosseus*, 'entre huesos'.

Este grupo se compone de cuadrado plantar *(quadratus plantae)*, aductor del dedo gordo *(adductor hallucis)*, flexor corto del dedo gordo *(flexor hallucis brevis)*, interóseos dorsales *(interossei dorsalis)* e interóseos plantares *(interossei plantaris)*.

ORIGEN
Cuadrado plantar. Cabeza medial: superficie interna del calcáneo; cabeza lateral: borde externo de la superficie inferior del calcáneo.
Aductor del dedo gordo. Cabeza oblicua: bases de los metatarsianos segundo, tercero y cuarto. Hoja del tendón del peroneo largo. Cabeza transversa: ligamentos metatarsofalángicos plantares del tercer, cuarto y quinto dedos. Ligamentos metatarsianos transversos.
Antagonista: abductor del dedo gordo.
Flexor corto del dedo gordo: parte interna de la superficie plantar del hueso cuboides. Parte adyacente del hueso cuneiforme externo. Tendón del tibial posterior.
Antagonista: extensor largo del dedo gordo.
Interóseos dorsales: caras adyacentes de los huesos metatarsianos.
Antagonista: interóseos plantares.
Interóseos plantares: bases y caras internas de los metatarsianos tercero, cuarto y quinto.
Antagonista: interóseos dorsales.

INSERCIÓN
Cuadrado plantar: borde externo del tendón del flexor largo de los dedos.
Aductor del dedo gordo: cara externa de la base de la falange proximal del dedo gordo.

Flexor corto del dedo gordo. Parte medial: cara interna de la base de la falange proximal del dedo gordo; parte lateral: cara externa de la base de la falange proximal del dedo gordo.
Interóseos dorsales. Bases de las falanges proximales; primero: cara interna de la falange proximal del segundo dedo; segundo a cuarto: caras externas de las falanges proximales del segundo al cuarto dedo.
Interóseos plantares: caras internas de las bases de las falanges proximales de los mismos dedos.

ACCIÓN
Cuadrado plantar: flexión de las falanges distales del segundo al quinto dedo. Modificación de la línea oblicua de tracción de los tendones del flexor largo de los dedos, para llevarla en línea con el eje largo del pie.
Aductor del dedo gordo: aducción y asistencia en la flexión de la articulación metatarsofalángica del dedo gordo.
Flexor corto del dedo gordo: flexión de las articulaciones metatarsofalángicas del dedo gordo.
Interóseos dorsales: abducción (distanciamiento) de los dedos. Flexión de las articulaciones metatarsofalángicas.
Interóseos plantares: aducción (acercamiento) de los dedos. Flexión de las articulaciones metatarsofalángicas.

INERVACIÓN
Cuadrado plantar, aductor del dedo gordo, interóseos dorsales, interóseos plantares: nervio plantar externo, **S1, S2**.
Flexor corto del dedo gordo: nervio plantar interno, L4, **L5, S1**.

MOVIMIENTO FUNCIONAL BÁSICO
Ejemplo: sostener un lápiz entre los dedos y la almohadilla del pie. Ayudan a recoger algo debajo del pie

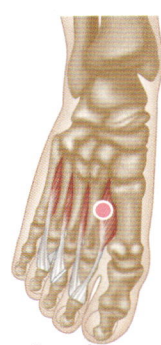
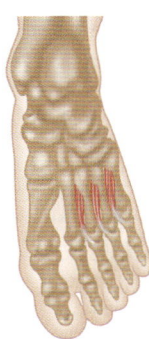

Interóseos dorsales   *Interóseos plantares*

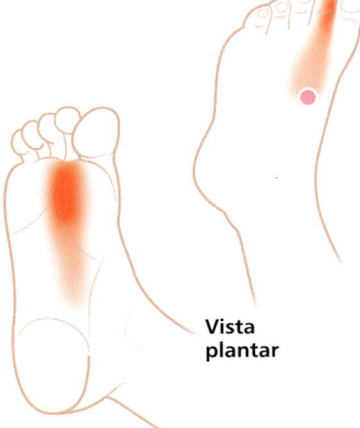

Vista plantar

Interóseos dorsales

implicando al dedo gordo. Forman un espacio entre el dedo gordo y el dedo adyacente. Facilitan la marcha.

PATRONES DE DOLOR REFERIDO
Cuadrado plantar: dolor en el talón; *aductor del dedo gordo*: dolor en el antepié; *flexor corto del dedo gordo*: dolor alrededor de la primera articulación metatarsofalángica; *interóseos dorsales/plantares*: dolor en el segundo dedo (anteroposterior).

RESUMEN

INDICACIONES

Dolor en el pie. Dolor en el talón. Dolor en las primeras articulaciones metatarsofalángicas. Callos/*hallux valgo*. Dolor en el segundo dedo. Dolor en el antepié. Rigidez de los tejidos (incapacidad para utilizar soporte ortopédico). Problemas al andar. Entumecimiento en el pie. Dolor en la cadera/rodilla/tobillo. Espolón calcáneo. Fascitis plantar (cuadrado plantar).

CAUSAS

Dedos del pie artríticos. Calzado/ortopedia mal ajustados. Deportes (p. ej., nadar, caminar, *jogging*, correr, carrera de velocidad). Tobillos con hipomovilidad. Dedos del pie en garra. Traumatismo. Coger frío por calcetines húmedos/agua fría.

DIAGNÓSTICO DIFERENCIAL

Neuroma de Morton. Metatarsalgia. Fascitis plantar. Espolón calcáneo. Fractura por estrés. Disfunciones articulares. Lesión de los huesos sesamoideos. Radiculopatía lumbar (caída del pie). *Hallux valgus*. Síndrome compartimental del calcáneo. Gota. Artritis.

CONSIDERAR TAMBIÉN

Problemas en cadera, rodilla y tobillo. Flexor corto de los dedos.

TÉCNICAS MANUALES DEL TERAPEUTA

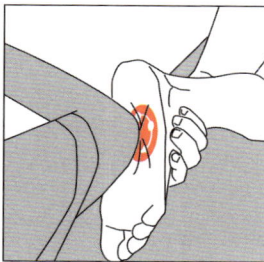
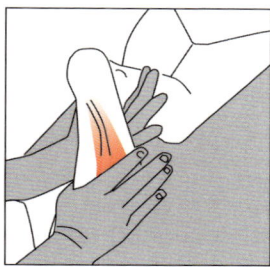
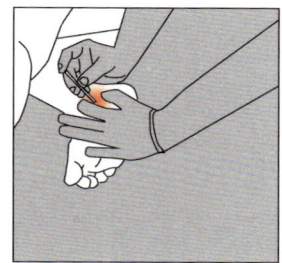

✓	✓	Rociado y estiramiento
✓		Punción seca
✓	✓	Masaje de roce profundo
✓	✓	Compresión
✓	✓	Energía muscular
✓	✓	Liberación posicional
✓		Punción húmeda

Técnica de compresión (inhibición)
1. Identificar el punto gatillo.
2. El paciente debe encontrarse en una postura cómoda, en la que el músculo afectado/huésped pueda ser sometido a un estiramiento completo.
3. Aplicar una presión suave en el punto gatillo. Esta presión se irá aumentando gradualmente mientras se elonga el músculo afectado/huésped hasta encontrar una barrera palpable. El paciente debe experimentar este momento como incómodo y no como doloroso.
4. Aplicar una presión mantenida hasta observar una relajación del punto gatillo. Esto puede tardar de unos segundos a unos minutos.
5. Repetir el procedimiento aumentando la presión en el punto gatillo hasta encontrar la próxima barrera, y así sucesivamente.
6. Para conseguir un mejor resultado, durante estas repeticiones se puede intentar cambiar la dirección de la presión.

AUTOAYUDA

Dodo que estos músculos responden bien a la presión, se recomiendan la autopresión y/o las herramientas de presión. Aplique un lápiz con la técnica de punta de goma.

RECOMENDACIONES AL PACIENTE

Estiramiento con frío (y/o calor). Examen del calzado (¿demasiado estrecho?). Tratamiento de cualquier disfunción articular. Ejercicios de estiramiento/estiramiento en casa con pelota de tenis/golf. Ortopedia adecuada. Análisis de la marcha y la postura.

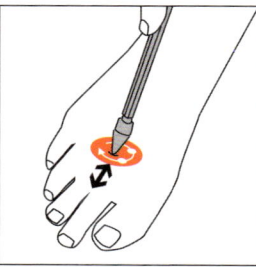
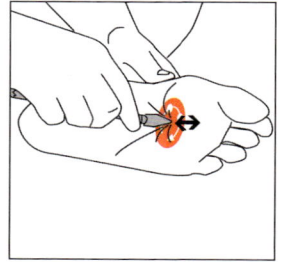
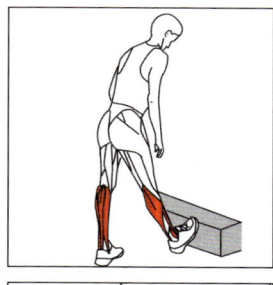
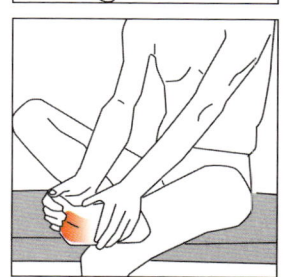

DOLOR EN EL TOBILLO

INDICACIONES
Distensiones de inversión y eversión recurrentes, tendinitis, síndrome del túnel tarsiano y artritis.

PASO 1 Estudiar la anatomía y la dirección de las fibras musculares.

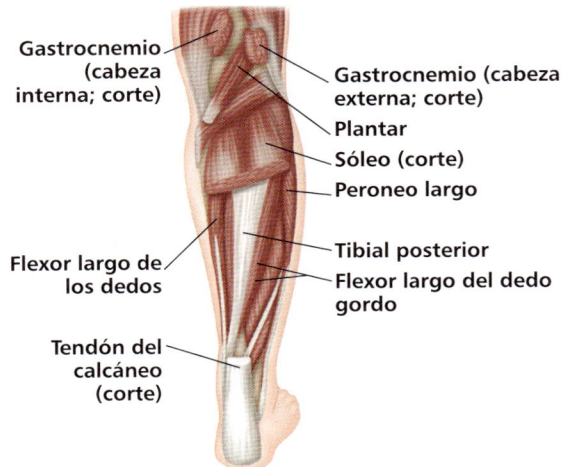

PASO 2 Llevar la articulación a pronación en inversión y eversión hacia la articulación talocrural.

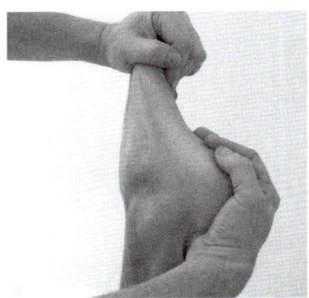 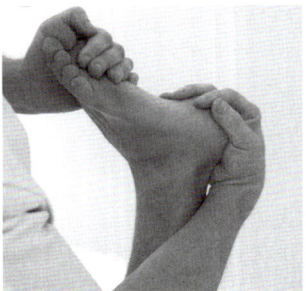

PASO 3 TCI en decúbito prono, aplicada en:

Gastrocnemio	Sóleo	Plantar	Tibial posterior

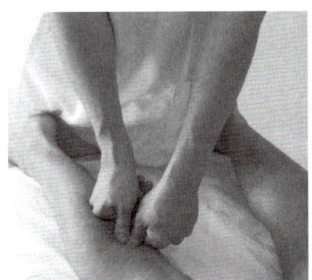 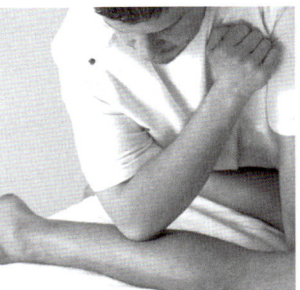 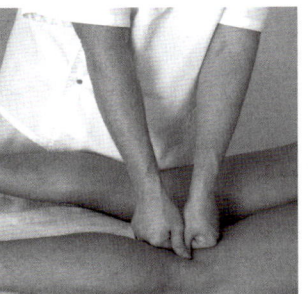 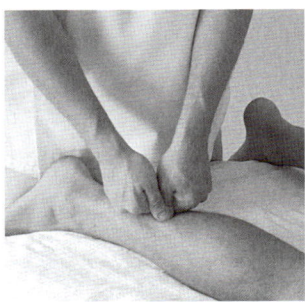

PASO 4 Masaje de roce profundo en decúbito lateral, aplicado en: Grupo peroneo

TCI exhaustiva en supino:

Extensor corto de los dedos
Tendón del extensor largo de los dedos (SPG)
Articulación talocrural anterior

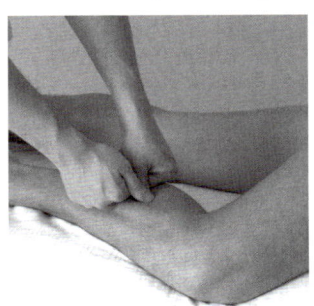 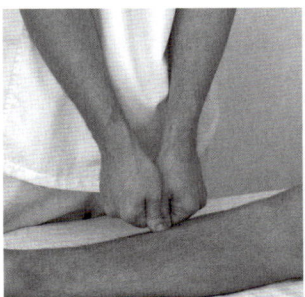 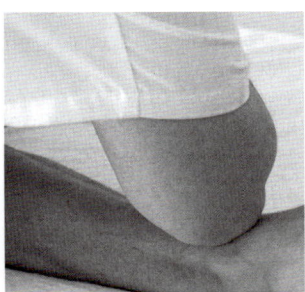

INDICACIONES

Dolor en talón, metatarsalgia, fascitis plantar, mialgia, sesamoiditis, espolón calcáneo, dolor al caminar y dolor en reposo.

PASO 1 Estudiar la anatomía y la dirección de las fibras musculares.

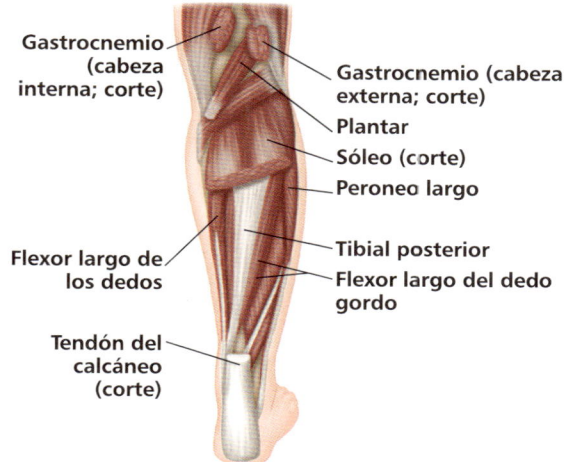

Gastrocnemio (cabeza interna; corte)
Gastrocnemio (cabeza externa; corte)
Plantar
Sóleo (corte)
Peroneo largo
Flexor largo de los dedos
Tibial posterior
Flexor largo del dedo gordo
Tendón del calcáneo (corte)

PASO 2 TCI en decúbito lateral, aplicada en:
Gastrocnemio (cabeza interna)   Sóleo (puntos inferiores)

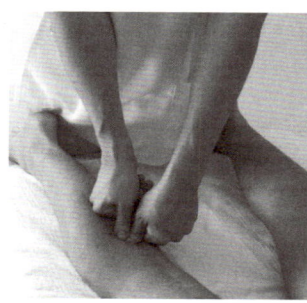
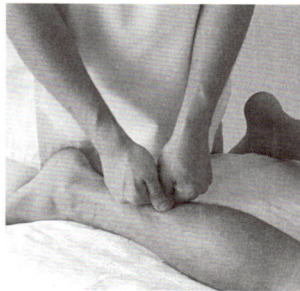

PASO 3 Masajear abundantemente la zona.

PASO 4 TCI en decúbito prono, aplicada en:
Tibial posterior   Flexor largo de los dedos (SPG)

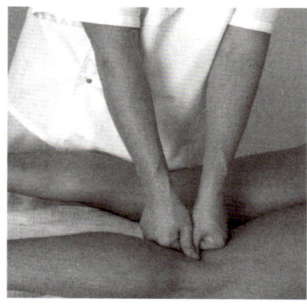
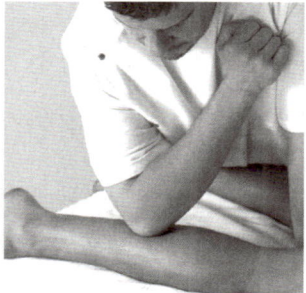

PASO 5 TCI exhaustiva en decúbito supino, aplicada en:

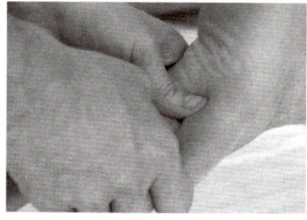
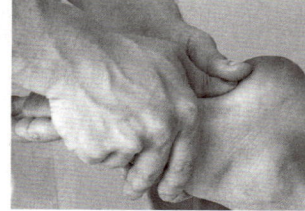
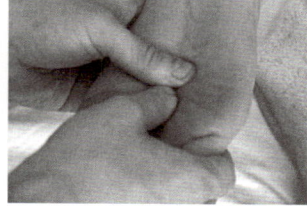

Fascia plantar, empezando en el talón y los músculos pequeños del pie; el área alrededor del espolón calcáneo se siente fibrosa y grumosa, por lo que hay que aplicar la TCI en estos nódulos.

Glosario de direcciones anatómicas

Abducción	Movimiento que se aleja de la línea media (opuesto a la aducción).
Aducción	Movimiento hacia la línea media (opuesto a la abducción).
Anterior	Hacia delante o la cara ventral del cuerpo o de un órgano (opuesto a posterior).
Circunducción	Movimiento en el que el extremo distal de un hueso se mueve de forma circular, manteniendo estable el extremo proximal.
Contralateral	En el lado opuesto.
Decúbito lateral	Posición del cuerpo acostado de lado.
Depresión	Movimiento de una parte elevada del cuerpo hacia abajo, hacia su posición original.
Distal	Más alejado del centro del cuerpo o del punto de inserción de una extremidad (opuesto a proximal).
Dorsal	Relativo a la espalda o la parte posterior (opuesto a ventral).
Elevación	Movimiento de parte del cuerpo hacia arriba en el plano coronal.
Eversión	Movimiento en el que la planta del pie mira hacia fuera (opuesto a la inversión).
Extensión	Movimiento en una articulación que da lugar a dos superficies ventrales que se separan (opuesto a la flexión).
Flexión	Movimiento de una articulación en dos superficies ventrales que se acercan (opuesto a extensión).
Inferior	Abajo o más lejos de la cabeza.
Inversión	Movimiento en el que la planta del pie mira hacia dentro (opuesto a la eversión).
Ipsolateral	En el mismo lado.
Lateral o externo	Localizado alejado de la línea media del cuerpo o de un órgano (opuesto a medial o interno).
Medial o interno	Localizado cerca de o en la línea media del cuerpo o de un órgano (opuesto a lateral o externo).
Mediano	Localizado centralmente o en medio del cuerpo.
Oposición	Movimiento específico de la articulación en silla de montar del pulgar, en donde el pulgar es capaz de tocar la punta de los dedos de la misma mano.
Palmar	Relativo a la palma de la mano.
Plano coronal	Un plano vertical en ángulo recto con el plano sagital, dividiendo el cuerpo en la parte anterior o posterior. También se conoce como *plano frontal*.
Plano horizontal	Un plano transversal en ángulos rectos del eje longitudinal del cuerpo.
Plano sagital	Un plano vertical que se extiende en dirección anteroposterior, dividiendo el cuerpo en la parte derecha e izquierda.
Plantar	Relativo a la planta del pie.
Posición anatómica	Posición erguida, con los brazos y las manos dirigidos hacia delante.
Posterior	Hacia la espalda o la cara dorsal del cuerpo o de un órgano (opuesto a anterior).
Profundo	Alejado de la superficie (opuesto a superficial).
Pronación	Movimiento en el que la palma de la mano se gira hacia el suelo o se aleja de la posición anatómica o fetal.
Prono	Posición del cuerpo en la que la superficie ventral mira hacia abajo (opuesto a supino).
Protracción	Movimiento de parte del cuerpo hacia delante en el plano transversal.
Proximal	Más cerca del centro del cuerpo o al punto de inserción de una extremidad.
Retracción	Movimiento de parte del cuerpo hacia atrás en el plano transversal.
Rotación	Movimiento alrededor de un eje fijo.

Superficial	En o cerca de la superficie (opuesto a profundo).
Superior	Arriba o más cerca de la cabeza.
Supinación	Movimiento en el que la palma de la mano está girada hacia el techo, o hacia las posiciones anatómica o fetal.
Supino	Posición del cuerpo en la que la superficie ventral mira hacia arriba (opuesto a prono).
Ventral	Relativo a la parte anterior o frontal (opuesto a dorsal).

Bibliografía

Affaitati, G., Constantini, R., Fabrizio, A., Lapenna, D., Tafuri, E. & Giamberardino, M.A. 2011. Effects of treatment of peripheral pain generators in fibromyalgia patients. Eur J Pain **15**:61–69.

Anderson, D. M. (chief lexicographer). 2003. *Borland's Illustrated Medical Dictionary*, 30.ª ed. Saunders: Filadelfia.

Bengtsson, A., Henrikkson, K., y Larsson, J. 1986. Reduced High Energy Phosphate Levels in the Painful Muscles Patients With Primary Fibromyalgia. *Arthritis and Rheumatism* **29**:817-821.

Bezerra Rocha, C. A. C., Ganz Sánchez, T., y Tesseroli de Siqueira, J. T. 2008. Myofascial Trigger Point: A Possible Way to Modulating Tinnitus. *Audiol Neurotol* **13**:153-160.

Brostoff, J. 1992. *Complete Guide to Food Allergy*. Bloomsbury: Londres.

Burke, D., y Gandeva, S. C. 1990. Peripheral Motor System. En: Paxines, G., *The Human Nervous System*, 1-133. Academic Press: San Diego.

Caillet, R. 1991. *Shoulder Pain*. F. A. Davis: Filadelfia.

Chaitow, L. 1996. *The Acupuncture Treatment of Pain*. Inner Traditions: Rochester, VT.

Chaitow, L., y DeLany, J. 2000. *Clinical Applications of Neuromuscular Techniques*. Churchill Livingstone: Edimburgo.

Chaitow, L., y Fritz, S. 2006. *A Massage Therapist's Guide to Understanding, Locating and Treating*

Myofascial Trigger Points. Churchill Livingstone: Edimburgo.

Chen, Q., Bensamoun, S., & Basford, J. 2007. Identification and quantification of myofascial taut bands with magnetic resonance elastography. *Arch Phys Med Rehabil* **88**:1658–1661.

Clemente, C. M. (ed.) 1985. *Gray's Anatomy of the Human Body*, 30 ed. Lea & Febiger: Filadelfia.

Davies, C. 2004. *The Trigger Point Therapy Workbook*, 2.ª ed. New Harbinger: Oakland, CA.

DeJong, R. N. 1967. *The Neurological Examination*, 2.ª y 3.ª eds. Harper & Row: Nueva York.

Doggweiler-Wiygul, R. 2004. Urologic Myofascial Pain Syndromes. *Curr Pain Headache Rep* **8**:445-451.

Dommerholt, J. 2004. Dry Needling in Orthopaedic Physical Therapy Practice. *Orth Phys Ther Pract* **16**(3): 15-20.

Dommerholt, J., Bron, C., y Franssen, J. 2006. Myofascial Trigger Points: An Evidence-Informed Review. *J Man Manip Ther* **14**(4):203-221.

Dommerholt, J., e Issa, T. 2003. Differential Diagnosis: Myofascial Pain. En: Chaitow, L. (ed.) *Fibromyalgia Syndrome: A Practitioner's Guide to Treatment*, 149-177. Churchill Livingstone: Edimburgo.

Ferguson, L. W., y Gerwin, R. 2004. *Clinical Mastery of Treatment of Myofascial Pain*. Lippincott Williams & Wilkins: Filadelfia.

Femer, H., y Staubesand, J. 1984. *Sabotta Atlas of Human Anatomy*, vol. 10. Lippincott Williams & Wilkins: Baltimore, MD.

Fishbain, D. A., Goldberg, M., Meagher, B. R., y otros. 1986. Male and Female Chronic Pain Patients Categorized by DSM-III Psychiatric Diagnostic Criteria. *Pain* **26**:181-197.

Foerster. O., y Bumke, O. (eds.) 1936. *Handbuch der Neurologie*, vol. V. Editor desconocido: Breslau.

Friction, J. R., Kroening, R., Haley, D., y otros. 1985. Myofascial Pain Syndrome of the Head and Neck: A Review of Clinical Characteristics of 164 Patients. *Oral Surg* **60**:615-623.

Frohlich, D., y Frohlich, R. 1995. Das Piriformiss Syndrom: Eine Haufige Differential Diagnose des Lumboglutaalen Schmerzez (Piriformis Syndrome: A Frequent Item in the Differential Diagnosis of Lumbogluteal Pain). *Manuelle Medizin* **33**:7-10.

Funt, L. A., y Kinnie, B. H. 1984. *Anatomy of a Headache: The Kinnie-Furt System of Referred Pain*. European Orthodontic Products, Inc.: St. Paul, MN.

Garland, W. 1994. Somatic Changes in Hyperventilating Subject. Presentation at the Respiratory Function Congress, París.

Gee, D. 1984. Fatal Pneumothorax Due to Acupuncture. *BMJ* **288**(6411):114.

Gerwin, R. D. 1995. A Study of 96 Subjects Examined Both for Fibromyalgia and Myofascial Pain (resumen). *J Musculoskel Pain* **3**(1):121.

Gerwin, R. D., y Dommerholt, J. 2006. Treatment of Myofascial Pain Syndromes. En: Boswell, M. V., y Cole, B. E. (eds.), *Weiners Pain Management: A Practical Guide for Clinicians*, 477-492. CRC Press: Boca Ratón, FL.

Gerwin, R. D., Dommerholt, J. y Shah, J. P. 2004. An Expansion of Simons' Integrated Hypothesis of Trigger Point Formation. *Curr Pain Headache Rep* **8**:468-475.

Good, M. G. 1950. The Role of Skeletal Muscle in the Pathogenesis of Diseases. *ActaMedica Scand* **138**:285-292.

Grinnel, A. D., Chen Kashani, A., Lin, J., y otros. 2003. The Role of Integrins in the Modulation of Neurotransmitter Release from Motor Nerve Terminals by Stretch and Hypertonicity. *J Neurocytol* **32**(5-8):489-503.

Gunn, C. 1997. Radiculopathic Pain: Diagnosis and Treatment of Segmental Irritation or Sensitisation. *J Musculoskel Pain* **5**:119-134.

Hacket, G.S. 1991. *Ligament and Tendon Relaxation Treated by Prolotherapy, third edition.* Institute in Basic Life Principles.

Harris, R., y Piller, N. 2004. Three Case Studies Indicating Effectiveness of MLD on Patients with Primary and Secondary Lymphedema. *J Bodywork Movement Ther* **7**(4):213-222.

Haymaker, W., y Woodhall, B. 1953. *Peripheral Nerve Injuries*, 2.ª ed. W.B. Saunders Co.: Filadelfia.

Hecker, H.-U., Steveling, A., Peuker, E., y otros. 2001. *Color Atlas of Acupuncture.* Tliieme: Stuttgart, Alemania.

Hodges, P., Heinjnen, I., y Gandevia, S. 2001. Postural Activity of the Diaphragm is Reduced in Humans When Respiratory Demand Increases. *J Physiol* **537**(3):999-1008.

Hong, C.-Z. 1996. Pathophysiology of the Myofascial Trigger Point. *J Formosan Med Assoc* **95**(2):93-104.

Hong, C.-Z., Chen, Y.-N., Twehous, D., y Hong, D. 1996. Pressure Threshold for Referred Pain by Compression on the Trigger Point and Adjacent Areas. *J Musculoskel Pain* **4**:61-79.

Hong, C.Z. & Simons, D.G. 1998. Pathophysiologic and electrophysiologic mechanisms of myofascial trigger points. *Arch Phys Med Rehabil* **79**:863–872.

Hubberd, D.R. 1996. Chronic and Recurrent Muscle Pain: Pathophysiology and Treatment and Review of Pharmacologic Studies. *J Musculoskel Pain* **4**:123-143.

Hunt, V. 1997. *Infinite Mind: Science of the Human Vibrations of Consciousness.* Malibu Publishing: Malibú, CA.

Huxley, A. F., y Niedergerke, R. 1954. Structural Changes in Muscle During Contraction: Interference Microscopy of Living Muscle Fibres. *Nature* **173**:971-973.

Janda, V. 1996. Evaluation of Muscular Imbalance. En: Leibenson, C. (ed.). *Rehabilitation of the Spine.* Lippincott Williams & Wilkins: Baltimore, MD.

Janda, V. 2002. Muscles and Cervicogenic Pain Syndromes. En: Grant, R. (ed.). *Physical Therapy of the Cervical and Thoracic Spine.* Churchill Livingstone: Edimburgo.

Janda, V. 2005. Muscle Weakness and Inhibition in Back Pain Syndromes. En: Boyling, J. D., y Jull, G. A., *Grieve's Modern Manual Therapy: The Vertebral Column*, 3.ª ed., 197-201. Churchill Livingstone: Edimburgo.

Janney, C. 2008. *The Concise Book of Muscles*, 2.ª ed. Lotus Publishing/North Atlantic Books: Chichester, UK/Berkeley, CA.

Janney, C. 2004. *The Atlas of Musculoskeletal Anatomy.* Lotus Publishing/North Atlantic Books: Chichester, UK/Berkeley, CA.

Jarmey, C. 2006. *The Concise Book of the Moving Body.* Lotus Publishing/North Atlantic Books: Chichester, UK/Berkeley, CA.

Juhan, D. 1987. *Job's Body.* Station Hill Press: Barrytown, NY.

Kawakita, K., Itoh, K., y Okada, K. 2002. The Polymodal Receptor Hypothesis of Acupuncture and Moxibustion, and Its Rational Explanation of Acupuncture Points. *International Congress Series: Acupuncture-Is There a Physiological Basis?* **1238**:63-68.

Kendall, F. P., y McCreary, E. K. 1983. *Muscles, Testing & Function*, 3.ª ed. Lippincott Williams & Wilkins: Baltimore, MD.

Knopf, K. 2011. *Foam Roller Workbook.* Ulysses Press: Berkeley.

Knott, M., y Voss, D. 1968. *Proprioceptive Neuromuscular Facilitation: Patterns and Techniques*, 2.ª ed. Harper & Row: Nueva York.

Kraft, G. H., Johnson, E. W., y LeBan, M. M. 1968. The Fibrositis Syndrome. *Arch PhysMedRehabil* **49**:155-162.

Kraus, H. 1941. The Use of Surface Anaesthesia in the Treatment of Painful Motion. *JAMA* **16**:2582-2583.

Kuchera, W., y Kuchera, L. 1994. *Osteopathic Principles in Practice*. Greyden Press: Dayton, OH.

Lewis, C., Khan, A., Souvlis, T., y Sterling, M. 2010. A Randomised Controlled Study Examining the Short-Term Effects of Strain-Counterstrain Treatment on Quantitative Sensory Measures at Digitally Tender Points in the Low Back. *Manual Therapy* **15**(6):536-541.

Lewis, C., Souvlis, T., y Sterling, M. 2011. Strain-Counterstrain Therapy Combined with Exercise Is Not More Effective Than Exercise Alone on Pain and Disability in People with Acute Low Back Pain: A Randomised Trial. *J Physiother* **57**(2):91-98.

Lewit, K. 1981. Muskelfazilitations-und inhibitions-techniken in der Manuuellen Medizin. Teil II. Post isometrische Musklerelaxation. *Manuelle Med* **19**:12-22.

Lewit, K. 1999. *Manipulative Therapy in Rehabilitation of the Locomotor System*. 3.ª ed. Butterworth Heineman: Londres.

Lewit, K. & Kolar, P. 1999. Chain reactions related to the cervical spine. In Conservative Management of Cervical Spine Syndromes, Murphy, D. p.515–530. McGraw-Hill, New York.

Lowe, J., y Honeyman-Lowe, G. 1998. Facilitating the Decrease in Fibromyalgic Pain During Metabolic Rehabilitation. *J Bodywork Movement Ther* **2**(4):208-217.

Lucas, K., Rich, P.A. & Polus, B.I. 2010. Muscle activation patterns in the scapular positioning muscles during loaded scapular plane elevation: the effects of latent myofascial trigger points. *Clin Biochem* **25**:765–770.

Mark, A. L., Victor, R. G., Nerhed, C., y Wallin, B. G. 1985. Microneurographic Studies of the Mechanisms of Sympathetic Nerve Responses to Static Exercise in Humans. *CircRes* **57**:461-469.

McGill, S., Sherratt, M., y Seguin, J. 1995. Loads on Spinal Tissues During Simultaneous Lifting and Ventilatory Challenge. *Ergonomics* **38**(9): 1772-1792.

Melzack, R. 2001. Pain and the Neuromatrix in the Brain. *J Dent Educ* **65**(12): 1378-1382.

Melzack, R., Stillwell, D. M., y Fox, E. J. 1977. Trigger Points and Acupuncture Points for Pain: Correlations and Implications. *Pain* **3**(1):3-23.

Meyers, R. A. 1999. Anatomy and Histochemistry of Spread-Wing Posture in Birds. *JMorphol* **233**(l):67-76.

Mills, S. 2005. Exeter University, Lecture Series, Complementary Health Studies.

Mitchell, J. H., y Schmidt, R. F. 1983. Cardiovascular Reflex Controlby Afferent Fibers from Skeletal Muscle Receptors. En: Shepherd, J. T., y otros (eds.). *Handbook of Physiology*, secc. 2, vol. Ill, part 2, 623-658. American Physiological Society: Bethesda, MA.

Myers, T. 2013. *Anatomy Trains: Myofascial Meridians for Manual and Movement Therapists*, 3.ª ed. Elsevier Science: Edimburgo.

Myklebust, B. M., Gottlieb, G. L., Penn, R. D., y Agarwal, G. C. 2004. Reciprocal Excitation of Antagonistic Muscles as a Differentiating Feature in Spasticity. *Annals Neurol* **12**(4):367-374.

Nakamura, H., Konishiike, J., Sugamura, A., y Takeno, Y. 1986. Epidemiology of Spontaneous Pneumothorax in Women. *Chest J* **89**(3):378-382.

Niddam, D.M., Chan, R.C., Lee, S.H. et al. 2007. Central modulation of pain evoked from myofascial trigger point. *Clin J Pain* **23**:440–448.

Norris, C. 1998. *Sports Injuries: Diagnosis and Management*, 2.ª ed. Butterworth: Londres.

Oschman, J. 1981. *The Connective Tissue and Myofacial Systems*. Publicación privada.

Oschman, J. 1989-90. How Does the Body Maintain Its Shape? A series of three articles that appeared in *Rolf Lines*, the news magazine for Rolf Institute members, Boulder, CO, ending with **18**(1):24-25.

Oschman, J. 1994. Sensing Solutions in Soft Tissues. *Guild News* (Guild for Structural Integration, Boulder, CO) **3**(2):22-25.

Oschman, J. L. 2003. *Energy Medicine in Therapeutics and Human Performance*. Butterworth Heinemann: Edimburgo.

Penfield, W. G., y Jasper, H. H. 1954. *Epilepsy and the Functional Anatomy of the Human Brain*. Little Brown: Boston, MA.

Plotnikoff, G. A., y Quigley, J. M. 2003. Prevalence of Severe Hypovitaminosis D in Patients with Persistent, Nonspecific Musculoskeletal Pain. *Mayo Clinic Proc* **78**(12):1463-70.

Qerama, E., Kasch, H., y Fuglsang-Frederiksen, A. 2008. Occurrence of Myofascial Pain in Patients with Possible Carpal Tunnel Syndrome: A Single Blinded Study. *Eur J Pain* **13**(6):588-591.

Quintner, J., y Cohen, M. 1994. Referred Pain of Peripheral Nerve Origin: An Alternative to the Myofascial Pain Construct. *Clinical J Pain* **10**:243-251.

Ramachandran, V. S., y Blakeslee, S. 1999. *Phantoms in the Brain: Probing the Mysteries of the Human Mind*. Harper Perennial: Nueva York.

Reitinger, A., Radner, H., Tilscher, H., y otros. 1996. Morphologische Untersuchung an Triggerpunkten. *Manuelle Medizin* **34**:256-262.

Romanes, G. J. (ed.) 1972. *Cunningham's Textbook of Anatomy*, 11.ª ed. Oxford University Press: Londres.

Schaible, H. 2006. Peripheral and Central Mechanisms of Pain Generation. *Handbook Exp Pharmacol* **177**:3-28.

Schleip, R. 2003. Fascial Plasticity: A New Neurobiological Explanation. *J Bodywork Movement Ther* **7**(1):11-19 y **7**(2):104-116.

Schultz, R., y Feitis, R. 1996. *The Endless Web - Fascial Anatomy & Physical Reality*. North Atlantic Books: Berkeley, CA.

Shah, J., Phillips, T., Danoff, J., y Gerber, L. 2003. A Novel Microanalytical Technique for Assaying Soft Tissue Demonstrates Significant Quantitative Biochemical Differences in Three Clinically Distinct Groups: Normal, Latent and Active. *Archives Phys Med* **84**:9.

Shah, J. P., Phillips, T. M., Danoff, J. V., y Gerber, L. H. 2005. An In Vivo Microanalytical Technique for Measuring the Local Biochemical Milieu of Human Skeletal Muscle. *J Appl Physiol* **99**(5):1977-1984.

Shah, J.P., Phillips, T.M. & Danoff, J.V. 2005. An in vitro microanalytical technique for measuring the local biochemical milieu of human skeletal muscle. *J Appl Physiol* **99**:1977–1984.

Shankland, W. 1996. *TMJ-Its Many Faces: Diagnosis of TMJ and Related Disorders* 2.ª ed. AN a D E M Inc.

Sharkey, J. 2008. *The Concise Book of Neuromuscular Therapy: A Trigger Point Manual*. Lotus Publishing/North Atlantic Books: Chichester, UK/Berkeley, CA.

Sikdar, S., Shah, J.P., Gilliams, E. et al. 2008. Assessment of myofascial trigger points (MTrPs): a new application of ultrasound imaging and vibration sonoelastography. *Engineering in Medicine and Biology Society*, 30th Annual International Conference.

Simons, D. 1988. Myofascial Pain Syndromes: Where Are We, Where Are We Going? *Arch Phys Med Rehabil* **69**:207-212.

Simons, D. 1990. Muscular Pain Syndromes. *Adv Pain Res Ther* **17**:1-41.

Simons, D. G., Hong, C.-Z., y Simons, L. S. 2002. Endplate Potentials Are Common to Mid-fiber Myofascial Trigger Points. *Am J Phys Med Rehabil* **81**:212-222.

Simons, D. G., Travell, J. G., y Simons, L. S. 1998. *Travel! and Simons 'Myofascial Pain and Dysfunction: The Trigger Point Manual*, vol. 1, 2.ª ed. Lippincott Williams & Wilkins: Baltimore, MD.

Skelly, M., y Helm. A. 1999. *Alternative Treatments for Fibromyalgia & Chronic Fatigue Syndrome*. Hunter House: Alameda, CA.

Skootsky, S. A., Jaeger. B., y Oye, R. K. 1989. Prevalence of Myofascial Pain in General Internal Medicine Practice. *West J. Med.* **151**(2): 157-160.

Spaleholz, W. (fecha desconocida). *Hand Atlas of Human Anatomy*, vols. II y III, 6.ª ed. J.B. Lippincott: Londres.

Starlanyl, D. J., y Copeland, M. E. 2001. *Fibromyalgia and Chronic Myofascial Pain: A Survival Manual*, 2.ª ed. New Harbinger Publications: Oakland, CA.

Starlanyl, D.J. & Sharkey, J. 2013. *Healing Through Trigger Point Therapy*. Lotus Publishing, Chichester.

Starlanyl, D. J., y Sharkey, J. 2013. *Healing Through Trigger Point Therapy*. Lotus Publishing/North Atlantic Books: Chichester, UK/Berkeley, CA.

Stemper, B.D. 2006. Anterior longitudinal ligaments may lead to cervical instability. *Med Eng Phys* **28**(6): 515–524.

Teachey, W. S. 2004. Otolaryngic Myofascial Pain Syndromes. *Curr Pain Headache Rep* **8**(6):457-462.

Thelen, M. D., Dauber, J. A., y Stoneman, P. D. 2008. The Clinical Efficacy of Kinesio Tape for Shoulder Pain: A Randomized, Double-Blinded, Clinical Trial. *J Orthopaed Sports Phys Ther* **38**(7):389-396.

Travell, J. G., y Simons, D. G. 1992. *Myofascial Pain and Dysfunction: The Trigger Point Manual*, vol. 2. Lippincott Williams & Wilkins: Baltimore, MD.

Varga, E. Dudas, B. & Tile, M. 2008. Putative proprioceptive function of the ligaments: biomechanical and histological studies. *Int J Care Injured*, **39**, 858–864.

Waldrop, M. M. 1992. *Complexity: The Emerging Science at the Edge of Order and Chaos*. Simon & Schuster: Englewood Cliffs, NJ.

Wang, F., y Audette, J. 2000. Electrophysiological Characteristics of the Local Twitch Response with Active Myofascial Pain of Neck Compared with a Control Group with Latent Trigger Points. *Am J Phys Med Rehabil* **79**:203.

Wang, C., Ge, H.Y. & Ibarra, J.M. 2012. Spatial pain propagation over time following painful glutamate activation of latent myofascial trigger points in humans. *J Pain* **13**(6):537–545.

Weis, J. T., Niel-Asher, S., Latham, M., y otros. 2003. A Pilot Randomised Placebo Controlled Trial of Physiotherapy and Osteopathic Treatment for Frozen Shoulder. *British J Rheumatol* **42**(supl. 1):146.

Wilmore, J. H., y Costill, D. L. 1994. *Physiology of Sport and Exercise*. Human Kinetics: Champaign, IL.

Xu, Y.M., Ge, H.Y. & Arendt-Nielsen, L. 2010. Sustained nociceptive mechanical stimulation of latent myofascial trigger point induces central sensitization in healthy subjects. *J Pain* **11**(12):1348–1355.

Zinc, J. 1981. The Posterior Axillary Folds-A Gateway for Osteopathic Treatment of the Upper Extremities. *Osteopathic Annals* **9**(3):81-88.

Zohn, D., y Mennell, J. M. 1987. *Musculoskeletal Pain: Diagnosis and Physical Treatment*, 2.ª ed. Lippincott Williams & Wilkins: Baltimore, MD.

Índice temático

Cuádriceps, 192, 193

Cuello, dolor en el, 77, 99; digástrico, 81, 89, 90, 91, 96, 97; elevador de la escápula, 93, 95; esplenio del cuello, 97; esternocleidomastoideo, 94, 95, 98; pterigoideo interno, 83, 87, 88, 97; trapecio, 81, 85, 93, 95-99

Decúbito lateral, 223

Deltoides, 136, 137

Deltoides anterior, 132, 141, 149, 151

Depresión, 223

Dermómetro, 46

Diafragma, 115, 116, 117, 119-122

Digástrico, 81, 89, 90, 91, 96, 97

Disfunción miofascial, 66

Distal, 223

DLM. Véase Drenaje linfático manual (DLM)

Dolor mecánico, 65

Dolor, 39, 41, 66; referido, 41

Dorsal ancho, 110, 115, 129, 133, 134-136, 138140, 142, 145, 146, 151

Dorsal, 223

Drenaje linfático manual (DLM), 53, 54. Véase también Técnicas manuales

ECM. Véase Esternocleidomastoideo (ECM)

Efecto de winding-up (hiperexcitación), 49. Véase también Punción seca

EIAI. Véase Espina ilíaca anterior inferior (EIAI)

EIET. Véase Estimulación intramuscular con electroterapia (EIET)

EIM. Véase Estimulación intramuscular (EIM)

Ejercicio, 62. Véanse también Fitness; Flexibilidad; Fortalecimiento; Estiramiento

Electromiograma (EMG), 32

Elevación, 223

Elevador de la escápula, 93, 95, 105, 109, 121, 126, 127, 129, 141

EMG. Véase Electromiograma (EMG)

Endorfinas, 13

Epicráneo. Véase también Occipitofrontal

Epimisio, 22. Véase también Músculos esqueléticos

Erector de la columna, 102, 103

Ergonomía, 36

Erisipelas, 47

Escalenos, 92, 93, 121, 127, 129, 133, 135, 137

Espina ilíaca anterior inferior (EIAI), 73

Esplenio de la cabeza, 93, 95, 99, 108, 109

Esplenio del cuello, 97, 108, 109, 127

Espray de cloruro de etilo, 51. Véase también Rociado y estiramiento

Estabilizadores, 25. Véase también Mecánica musculoesquelética

Esternocleidomastoideo (ECM), 36, 94, 95, 98. Véase también Puntos gatillo; patrones de dolor referido, 14

Estimulación intramuscular (EIM), 47. Véase Punción seca

Estimulación intramuscular con electroterapia (EIET), 48

Estímulo doloroso, 66

Estiramiento, 28, 62. Véanse también Fitness; Flexibilidad; Flexibilidad muscular; Fortalecimiento; Puntos gatillo; beneficios del, 62; ejercicio, 62; rodillo de espuma, 63; músculo, 28; pasivo/estático, 62, 63; FNP, 63; protocolo de, 63, 64; automasaje, 63; técnicas de, para el pectoral mayor, 43. Véase también; tipos de, 62

Eversión, 223

Extensión, 223

Extensor cubital del carpo. Véase Extensor de los dedos

Extensor de los dedos, 156, 158, 161, 163-165, 170; corto, 216, 217; largo, 200, 201, 212

Extensor largo del dedo gordo del pie, 200, 201

Extensor radial largo del carpo, 156, 158, 161, 162, 165, 167

Facilitación neuromuscular propioceptiva (FNP), 62, 63

Factor de necrosis tumoral (TNF-α), 37

Fascia, desarrollo de la, 28, 29. Véase también Músculos esqueléticos

Fascículo, 22. Véase también Músculos esqueléticos

Fibra muscular, 15, 21. Véanse también Miofibrillas; Músculos esqueléticos; Puntos gatillo; miofibrillas, 22; puntos gatillo y, 35

Fibras nociceptivas, acumulación de, 39

Fibras rojas desiguales, 38

Fibromialgia, 33, 34. Véase también Puntos gatillo

Fijadores, 25. Véase también Mecánica musculoesquelética

Fisiología de la contracción muscular, 24. Véanse también Acortamiento de las fibras musculares; Músculos esqueléticos; impulso nervioso que desencadena la contracción muscular, 24; período de latencia, 24; período refractario, 24; terminales sinápticos, 24; unión neuromuscular, 24

Fitness, 61. Véanse también Flexibilidad; Fortalecimiento; Estiramiento

Flexibilidad muscular, 28. Véase también Músculos esqueléticos; estiramiento, 28; huesos y articulaciones, 28; ligamentos, 28; tendones, 28

Flexibilidad, 61. Véanse también Fitness; Fortalecimiento; Estiramiento; causas de restricción de la, 62; peligros y limitaciones de la falta de, 61, 62; proceso de envejecimiento y, 62

Flexión, 223

Flexor del dedo gordo del pie; corto, 218; largo, 212, 213

Flexor de los dedos; corto, 216, 217; largo, 212, 213; superficial, 158, 164

Flexor; radial del carpo, 158; cubital del carpo, 156, 158, 162, 170

Forma física, véase Fitness

Fortalecimiento, 64. Véanse también Fitness; Flexibilidad; Estiramiento; ejercicio, 62; isométrico, 64; isotónico, 64; protocolo de, 64; tipos de, 64

Frontal, 78, 97-99

Índice de músculos